JN326174

クリティカルケアにおける
栄養管理
Critical Care Nutrition

千葉大学名誉教授
平澤 博之 [編集]
Hiroyuki Hirasawa

克誠堂出版

執筆者一覧

■ 編 集 ■

平澤　博之
千葉大学名誉教授

■ 執筆者 ■
(執筆順)

田中　秀治
国士舘大学大学院救急救命システムコース

青木　克憲
浜松医科大学救急医学

佐藤　二郎
東京女子医科大学附属八千代医療センター麻酔科

志賀　英敏
帝京大学ちば総合医療センター救急集中治療センター

宇佐美　眞
神戸大学医学部附属病院栄養管理部
神戸大学大学院病態代謝学

濱田　康弘
神戸大学医学部附属病院栄養管理部

織田　成人
千葉大学大学院医学研究院救急集中治療医学

安部　隆三
千葉大学大学院医学研究院救急集中治療医学

平澤　博之
千葉大学名誉教授

奈良　理
札幌医科大学高度救命救急センター

浅井　康文
札幌医科大学高度救命救急センター

武山　直志
愛知医科大学高度救命救急センター

野口　宏
愛知医科大学高度救命救急センター

田代　亜彦
上都賀総合病院

畑尾　史彦
東京大学医学部附属病院胃食道外科

三村　芳和
東京大学医学部附属病院手術部

星野　正巳
至聖病院外科・救急部

松田　兼一
山梨大学医学部救急集中治療医学講座

森口　武史
山梨大学医学部救急集中治療医学講座

針井　則一
山梨大学医学部救急集中治療医学講座

後藤　順子
山梨大学医学部救急集中治療医学講座

深柄　和彦
東京大学医学部附属病院手術部

望月　英隆
防衛医科大学校病院院長

疋田　茂樹
久留米大学高度救命救急センター
疋田病院

坂本　照夫
久留米大学高度救命救急センター

森　真二郎
久留米大学高度救命救急センター

宮城　智也
久留米大学高度救命救急センター

高松　学文
久留米大学高度救命救急センター

高須　修
久留米大学高度救命救急センター

菊間　幹太
久留米大学高度救命救急センター

新山　修平
久留米大学高度救命救急センター

海田　賢彦
杏林大学医学部救急医学

島崎　修次
杏林大学医学部救急医学

長谷部　正晴
長汐病院院長

櫻井　健一
千葉大学大学院医学研究院細胞治療学

齋藤　康
千葉大学学長

木下　浩作
日本大学医学部救急医学系救急集中治療医学分野

丹正　勝久
日本大学医学部救急医学系救急集中治療医学分野

市川　眞紀子
国立循環器病センター麻酔科

今中　秀光
徳島大学医学部病態情報医学講座救急集中治療医学

林田　敬
済生会横浜市東部病院救急部

藤島　清太郎
慶應義塾大学医学部救急部

仲村　将高
千葉大学大学院医学研究院救急集中治療医学

貞広　智仁
千葉大学大学院医学研究院救急集中治療医学

中田　孝明
千葉大学大学院医学研究院救急集中治療医学

大島　拓
千葉大学大学院医学研究院救急集中治療医学

寺岡　慧
東京女子医科大学腎臓病総合医療センター腎臓外科

序　文

　クリティカルケアにおいても，栄養管理はその成否が患者の転帰を左右する程重要なものである。私は以前から代謝栄養学にも興味をもっていて，この領域の研究にも従事してきており，日本外科代謝栄養学会の理事長もつとめた。本邦におけるこの領域の先達がある時講演で，「万病に効く薬はないが，栄養は万病に効く」というスライドを提示なさった。また先日米国集中治療学会で重症例に対する栄養管理に関する講演を聴いていたら，"The best antibiotic is nutrition"というスライドが出て来たが，これらのスライドは非常に説得力があった。欧米では重症例に対する栄養管理の研究がかなり進んでいて，Illinois UniversityのZaloga GPがeditorとなって"Nutrition in Critical Care"という立派な成書が刊行されている。

　一方，本邦においてはこの領域について以前より研究は続けられて来てはいるものの，今まであまり注目されることはなかった。しかし，一般術後症例の栄養管理がほぼ完成の域に達した現在，重症例に対する栄養管理がやっと本邦においても研究対象となってきているし，多くのintensivistがその重要性を認識し始めた。また昨今注目を集めているSurviving Sepsis Campaign guidelinesの中に血糖管理のためのintensive insulin therapyが取り上げられたこともこの傾向に拍車を掛けた。そのような背景もと，本書「クリティカルケアにおける栄養管理」を企画し，刊行することとした。

　クリティカルケアにおける栄養管理の特徴は，その対象となる症例が複雑な代謝動態を呈するので，その代謝動態を十分把握した上で，それに立脚した栄養管理を施行しなければならないという点がまず挙げられる。さらに様々な臓器不全を発症しているので，それらが代謝動態，さらには栄養管理に多大な影響を与えることを考慮した上で，栄養管理を行わなければならないことも特徴のひとつである。これらのことを踏まえて，本書は，重症病態における代謝動態，Bacterial Translocation，代謝モニタリング，栄養管理の基本方針・基礎知識，各種重症病態に対する栄養管理の実際，という5章の構成とした。幸いなことに各章の一つ一つのテーマに関し，最も相応しいと思われる筆者に最新の知見もまじえて執筆頂くことが出来た。

　本書が，クリティカルケア領域の栄養管理に関する本邦における最初の成書として広く受け入れられ，ひいては治療成績の向上に少しでも繋がることを祈念している。

2009年1月吉日

　　　　　　　　　　　　　　千葉大学名誉教授（前大学院医学研究院救急集中治療医学教授）

　　　　　　　　　　　　　　　　　　　　　平澤　博之

もくじ

I 重症病態における代謝動態

1. 熱傷時の代謝栄養管理　田中秀治 ……………………………… 3
2. SIRS　青木克憲 ………………………………………………… 12
3. 重症感染症・敗血症　佐藤二郎 ………………………………… 18
4. 急性肝不全・肝硬変　志賀英敏 ………………………………… 24
5. 急性腎不全・慢性腎障害急性増悪　宇佐美眞・濱田康弘 …… 29

II Bacterial translocation

1. Bacterial translocationとその予防対策および治療　織田成人 ………… 37

III 代謝モニタリング

1. ICUにおける代謝モニタリング　安部隆三・平澤博之 ……… 49

IV 栄養管理の基本方針・基本知識

1. 栄養管理の投与経路　奈良理・浅井康文 ……………………… 61
2. 必要な投与エネルギー量と適切なエネルギー基質
   武山直志・野口宏 ………………………………………………… 68
3. 重症患者に適した組成のアミノ酸製剤　田代亜彦 …………… 76
4. ミネラルおよびビタミン　畑尾史彦・三村芳和 ……………… 90
5. 血糖コントロール　星野正巳 …………………………………… 101
6. 市販されている経静脈栄養用・経腸栄養用製剤
   松田兼一・森口武史・針井則一・後藤順子 …………………… 108

7. 免疫強化栄養　深柄和彦・望月英隆 ……………………………………… 131

8. クリティカルケアとNST
　疋田茂樹・坂本照夫・森真二郎・宮城智也・
　高松学文・高須　修・菊間幹太・新山修平 ……………………………… 140

V 各種重症病態に対する栄養管理の実際

1. 外傷・熱傷　海田賢彦・島崎修次 ………………………………………… 149

2. 重症感染症・敗血症　長谷部正晴 ………………………………………… 157

3. 合併症を発症した糖尿病　櫻井健一・齋藤　康 ………………………… 166

4. 中枢神経障害　木下浩作・丹正勝久 ……………………………………… 176

5. 心不全　市川眞紀子・今中秀光 …………………………………………… 183

6. ARDS・急性呼吸不全　林田　敬・藤島清太郎 ………………………… 189

7. 急性肝不全・肝硬変急性増悪
　仲村将高・織田成人・貞広智仁・安部隆三・中田孝明・平澤博之 …… 196

8. 重症急性膵炎　大島　拓・織田成人・平澤博之 ………………………… 208

9. 急性腎不全・慢性腎障害急性増悪　寺岡　慧 …………………………… 215

10. 肝・腎同時不全　中田孝明・志賀英敏・平澤博之 ……………………… 240

11. 敗血症性多臓器不全　貞広智仁・大島　拓・平澤博之 ………………… 247

索　引 ………………………………………………………………………………… 257

I

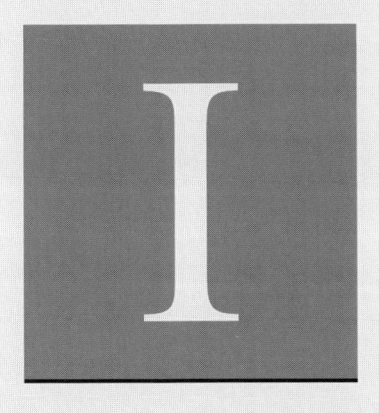

重症病態における代謝動態

1. 熱傷時の代謝栄養管理
2. SIRS
3. 重症感染症・敗血症
4. 急性肝不全・肝硬変
5. 急性腎不全・慢性腎障害急性憎悪

1. 熱傷時の代謝栄養管理

はじめに

　重症熱傷の治療は，全身管理と局所の創管理に大別される．この2つは車の両輪のごとく考えられている．すなわち，十分かつ迅速な呼吸・循環と平行して栄養管理がなされないと，創傷治癒の遅延，免疫能の低下，さらには多臓器不全を起こして患者を救えない．そればかりか栄養投与量が過多となると，高血糖や高脂肪酸による免疫抑制や創傷治癒不全となること，脳神経代謝の悪化から死亡率を増加させることとなる．結局，熱傷の患者に対しては，必要エネルギー量に応じて，適切な栄養を投与することが大切である．
　本稿では，生体に大きな侵襲となる熱傷や外傷時の栄養・代謝の特徴を理解し，それに見合った栄養管理について述べるとともに，近年注目される栄養と免疫に関する新しい考え方についても言及する．

1　重症熱傷・外傷患者の代謝・栄養上の特徴

　重症熱傷患者では熱傷後7-12日後から，代謝亢進が始まり，創面の局所感染が全身に波及し敗血症が合併する．実際，われわれの過去20年間のデータを見ても熱傷面積50％を超える熱傷患者の死因は敗血症と多臓器不全であり，呼吸不全や初期輸液療法で失敗し失う率よりもはるかに多い（図1）．
　このように，重症熱傷患者の多くは創感染から敗血症に至る．敗血症では創への治療に加えて全身のエネルギー供給が必要となる．このような状態での，重症熱傷患者の代謝・栄養の特徴をまとめると，次の4つに集約される．
① 安静時エネルギー消費量の増加（最大80-100

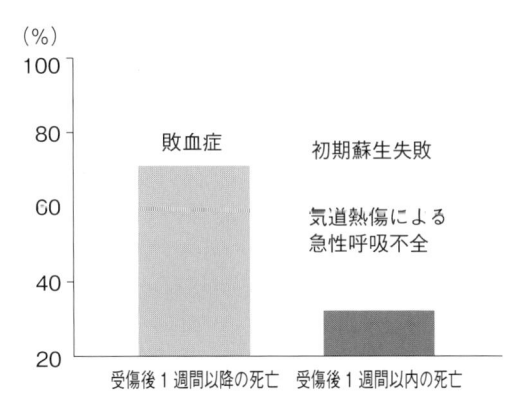

図1　杏林大学熱傷センターにおける20年間の死亡症例の検討（1983-2003年）

％増加）
② 高血糖状態（カテコラミンとグリコーゲンを大量放出）
③ 高乳酸血症（組織への酸素供給量の低下）
④ 負の窒素バランス（蛋白崩壊の亢進）

　重症熱傷時には，エネルギー消費量が増大するため，これに対応しようと糖質の確保を最優先させ，その結果として高乳酸血症や負の窒素バランスとなると考えれば理解しやすい．以下にその病態に解説を加える．

1）熱傷後エネルギー消費量の増加と推移

　重症熱傷の受傷後の24-48時間はショック期であり，この時期は安静時エネルギー消費量（resting energy expenditure：REE）は一時的に低下する．その後48時間を超えると徐々に増大し，数週間持続する．体表面積の20％以下の熱傷ではその程度は軽く，さらに広範囲熱傷であれば80％増のエネルギーが必要となる．創の修復が終了する（熱傷では創面が閉鎖する）までは，この傾向に変わりはない．ショック期は組織エネルギーの消耗という点では栄養管理の

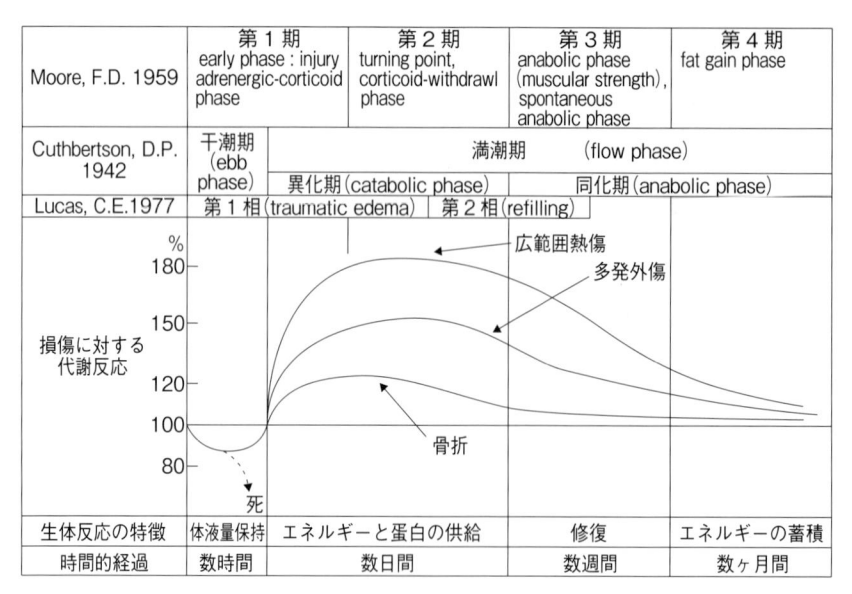

図2 侵襲後の代謝の変動と栄養管理
(近藤芳夫．外科的侵襲．外科代謝栄養学．東京：文光堂；1984より改変引用)

必要性はあるものの，心拍出量の減少やショックを伴うことが多いことから，栄養管理よりも呼吸・循環管理としての輸液管理が優先される．したがって，栄養管理が重要となるのは，REEが増大する感染期である（図2）．

熱傷でも，生体にかかる侵襲が大きければ大きいほど，カテコラミンの放出量は多くなり，免疫系の賦活，損傷組織の修復，インターロイキン（interleukin：IL)-6を介した肝細胞における急性期蛋白の誘導などの生体反応は大きくなる．

この全身の反応は創傷を修復するための合目的な変化であるが，その結果これはREEの増大につながる．例えば，多発性骨折の患者では，REEは10-25％増加し，その状態が2-3週間継続する．発熱を伴う場合には，体温が1℃上昇するごとにREEは13％の割合で増加する．さらに，全身的な炎症反応を伴う感染症を併発すると，REEの増加は50％以上に及ぶ．当然，全身熱傷ではその反応は最大かつ最長でありREEが80-100％となる．重症熱傷では創の大きさ，広がりもさることながら，感染症を合併するかが治療の成否に加わってくる．そして，創や感染症をのりこえるためにもエネルギー（栄養）が必要となる（図3）．

それゆえ重症熱傷では，経過とともに体重の減少を来す．Blackburnらは重症熱傷で経過中に体重が10kg以上減少すると，全身状態を悪化させ，死亡率が高くなることを報告した．われわれの，重症熱傷55例の栄養バランスのデータを生存・死亡の2群に分け比較すると，生存群では2週間以内に栄養バランスが正となるのに対して，死亡群ではエネルギーバランスは1ヶ月以上経過してもプラスバランスに持っていくことができなかった．

この体重減少の原因は単にエネルギー摂取量の不足（飢餓）のみではない．確かに生体を飢餓状態におくと，体重は減少する．しかし，その程度はきわめて緩徐である．実際，摂取エネルギー量が不足すると代謝活性が低下し，エネルギー消費を抑える方向に変化する．飢餓時には基礎エネルギー消費量（basal energy expenditure：BEE）は40％，また5％グルコース輸液のみの投与時には10-30％減少するといわれている．このように，飢餓時にはエネルギー消費をできるだけ抑制するように体は調整される．一方で強大な生体侵襲，重症熱傷・外傷を受けると，傷を修復するために大量のエネルギー消費が起こる（正常の20-50％）．すなわち，熱傷を修復するために体から大量のエネルギー

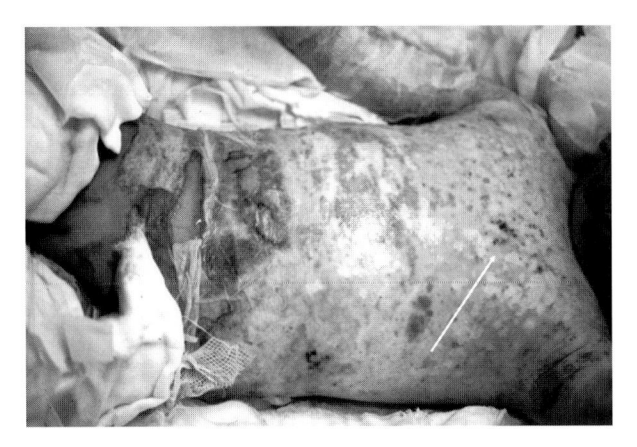

図3 受傷後2週間
創感染が著しくBurn wound sepsisを呈する.

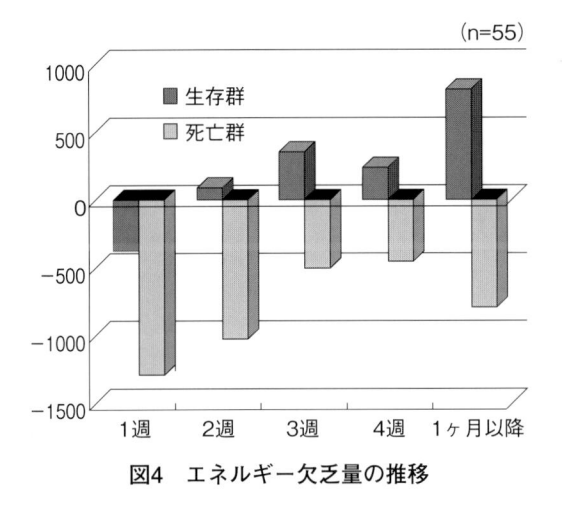

図4 エネルギー欠乏量の推移

をつくり出すために筋蛋白を分解する（**図4**）。

2）血糖値の異常

重症熱傷や外傷直後，生体の合目的反応として，エピネフリン，ACTH，グルココルチコイド，成長ホルモン，グルカゴンなどのストレスホルモンすべては，血糖値を上昇させる方向に働くが，血糖値の上昇に見合うインスリンの増加はみられず，かえって膵臓からのインスリンの分泌はエピネフリンによって抑制される。その結果みられる侵襲下の高血糖状態を外科的糖尿病状態（surgical diabetes）と呼ぶ。

糖質は嫌気的代謝でエネルギーを産生できる唯一のエネルギー基質であり，脳や赤血球などはもっぱらブドウ糖を利用する。さらに熱傷や外傷後には主にマクロファージが豊富な組織（肝・脾・肺・小腸など）で糖質の利用が亢進していることを考えると，「外科的糖尿病状態」という状態は理にかなっている。さらに骨格筋，脂肪組織などはブドウ糖を細胞内に取り込む際にインスリンを必要とするが，肝・脾・肺・小腸などマクロファージが豊富な組織ではインスリンを必要としないため，インスリンが不足する重症熱傷・外傷後の環境にあっては，「外科的糖尿病状態」はこれらの組織へのブドウ糖の取り込みに有利に働く。

3）窒素バランスのマイナス化

前述したように，重症熱傷・外傷などの侵襲時には，エネルギー基質が欠乏し，その結果，体内でエネルギー不足を補うため，1日に750-1,000gの筋肉が崩壊し窒素排泄量は20-40gにも達する（**図5**）。

結果として，窒素バランスが負に傾く。この現象は，骨格筋でエネルギー基質としてブドウ糖の利用が著しく制限されていることから，エネルギー産生を補うために筋蛋白が分解され，アミノ酸の炭素骨格がエネルギー基質に利用されるためである。しかも，この状態は，外部からいくらブドウ糖を投与しても，完全には抑えきれない。

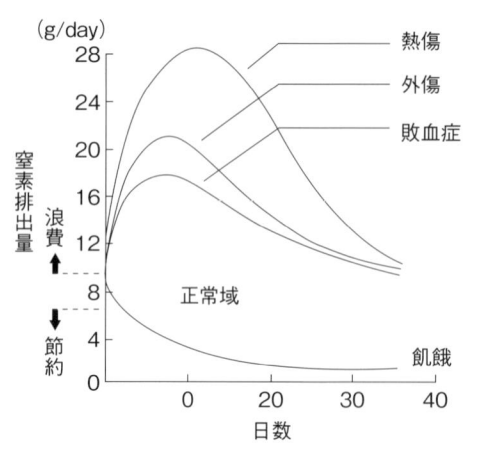

図5 侵襲後の窒素喪失

表1 熱傷患者に対するエネルギー量算出の公式

年齢	カロリー予想量
<1	RDA+(15×% burn)
1-3	RDA+(25×% burn)
4-15	RDA+(40×% burn)
16-59	(25×kg)+(40×% burn)
>60	RDA+(40×% burn)

食餌推奨量（recommended dietary allowance：RDA）

表2 外傷患者の消費エネルギー量と活動係数・侵襲係数

TEE＝BEE×活動係数×侵襲係数
AF活動係数
寝たきり：1.2
歩行可能：1.3
IF侵襲係数
軽度代謝亢進状態　：1.2
中等度代謝亢進状態：1.5
重度代謝亢進状態　：1.8-2.5
例）長管骨骨折　：1.2-1.3
多発外傷　　：1.2-1.4
熱傷　　　　：1.2-2.0

総エネルギー消費量（total energy expenditure：TEE）

4）乳酸値の高値

重症熱傷や外傷などの生体侵襲時には細胞レベルでの低酸素，ショックの進行により，血中の乳酸値は上昇する．これはミトコンドリア内の電子伝達系において電子受容体としての酸素が低血流・低酸素によって欠乏するために，TCAサイクルがうまく働かなくなり，嫌気性解糖が進むからである．この結果，ピルビン酸が乳酸に転換され高乳酸血症を来す．血中乳酸値が上昇すると，必ず代謝性アシドーシスが生じる．受傷直後の代謝性アシドーシスの悪化はこれが原因である．

2 重症熱傷・外傷への栄養投与量の決定，投与時期の決定，投与基質の決定

1）栄養投与量の決定と評価

まず，どうやって熱傷患者に投与するエネルギー量を決めればよいかについて述べる．

基本的には重症熱傷ではHarris-Benedictの公式からBEEを求め，それに侵襲熱の程度に応じた係数を乗じればよい（表1）．すなわち，個々の症例の熱傷重症度を加味する．この方法は計算式で簡便に算出できる利点があるが，侵襲係数に主観が入ることや，代謝亢進状態の把握が困難なことなどから，実状に合わないことがある．臨床的には，計算値の80％程度(25-30 kcal/kg/day)に設定していることが多い．

必要栄養量の算出法としては以下の方法が用いられる．

■ Curreriの公式：

熱傷患者に対するエネルギー量算出の公式を表1に示す．計算が簡便ではあるが，やや投与カロリーが過剰となるきらいがある．

■ Harris-Benedictの公式：

一般に熱傷にかぎらず，外傷，疾病などさまざまな病態で用いられる．活動指数や侵襲指数（表2）を的確に把握し入力することが重要である．

M（男性）66.47＋(13.75×体重kg)＋(5×身長cm)－(6.76×age)×AF×IF

F（女性）65.51＋(9.56×体重kg)＋(1.85×身長cm)－(4.68×age)×AF×IF

AF＝活動指数，IF＝侵襲指数
■Weir公式の変法：

エネルギー投与量を決めるもうひとつの方法に，間接熱量計を用いたWeir公式の変法がある．呼気ガス分析装置によって求めたCO_2とO_2の消費量から，エネルギー消費量や呼吸商を自動的に求める方法である．一般にHarris-Benedictの式から求めた値より10-30％低めに出る．ただし，人工呼吸管理中や高濃度酸素投与時（$F_{IO_2}>0.6$）の測定には信頼性が乏しいことや，酸素消費量には日内変動があるため，短時間の測定結果から1日の代謝量を推定するのには無理があることなど，この方法にも問題点がある．

Weir公式の変法：―測定したエネルギー量―
＝$[V_{O_2}×3.796]+[V_{CO_2}×1.214]×1440$
・V_{O_2}＝酸素消費量（L/min）
・V_{CO_2}＝二酸化炭素消費量（L/min）

a．Rapid turnover proteinと栄養評価

受傷後1-2週間が経過するとショックや大量輸液で変動した急性反応蛋白も安定し，栄養状態を種々のパラメータで評価が可能である．

Rapid turnover proteinといわれる種々の蛋白が血液中濃度の測定によってその増減が，栄養状態の指標となる．一般にアルブミンは熱傷により崩壊する（半減期20日）が，トランスフェリン（Tf）は熱傷後1-3日で減少するため，半減期の早い蛋白として栄養改善の指標となる（半減期8日）．さらにプレアルブミン（PA）は静注するアルブミンには阻害されず，半減期はきわめて早い（半減期2-3日）ために，血中濃度の測定は栄養のよい指標となる．

2）栄養基質の決定

このように重症熱傷に必要な必要栄養量はHarris-BenedictやCurreriの公式に準じて（2,000～）2,500kcal以上の熱量総量を算出し，総熱量のうち，糖質を50-60％，蛋白質を20％，脂肪を20-30％の比率で配分する．Non-proteinカロリーとアミノ酸の投与比（cal/N比）は100-200とする．以下に，ブドウ糖，蛋白，脂質，ビタミンやミネラル類のおのおのの必要とする理由について述べる．

a．ブドウ糖

糖は嫌気的環境下でエネルギーを産生できる唯一のエネルギー基質であることから，重症熱傷の生体内では，糖の利用制限と同時に血糖を高めに維持するために，糖新生がさかんに行われる．この時期，外からのエネルギーの供給がないと生体は疲弊し，病態の改善や回復は困難となる．しかし安易過剰なブドウ糖投与も，易感染性や創傷治癒遅延を招くばかりか，脂肪肝のリスクとなるほか，CO_2産生増加を来すので呼吸状態が悪いときには呼気をはき出すために呼吸負荷となってしまう．したがって，非蛋白エネルギー量の60-70％を糖で供給するのが望ましいが，胸部外傷，気道熱傷などでは分時投与速度の限界値である5mg/kg/minを超えるべきではない．

早期の経腸栄養とインスリン使用が耐糖能異常を改善する可能性がある．また，糖質素材としては，ブドウ糖のほか，フルクトースとキシリトールがある．ブドウ糖とキシリトールを1：1で配合・投与すると，ブドウ糖のturnoverが抑制され，体蛋白を改善したとの報告もあるが，その効果は定まっていない．

b．蛋白質

熱傷患者は外傷患者と比べてもより強く骨格筋を中心に蛋白の崩壊が起こり，蛋白異化が亢進する．したがって体蛋白が欠乏すると，免疫能の低下による易感染性，創傷治癒遅延，凝固機能障害など全身性合併症を呈する．また，蛋白質は4kcal/gのエネルギーを供給するが，外傷時には，総エネルギー量の約20％程度を蛋白質として供給することが推奨される．さらに，非蛋白エネルギー量/窒素比も蛋白投与量の目安になる．70-150kcal/gを目標とし，侵襲の大きさや感染の合併に応じてその率を減じればよい．熱傷患者や外傷患者の必要蛋白量は重症度によって異なるが，中等熱傷で1.2-1.59g/kg/day，重症外傷で1.5-2.0g/kg/dayである．ただし，それ以上に増量しても創治癒が促進するわ

けではない。

また，グルタミン，アルギニンなどのある種のアミノ酸は，外傷などの侵襲下では腸粘膜萎縮防止や免疫機能の増強など特殊な役割を演じていることから，侵襲下必須アミノ酸といわれ，免疫への関与が注目されている。一方，分枝鎖アミノ酸（branched-chain amino acid：BCAA）は過大侵襲時に蛋白崩壊を抑制し，窒素バランスを改善するとして，動物実験でその有用性が示された。これは，前述したごとく蛋白代謝異常として骨格筋蛋白の崩壊が起こり，崩壊したアラニンより糖新生が行われる。直接エネルギーとして利用されるアミノ酸は，BCAAすなわちバリン，ロイシン，イソロイシンであるが，重症熱傷ではこのBCAAが減少し，芳香族アミノ酸（aromatic amino acid：AAA）が増加するためBCAA/AAA比が低下している。この病態下ではBCAA含有率の高いアミノ酸投与が合目的である。

最近ではBCAAリッチな栄養経口投与薬も発売されており，その有用性が過大侵襲時に報告された。

c．脂質

1gあたりのエネルギー産生量はブドウ糖3.7kcalに対し，脂肪9.1kcalと多い。脂肪のCO_2産生量はブドウ糖1kcalあたり199.6mLと比べて，154mLと少ない。脂肪はエネルギー基質の中でもっとも高いエネルギーを生み，呼吸管理がしやすい基質であるといえる。また熱傷や外傷時には脂肪酸化が亢進していることから，総エネルギー量の20-55%を脂肪で供給することが推奨されている。ただし，静脈内への脂肪注入量は，肺障害や易感染性状態を引き起こす。このため1.0-1.59g/kg/dayを超えないようにする。

わが国の静注用脂肪製剤の主成分は大豆油であり，n-6系の不飽和脂肪酸を多く含んでいる。このn-6系は外傷患者における感染防御を抑制する作用がある，すなわち感染が起こりやすくなってしまうため，急性期の使用には注意が必要といわれる。これに対し，n-3系の不飽和脂肪酸は，n-6系の感染防御抑制作用に対抗し，

表3 IVHの適応

- 消化器系の外傷を伴うもの
- カーリング潰瘍
- 重症膵炎の合併
- 上腸間膜動脈症候群
- 消化器系の閉塞
- 重度の嘔吐，腹部膨満感
- 反復する下痢
- 経腸投与で十分に栄養が投与できない場合

生体防御に役立つと考えられていることから注目され，n-3系を多く含んだ経腸栄養製剤も市販されている。熱傷患者では，高血糖状態を呈し，積極的にインスリン投与を行っている。近年では末梢での脂肪利用が亢進しているのではないかといわれている。このことより脂肪投与として，従来の長鎖脂肪酸（long-chain triglycerides：LCT）より中鎖脂肪酸（medium-chain triglycerides：MCT）が有効であると考えられるようになった。

3）栄養投与経路と利点・欠点

このように重症熱傷では，大量の栄養投与が必要である。このためにも，栄養を確実に投与できる経路が必要となる。

これらの大量の栄養を投与するためには，最近では早期より経腸栄養（enteral nutrition：EN）をはじめ，足らない部分を静脈栄養で行う傾向にある。しかし，実際，受傷直後のショックや大量輸液を投与している最中には十分に腸管を使っての栄養投与ができないため，この時期は静脈栄養に頼らざるを得ない。表3にIVHの適応を示す。

a．経腸栄養の実際

長期の静脈栄養で全く腸管が使われないと，腸粘膜の萎縮とそれに伴うbacterial translocation（BT）を惹起し，敗血症やDIC（disseminated intravascular coagulation）などの合併症へとつながる。できるかぎり早期にENを併用することが必要である。栄養補給の基本はや

はりENということになる。カロリー不足にはENかIVHなど上手に併用する。前者では高浸透圧による下痢を，後者においては高血糖と浸透圧利尿，さらに静脈栄養カテーテルの感染に注意する。

■腸管に発生する問題

ENを行う際，重要なことは腸が正しく機能していることが前提である。しかし，熱傷や外傷ではストレスによって消化器系が障害されることが少なくなく，ストレス性胃潰瘍や麻痺性イレウスなどは最大の問題となる。以下にENに関する問題点を示す。

①ストレス性胃潰瘍

ショック後に発生する消化管出血や穿孔はストレス潰瘍と呼ばれている。熱傷患者では第一報告者の名をとりカーリング潰瘍と呼ばれ，多くは胃粘膜の虚血からくる出血性びらんや潰瘍である。受傷直後から数日以内に発生し，熱傷患者の70％近くにもみられ，また敗血症ショック時には必発と考えてよい。このため，継続的に侵襲が収まるまでは，継続的に制酸薬，プロトンポンプ阻害薬，H_2受容体遮断薬（シメチジン・ラニチジン）など投与を行う。もし，出血が顕著になった場合には胃洗浄・冷却，内視鏡的止血を行うが，出血を抑えられない場合はTAEや緊急手術の適応がある。このため，早期に内視鏡的に胃瘻を作成することも，長期的にみて重要となる場合も少なくない。

②麻痺性イレウス

受傷直後や手術直後，電解質異常，また敗血症期では腸管は麻痺し，胃内に大量空気が貯留することが多く，この場合は経口摂取は控えざるを得なくなる。

③Bacterial translocation（BT）の問題と対策

従来，腸管は侵襲時に大きな合併症や臓器障害を起こさないものとして考えられていたが，今日ではその評価は一変した。つまり熱傷直後のショックによって腸管虚血が引き起こされる。この結果，腸管粘膜バリア機能の破綻とともに腸管内細菌，真菌あるいはそのトキシンが血中ないし腸間膜リンパ節（gut-associated lymphoid tissue：GALT）に進入しマクロファージを活性化することが多くの研究で明らかになった。こ

表4　ENの利点

・経静脈栄養より優れている
・受傷後24時間以内の投与開始が望ましい
・最終的投与量には12-24時間で到達する
・可能ならば手術中も持続する
・経口摂取を追加して使うこともできる
・消化管の長期萎縮を招く

れが"gut sepsis"やBTという現象である。このように腸管は侵襲時の全身性炎症反応症候群（systemic inflammatory response syndrome：SIRS）の発生に多くの影響を与えていることが判明した。このような"gut sepsis"の予防策として早期の経管栄養と基質にこだわった栄養投与が考えられている。特に前述したようにグルタミン投与が腸管粘膜のバリアー機構の維持に効果があることが報告され，以来これが早期経管栄養の理論的根拠とされている（表4）。

■経腸栄養（EN）の原則

熱傷や外傷患者に対する早期ENの有用性に関する報告は数多い。同一エネルギー・同一窒素量にて肝・筋蛋白回転率を比較し，ENの優位性を明らかにしたEnrioneらの報告や，腹部外傷患者の術後12時間以内にENを開始した場合に，肺炎や腹腔内膿瘍などの感染症の発生率が低いことを示した，ENを強調したMooreらの研究はいまや古典的で，ENの開始時期に関しては単にENによって腸を動かすという単純な考え方を評価すべきときにきている。

上記の障害が発生していない場合には，熱傷・外傷患者についても，受傷から24時間以内にENを開始し，数日以内に30kcal/kg（最低500kcal/day）を目標に投与すべきである。

このため，重症例では早期に内視鏡的に胃瘻を作成することも，長期的にみて重要となる場合も少なくない。

実際に種々の栄養製剤があるが，原則として栄養投与方法は，可能なかぎり経口摂取を主体として行う。高カロリー，高蛋白の熱傷食に，経管栄養剤，ハチミツ，ヨーグルトなどを加えたYH-80，インパクトなどもそのひとつである。広範囲熱傷患者は食欲不振に陥りやすい

が，背景に麻痺性イレウスや消化器潰瘍形成，亜鉛不足，感染などが合併していることが多いのでモニタリングしながら実施する。

3 最近の栄養投与の考え方

近年，重症熱傷などの生体への高度な侵襲時にビタミンや微量元素が欠乏することが知られるようになってきた。これらのビタミンや微量元素には，創治癒を改善することが知られているが，使用のガイドラインはまだ作成されていない。

またグルタミンやアルギニン，n-3系脂肪酸，抗酸化・superoxide dismutase（SOD）作用を持つビタミンや微量元素の投与などの特定の栄養素を補充することにより，生体の免疫機能や侵襲に対する免疫反応を増強・修飾する栄養管理法が注目されている。これを免疫栄養という。

免疫能を増強・修飾する効果が大きい成分には，グルタミン，アルギニン，ω-3系脂肪酸が，効果がやや小さい成分には核酸，ビタミンA，C，E，亜鉛などがある。以下にビタミン・微量元素を含め免疫栄養について言及する。

1）ビタミン

ビタミンの中で重要なのが，ビタミンA，C，Eなどである。

a．ビタミンC

ビタミンCは生体の侵襲で発生する活性酸素を消去する，抗酸化薬としての役割を担っている。ビタミンCは水溶性であり，細胞内外に分布することから熱傷初期に大量投与されることが知られている。またビタミンCはコラーゲンの再生やアミノ酸の産生プロセス，細胞外マトリックスの再生，毛細血管の内皮細胞の産生に関与しており，ビタミンC不足は創治癒を遅らせるために1日2g程度の投与が必要とされている。

b．ビタミンE

ビタミンEはビタミンCと協調して生体内の抗酸化薬として働く。熱傷患者では，このビタミンCとEの2つが著しく低下していることが知られている。受傷前からビタミンEを大量投与した場合（25IU/day）生存率が改善したとの報告がある。

c．ビタミンA

ビタミンAは熱傷創のコラーゲン産生と線維化亢進に役立っていることが実験的には証明されている。レチノール結合蛋白はビタミンAの搬送を行っていることから，蛋白再生に関与するという報告もある。

2）微量元素

微量元素のうち，亜鉛はレチノール結合蛋白の合成に関与しており，またDNAやRNA，蛋白代謝などさまざまな酵素に関係しており，特にDNA産生に重要である。通常亜鉛は赤血球の中に，80％分布しており，血液濃度が低下しても一定の濃度が保たれるようになっている。しかし，外傷や重症熱傷では受傷初期から低亜鉛血症となり，その結果，免疫力低下，創上皮化が遅れることが知られている。特にfibroblastのDNA合成を促進することが知られている。

そのほか，銅・マグネシウム・鉄・セレンなどもSODとしての抗酸化作用が知られている。

このため，重症熱傷や外傷患者では定期的な微量元素のチェックや毎日の投与が必要である。

3）グルタミン

グルタミンは非必須アミノ酸であるが，侵襲時には肝臓，消化管などで需要が供給を大きく上回って枯渇するため，「条件つき必須」あるいは「準必須」栄養素ともいわれる。実際，熱傷や外傷患者では，血漿グルタミンレベルは著しく低下することが報告されている。グルタミンはマクロファージ，好中球，リンパ球などの

免疫担当細胞や消化管細胞の主要なエネルギー源であり，リンパ球の増殖や核酸合成，マクロファージ，好中球の貪食能，接着分子発現および消化管粘膜の維持・修復を促進する．

4）アルギニン

もうひとつの非必須アミノ酸であるアルギニンは，成長ホルモンやインスリンの分泌作用があるほか，核酸，ポリアミンの合成に必須で，一酸化窒素化合物やグルタミンの前駆物質でもある．アルギニンは，侵襲時に蛋白崩壊の減少，窒素平衡の改善，創傷治癒の促進，細胞性免疫能の増強などの効果がある．しかし，その多彩な効果の機序の詳細は不明であり，アルギニンの投与量は摂取エネルギー量の2％以内にとどめる．

5）ω-3系脂肪酸

ω-3系脂肪酸にも免疫能増強・修飾作用がある．これは魚油や植物油に含有され，炎症反応の減弱作用や抗血栓作用，微小循環改善作用などが知られている．

これらの特殊栄養成分を含有する調整栄養製剤は免疫増強経腸栄養剤（immune-enhancing diet：IED）と呼ばれ，これまで30以上の臨床治験が行われている．ASPEN（American Society for Parenteral and Enteral Nutrition）での3件のメタアナリシスでは，感染症の発生率の低下，在院日数の短縮，人工呼吸管理日数の短縮が明らかにされた．

これらを踏まえ，2000年5月，サンディエゴで開かれたIEDに関するサミット会議において，約2,000例の臨床研究（23件）を基にコンセンサスがまとめられ，その中で，多発外傷患者については，

①多発外傷でISS（injury severity score）≧18
②腹部多臓器損傷でATI（abdominal trauma index）≧20

の患者がIEDの最適適応群とされた．今後の外傷患者の栄養管理において，ぜひとも検討すべき項目となったわけである．

おわりに

重症熱傷患者に対する栄養管理については，その基礎となる投与量や栄養状態のアセスメントからして，いまだコンセンサスの得られているものがない．しかしながらその一方で，栄養と免疫についての新たな考え方（immunonutrition）のように，栄養管理への期待は決して小さくない．重症熱傷患者の予後に寄与できるような，栄養管理のさらなる発展に期待したい．

【文　献】

1) Georgieff M, Pscheidi E, Götz H, et al. The mechanism of the reduction of protein catabolism following trauma and during sepsis using xylitol. Anaesthesist 1991；40：85-91.
2) Enrione ED, Gelfand MJ, Morgan D, et al. Effects of rate and route of nutrient intake on protein metabolism. J Surg Res 1986；40：320-4.
3) Moore FA, Moore EE, Jones TN, et al. TEN versus TPN following major abdominal trama-Reduced septic morbidity. J Trauma 1989；29：916-23.
4) Heys SD, Walker LG, Smith I, et al. Enteral nutritional supplementation with key nutrients in patients with critical illness and cancer：A meta-analysis of randomized controlled clinical trials. Ann Surg 1999；229：466-77.
5) Beale RJ, Bryg DJ, Bihari DJ. Immunonutrition in the critically ill. Crit Care Med 1999；27：2799-805.
6) Heyland DK, Novak F, Drover JW, et al. Should immunonutrition become routine in critically ill patients? JAMA 2001；286：944-53.

（田中　秀治）

2. SIRS

1 全身性炎症反応症候群（systemic inflammatory response syndrome：SIRS）の診断基準

1）診断基準提唱の背景

適正に定義づけられた用語の使用を図るため，1991年夏，American College of Chest Physicians（ACCP）とSociety of Critical Care Medicine（SCCM）の合同カンファレンスが開かれ，セプシスおよび臓器不全について定義の統一化がなされた[1,2]（表1）。それまで臨床治験のエントリー基準として使用されていたsepticemia，septic syndromeは曖昧な用語とされた。Bone[3]は，sepsisの臨床診断に加え，臓器灌流の変化（次の項目のうち1項目以上；低酸素血症，血漿中の乳酸の増加，乏尿，意識状態の変化）を伴うものを，sepsis syndromeと定義していた。1992年以後，多くのセプシス治験のエントリー基準としてSIRSが使用された。わが国でも，例えば，エンドトキシン吸着カラムの適応に関するエントリー基準として採用された。しかし，多くの治験が失敗した理由のひとつとして，エントリー患者の病態，重症度の

表1 SIRSの診断基準と関連病態の定義（ACCP・SCCM合同カンファレンスによる定義）

1. 感染（infection）
   微生物の存在，あるいは正常では無菌状態の宿主組織内への微生物の侵入に対する炎症反応
2. 菌血症（bacteremia）
   血中での細菌の存在．血液培養陽性によって確認される
3. 全身性炎症反応症候群
   侵襲に対する全身性炎症性反応で以下の2項目以上が該当するときSIRS（systemic inflammatory response syndrome）と診断する
   1）体温＞38℃または＜36℃
   2）心拍数＞90/min
   3）呼吸数＞20/minまたはPa_{CO_2}＜32Torr
   4）末梢血白血球数＞12,000/mm³または＜4,000/mm³
      あるいは未熟顆粒球（band）＞10%
4. セプシス（sepsis）
   感染に対する全身性炎症性反応で，SIRSと同一の診断基準を満足するもの，すなわち，sepsisは感染によるSIRS
5. 重症セプシス（severe sepsis）
   臓器機能障害・循環不全（乳酸アシドーシス，乏尿，急性意識障害など）あるいは血圧低下（収縮期血圧＜90mmHgまたは平時の収縮期血圧より40mmHg以上の血圧低下）を合併するセプシス
6. 感染性ショック
   重症セプシスの一分症（subset）．適切な補液でも持続する血圧低下（収縮期血圧＜90mmHgまたは平時の収縮期血圧より40mmHg以上の血圧低下）で，セプシスに合併するもの．血管作動薬使用により血圧が維持されている場合でも，臓器機能障害・循環不全（乳酸アシドーシス，乏尿，急性意識障害など）があれば，感染性ショックとする
7. 多臓器機能低下症候群（multiple organ dysfunction syndrome：MODS）
   臓器サポートなしでは恒常性が維持できない急性期患者における臓器機能低下の存在

不均一性が挙げられ，その要因として，SIRSクライテリアの非特異性が指摘されている。例えば，SIRSと診断されても，細菌の血液培養陽性率，セプシスの発症形式，起因菌（グラム陽性・陰性），血中サイトカイン濃度などの項目で不均一集団であったことが，抗炎症薬の効果判定に影響したのではないかと推測されている。

2）SIRSの診断基準

SIRSの診断基準は，体温，心拍数，呼吸数，末梢血白血球数の4項目のうち，任意の2項目以上を満たす場合とされる（表1）。感染を伴わない侵襲に対しても，感染と同一の生体防御反応が発生することから，原因を問わずSIRSは生体防御反応の過程を表している。感染を伴わない炎症として，膵炎，臓器虚血，熱傷，外傷による組織損傷，出血性ショックなどが挙げられる（図1）。

SIRSは，多臓器不全の原因となる生体防御過程の変化を知らせるwarning signである。さらに，セプシス，重症セプシス，セプティックショックの概念枠に従って死亡率の上昇が確認されることから，これらの用語に基づくリスク層別化は有用である。

3）MODSの診断基準

多臓器不全は，progressive or sequential organ failure, multiple organ failure, multiple system organ failureなどと呼称され，完成した臓器不全の有無を，後向きに検討する報告が多かった[4]。しかし，変動する臨床像を臓器機能低下の反映として連続的に把握できるような用語が必要となり，MODS（multiple organ dysfunction syndrome）が提案された（表1）。MODSの"dysfunction"は，臓器が恒常性を保てない状態と定義される。MODSは，"syndrome"であり，多彩で進行的な症状や徴候が臓器相関に由来するものであることを想起させる。primary MODSは，最初の侵襲の組織損傷により直後からMODSを呈している状態で，

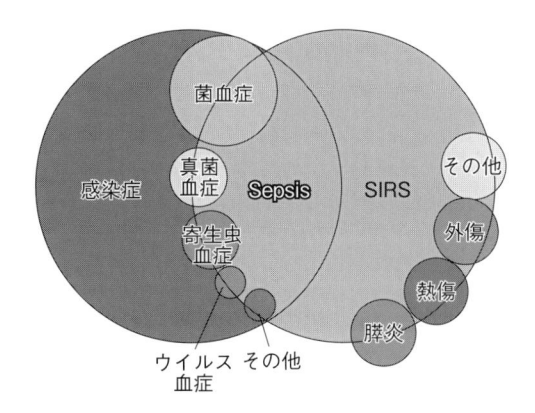

図1　SIRSの概念

例えば，外傷による肺挫傷，横紋筋融解による腎不全，大量輸血による出血傾向などである。secondary MODSは，損傷それ自体の直接の結果ではなく，生体反応を介した結果，すなわち，SIRSの文脈で理解される。MODSに関するスコアは現在，約20種類報告されている[5]。

2　SIRSの転帰

生体防御過程としてのSIRSをどこまで許容すべきかについては，侵襲の大きさとそれに対する個体の予備力にかかっている。侵襲が大きいほど，炎症反応は持続的になり，セカンドアタックを受けやすくなる。

個体の予備力に対して過大な侵襲が事前に予測される待期手術（planned injury）では，侵襲前に過剰な生体反応を制御する方策が可能である（グルココルチコイドによる炎症性サイトカインの転写因子活性阻害など）。しかし，事前に制御できない侵襲（unplanned injury）では，侵襲量の推定（外傷ならばinjury severity score，急性期DIC（disseminated intravascular coagulation）スコアなど），個体の予備力評価，SIRSの持続日数などに応じて，経験的にMODSの対策を開始している。SIRSのどの段階からセプシスや，MODSの対策を開始すべきかについて，以下のようにまとめられる[6]~[8]。

①SIRS診断基準の4項目のうち，各項目の重

み付けに相違はない。しかし，任意の項目数の合計が3以上の場合は，臓器不全の合併や死亡率が上昇するので，項目数によるSIRSを識別する必要がある。体温と白血球数は2面性があり，内在性の低体温と白血球減少症は，1項目であっても重症の可能性がある。高齢者や糖尿病患者では代償的な頻脈を得にくい。

②入院時から，あるいは，入院24時間以後の発症にかかわらず，SIRSが3日間以上続いている状態は，セカンドアタックを含め，炎症反応が増幅している可能性を示している。侵襲直後の初期時点のみならず，侵襲から数日後の時点から3日間以上続くSIRSも臓器不全発症のリスクが高く，基本病態と同時にショックを含めたMODS対策を開始すべきである。しかし，SIRSを惹き起こしているメディエータの調節ばかりに目をとられ，基本病態の治療を怠ることは本末転倒である。

③入院後24時間以内にSIRS3-4項目を満たし，APACHE (Acute Physiology and Chronic Health Evaluation) Ⅲ＞50の症例は，ただちにMODS対策を開始すべきである。

3　SIRSの病態

絞扼性イレウスによるエンドトキシン血症，急性心筋梗塞による心原性ショック，あるいは多発外傷など，生体の内部環境を脅かす刺激が加えられたとき，生体は逃げるか，闘うか（Fly or Fight）どちらにしても，自己防衛を成立させるための基本的条件を即座に整える必要がある。その条件は，ただちに利用可能な燃料源の確保（高血糖，高遊離脂肪酸血症），高心拍出量と血流配分の中心化（頻脈と過換気），体液量の保持（乏尿），血液凝固因子など急性相蛋白の産生亢進とそれを保障する蛋白異化である。これらの物理化学反応を成立させるために，自律神経系の反射弓が起動する。さらに，循環血液量（心房壁と頸動脈壁の圧受容器）・温痛覚などの感覚（侵害受容器）・低酸素（化学受容器）・低血糖や感情刺激の各受容器を介して，視床下部に求心性刺激が伝達され，提示された刺激の強度に相関する反応が，視床下部・下垂体・副腎系（hypothalamic-pituitary-adrenal axis：HPA axis），レニン-アンギオテンシン-アルドステロン系を介して発現される。

神経内分泌反応と同時に，局所炎症に対する非特異的防御機構の活性化は，TNF-α，インターロイキン（interleukin：IL)-1βの一次性サイトカインの遊離を促進する。標的の免疫担当細胞が局所に遊走し，二次性サイトカインや炎症性メディエータが産生誘導される。これらのメディエータは，循環血中にspill overし，SIRSの徴候を増幅する。全身へのシグナルにより，急性相蛋白の産生，特異的抗体の産生，血球の分化，創傷治癒の促進など，組織損傷を修復するために必要な過程が進む。全身に生じた炎症反応が自己破壊的にならないように，ほぼ同時に，代償性の抗炎症反応も開始される。すなわち，傷害細胞，遊走単球，内皮細胞などから，抗炎症性サイトカインやサイトカイン拮抗物質が放出され，炎症の局所化が達せられる。

SIRSの診断基準に挙げられている徴候は，counterregulatory hormonesと同じように，サイトカインの実験投与により再現できる。しかし，血中のIL-1β，TNF-αの血中濃度は安定しない。その理由は，半減期が5-30分と短いこと，IL-1 receptor antagonist (IL-1ra)，soluble IL-1 receptor (sIL-1R)，TNF binding Protein (TNFbp)，soluble TNF receptor (sTNF-R) などの拮抗物質により不活化されるからである。しかし，IL-6は定量的に安定し侵襲量とよく相関する指標となる。IL-6はCRPなどの急性相蛋白の産生を誘導する結果，IL-1ra，soluble IL-2receptor (sIL-2R)，sTNF-Rなど拮抗物質の産生を促進する。

初期侵襲に続いて，新たな感染やtissue dysoxiaなどを契機に，再度炎症反応が誘導されると，損傷局所から離れた臓器でも，好中球を介して過剰な炎症反応が生じ，臓器障害をもたらす基盤が作られる（second attack theory[9]）。このような機序による炎症反応の亢進に対し，循環血液中では抗炎症反応が優位となるnegative feedback機序が存在する．しかし，炎症局所の制御や受容体・拮抗物質の産生が不十分であると，炎症性サイトカインの産生は持続的に亢進し，MODSへ発展する（サイトカインストーム[10]）．

4 代償性抗炎症反応症候群（compensatory anti-inflammatory response syndrome：CARS）

Boneは，生体反応は炎症性反応だけでなく，抗炎症性反応とのバランスである[11]と唱え，生体は炎症状態を打ち消すように自己調整をしているが，この調整機序が乱れると，CARSという過度の免疫抑制状態が生じると提唱した．彼は，①単球上のHLA-DR発現率が30％以下，②単球の炎症性サイトカイン（例えば，TNF-αやIL-6）の産生能の消失を診断基準として挙げている．HLA-DR抗原は，MHC（major histocompatibility complex）classⅡに分類される白血球表面抗原である．HLA-DR抗原はT細胞への抗原提示機構の一部を担っている．正常では，ほぼすべて（80-100％）の単球上の表面に発現しているが，侵襲直後や重症感染症では低下する．その機序については，IL-10の関与が考えられている．他のCARS診断基準として，Koxらは，単球上のHLA-DR発現の低下（＜30％）が2日以上続く場合[12]，Zedirらは，CD8T細胞優位の状態とすると提唱している[13]．CARSとしての臨床症状の定義はない．平澤らは，第1ICU病日の単球IL-10 mRNA発現レベルと第3ICU病日の単球HLA-DR発現率との間に負の相関を認め，前者から免疫機能不全を早期診断できるとしている[14]．

特異的細胞性免疫の中枢を担うヘルパーT細胞はTh1Th2に機能分化し，Th1細胞系サイトカインはキラーT細胞やマクロファージを活性化し細胞性免疫系を賦活する．一方，Th2細胞系サイトカインは，B細胞を活性化し，液性免疫系を賦活するとともに，細胞性免疫系の機能亢進を制御するとされる．カテコラミンや抗炎症性サイトカイン（IL-10など）の作用で，ヘルパーT細胞の産生するサイトカインバランスは，Th2へシフトし，易感染状態になることが考えられている．CARSに対してIFN-γ[12]，G-CSF[15]の投与による生体防御の増強が，感染巣（腹膜炎における腹腔内など）への白血球の遊走・呑食機能の改善をもたらしたという報告があるが，広く臨床応用されていない．

SIRSが強くなれば，CARSへの振幅も強くなり，全身の免疫能の低下（主体はT細胞の減少）が生ずると考えられている．その場合には，治療抵抗性の感染症を背景とした1臓器不全が長く続き，最終段階で多臓器不全になるとされる．

5 SIRSと栄養管理

栄養・感染・免疫能には密接な相互作用がある．3者はほとんど同義である．けがや手術をするまで健康に社会生活を営んできたヒトが，外傷，手術，感染などの侵襲を契機に数日で易感染状態となる背景には，急性の低栄養状態がある．侵襲後の蘇生段階を乗り越え，呼吸循環動態が安定したとき，ただちに栄養療法を開始することで，入院日数や死亡率の逓減が得られている[16]．

SIRSは基本的に体蛋白の異化状態を伴う．炎症による組織損傷の建て直しには修復のための生体材料が必要であり，生産工場には十分な備蓄と支援物資の補給が必要である．薬理学的栄養療法の目的は，細胞内脱水を改善し，蛋白代謝を同化方向に向かわせることのほかに，持続的な過剰炎症反応を修飾することでCARS優位病態の出現を抑えること，および腸粘膜防御機構の維持にある．

1）予備力評価

年齢，体格，慢性疾患の合併の有無，心肺能力，肝での蛋白合成能（rapid turnover protein），侵襲前におけるlean body massの状態（窒素プール，安静時エネルギーの基質となるグリコーゲン，糖新生の基質となる分枝鎖アミ

ノ酸プールなど），内因性脂肪の備蓄量，耐糖能，末梢血リンパ球数，累積窒素バランス，累積エネルギーバランス，経腸投与が可能かなどのチェックが必要である．累積エネルギー不足量が10,000カロリーを超えている場合，リスク大である．

2）異化の抑制

高度の異化状態では，外からアミノ酸を補給しても体蛋白の崩壊は避けられないが，窒素平衡は改善する．窒素平衡は，異化反応がピークを超えないと，正転しない．熱傷，感染，重傷外傷（ISS≧25）など炎症反応が急性に進行するとき，1.5g/kg/day以上のアミノ酸投与は窒素平衡を改善しないという報告もある[17]．

アミノ酸は免疫能への薬理学的効果を持っている．SIRSの急性状態では，条件的必須アミノ酸となるグルタミン，チロシン，システイン，タウリンなどは市販の栄養剤の含有量では不十分な場合がある．個体の要求に応じたtailored preparationsを進めるべきである．

3）微量元素（金属）

感染防御能に影響する微量元素（金属）（鉄，亜鉛，銅，コバルト，クロム，ヨウ素など）の調節を扱うメタロチオネインが炎症過程で誘導され，炎症による臓器障害を抑制する効果が報告されている[18]．

4）早期経腸栄養

病態がクリティカルな段階では，胸管リンパ液中の脂質や血糖の濃度を下げ，免疫担当細胞の作用を保障する必要があり，早期経腸栄養においても，高脂血症や高血糖を避ける慎重な管理が要求される（intensive insulin therapy）．腸管は最大の免疫臓器であり，腸内環境を維持するためのeconutritionの併用（fiber，乳酸菌製剤などのprobiotics）が必要である．Immunonutrients（アルギニン，グルタミン，ヌクレオチド，ω-3系脂肪酸）の経腸投与による

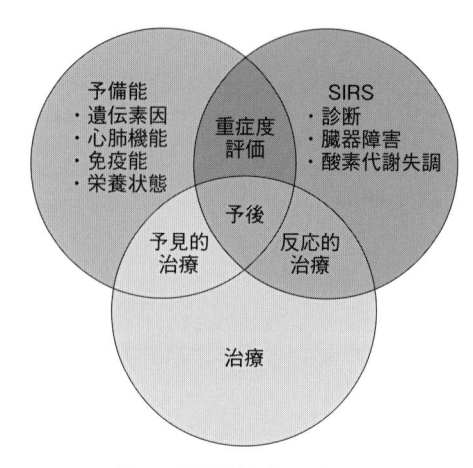

図2 予見的治療の重要性

SIRSの修飾および易感染状態の回避は術前投与の3件の無作為化比較試験（randomized controlled trial：RCT）において立証されている[19]．

おわりに

SIRSの今日的理解と関連する栄養管理について述べた．患者の予後は，SIRSの進行状態と個体の予備力および治療にかかっている．疾患の重症度をSIRSなどの基準と患者の生理学的予備力との勘案にて把握し，症状の変化に追随する治療ではなく，予見的な治療に努めることが必要である（図2）．

【文 献】

1) Members of the American College of Chest Physicians/Society of Critical Care Medicine Consensus Conference Committee：American College of Chest Physicians/Society of Critical Care Medicine Consensus Conference：Definitions for sepsis and organ failure and guidelines for the use of innovative therapies in sepsis. Crit Care Med 1992；20：864-74.
2) Bone RC, Balk RA, Cerra FB, et al. American College of Chest Physicians/Society of Critical Care Medicine Consences Conference；Definitions for sepsis and organ failure and guidelines for the use of innovative therapies in sepsis. Chest 1992；101：1644-55.
3) Bone RC. Sepsis, sepsis syndrome, multi-organ failure；A plea for comparable definitions. Editorial. Ann Int Med 1991；114：332-3.
4) Goris RJA, Boekhorst TPA, Nuytinek JKS, et al. Multiple organ failure. Arch Surg 1985；120：1109-15.

5) Bertleff MJ, Bruining HA. How should multiple organ dysfunction syndrome be assessed? A review of the variations in current scoring systems. Eur J Surg 1997 ; 163 : 405-9.
6) Sun D, Aikawa N. The natural history of the systemic inflammatory response syndrome and the evaluation of SIRS criteria as a predictor of severity in patients hospitalized through emergency services. Keio J Med 1999 ; 48 : 28-37.
7) Rangel-Frausto MS, Pittet D, Costigant M, et al. The natural history of the systemic inflammatory response syndrome (SIRS). A prospective study. JAMA 1995 ; 273 : 117-23.
8) Jones GR, Lowes JA. The systemic inflammatory response syndrome as a predictor of bacteremia and outcome from sepsis. QJM 1996 ; 89 : 515-22.
9) Ogawa M. Mechanisms of development of the organ failure following surgical insult—the "second attack" theory. Clin Intens Care 1996 ; 7 : 34-8.
10) 相川直樹. ショックと臓器障害の病態におけるサイトカインの役割. 日救急医会誌1994 ; 5 : 641-54.
11) Bone RC. Toward a theory regarding the pathogenesis of the systemic inflammatory response syndrome : what we do and do not know about cytokine regulation. Crit Care Med 1996 ; 24 : 163-72.
12) Kox WJ, Bone RC, Krausch D, et al. Interferon gamma-1b in the treatment of compensatory anti-inflammatory response syndrome—A new approach : Proof of principle. Arch Intern Med 1997 ; 157 : 389-93.
13) Zedler S, D Biol, Bone RC, Baue AE, et al. T-cell reactivity and its predictive role in immunosuppression after burns. Crit Care Med 1999 ; 27 : 66-72.
14) 平澤博之. Hypercytokinemiaに起因するCritical Care領域の病態とその対策. 侵襲と免疫 2006 ; 15 : 3-9.
15) Gross-Weege W, Weiss M, Schneider M, et al. Safety of a low-dose Filgrastim (rhG-CSF) treatment in non-neutropenic surgical intensive care patients with an inflammatory process. Intensive Care Med 1997 ; 23 : 16-22.
16) Martin CM, Doig GS, Heyland DK, et al. Multicentre, clusuter-randomised clinical trial of algorithms for critical-care enteral and parenteral therapy (ACCEPT). CMAJ 2004 ; 170 : 197.
17) Stehle P, Kuhn KS, Furst P. From structure to function : What should be known about building blocks of protein. In : Pichard C, Kudsk KA, editors. From nutritional support to pharmacologic nutrition in the ICU. Berlin Heidelberg : Splinger-Verlag ; 2000. p.34.
18) 吉川敏一, 井上健一郎, 高野裕久. SIRSと微量元素. 外科と栄養・代謝 2005 ; 39 : 97-101.
19) Sax HC. Effect of immune enhancing formulas (IEF) in general surgery patients. JPEN 2001 ; 25 : S19-S23.

（青木　克憲）

3. 重症感染症・敗血症

[はじめに]

　重症感染症に限らず，外傷や重症病態など過大な侵襲時には代謝亢進や蛋白異化に代表される共通の代謝変動を示す。重症感染症はこうした代謝変化を増悪させる。これに代謝の中心である肝をはじめとする重要臓器の機能不全が併発してくれば，代謝動態は複雑となり重症感染症に特有な様相は把握しがたくなる。したがって外傷などの重症病態時の代謝動態を重症感染症時のそれと分離することは困難ではあるが，本稿では，感染症・炎症に特有な増悪因子に重点をおいて概説してみたい。その治療と栄養管理については他章で詳述されているのでここでは言及しない。また本稿のタイトルは重症感染症・敗血症とあるが，両者をほぼ同義とし，基本的に重症感染症で統一した。しかし諸文献によっては両者は同義でありながら任意に用いられており，本稿でも文献からの引用の場合は，それに従って使い分けることにした。

1 エネルギー代謝の特徴とそれに影響を与える経路

　重症感染症におけるエネルギー代謝の特徴は代謝亢進（hypermetabolism）であり，安静時エネルギー消費量は基礎代謝量の1.3-1.8倍になる。これにはマクロファージによる活性酸素種産生の関与も示唆されている[1]。エネルギー基質としての糖の利用障害が起こり，体脂肪からの脂肪酸や骨格筋崩壊によるアミノ酸の需要が高まる（図1）。消費エネルギー量に見合うだけの栄養投与がなされなければ，この傾向はさらに高まる。

　重症感染症の代謝動態を大きく左右するのは神経内分泌反応を介する経路と各種の炎症性メディエータを介する経路の2つである。またこの2つは相互に影響しあう。

1）内分泌系の経路

　重症病態時には侵襲に反応して分泌されるホルモンによる代謝変動を受ける（表1）。カテコラミン，コルチゾール，グルカゴンは異化を亢進させエネルギー基質の動員を図る。同化に働くのはインスリンと成長ホルモンであるが，コルチゾールやグルカゴンそしていくつかのサイトカインがインスリンの分泌や局所における作用を抑制する。いわゆる"インスリン抵抗性"と呼ばれる高インスリン血症でありながら高血糖でかつ糖不耐性をもたらす[2]。事実，カテコラミン，コルチゾール，そしてグルカゴンを同時投与することで典型的な敗血症時の代謝変化を再現することができる[3]。

　また治療に用いられる循環作動薬もエネルギー代謝を修飾する[3]。カテコラミンは血行動態の安定のためにしばしば使われるが，ひとつには臓器血流を変え，それに伴う酸素やエネルギー基質の需要-供給バランスを変えることによりエネルギー代謝に影響する。またカテコラミンは直接エネルギー代謝にも影響するが，この場合主体となるのはβ_2アドレナリン作動性受容体である。カテコラミンは肝および全身においてグリコーゲンからの糖産生を，そして肝においては，末梢で産生された乳酸や筋蛋白崩壊で放出されたアミノ酸からの糖新生の亢進を引き起こし，その結果高血糖を招く（図1）。

　エピネフリンはmetabolic overstimulationといわれるように代謝に大きく影響する。酸素消費量と糖産生は著明に増大し，インスリン放出を抑制して高血糖を来す。またエピネフリンは肝・腸管系への血流を減らすだけでなく，肝における乳酸分解を阻害しその結果高乳酸血症を

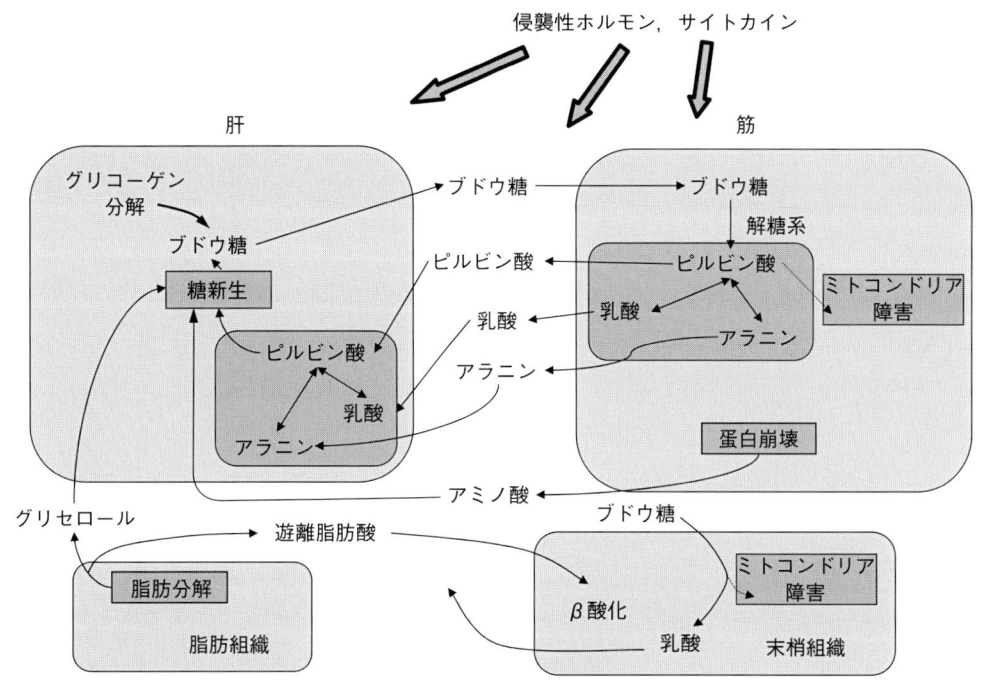

図1 敗血症時の代謝変動

末梢組織や筋で産生された乳酸や蛋白崩壊により骨格筋から放出されたアラニンなどアミノ酸は肝に取り込まれ糖新生に使われる．糖のリサイクルであり，前者はCori回路，後者はブドウ糖-アラニン回路と呼ばれる（詳細は本文参照）．

表1　炭水化物，蛋白質，脂質の代謝にかかわる主なホルモンの作用

	同化	異化
炭水化物	インスリン	コルチゾール
		グルカゴン
		成長ホルモン
		カテコラミン
蛋白質	インスリン	コルチゾール
	成長ホルモン	グルカゴン
	インスリン様増殖因子（Insulin-like growth factor-1）	カテコラミン
	テストステロン	
脂質	インスリン	カテコラミン

（Biolo G, Grimble G, Preiser JC, et al. Position paper of the ESICM Working Group on Nutrition and Metabolism. Metabolic basis of nutrition in intensive care unit patients : ten critical questions. Intensive Care Med 2002 ; 28 : 1512-20より引用）

表2 敗血症時のエネルギー代謝に関与する主な炎症性メディエータとその作用

メディエータ	作用
TNF-α	脂肪分解亢進，グリコーゲン分解亢進，筋蛋白崩壊の亢進，エネルギー消費量増大，糖新生の亢進，リポ蛋白質リパーゼ活性の低下，VLDL処理の低下 呼吸鎖障害（細胞内NAD$^+$/NADHの枯渇）
IL-1	骨格筋からの乳酸，アラニン放出の亢進 呼吸鎖障害（細胞内NAD$^+$/NADHの枯渇）（IL-1β）
IL-6	急性期蛋白の合成亢進（肝における）
CINC-1	急性期蛋白の合成亢進（肝における）
IFNγ	呼吸鎖障害（細胞内NAD$^+$/NADHの枯渇）
PGE$_2$	骨格筋の崩壊
NO	呼吸鎖（電子伝達系）障害
ペロキシ亜硝酸	呼吸鎖（電子伝達系）障害

（詳細は本文参照）

もたらす[4]。それゆえ敗血症性ショックなどにおいてエピネフリン使用によって全身の循環動態は回復するにもかかわらず，かえって肝・腸管系の灌流障害や代謝失調を引き起こしたり[5]，腸管免疫を低下させる可能性があることを念頭に置くべきであろう。ノルエピネフリンも敗血症性ショックによく使用される。ノルエピネフリンにはエピネフリンのように肝・腸管血流を障害することはなく，また代謝そのものへの影響も弱い。ドパミンは近年その肝・腸管系への特異的な灌流改善効果が否定されてきている[6]。また直接代謝変動を引き起こすことはないようである。しかし敗血症患者では肝・腸管系の酸素消費量を減少させるとする報告もあり，なんらかの代謝障害を引き起こす可能性もある。こうした点から，敗血症性ショックにおけるカテコラミンの第一選択はノルエピネフリンであろう[4,5]。

2）炎症性メディエータの経路

重症感染症における炎症反応は代謝活性に大きな影響を及ぼす[7]。代謝率，蛋白崩壊，急性期反応物質の産生，肝での糖新生はすべて増加する。またヒトにエンドトキシンを投与すると血糖上昇，エネルギー消費量増加，低アミノ酸血症や末梢における乳酸や遊離脂肪酸の増加など重症感染症に見られる代謝変化を引き起こすという[3,8]。重症感染症では感染巣のみならず肝，肺などでも好中球やマクロファージがサイトカインやエイコサノイドなど種々の炎症性メディエータを産生して全身に放出する。これらが細胞レベルに直接作用したり，あるいは局所臓器血流を変えたりすることで代謝変化に大きく関与する[1,9]。

こうした代謝変動を引き起こす炎症性メディエータにはTNF-α，インターロイキン（interleukin：IL)-1，IL-6，IL-8，インターフェロンγ（IFNγ）といったサイトカインやプロスタグランジンE$_2$（prostaglandin E$_2$：PGE$_2$）などエイコサノイド，そして一酸化窒素（NO），活性酸素種といったフリーラジカルなどがある（表2）。

その中でもTNF-αは重症病態下の代謝変化にもっとも大きくかかわっており，敗血症患者において救命例に比べ非救命例のほうがTNF-α血中濃度が有意に高かったという報告もある。TNF-αの影響は脂肪やグリコーゲンの分解亢進，糖新生や骨格筋蛋白崩壊の亢進，エネルギー消費量の増大，あるいは筋蛋白合成やリポ蛋白質リパーゼ活性の低下，VLDL処理

能の低下などまで広い範囲に及ぶ。IL-1は骨格筋からの乳酸やアラニンの放出を亢進し，IL-6は肝において急性期蛋白の合成を促進する。エイコサノイドではPGE₂の代謝への影響が知られており，骨格筋の崩壊に関与している。これらのサイトカインは中枢神経系を介して神経内分泌反応を刺激する[1]。

2 代謝変動

次に，糖，蛋白質，脂質に分けて重症感染症時の代謝変動を解説する。

1）糖代謝

重症感染症では高インスリン血症ではあるが，侵襲によって分泌されるコルチゾール，グルカゴンやいくつかのサイトカインによりインスリンの効果は抑制される（インスリン耐性）。これによりエネルギー基質としてのブドウ糖の利用は低下し，蛋白や脂質の動員が高まる。肝や筋でグリコーゲンからの糖産生が亢進するほか，全身組織で産生された乳酸や骨格筋における蛋白崩壊により放出されたアラニンをはじめとするアミノ酸は肝においてブドウ糖の産生（糖新生）に使われる（図1）。しかしこれらが血中に放出されても全身で有効には使われることはなく，高血糖となる（表3）。

a. ミトコンドリア機能異常と細胞変性低酸素症（cytopathic hypoxia）

重症感染症時における糖の利用障害は単にインスリン耐性によるばかりではない。エネルギー工場であるミトコンドリアの機能失調が深くかかわっている。

ショック時には組織への血流そして酸素供給が欠乏するため好気性解糖系によるエネルギー産生ができなくなり，嫌気性解糖に頼るようになる。ブドウ糖から変換されたピルビン酸はアセチルCoAとなってミトコンドリア内のクエン酸回路に入れず，乳酸への変換が亢進し高乳酸

表3 重症感染症における高血糖の悪影響

脱水，電解質および体液バランス障害
易感染性の増加
血液凝固性の亢進
・血小板凝集
・凝固因子
・フィブリノーゲン，PAI-1，von Willebrand因子
創傷治癒の障害
多形核白血球の抗菌作用の障害
・接着能力
・走化能
・食作用，スーパー・オキシド・ラジカル産生

PAI-1：Plasminogen activator inhibitor type-1.
（Biolo G, Grimble G, Preiser JC, et al. Position paper of the ESICM Working Group on Nutrition and Metabolism. Metabolic basis of nutrition in intensive care unit patients：ten critical questions. Intensive Care Med 2002；28：1512-20より引用）

血症となる。その結果血中の乳酸／ピルビン酸比（L/P比，正常範囲10-15：1）は上昇する。重症感染症でも全身での乳酸産生の増大と肝における乳酸分解能の低下により高乳酸血症となるが[10]，ピルビン酸の血中濃度も同時に上昇しておりL/P比は上昇しない。敗血症ではショックでないかぎり臓器の低灌流はなく，ショック時のような組織低酸素は起こっていないという[3,10]。しかし高乳酸血症は一過性の虚血や低酸素症時にはエネルギー基質として利用され，それに伴うアシドーシスと併せ組織にとっては有利に働くとする考えもある[11]。

そうした重症感染症時の細胞内でのエネルギー産生障害の機序としてミトコンドリアそのものの機能異常が考えられている[12,13]。解糖系は亢進してブドウ糖からのピルビン酸産生は高まっている。しかしミトコンドリアの機能障害が起こっているために，アセチルCoAとなってミトコンドリア内に入りクエン酸回路を経て酸化的リン酸化によるATP産生に回れず，やむをえず細胞質内で乳酸産生に回ることになる[3]。このミトコンドリア機能不全は細胞変性低酸素症（cytopathic hypoxia）とも呼ばれ，組織血流低下などによる酸素供給の欠乏によるのでは

なく，酸素があってもミトコンドリアがそれを使えない状態を表している．

重症感染症ではNOや活性酸素種などフリーラジカルの産生が亢進し，グルタチオンなど細胞内抗酸化物質（antioxidants）の枯渇が見られる．その中でも特にNOは可逆的に，またNOの代謝産物であるペルオキシ亜硝酸（peroxynitrite）は非可逆的に呼吸鎖（電子伝達系）を障害して好気的なATP産生を抑制する．さらにはTNF-α，IL-1β，IFNγなどもpoly（ADP-ribose）合成酵素を活性化してNAD$^+$/NADHの細胞内貯蔵を枯渇させ，ミトコンドリアでの電子伝達系の進行を妨害する[13]．これらにより細胞傷害，ひいては臓器不全を引き起こす[14]．事実，敗血症患者において，病態の重症度とNOの過剰産生，抗酸化物質の枯渇，ミトコンドリア機能低下およびATP産生量の低下とは相関し，かつこれらは臓器不全の重症度や生命転帰と相関するという[12]．

2）蛋白・アミノ酸代謝

重症感染症時には上述のカテコラミン，コルチゾールなどの異化ホルモンやTNF-αなど炎症性メディエータの活性亢進により，骨格筋での蛋白崩壊をはじめとした蛋白異化は著しく亢進し，septic autocannibalism（敗血症性自分食い）と形容される病態が生じる[15) 16)]．全身では蛋白の合成も崩壊も亢進するが崩壊が合成を大きく上回る．筋蛋白の崩壊によって放出されたグルタミンやアラニンなどのアミノ酸は肝に取り込まれてアルブミン，アポリポ蛋白A-1，ハプトグロビン，α_2uグロブリンなどの急性期蛋白合成や糖新生，そして尿素産生に利用される．急性期蛋白合成はIL-6や炎症性ケモカイン（cytokine-induced neutrophil chemoattractant：CINC）-1などに誘導される．

重症感染症で重要なアミノ酸のひとつがグルタミンである[2)]．グルタミンは好中球の食細胞活性を高め好中球による活性酸素種産生を増大させる．また抗酸化物質グルタチオンの前駆物質でもあり，虚血再灌流による細胞傷害に対する防御効果を高める．またグルタミンは腸細胞の重要な栄養素のひとつで粘膜維持に欠かせず，bacterial translocationに対する機械的あるいは免疫学的バリア機能の保持のために重要なアミノ酸である．健常時にはグルタミンは骨格筋に豊富に存在する．重症病態下にあっても組織からのグルタミン合成が低下しているわけではないが，多大な消費のために血中濃度は低下するため，こうした病態下では必須アミノ酸（conditionally essential）となる．

アルギニンも侵襲下ではconditionally essentialとなる．蛋白合成，腸管におけるNO合成や成長ホルモンやインスリン分泌に関与している．腸管でのNO合成の亢進は微小血管を拡張させ酸素や栄養摂取に有利に働く．アルギニンはまた免疫全般にかかわり，殺菌作用や創傷治癒を改善させる．

a．蛋白代謝の指標

重症感染症時の蛋白代謝の指標としてアルブミンの血中濃度は有用ではない．そうした病態では血管透過性が亢進しておりアルブミンの周囲組織などへの漏出が起こっているためである[17)]．その他，栄養状態の指標として使われるプレアルブミン，トランスフェリン，レチノール結合蛋白などrapid turnover proteinについても同じことがいえる．現状ではやはり臨床上，窒素バランスが蛋白出納の有用な指標であろう[17)]．しかし窒素バランスは生体全体をひとつのブラックボックスとして見ているようなもので，各臓器や組織での蛋白代謝を評価する指標とはなり得ないことを念頭に置くべきである[9)]．

3）脂肪代謝

正常時であればインスリンは脂肪酸やグリセロールから脂肪合成（同化）に働く．しかし重症感染症時には上述のごとく高インスリン血症であるのにかかわらず，エネルギー源としての脂肪組織からの脂肪酸とグリセロールへの分解が亢進し，遊離脂肪酸のβ酸化によるエネルギー産生が増大する（図1）．またグリセロールは肝に取り込まれて糖新生に利用される．遊離

脂肪酸の動員は，末梢組織の細胞内の中性脂肪の枯渇に伴って著明に増大する。これに対し外因性に糖を投与しても脂質動員の亢進を有効に抑制することはできないし[9]，脂質動員の程度は感染症の重篤度と相関するという[1]。

この脂質からのエネルギー産生には脂肪組織で活性を有するホルモンであるレプチンが大きく関与している[2]。レプチンはストレスに関連しており多くのサイトカインがレプチン産生を増大させるし，インスリン，糖質コルチコイドやβアドレナリン作動薬などもレプチンの放出を促す。敗血症の急性期（初期）にはレプチンの血中濃度は上昇しており，その血中濃度は救命例において，非救命例よりも高かったという。しかし敗血症が遷延した（14日以上）患者ではレプチン濃度の上昇は見られず，レプチンは遷延例の代謝亢進には関連していないと考えられている。

3 ビタミンおよび微量元素

重症感染症ではビタミンの利用は増加し，ビタミンB，C，A，Eなどは抗酸化物質として働く。また亜鉛や鉄は肝に蓄積して血中濃度は低下するが，これは炎症に対する生体防御のひとつとされている[1]。

おわりに

以上，重症感染症・敗血症時のエネルギー代謝の変動について，特に感染・炎症によって引き起こされる神経内分泌系および炎症性メディエータの代謝への影響に観点を絞って説明するとともに，エネルギー産生工場であるミトコンドリアの障害についても概括した。治療と栄養管理については他章にゆずるが，本稿で述べたような代謝変動のメカニズムに対する理解がその基本であり，また他章で詳説されている他の重症病態における代謝変化と併せ理解していただきたい。

【文 献】

1) 齋藤英昭．重症感染症の栄養管理とbacterial translocation. 日外会誌 1996；97：1085-90.
2) Lavery GG, Glover P. The metabolic and nutritional response to critical illness. Curr Opin Crit Care 2000；6：233-8.
3) Trager K, DeBacker D, Radermacher P. Metabolic alterations in sepsis and vasoactive drug-related metabolic effects. Curr Opin Crit Care 2003；9：271-8.
4) Levy B, Mansart A, Bollaert PE, et al. Effects of epinephrine and norepinephrine on hemodynamics, oxidative metabolism, and organ energetics in endotoxemic rats. Intensive Care Med 2003；29：292-300.
5) Vincent JL. Hemodynamic support in septic shock. Intensive Care Med 2001；27：S80-92.
6) Holmes CL, Walley KR. Bad Medicine：Low-Dose Dopamine in the ICU. Chest 2003；123：1266-75.
7) Kirschenbaum L, Astiz M, Rackow EC. Antibodies to TNF-α：too little, too late? Crit Care Med 1998；26：1625-6.
8) Fong YM, Marano MA, Moldawer LL, et al. The acute splanchnic and peripheral tissue metabolic response to endotoxin in humans. J Clin Invest 1990；85：1896-904.
9) Biolo G, Grimble G, Preiser JC, et al. Position paper of the ESICM Working Group on Nutrition and Metabolism. Metabolic basis of nutrition in intensive care unit patients：ten critical questions. Intensive Care Med 2002；28：1512-20.
10) De Backer D. Lactic acidosis. Intensive Care Med 2003；29：699-702.
11) Leverve XM. Energy metabolism in critically ill patients：lactate is a major oxidizable substrate. Curr Opin Clin Nutr Metab Care 1999；2：165-9.
12) Brealey D, Brand M, Hargreaves I, et al. Association between mitochondrial dysfunction and severity and outcome of septic shock. Lancet 2002；360：219-23.
13) Fink M. Bench-to-bedside review：Cytopathic hypoxia. Crit Care 2002；6：491-9.
14) Boulos M, Astiz ME, Barua RS, et al. Impaired mitochondrial function induced by serum from septic shock patients is attenuated by inhibition of nitric oxide synthase and poly（ADP-ribose）synthase. Crit Care Med 2003；31：353-8.
15) Cerra FB, Siegel JH, Coleman B, et al. Septic autocannibalism. A failure of exogenous nutritional support. Ann Surg 1980；192：570-80.
16) Cerra FB. Hypermetabolism, organ failure, and metabolic support. Surgery 1987；101：1-14.
17) Hawker FH. How to feed patients with sepsis. Curr Opin Crit Care 2000；6：247-52.

（佐藤　二郎）

4. 急性肝不全・肝硬変

はじめに

　肝は，体内最大の代謝器官であり，代謝の中枢である。したがって肝障害が存在する場合，全身における代謝にも多大なる影響を与える。さらに，肝は自己防御機構の中心でもあり，免疫や血液凝固の諸因子の生合成，エネルギーの産生・蓄積，包合，排泄，解毒など，多彩な機能を営んでいる。そのため，クリティカルケアにおいて栄養管理を行ううえで，肝障害の存在は，栄養管理を困難にするだけでなく，免疫力を低下させ，クリティカルケアにおいて遭遇するもっとも重篤な病態のひとつである敗血症性多臓器不全（septic multiple organ failure：septic MOF）へと陥る危険性を増加させ，栄養管理の成否とも相俟って，ひいては生命予後をも左右することになる[1]。

　つまり肝は，心臓とならび転帰を左右する，文字どおり肝心な臓器であるといえる。

　肝の営んでいる機能が多彩で複雑であることもあり，肝の代謝動態は，肝障害の病型によって大きく異なっている。特に劇症肝炎に代表される急性肝不全と慢性肝障害の末路である肝硬変とでは，その病態が大きく異なる。そこでこの2つは分けて稿を進める。

1 急性肝不全

1）急性肝不全の病態

　急性肝不全は，劇症肝炎に代表されるが，急性肝不全の中に包含される病態は多種多様で，劇症肝炎のなかでも症状発現後10日以内に肝性昏睡II度以上の脳症を来した急性型劇症肝炎，それ以後に脳症が発症した亜急性型劇症肝炎，ほかに薬物性肝障害（drug-induced liver injury：DILI），肝切除に伴う残存肝の体積過小に基づく肝切除後肝不全，手術侵襲に基づく術後肝不全，敗血症に続発する（多くはseptic MOFの一分症として発症する）敗血症性肝不全，さらに慢性肝障害の急性増悪などのさまざまな病態がある。それぞれの病態，またさらにその重症度，病期などによって，肝の代謝動態はそれぞれ異なってくる。そのため，症例ごとに代謝動態を把握し，それに則った栄養管理を施行することが成功の鍵となる。

2）エネルギー代謝

　それでは肝の代謝動態を把握する方法について述べる。肝が正常に代謝を行うためには，肝細胞のミトコンドリアが正常に機能し，ATPを十分に生合成している必要がある。これを示す指標に動脈血中ケトン体比（arterial ketone body ratio：AKBR）がある。AKBRは，動脈血中のケトン体，acetoacetateとβ-hydroxybutyrateの比であり，肝細胞のミトコンドリアのredox state（酸化還元状態：$NAD^+/NADH$），すなわちenergy charge（＝ATP生成能力）を把握することができ，ひいては肝細胞機能を示す指標である。

　OzawaらはAKBRが0.7以上では糖，0.4から0.7では脂肪を肝が優先的に利用し，0.4以下では何も利用できなくなると述べている[2]。また体内で用いられているエネルギー基質を示す指標に，代謝モニターを用いて間接熱量測定を行って得られる呼吸商（RQ）がある。エネルギー基質として糖のみが利用されているときはRQが1.0，脂肪のみが利用されているときはRQが0.7であることから，代謝モニターでRQの値を測定することによって利用されているエネルギー基質を推測することが可能である。図

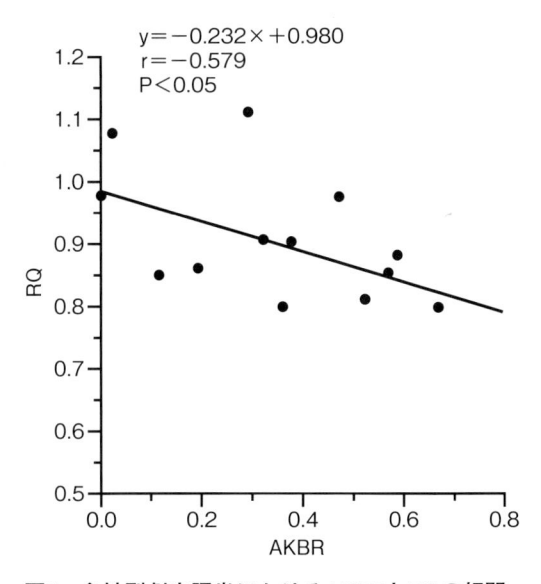

図1 急性型劇症肝炎におけるAKBRとRQの相関

1に急性型劇症肝炎におけるAKBRとRQの相関を示す。急性型劇症肝炎群においてAKBRが0.4から0.7では脂肪を肝が優先的に利用しRQは0.7に近かったものが，AKBRが低値になるに従い，RQは増加し1.0に近付き，糖がエネルギー基質として用いられていることが示唆された。急性型劇症肝炎の代謝障害は肝に限られ，全身の障害が比較的少ないため，AKBRが低値になるに従い，肝以外の全身で唯一用いることの可能な糖が用いているエネルギー基質の主になってくるものと考えられた[3]。このようにAKBRにより，消費されているエネルギー基質を推定し，それに立脚した栄養管理を行うことが可能であり，また組織酸素代謝動態の指標ともなりえ，これらのことから病態の鑑別にも有用であり[4]，エネルギー代謝動態の指標としてAKBRは特に重要である。

またAKBRの構成因子であるacetoacetateとβ-hydroxybutyrateの和を総ケトン体量（total ketone body）として評価しているが，これもAKBRを判断するうえで参考にする必要がある。すなわちtotal ketone bodyが100μmol/L以上と高い場合は，脂肪の分解とそれに伴うketogenesisが亢進しており，肝細胞のミトコンドリア内でacetoacetateとβ-hydroxybutyrateが平衡状態に達していないため，AKBRの値が肝細胞のミトコンドリアの酸化還元状態（redox state）を表していないと考える必要がある。この場合は，エネルギー基質としての糖が不足していることにより，脂肪のβ-酸化が亢進している場合があるので，十分な糖の投与を行い，脂肪の分解とそれに伴うketogenesisを抑制し，肝細胞のミトコンドリア内でacetoacetateとβ-hydroxybutyrateが平衡状態になるのを待ったうえで，再度AKBRを測定し，肝細胞機能を評価する必要がある。逆にtotal ketone bodyが20μmol/L以下で低い場合も，測定上の誤差がAKBRに大きく影響を与える可能性があるので，AKBRを判断するうえで考慮する必要がある。またtotal ketone body自身も脂肪の分解の程度を示し，エネルギー代謝動態の指標になりうる。

生体内のredox stateを知る他の指標として，全身のredox stateを示すpyruvate/lactateを用いて，AKBRとpyruvate/lactateの相関を図2に示す。敗血症性肝障害群において有意の正の相関が認められた。AKBRとpyruvate/lactateが相関する敗血症性肝障害群は代謝障害の場が肝および全身であり，相関が認められない急性型劇症肝炎群は，代謝障害の場が肝に限られていることが示唆され[3]，先に示した図1の急性型劇症肝炎の代謝障害は肝に限られ，全身の障害が比較的少ないため，AKBRが低値になるに従い，肝以外の全身で唯一用いることの可能な糖が用いているエネルギー基質の主になってくることも示唆された[3]。

病型別エネルギー代謝活性の比較を図3に示す。敗血症性肝機能障害群は有意にエネルギー代謝活性が高く，hypermetabolismを呈していた[3]。

さらに，AKBRが0.3以下，0.3から0.5，0.5以上で3群に分けて，AKBRとエネルギー代謝活性の相関を検討した結果を図4に示す。敗血症性肝機能障害群はAKBRが0.5以下においてエネルギー代謝活性は1.64と中等度なhypermetabolismを示しているが，AKBRが0.3から0.5ではエネルギー代謝活性2.57と著しいhypermetabolismを示し，さらにAKBRが0.3以下になるとエネルギー代謝活性は1.72となりhyperme-

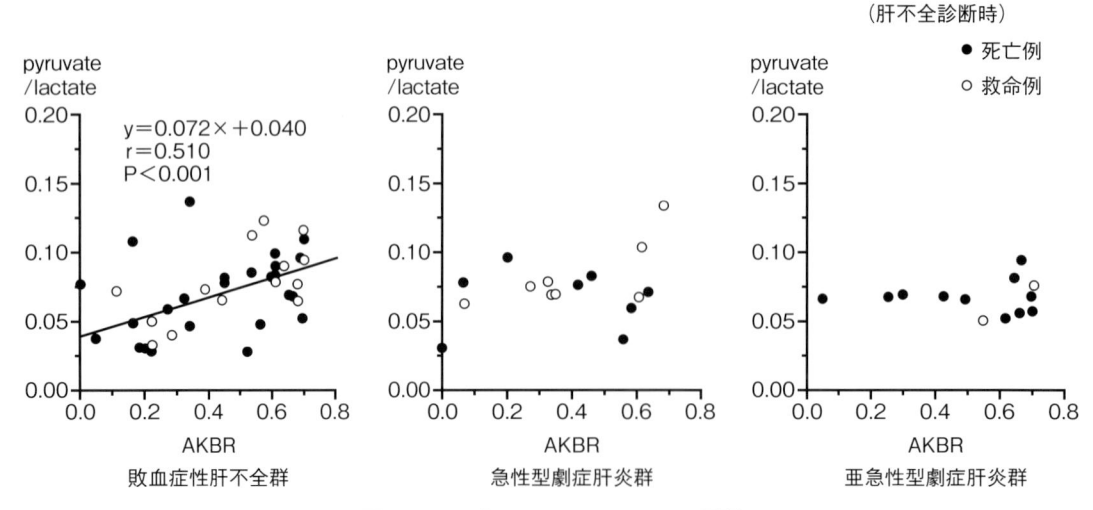

図2　AKBRとpyruvate/lactateの相関

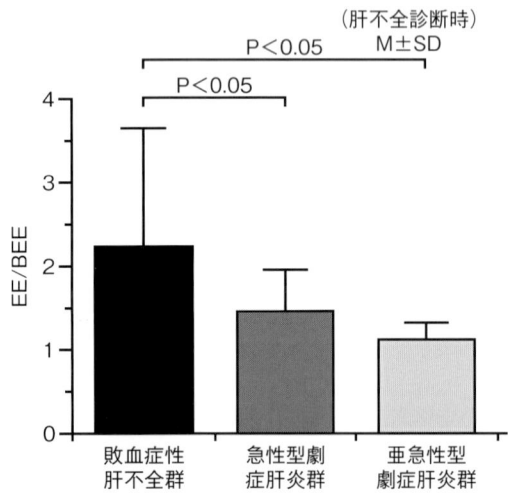

図3　病型別エネルギー代謝活性（EE/BEE）の比較

tabolismの程度は低下した[3]。

　このように急性肝不全のなかでも，急性型劇症肝炎，亜急性型劇症肝炎，敗血症性肝不全だけをみても，その病態，代謝動態は大きく異なり，病型，重症度，病期などによってそれぞれ異なるため，一塊にして論ずることはきわめて困難である。そこで，症例ごとにAKBR，total ketone body，RQ，エネルギー代謝活性等の指標を総合的に評価することが重要である。

3）糖代謝

　急性肝不全では肝グリコーゲンの低下や，糖新生の破綻などにより，低血糖を生じる場合もあれば，逆に，インスリン分泌抑制，高グルカゴン血症，グリコーゲンからグルコースへの変換の亢進などから高血糖を生じる場合もあり[5]，厳密な血糖コントロールが必要とされる。

4）蛋白・アミノ酸代謝

　一方，重症肝障害症例では蛋白・アミノ酸代謝も障害されており，特に劇症肝炎症例では，アミノグラムが特異なパターンを示すことをFischerらが報告して[6]以来多くの報告がなされている[7]。すなわちこれら症例においては，チロシン，フェニルアラニンなどの芳香族アミノ酸（aromatic amino acid：AAA）の濃度が上昇し，バリン，ロイシン，イソロイシンなどの分枝鎖アミノ酸（branched chain amino acid：BCAA）濃度が低下し，BCAA/AAA，すなわち，Fischerのmolar ratioが低下することが知られている。これは，BCAAは骨格筋蛋白の分解により放出されるが，エネルギー源として，肝以外の全身で利用されるため減少し，AAAは肝でのみ利用されるが，その利用障害により増加するためである[8]。しかし，特に重症例では肝におけるアミノ酸利用は著しく低下しており[9]，ほとんどすべての血中アミノ酸が著増していて，Fischerのmolar ratioが低下している[8]。したがって，BCAA richなアミノ酸製剤を投

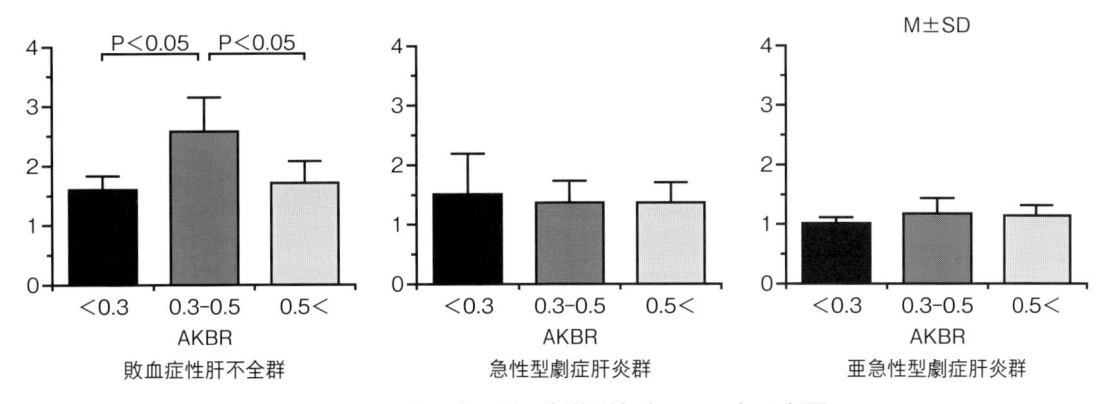

図4　AKBRとエネルギー代謝活性（EE/BEE）の相関

与しても，Fischerのmolar ratioを改善することはできても，単なるアミノ酸負荷に終わってしまうおそれがあり，アミノ酸製剤の質と量の選択には慎重を要する[10]。

5）脳症

特に劇症肝炎における脳症は，その診断基準にもあることから分かるように，予後を左右する重要な因子である。しかし，劇症肝炎における肝性脳症の病態生理学的な発症機序は多因子的で，十分に解明されてはいない[11]。原因物質として推測されているものには，アンモニアを筆頭にオクトパミン，β-フェニルエタノラミンなどの偽性神経伝達物質，短鎖脂肪酸，ベンゾジアゼピン，ガンマアミノブチル酸などが挙げられる[11]。劇症肝炎に対して施行する持続的血液濾過透析の透析液流量を増加させて血液浄化量を増加させると，覚醒率が上がる[12]ことから，透析の原理で除去されやすい小分子量の物質が肝性昏睡の原因物質であることが強く示唆される。

劇症肝炎では脳浮腫が40-80％の症例にみられ，その20％は脳ヘルニアで死亡する[11]。脳浮腫の発症の正確なメカニズムは，やはり不明であるが，血液脳関門の破綻と低分子量物質の異常な増加や脳血流の自律的調節の失調が脳浮腫や脳腫脹の発生に寄与していると考えられている[11]。

2　肝硬変

1）肝硬変の病態

慢性肝炎の段階では耐糖能異常（糖尿病）や肥満の合併はみるものの，肝機能は保たれていることが多く，代謝異常を満たすことは少ない[13]。肝硬変の病期に入ると，種々の代謝異常が起きてくる。

肝硬変の病態は，肝の萎縮による機能的肝細胞量の減少と門脈圧亢進症によるシャント血の増加よって形成され，肝機能が低下する[1]。

村上らによると[14]，脳症惹起因子（アンモニア，短鎖脂肪酸，メルカプタン，アミン，GABAなど）が腸管内で産生されると，肝で処理されずに血中濃度が上昇する。血液脳関門の破綻と相俟って脳細胞を傷害し，意識障害を生じる。肝硬変の場合は脳症準備状態を形成し，感染症，低酸素，低血圧などわずかな誘因で意識障害が引き起こされると考えられている。さらに村上らは，脳症を臨床的に可逆性の脳症を繰り返す慢性再発型と，肝実質細胞障害が進行し高度な黄疸の急速な進行を示し，最終的に脳症に陥る末期昏睡型に分類している[14]。

2）エネルギー代謝

肝硬変患者のエネルギー代謝動態は，健常者

に比してエネルギー消費量は増大し，早朝空腹時の呼吸商（RQ）は低下している[15]。エネルギー消費量が亢進する理由として心肺機能の亢進によるhyperdynamic stateにあることや，代謝亢進にかかわるホルモン，サイトカインの影響が考えられている[16]。RQの低下は，肝に貯蔵されたグリコーゲンが枯渇することによる[16]。そのため，エネルギー源としては脂肪が使われる割合が多い。

3）糖代謝

　肝硬変症例の多くに糖尿病が認められるが，糖尿病を合併すると予後が悪化することが報告されている[17]。グリコーゲン貯蔵が少ないために低血糖になる危険性もあり，また逆に糖投与が過剰になれば，インスリン抵抗性を主因とする耐糖能低下[18]のために高血糖になる危険性もある。間接熱量測定を行って適正なエネルギー量を把握し，緩徐に投与し，厳密な血糖管理を行う必要がある[16]。

4）蛋白・アミノ酸代謝

　肝でのアンモニアの解毒が障害されるため，アンモニアの上昇がみられ，代償的に骨格筋で処理される際BCAAが利用され，BCAAが減少する。また，主に肝で代謝されるAAAが処理能力の低下により上昇する[19]。その結果Fischerのmolar ratioが低下している[16]。アミノ酸のインバランスの存在のために，アルブミンの生合成が障害され，血清アルブミン値の低下が認められる[1]。

5）脳症

　肝性脳症は，Leberausfall（シャント型）とLeberzerfall（実質崩壊型）に大別される[20]。オクトパミン，β-フェニルエタノラミンなどの偽性神経伝達物質，アンモニア，短鎖脂肪酸，メルカプタンなどが惹起因子として挙げられており，これらが複雑に絡み合って発症しているものと考えられる[20]。

【文献】

1) 森脇久隆．肝硬変，肝癌．新臨床栄養学．岡田正，馬場忠雄，山城雄一郎編．東京：医学書院；2007；p.484-8.
2) Ozawa K. Liver Surgery Approached Through The Mithochondria. Tokyo：Medical Tribune；1992.
3) 志賀英敏，平澤博之，磯野可一．肝不全合併重症患者における肝細胞および全身エネルギー代謝動態の検討．日集中医誌 1995；2：207-16.
4) 大竹喜雄，平澤博之，菅井桂雄ほか．劇症肝炎における肝機能評価法としての動脈血中ケトン体比（AKBR）およびケトン体量の有用性と問題点．日救医会誌 1993；4：299-308.
5) 三條健昌．肝不全．集中治療 2003；6：195-8.
6) Nachbauer CA, Fischer JE. Nutritional support in hepatic failure. In：Fischer JE, editor Surgical Nutrition. Boston：Little Brown；1983. p.551-65.
7) 渡辺明治．特殊組成アミノ酸輸液．最新医学 1987；42：1651-7.
8) 小野聡，辻本広紀，望月英隆．重症例に対するImmunonutritionの実際．ICUとCCU 2006；30：593-9.
9) 平澤博之，菅井桂雄，大竹喜雄ほか．肝・腎障害と代謝・栄養．集中治療 1990；2：21-7.
10) 平野剛，平澤博之，志賀英敏．肝不全における栄養管理．救急医学 2003；27：195-8.
11) 勝田悌実，古明地弘和．脳・腎障害とその対策．ICUとCCU 2005；29：123-9.
12) 横井健人，平澤博之，織田成人ほか．劇症肝炎（FH）に対する人工肝補助療法（ALS）における血液浄化量の強化．日集中医誌 2006；13：154.
13) 鈴木一幸．肝炎（急性・慢性）．新臨床栄養学．岡田正，馬場忠雄，山城雄一郎編．東京：医学書院；2007. p.484-8.
14) 村上啓雄，森脇久隆．肝性脳症の発症機序と治療．治療学 2007；41：363-7.
15) Kato M, Moriwaki H. Metabolic disorders in patients with liver cirrhosis. Hepatol Res 2004；30：59-62.
16) 加藤昌彦．栄養療法．治療学 2007；41：373-6.
17) Bianchi G, Marchesini G, Zoli M, et al. Prognostic significance of diabetes in patients with cirrhosis. Hepatology 1994；20：119-25.
18) Kato M, Asano H, Miwa Y, et al. Both insulin sensitivity and glucose sensitivity are impaired in patients with non-diabetic liver cirrhosis. Hepatol Res 2000；17：93-101.
19) Moriwaki H, Miwa Y, Tajika M, et al. Branched-chain amino acids as a protein-and energy-source in liver cirrhosis. Biochem Biophys Res Commun 2004；313：405-9.
20) 加藤昌彦，森脇久隆．アミノ酸製剤．脳症の治療．Medical Practice 1998；15：1211-5.

〈志賀　英敏〉

5. 急性腎不全・慢性腎障害急性増悪

1 急性腎不全の定義と分類

　一般的に，腎機能が急速に低下して，窒素排泄，水・電解質の恒常性維持に支障を来した状態を急性腎不全（acute renal failure：ARF）と呼ぶ．多くは乏尿を伴い，糸球体濾過率（glomerular filtration rate：GFR）が急速に低下し，進行すると水分，電解質，酸塩基平衡などに異常がみられる[1,2]．

　急性腎不全は，ICUに収容した重症患者の約20％前後にみられ，ICUにおける急性腎不全の約50％以上がsevere sepsisやseptic shockが原因と報告されている[3]．急性腎不全の生命予後はいまだに不良であり，特に敗血症を合併した場合の致命率は70％に上っている[4]．

　急性腎不全においては図1に示したとおり，腎前性，腎性，腎後性の区別が治療方針を立てるうえで重要である[3]．また，腎前性急性腎不全と腎性急性腎不全の鑑別診断のための項目を表1に示す[1]．特に，Na排泄率（FENa）は鑑別に特異性が高い．しかし，FENaも利尿薬の使用で高値になり，横紋筋融解症などでは低値を示すため注意が必要である．そのため，可能なかぎり来院時の尿を保存しておくことも大切である．血清クレアチンキナーゼ（CK）が高値の場合には，ミオグロビン血症の可能性がある．また，薬物（抗生物質，利尿薬など）による間質性腎炎を合併すると，末梢好酸球増多，尿中$α_1$および$β_2$ミクログロブリンの顕著な増加が見られる．

　集中治療が必要なショック状態では，相対的または絶対的な循環血液量の低下，心機能の低下，全身性の末梢血管拡張に伴う低血圧などによって腎血流（renal blood flow：RBF）が低下して，腎前性の腎機能低下が生じる．この病態は，カテコラミン，アンギオテンシンII，エンドセリンなどによる腎輸入細動脈の収縮に起因するものであって，腎の構造は維持されている．したがって，循環血液量が回復し循環動態が改善すれば，腎機能は容易に回復しうる．この可逆性の腎前性腎不全を急性腎不全のカテゴリーに含めない場合もあり，論文を読む際には留意が必要である．

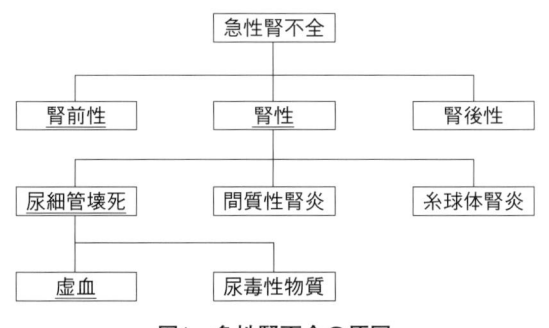

図1　急性腎不全の原因

下線はショックによる腎機能低下に関与するもの．
（Thadhani R, Pascual M, Bonventre JV. Acute ranal failure. New Engl J Med 1996；334：1448-60 より改変引用）

2 腎前性急性腎不全から腎性急性腎不全への進展

　腎前性急性腎不全は腎臓に本質的な障害はないものの，腎血流の低下による腎虚血が進行・遷延すると，主として尿細管が器質的に障害され，腎性の腎機能低下（腎性高窒素血症；intrinsic renal azotemia）が生じ，腎性急性腎不全へ移行する．ショックに伴う腎性急性腎不全の病態は，主として腎虚血に起因する急性尿細管壊死（acute tubular necrosis：ATN）であり，臨床的には，さらに腎毒性薬物など複数の因子による影響が加わる．続発性の尿細管の変化と

表1 腎前性高窒素血症（腎前性急性腎不全）と腎性急性腎不全の鑑別

検査	腎前性急性腎不全	腎性急性腎不全
尿量	乏尿or正常	乏尿
尿沈渣	正常（まれに硝子円柱）	尿細管上皮，顆粒円柱
尿蛋白	（−）	（＋）
尿浸透圧（mOsm/kg）	500以上	400以下
尿中ナトリウム濃度（mEq/L）	20以下	40以上
尿/血漿クレアチニン比	40以上	20以下
FENa（％）	1.0以下	2.0以上
FEUrea（％）	35以下	35以上
利尿薬負荷	反応あり（40mL/hr以上）	反応なし

FENa：fractional excretion of Na＝（U/P）Na/（U/P）Cre×100（％）
（猪口貞樹．ショックに伴う腎機能の低下とその対策．救急医学 2005；29：65-8より改変引用）

しては，虚血と，虚血・再灌流障害により，尿細管上皮は壊死あるいはアポトーシスを来し，さらに脱落した尿細管上皮による尿細管閉塞などにより，病態が悪化するものと考えられている。腎血流を低下させる薬物としては，NSAID，アンギオテンシン変換酵素（angiotensin-converting enzyme：ACE）阻害薬，造影剤などがある。尿細管障害を来す薬物には，アミノグリコシド系抗生物質などの薬物，内因性色素としてミオグロビン（横紋筋融解症），ヘモグロビン（異型輸血，溶血）などがある。体液変化の著しい手術なども悪影響を与える。

いったん腎性の急性腎不全に陥ると，もはや腎前性腎不全のときのように輸液などによる速やかな腎機能の回復は期待できない。しかし，尿細管上皮には高い再生能があり，誘因が除去されれば，腎機能の回復を期待することができるため，速やかな原因検索と対応が必要である。

3 慢性腎障害時の急性増悪

進行性腎疾患の終末像は，腎不全であり，放置されれば体内の恒常性の維持ができなくなり死に至る。救命するには，透析療法か腎移植を受けなければならない。進行性腎疾患の進行は原因疾患により異なり，原因疾患の治療が優先される。しかし，共通の危険因子としては，高血圧，蛋白尿，高血糖，肥満，高蛋白食，喫煙などがある。また，二次的な増悪因子として，ストレス（過労，感染，手術など），脱水・脱塩（利尿薬使用，過度の食塩・水制限），血圧降下（降圧薬の過剰投与など），腎毒性薬物の使用（造影剤，抗生物質，消炎薬，抗癌薬，重金属など）がある。慢性腎臓病（chronic kidney disease：CKD）治療の中心は，レニン・アンギオテンシン系抑制療法であり，また低蛋白食の進行抑制効果も証明されているが，その併用効果を確認する目的で，Japan Appropriate Protein And Nutrition in Kidney Disease Study（JAPAN-KD Study）が現在進行中である。慢性腎障害時の急性増悪時の代謝変化は，背景として尿毒症準備状態が存在するうえに，以下で述べる代謝変化が生じる[5]。

4 急性腎不全の代謝変化[2)6)7)]

急性腎不全に伴う代謝変化としては，水・電解質異常，酸塩基平衡異常，小分子溶質の増加，栄養代謝異常，尿毒症が挙げられる（表2）。

表2 急性腎不全・慢性腎障害急性増悪時の代謝動態

水・電解質異常
　尿量減少，低Na血症，高K血症，高リン血症

酸塩基平衡異常
　代謝性アシドーシス

小分子溶質の増加
　血中クレアチニン，BUN，尿酸濃度上昇

栄養代謝異常
　原病変（sepsisなど）による蛋白異化亢進と合成能低下，尿素産生亢進，インスリン抵抗性，高血糖，高トリグリセライド血症
　血液浄化法による蛋白・アミノ酸の喪失（表4参照）
　栄養摂取不足

尿毒症
　表3参照

1）水・電解質異常

a．水分代謝異常

　急性腎不全発症期より尿量が減少することが多い。1日400mL以下を乏尿，100mL以下を無尿という。尿量が減少すると，体内総水分量が増加し，細胞外液量増加と血漿が間質へ移行し全身浮腫を生じる。この非機能相の体液増加は，消化管，皮膚で進行し，栄養代謝が抑制される。特に異化亢進状態では，窒素の尿中排泄増加によって，腎臓からの自由水の喪失が著しい。

　電解質異常としては，希釈性の低Na血症，尿中への排泄低下による高K血症，高リン血症などがみられる。

b．低Na血症

　低Na血症は水出納を反映し，体内水分過剰で浮腫を有する患者の低Na血症は希釈効果によるとされる。しかし，体内総Na量が増加しているか，正常か，減少かは，低Na血症の原因により異なる。乏尿期の急性腎不全患者がNaを過剰摂取すると，水分過剰になり，利尿性腎不全を生じる。急性腎不全患者に対して，循環血漿量を増やし，腎血流量を増加するための生理食塩液投与の是非は，FENaの算出や表1に示した検査項目により決定する。

c．高K血症

　体内のKイオンは主に腎から排泄されるため，急性腎不全によりGFRが低下すると，高K血症を生じる。乏尿性急性腎不全では，総K排泄量が20mEq/day以下となり，高K血症を生じる。また，異化亢進，血管内溶血，アシドーシス，輸血も，急性腎不全患者における高K血症の原因となる。高K血症が高度となり血中K濃度が8.0mEq/Lを超えると心室細動から心停止に至る。ただし，非乏尿性急性腎不全の場合は，尿細管壊死か閉塞性腎症以外では高K血症を呈さない。

d．高リン血症

　高リン血症は，腎でのリン排泄減少と，異化亢進による細胞破壊の結果としての内因性のリン酸放出増加による。臨床症状は，高リン血症に伴いリン酸Caが軟部組織に沈着することであり，血清Caとリン酸濃度の積が$55mg^2/dL^2$を超えると，関節や軟部組織の石灰化の危険が高まる。重篤な高リン血症は，低Ca血症とテタニーを生じる。異所性石灰化の原因として，高リン血症は高Ca血症と並んで重要な因子である。

表3 尿毒症における臨床症状と要因

	尿毒症症状	考えられている要因
消化器症状	食欲不振, 悪心, 嘔吐 胃・十二指腸びらん, 潰瘍 消化管出血 下痢, 便秘（糖尿病）	尿毒症毒素 高ガストリン血症 出血傾向 自律神経障害
呼吸器症状	胸水, 尿毒症性肺臓炎 尿毒症性胸膜炎 Kussumaul大呼吸	Na・水の貯留, 尿毒症毒素による毛細血管透過性亢進 代謝性アシドーシス
循環器症状	高血圧, 心不全, 高血圧脳症, 尿毒症性心外膜炎・心筋炎 心電図異常（テント状T波）	Na・水の貯留, レニン・アンジオテンシン系の亢進, 腎性貧血, 尿毒症毒素 高K血症
中枢神経・末梢神経症状	集中力低下, 記憶力低下, 不穏, 抑うつ, 傾眠傾向, 振戦, ミオクローヌス, せん妄, 昏睡, 知覚障害, 筋力低下, 筋萎縮	尿毒症毒素, 高PTH, 脳内代謝低下
造血器障害	腎性貧血, 出血傾向	エリスロポエチン産生低下, 尿毒症毒素, 高PTH, 血小板機能低下
皮膚症状	色素沈着, 乾皮症, 掻痒症 尿素疹（urea frost）, 皮下出血	ウロクロームの沈着, 高PTH 高尿酸血症, 出血傾向
骨ミネラル代謝異常	骨軟化症, 異所性石灰化	高PTH, 高P, 低または高Ca
内分泌異常	性機能低下 成長障害, 甲状腺機能障害	テストステロン・プロゲステロンの低下 成長因子の作用低下, 遊離T$_3$の低下
免疫能の低下	易感染性	細胞性免疫能低下, T細胞数の低下
眼症状	網膜炎, 結膜の石灰化沈着	尿毒症毒素, 高血圧, 高P・Ca血症

（原田孝司. 尿毒症の症状と透析導入の時期. 飯野靖彦, 槙野博史編. 腎疾患・透析 最新の治療 2005-2007. 東京：南江堂；2005. p.55-7より引用）

e. 低Ca血症

低アルブミン血症を伴う場合, 見かけ上の低Ca血症を除外するため, Payneの式［補正Ca mg/dL＝血清Ca mg/dL＋(4－血清アルブミン値)］を用いた補正Ca値で判断することが大切である. 急性腎不全患者が高Ca血症を呈する場合は, 癌, 副甲状腺機能亢進症, 副腎機能不全, ビタミンD中毒などを除外診断しなければならない.

f. 高Mg血症

高Mg血症は, 急性腎不全時の腎排泄低下によって生じる. その程度により, 神経筋系（脱力, 悪心, 混乱, 筋力低下）, 循環器系（低血圧, 不整脈, 心停止）, 呼吸器系（呼吸抑制）および神経系に生じる. ループ利尿薬は, Mg排泄を促進する.

2）酸塩基平衡の異常

遠位尿細管での水素イオン排泄障害, 近位尿細管での重炭酸イオン合成と再吸収障害, 腎でのアンモニア生成減少, 緩衝物質の消失によって, 急性腎不全では代謝性アシドーシスとな

表4 血液浄化法の栄養代謝への影響

血液浄化法	治療時間	頻度	急性腎不全時の使用	最大除液量（L）	蛋白喪失	アミノ酸喪失	ブドウ糖付加
HD	4-5hrs	3-7/week	Yes	2/hr	Low	Moderate	Mild
PD	24hrs	Daily	No	4/day	Moderate	Moderate	High
SCUF	24hrs	Daily	No	1/hr	Low	Low	None
CAVH/CVVH	24hrs	Daily	Yes	1/hr	Moderate	Moderate	None-mild
CAVHD/CVVHD	24hrs	Daily	Yes	1/hr	Moderate	Moderate	None-mild

HD：hemodialysis, PD：peritoneal dialysis, SCUF：slow continuous ultrafiltration, CAVH：continuous arteriovenous hemofiltration, CVVH：continuous venovenous hemofiltration, CAVHD：continuous arteriovenous hemodiafiltration, CVVHD：continuous venovenous hemodiafiltration

（Charney P, Charney D. Nutritional support in acute renal failure. In：Shikora SA, Martindale RG, Schwaitzberg SD, editors. Nutritional Considerations in the Intensive Care Unit. Dubuque：Kendall/Hunt Publishing；2002. p.381-99より引用）

る。酸排泄障害から硫酸やリン酸イオンの貯留を招き，アニオンギャップの増加を伴う。異化亢進も代謝性アシドーシスを悪化させる。

3）小分子溶質の増加

クレアチニン，BUN，尿酸，β_2ミクログロブリンなどの小分子溶質の排泄低下による血中濃度の上昇がみられる。1日でBUNは10-25mg/dL，クレアチニンは0.5-2.5mg/dLの上昇がみられる。異化亢進状態ではBUNの上昇が1日で50mg/dLになることもある。

4）栄養代謝異常

クリティカルケアで問題となる急性腎不全の場合は，前述したようにsevere sepsisやseptic shockが原因となることが多く，侵襲下で増加する各種のメディエータが増加することによる代謝亢進状態にある。侵襲ホルモンであるカテコラミン，コルチゾール，グルカゴン，成長ホルモン，炎症性サイトカインであるインターロイキン（interleukin：IL）-1，IL-6，TNF-α，エイコサノイドであるトロンボキサンA_2，プロスタグランジン$F_2\alpha$（prostaglandin $F_2\alpha$），

$PGF_2\alpha$），PGE_2が増加する。それらは，蛋白分解，糖原分解，糖新生，脂肪分解を促進し，骨格筋の異化亢進，骨格筋へのアミノ酸取り込み抑制，尿素生成亢進，インスリン抵抗性を引き起こし，負の窒素平衡，高血糖，高トリグリセライド血症が生じる。

5）尿毒症

末期腎不全への進展に伴って尿毒症症状が出現する。表3に，尿毒症の症状と所見および考えられている要因を示した。消化器症状，呼吸器症状，循環器症状，神経症状，造血器症状などの重篤な症状は，緊急に血液浄化法を導入しなければ生命の危機に直面する。

5 急性腎不全への対策

まず，腎前性か，腎性か，腎後性かを速やかに判断することが大切である。腎前性の場合は，原因の除去を行い，特に急性尿細管壊死への移行を防止することが重要である。他方，急性尿細管壊死による腎性の急性腎不全に陥って

しまった場合には，誘因を除去し，全身状態を維持しながら，腎機能の回復を待たねばならない。腎性の急性腎不全に対しては，原疾患に対する治療を行う。

　急性腎不全への輸液・栄養治療にあたっては，上記の代謝変化に加えて，血液浄化法に伴う蛋白，アミノ酸の喪失やグルコース付加効果も考慮する必要がある。**表4**は，各種の血液浄化法の栄養代謝への効果を比較したものである。

【文　献】

1) 猪口貞樹．ショックに伴う腎機能の低下とその対策．救急医学 2005；29：65-8.
2) Charney P, Charney D. Nutritional support in acute renal failure. In：Shikora SA, Martindale RG, Schwaitzberg SD, editors. Nutritional Considerations in the Intensive Care Unit. Dubuque：Kendall/Hunt Publishing；2002. p.381-99.
3) Thadhani R, Pascual M, Bonventre JV. Acute ranal failure. New Engl J Med 1996；334：1448-60.
4) Schrier RW, Wang W, Poole B, et al. Acute renal failure：Definition, diagnosis, pathogenesis, and therapy. J Clin Invest 2004；114：5-14.
5) 椎貝達夫．JAPAN-KD Study．飯野靖彦，槇野博史編．腎疾患・透析　最新の治療　2005-2007．東京：南江堂；2005. p.36-9.
6) Wooley JA, Btaiche IF, Good KL. Metabolic and nutritional aspects of acute renal failure in critically ill patients requiring continuous renal replacement therapy. Nutr Clin Pract 2005；176-91.
7) 原田孝司．尿毒症の症状と透析導入の時期．飯野靖彦，槇野博史編．腎疾患・透析　最新の治療 2005-2007．東京：南江堂；2005. p.55-7.

（宇佐美　眞，濱田　康弘）

II

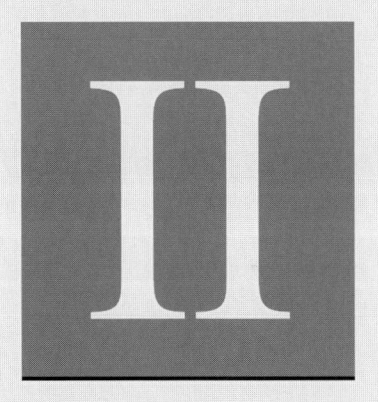

Bacterial translocation

1. Bacterial translocationと
その予防対策および治療

1. Bacterial translocationとその予防対策および治療

1 Bacterial translocation (BT) の概念と定義

近年消化管は，単に食物の消化・吸収のみでなく，生体の免疫や代謝においても重要な役割を果たしていることが認識されつつある．すなわち，消化管の内腔には本来大量の腸内細菌が生息するが，消化管はこれら細菌の侵入を防ぎ体内環境を維持するという重要な役割を演じているという考えである．この役割は腸管のバリアー機能（gut barrier function）と呼ばれている．そしてなんらかの原因でこのバリアー機能が破綻すると，消化管内から病原細菌が体内に侵入し，敗血症（sepsis）ひいては多臓器不全（multiple organ failure：MOF）を引き起こす原因となると考えられるようになっている[1]．

Bacterial translocation（BT）は，消化管内の細菌が腸管のバリアーを超えて，本来無菌的であるべき腸間膜リンパ節や血中に侵入し，生体に不利益な反応を引き起こす現象と定義され，1979年にBergとGarlingtonによって命名された[2]．この概念は，明らかな感染巣が同定できない敗血症の原因として脚光をあびることとなり，主に動物実験でその病態が詳細に研究されてきた[3,4]．一方，ヒトにおいてもBTが起こるのかどうか，またBTが実際にsepsisやMOFの原因となるかどうかについては，現在でも議論のあるところである[5]．しかし後述するように，最近MacFieの一派は，臨床においてBTの存在を明確に示し[6,7]，再びこの概念がクローズアップされつつある[8]．

さらに，細菌や真菌のみでなく腸管内に存在するエンドトキシンをはじめとする各種のトキシンの移行，すなわち endotoxic translocation[9]や，細菌やトキシンの侵入によって消化管粘膜や腸間膜リンパ節に存在するマクロファージなどが産生するサイトカインが全身循環に移行して全身性炎症反応症候群（systemic inflammatory response syndrome：SIRS）を引き起こす病態も，広義のBTとしてとらえられるようになっており[10]，MOF発症・増悪因子のひとつとしてBTが広く認められつつある．

BTの概念は，昨今の経腸栄養（enteral nutrition：EN）を推奨する栄養管理法の大きな根拠となっており，栄養管理上もきわめて重要な位置を占めている．本稿では，BTを細菌だけでなく真菌やエンドトキシン，腸管で産生されるサイトカインなどの流入も含めた広義の意味で使用することとする．

2 BTの発症機序

1) 腸管バリアーの破綻

消化管のバリアー機能は，胃酸，胆汁，粘液，腸管運動や粘膜下リンパ組織，腸間膜リンパ節（gut-associated lymphoid tissue：GALT），分泌型IgAなど，さまざまな因子によって構成されている．消化管粘膜は腸管上皮細胞で覆われているが，BTは腸管上皮の細胞を経由して（transcellular），あるいは上皮細胞間のギャップ（paracellular）を介して起こると考えられている[11]．腸管虚血や虚血/再灌流障害，消化管運動の低下，手術操作，長期間の完全静脈栄養（total parenteral nutrition：TPN）などは，いずれもこの腸管バリアーを傷害し，BTを引き起こす原因とされている．

2) 腸内細菌の異常増殖

本来，腸管内には嫌気性菌の常在菌叢が存在

表1 BTの発症機序, 危険因子とその対策

発症機序	危険因子	対 策
腸管バリアの破綻	腸管虚血（ショック）	
	中心静脈栄養	経腸栄養
	グルタミン, 食物繊維の不足	グルタミン, 食物繊維の投与
	腸管蠕動運動の低下	腸管蠕動の維持
	手術による消化管操作	（手術時における）腸管の愛護的操作
細菌の過剰増殖	中心静脈栄養	経腸栄養
	H_2遮断薬の投与	H_2遮断薬の投与を控える
		SDD
免疫抑制	手術侵襲, 薬物, 年齢, 肝硬変, 低栄養など	免疫賦活経腸栄養剤

し, 外部から侵入した病原性の高い好気性グラム陰性桿菌や真菌の増殖を抑制している。この現象はcolonization resistanceと呼ばれている。しかし, 各種侵襲や広域抗生物質の投与などによりこの常在菌叢が乱れると, 好気性グラム陰性桿菌や真菌が増殖し, BTを起こしやすくなる。また, 上部消化管は胃酸によって病原細菌の増殖が押さえられているが, H_2遮断薬の投与により胃酸のpHが上昇すると細菌の増殖を引き起こし, 人工呼吸器関連肺炎（ventilator associated pneumonia：VAP）やBT発症の原因となりうる。Marshallら[4]は, ICU患者に発症した感染症の90％以上で, 少なくとも一度は上部消化管で検出された菌と同一の菌が感染症起炎菌として検出されることを報告している。

3）免疫抑制

通常の状態であれば, 腸管粘膜バリアーを通過した病原微生物はGALTや肝の細網内皮系細胞によって貪食され, 全身への移行は阻止される。しかし, 免疫が抑制された状態では, これらの貪食機構が働かず, 結果としてBTを引き起こす。この機序には主にT-cellを介した免疫機構が関与しているとされている[6]。免疫抑制薬の投与や白血病患者に発症するBTでは, 特にこれらの機序が関与していると考えられる。これはICUに入室する重症患者においても起こっている可能性があり, 侵襲に続発する代償性抗炎症反応症候群（compensated anti-inflammatory response syndrome：CARS）が遷延することにより発症する免疫麻痺（immunoparalysis）[12]が, BTに関与している可能性が考えられる。

以上のBTの発症機序と, 考えられる対策について表1にまとめて示した。

3 BTの臨床的意義

動物実験では, 腸間膜リンパ節を採取して細菌培養を行ったり, 門脈血中の細菌やエンドトキシンを証明することでBTを証明できる。しかし, ヒトでは動物実験と同様の方法でBTを証明するのは困難である。

そこでわれわれは, BTが感染巣が証明されないsepsisの原因であるという仮説に基づき, 臨床例におけるBTの間接的な証明として, ①血液培養陽性例のうち明らかな感染巣を認めない症例で検出された菌が腸管からの移行と考えられる症例, ②血液培養で検出された菌が腸管からの検出菌と同じ, もしくは感染巣と異なる菌で腸管由来と考えられる症例, ③血液培養陰性であるが感染巣, 起炎菌とも不明で臨床上septic shockと考えられる症例をBTと定義し,

表2　MOF症例におけるBT発症率 ― MOF症例354例中 ―

血液培養陽性症例のうち，	
①明らかな感染巣を認めない症例で，検出された菌が腸管からの移行と考えられる症例	12例
②血液培養で検出された菌が腸管からの検出菌と同じ，もしくは感染巣と異なる菌で腸管由来と考えられる症例	18例
血液培養陰性症例のうち，	
感染巣・起因菌とも不明で，臨床上septic shockと考えられる症例	7例
計	37例（10.5％）

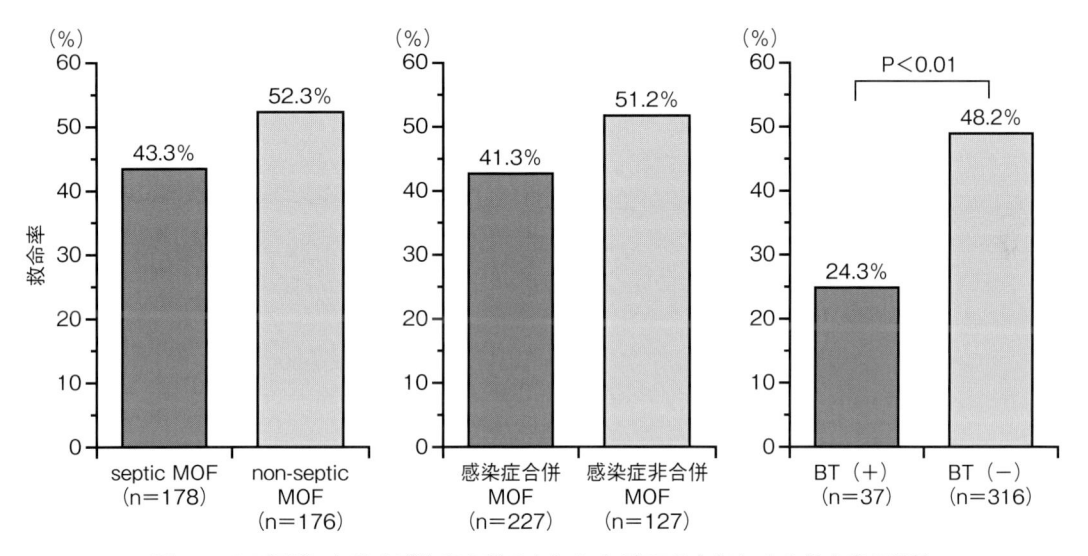

図1　MOF症例における感染症合併の有無およびBTの有無による救命率の比較

MOF症例におけるBTの関与について検討した。

表2に示すようにMOF 354例中37例，10.5％がBTと考えられる症例であった。図1は感染症合併の有無およびBTの有無によるMOF症例の予後を比較したものである。感染に起因するseptic MOFは感染に起因しないMOFに比し救命率が低く，また経過中になんらかの感染症を発症した感染症合併MOFは，感染症非合併MOFに比し救命率が低い傾向が見られるが統計学的有意差はなかった。一方，BTを発症したMOF症例の救命率は24.3％とBT非発症MOF症例と比較して有意に予後不良であった[13]。

臨床例でBTを直接証明した報告は数少ないが，MacFie一派のO'Boyle[6]は開腹手術を行った症例で腸間膜リンパ節を採取して培養し，BTの発症頻度を検討した結果を報告している。その結果，448例中69例，15.9％にBTを認め，これらBT症例ではBTが認められなかった症例に比しsepsisの発症率が有意に高かったことを報告している。さらに彼らは，13年間にわたる927例の同様の検討結果を，まとめて報告している[7]。その結果，BTは開腹手術症例の14.0％の患者で認められ，術後sepsisの発症率はBTが証明された症例では42.3％と，BTが見られなかった症例の19.9％に比し，有意に高かった。さらにBTの危険因子について多変量解析を行い，独立した危険因子として緊急手術例（P=0.001）と術前のTPN（P=0.015）のみが有意であったとしている。また，同検討では胃液の培養を行った症例の54.1％にcolonizationが認められ，これらの症例ではBT，術後sepsisと

もに有意に高い発症率を示したとしている。一方，胃液のpH<4の症例ではcolonizationおよび術後sepsisの発症が有意に低かったが，BTとの直接的な関連性は認めなかった。これらの結果から，GALTへのBTは待機手術例でも認められる一般的な現象であり，必ずしも常にsepsisと関連するとは限らないが，全身状態不良な緊急手術例や術前TPN施行例ではBTが術後sepsis発症と有意に関連すると述べている。

われわれが検討対象としたMOF症例はO'Boyleらが対象とした一般外科手術後の患者と比較すると，BTをより発症しやすい状態にあると考えられるため，MOF症例におけるBT発症頻度は実際にはもっと高い可能性がある。これらの結果からヒトにおいてもBTはsepsisひいてはMOFの発症・増悪に深く関与しており，BTを発症した症例は予後不良であることから，早期にBTを診断し適切な対策を講じることが重要であると考えられる。

4 BTの新しい診断法

われわれは2000年4月から，侵襲に対するサイトカイン活性化の指標として，化学発光酵素免疫測定（CLEIA）法を用いて30分程度で血中インターロイキン（interleukin：IL）-6を測定できるIL-6迅速測定法を導入し，さまざまな病態でIL-6血中濃度を検討してきた[14]。先に述べたように，BTにおいては腸管からの細菌の移行のみでなく，サイトカインの全身循環への流入も重要であると考えられている。そこで，通常測定している動脈血中のIL-6濃度と，Swan-Ganzカテーテルより採血した肺動脈血中IL-6濃度の差に着目し，両者の比，すなわち肺動脈血/動脈血比（PA/A）を比較検討した。

図2は，腹部救急症例において急性呼吸窮迫症候群（acute respiratory distress syndrome：ARDS）を合併した症例と，ARDSを合併しなかった群のIL-6のPA/Aを心血管術後患者と比較したものである。通常，肺動脈血中のIL-6は動脈血中とほぼ等しく，PA/Aは心血管術後症

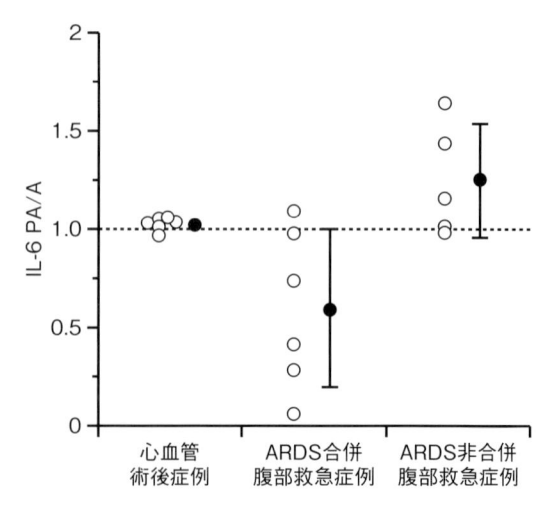

図2 腹部救急症例におけるIL-6血中濃度肺動脈血/動脈比（PA/A）の比較

例ではほぼ1である。しかし，ARDS合併腹部救急症例においては動脈血中IL-6が肺動脈血中に比べて高値を示し，PA/Aが1以下の値を示した。逆にARDS非合併腹部救急症例では肺動脈血中IL-6が動脈血中より高くPA/Aは1以上の値を示すことが判明した。これはARDS合併例では肺が，ARDS非合併腹部救急症例では腹部がIL-6産生の主座となっていることを示している。この結果から，IL-6のPA/Aによってサイトカイン産生病巣を推測可能であり，BTの早期診断に有用である可能性が示唆された。

最近polymerase chain reaction（PCR）法を用いて血中の細菌DNAを検出し，BTを診断しようとする試みが報告されている。重症急性膵炎症例に感染性膵合併症を発症すると予後不良であり，その機序としてBTの関与が考えられている。しかし，血液培養ではなかなか菌を検出できないため，BTによる感染を早期に診断するのは困難であった。de Madariaら[15]は急性膵炎の患者でPCR法を用いてbacterial DNAを検索したところ，31例中6例（19.3％）にbacterial DNAが検出されたことを報告している。また，Onoら[16]は同様の方法を用いて，待機手術を行った27例中6例にbacterial DNAが検出され，敗血症症例では50％に検出されたことを報告している。今後これらの分子生物学的手法を用いてより早期かつ正確にBTを診断できる

ようになると考えられる。

5 BTの予防と治療

1）栄養管理

　TPNの施行は腸管粘膜の萎縮を来しBT発症の危険因子になると考えられ，これが重症患者においてもENを推奨する現在の栄養管理法の根拠となっている。しかしMacFieら[8]は，動物実験ではTPNにより腸管粘膜の萎縮とその結果としてのBTが認められるが，ヒトでは短期間のTPNによって腸管粘膜の萎縮や腸管粘膜透過性（permeability）の亢進が起こることは明確には示されておらず[17]，EN自体がBTを減少させる，あるいはTPNがBTを増加させるという直接的な証明はなされていない[18]と述べている。また，外傷患者を除いてはTPNを施行された患者でsepsisの罹病率が増加したという明確なエビデンスはないとしている。彼らの最近の報告[7]でも，TPNがBTの独立した危険因子となっているが，これは原因ではなく結果である可能性が高いとしている。すなわち術前からTPNを必要とした患者は経口摂取やENができなかった患者であり，これはすでに腸管不全があったことの証しであってこのこと自体がBTの原因となっていた可能性があるというのである。したがって，TPNがBTを減少させるという仮定に基づいてENを行うのではなく，ENが可能かどうかによって栄養ルートを決定すべきであるとしている。

　TPNには，厳密な水分・電解質管理や最近注目されている厳密な血糖管理[19]が容易であるという利点があり，腸管を使用できない患者や各種臓器不全を発症した重症患者管理においては依然として不可欠な栄養管理法である。われわれは，腸管を使用できない重症患者ではBT予防のために後述するSDDを施行しながらTPNを行い，腸管を使用できるようになったら可及的早期にENを行うという戦略を取っている。

　一方，腸管粘膜細胞（enterocyte）のエネルギー源であるグルタミンが，BT予防のための栄養素として研究されてきた。最近のレビューでも，グルタミンは重症患者の腸管粘膜のpermeabilityの亢進を抑制し，全身感染を予防することが認められており，BT予防に有用である可能性があると報告されている[20]。

　その他に注目されている腸管機能を改善しBTを予防できる可能性のある薬物として，アルギニン，preあるいはprobiotics，抗酸化剤としてのビタミンAなどが挙げられている[8]。

2）Selective digestive decontamination（SDD）

　SDDは，非吸収性の抗菌薬を口腔内や消化管内に局所的（topical）に投与することにより，常在細菌叢である嫌気性菌に影響を与えることなく，病原性の高い好気性グラム陰性桿菌や真菌の増殖を抑え，microaspirationによるVAPやBTによる血流感染などの内因性感染症の発症を抑制することを目的としている。

　欧米で施行されている一般的なSDDは，ポリミキシンE，トブラマイシン，アムホテリシンBの3剤を，ペースト状にして（Orabase®）1日4回口腔内に塗りこむとともに，経鼻胃管から消化管内に1日4回投与する。投与量は1回あたりポリミキシンE 100mg，トブラマイシン80mg，アムホテリシンB 500mgが一般的である。これら薬物の局所投与に加え，ICU入室直後に発生する可能性がある市中感染症（community-acquired infection）を予防する目的で，セフォタキシムやシプロフロキサシンなどの抗菌薬の全身投与を4日間程度行う[21]。

　われわれの施設では表3に示すように，ポリミキシンB 250万単位，アルベカシン200mg，アムホテリシンB 300mgを，腸管粘膜細胞の栄養源であるL-グルタミン1.5g，腸管粘膜上皮の萎縮の予防を目的としたポリデキストロース（食物繊維）6gとともに3分割して胃管より投与している[22]。欧米で行われている口腔内の塗布は，わが国ではペースト製剤が手に入らないことと，われわれのICUではSDDを導入した時

表3 当施設で施行しているSDD

Amphotericin B	300 mg/day
Polymyxin B	250万単位/day
Vancomycin （or Arbekacin	300 mg/day 150 mg/day）
L-glutamine （Marzulene-S®）	1980 mg/day
Dietary fiber （polydextrose）	5 g/day

（Antibiotics + Glutamine + Dietary fiber）

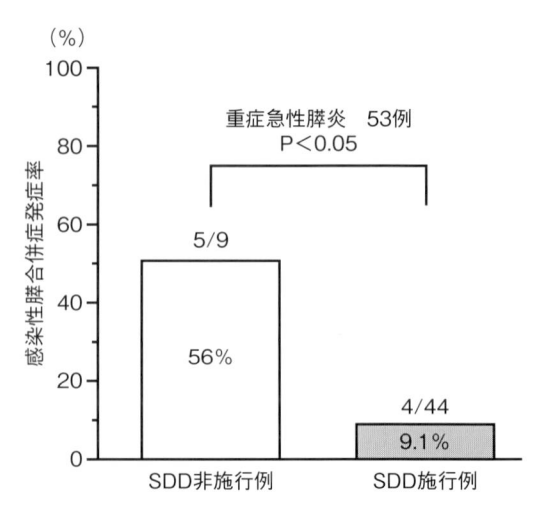

図3 SDD非施行例および施行例における感染性膵合併症発症率の比較

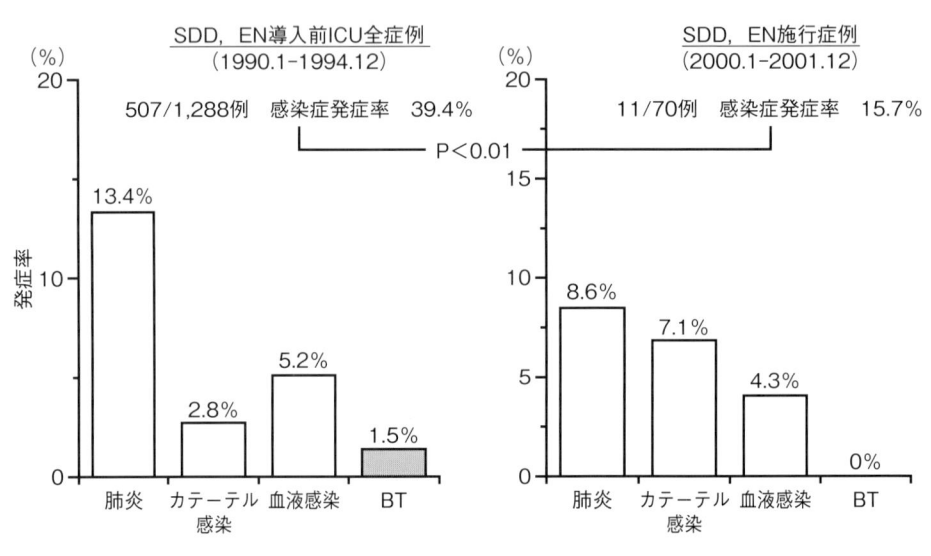

重症急性膵炎 53例 P<0.05
- SDD非施行例: 5/9 56%
- SDD施行例: 4/44 9.1%

図4 SDD，EN施行症例における感染症発症頻度

SDD，EN導入前ICU全症例（1990.1-1994.12）
507/1,288例 感染症発症率 39.4%
- 肺炎 13.4%
- カテーテル感染 2.8%
- 血液感染 5.2%
- BT 1.5%

SDD，EN施行症例（2000.1-2001.12）
11/70例 感染症発症率 15.7%
- 肺炎 8.6%
- カテーテル感染 7.1%
- 血液感染 4.3%
- BT 0%

P<0.01

期と一致して，歯科医の指導のもと機械的なブラッシングを中心とした口腔ケアを導入したため，現在でも特に行っていない．抗菌薬の全身投与は併用している．

図3は，重症急性膵炎症例におけるSDD施行の効果を，SDD施行以前の症例と比較したものである．SDD施行により重症急性膵炎症例における感染性膵合併症発症頻度は有意に減少した．図4はSDDとENの積極的な導入前後のICU内感染症発症頻度を比較したものである．

SDDとENの積極的な導入後，ICU入室後の感染症発症率は有意に減少した．

従来，SDDはICUにおける感染症発症率，とくにVAPの発症を有意に低下させるが，転帰の改善には結びつかないというのが一般的な評価であった．しかし，最近の質の高い無作為化比較試験（randomized controlled trial：RCT）[23) 24)]やCochran review[25)]によって，SDDがICU患者の転帰を有意に改善することが明らかにされており，再び脚光をあびている．図5

Review : Antibiotic prophylaxis to reduce respiratory tract infections and mortality in adults receiving intensive care
Comparison : 01 topical plus systemic vs no prophylaxis
Outcome : 01 overall mortality

Study	n/N	Control n/N	Peto Odds Ratio 95% CI	Weight (%)	Peto Odds Ratio 95% CI
Abele-Horn 1997	11/58	5/30		1.5	1.17 [0.37, 3.63]
Aerdts 1991	4/28	12/60		1.5	0.68 [0.22, 2.17]
Blair 1991	24/161	32/170		6.0	0.76 [0.43, 1.34]
Boland 1991	2/32	4/32		0.7	0.48 [0.09, 2.57]
Cockerill 1992	11/75	16/75		2.9	0.64 [0.28, 1.46]
Finch 1991	15/24	10/25		1.6	2.42 [0.80, 7.32]
Jacobs 1992	14/45	23/46		2.9	0.46 [0.20, 1.06]
Kerver 1988	14/49	15/47		2.7	0.85 [0.36, 2.03]
Lenhart 1994	52/265	75/262		12.5	0.61 [0.41, 0.91]
Palomar 1997	14/50	14/49		2.6	0.97 [0.41, 2.32]
Rocha 1992	27/74	40/77		4.9	0.54 [0.28, 1.02]
Sanchez-Garcia 1992	51/131	65/140		8.6	0.74 [0.46, 1.19]
Stoutenbeek 2	42/201	44/200		8.8	0.94 [0.58, 1.51]
Ulrich 1989	22/55	33/57		3.7	0.49 [0.24, 1.03]
Verwaest 1997	47/220	40/220		9.1	1.22 [0.76, 1.95]
Winter 1992	33/91	40/92		5.7	0.74 [0.41, 1.34]
de Jonge 2003	113/466	146/468		24.3	0.71 [0.53, 0.94]
Total (95% CI)	2025	2050		100.0	0.75 [0.65, 0.87]

Total events : 496 ( ), 614 (Control)

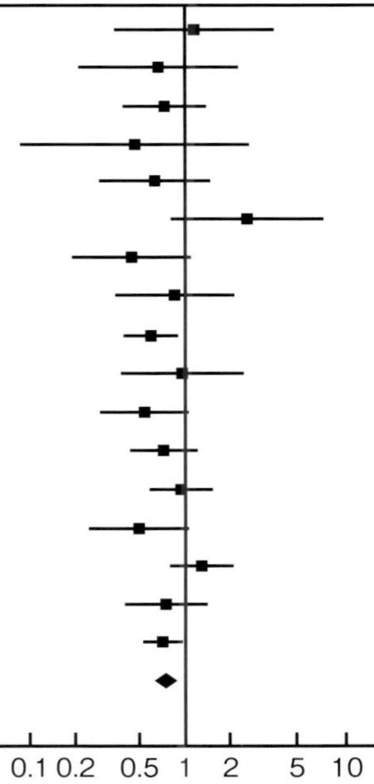

Test for heterogeneity chi-square=15.50 df=16 p=0.49 I²=0.0%
Test for overall effect z=3.94 P=0.00008
0.1 0.2 0.5 1 2 5 10

図5 SDD＋systemic antibiotics の ICU mortality に及ぼす効果

(Liberati A, D'Amico R, Torri V, et al. Antibiotic prophylaxis to reduce respiratory tract infections and mortality in adults receiving intensive care. The Cochrane Database of Systematic Reviews 2004, Issue 1. Art. No.: CD000022. DOI: 10. 1002/14651858. CD000022. pub2. より引用)

は，Cochran reviewで示されているSDDの転帰に及ぼす効果に関する各RCTのオッズ比を比較検討したものである。これらのRCTを総合すると，SDDを施行することにより死亡のリスクはオッズ比0.78（0.68-0.89）と，有意に改善すると結論された。しかし，SDDに関する多くの研究は主にヨーロッパで行われたものであり，米国におけるSDDの評価は依然として低い。そのためか，2004年に発表されたSurviving Sepsis Campaign Guidelines[26]でも，SDDに関しては触れられていない。2008年の改訂版では項目としてSDDがとりあげられたが，重症敗血症の治療として現時点では推奨されないとしている。

SDDは，本来消化管内における病原細菌および真菌の増殖を抑えることにより，BTを予防することを目的に施行されるようになった。しかし，先に述べたようにヒトでのBTの証明は困難なため，SDDがBTを実際に予防するか否かについては明確なエビデンスは示されていない。

Luitenら[27]は，重症急性膵炎に対するSDDのRCTを行い，その中で細菌学的検討結果を報告した。その結果，われわれと同様にSDD施行群では全体の膵感染症発症率がコントロール群に比し有意に減少し（38% vs 18%，P=0.03），特にグラム陰性桿菌による膵感染症はコントロール群の33％から8％へ著明に減少した（P=0.003）。そして，膵感染症を発症した症例では，コントロール群でもSDD群でも，検出された菌が腸管内で検出された菌と同一であったと報告している。この結果は，SDDが重症急性膵炎において，BTを抑制することで膵感染症の発症を予防したことを示唆している。

今後，新しい感度の高いBT診断法の導入により，臨症例においてSDDの直接的なBT予防効果が明らかにされるものと考えられる。

【文献】

1) Mainous MR, Deitch EA. Bacterial translocation and its potential role of in the pathogenesis of multiple organ failure. J Intensive Care Med 1992；7：101-8.
2) Berg RD, Garlington AW. Translocation of certain indigenous bacteria from the gastrointestinal tract to mesenteric lymph nodes and other organs in the gnotobiotic mouse model. Infect Immun 1979；23：403.
3) Deitch EA, Winterton J, Berg R. The gut as a portal of entry for bacteremia. Ann Surg 1987；205：681-92.
4) Marshall JC, Christou NV, Meakins JL. The gastrointestinal tract：The "undrained abscess" of multiple organ failure. Ann Surg 1993；218：111-9.
5) Lemaire LCJM, van Lanschot JJB, Stoutenbeek CP, et al. Bacterial translocation in multiple organ failure：cause or epiphenomenon still unproven. Br J Surg 1997；84：1340-50.
6) O'Boyle CJ, MacFie J, Mitchell CJ, et al. Microbiology of bacterial translocation in humans. Gut 1998；42：29-35
7) MacFie J, Reddy BS, Gatt M, et al. Bacterial translocation studied in 927 patients over 13 years. Br J Surg 2006；93：87-93.
8) MacFie J. Current status of bacterial translocation as a cause of surgical sepsis. Br Med Bull 2004；71：1-11.
9) Yao YM, Yu Y, Sheng ZY, et al. Role of gut-derived endotoxemia and bacterial translocation in rats after thermal injury：effects of selective decontamination of the digestive tract. Burns 1995；21：580-5.
10) Mainous MR, Ertel W, Chaudry IH, et al. The gut：A cytokine-generating organ in systemic inflammation? Shock 1995；4：193-9.
11) Baumgart DC, Dignass AU. Intestinal barrier function. Curr Opin Clin Nutr Metab Care 2002；5：685-94.
12) Oberholzer A, Oberholzer C, Moldawer LL. Sepsis syndrome：understanding the role of innate and acquired immunity. Shock 2001；16：83-96.
13) 織田成人，平澤博之，志賀英敏ほか．MOFにおけるbacterial translocationの実態とその対策．日腹部救急医会誌 2003；23：491-7.
14) Oda S, Hirasawa H, Shiga H, et al. Sequential measurement of IL-6 blood levels in patients with systemic inflammatory response syndrome (SIRS)/sepsis. Cytokine 2005；29：169-75.
15) de Madaria E, Martinez J, Lozano B, et al. Detection and identification of bacterial DNA in serum from patients with acute pancreatitis. Gut 2005；54：1293-7.
16) Ono S, Tsujimoto H, Yamauchi A, et al. Detection of microbial DNA in the blood of surgical patients for diagnosing bacterial translocation. World J Surg 2005；29：535-9.
17) O'Boyle CJ, MacFie J, Dave K, et al. Alterations in intestinal barrier function do not predispose to translocation of enteric bacteria in gastroenterologic patients. Nutrition 1998；14：358-62.
18) MacFie J. Enteral versus Parenteral nutrition：The significance of translocation and gut-barrier function. Nutrition 2000；16：606-11.
19) Van den Berghe G, Wouters P, Weekers F, et al. Intensive insulin therapy in critically ill patients. N Engl J

Med 2001 ; 345 : 1359-67.
20) De-Souza DA, Greene LJ. Intestinal permeability and systemic infections in critically ill patients : effect of glutamine. Crit Care Med 2005 ; 33 : 1125-35.
21) de Jonge E. Effects of selective decontamination of digestive tract on mortality and antibiotic resistance in the intensive-care unit. Curr Opin Crit Care 2005 ; 11 : 144-9.
22) 織田成人, 平澤博之. 侵襲下におけるmicrobial translocationのup-to-date：腸内細菌コントロール（1）SDD. 外科と代謝栄養 2005 ; 39 : 197-209.
23) Krueger WA, Lenhart FP, Neeser G, et al. Influence of combined intravenous and topical antibiotic prophylaxis on the incidence of infection, organ dysfunctions and mortality in critically ill surgical patients : a prospective, stratified, randomized, double-blind, placebo-controlled clinical trial. Am J Respir Crit Care Med 2002 ; 166 : 1029-37.
24) de Jonge E, Schultz MJ, Spanjarrd L, et al. Effects of selective decontamination of digestive tract on mortality and acquisition of resistant bacteria in intensive care : a randomised controlled trial. Lancet 2003 ; 362 : 1011-6.
25) Liberati A, D'Amico R, Torri V, et al. Antibiotic prophylaxis to reduce respiratory tract infections and mortality in adults receiving intensive care. The Cochrane Database of Systematic Reviews 2004, Issue 1. Art. No. : CD000022. pub2. DOI : 10. 1002/14651858. CD000022. pub2.
26) Dellinger RP, Carlet JM, Masur H, et al. Surviving sepsis campaign guidelines for management of severe sepsis and septic shock. Crit Care Med 2004 ; 32 : 858-73.
27) Luiten EJT, Hop WCJ, Lange JF, et al. Controlled clinical trial of selective decontamination for the treatment of severe acute pancreatitis. Ann Surg 1995 ; 222 : 57-65.

（織田　成人）

III

代謝モニタリング

1. ICUにおける代謝モニタリング

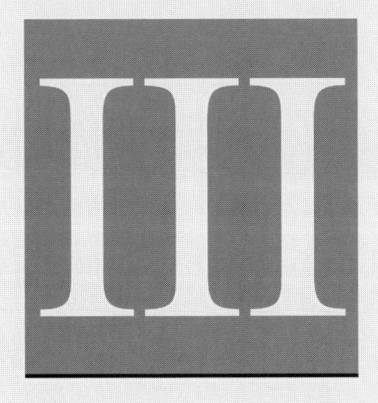

1. ICUにおける代謝モニタリング

はじめに

重症患者に対して適切なクリティカルケアを行うには，刻々と変化する病態をリアルタイムに評価したうえで治療方針を立てる必要があり，そのために各種のモニタリングが不可欠である。

一方，重症患者に対する栄養管理は，患者の転帰を左右する重要な治療のひとつであるが，クリティカルケアを要する重症患者は複雑な代謝動態を呈するため，適切な栄養管理が困難な場合が少なくない。投与する栄養の量や組成，投与経路を決定し，また患者の病態の変化に応じてそれらを調節するためには，その時点での患者の代謝動態を正確に把握する必要があり，代謝に関する各種の指標を持続的または間欠的にモニタリングしながら多角的に判断していく必要がある。

表1に，重症患者の栄養管理において，どこから，何を，どのくらい投与するかを決定するために必要な各種のモニタリングを列挙した。本稿では，これらの指標について，順に述べる。

表1 クリティカルケアにおける栄養管理に必要なモニタリング

1. エネルギー消費量のモニタリング
    1) 間接熱量測定
    2) 各種の概算式
2. 栄養状態のモニタリング
    1) 身体計測
    2) 血液検査
    3) 予後栄養指数
3. その他の代謝モニタリング
    1) 呼吸商
    2) 窒素平衡
    3) 動脈血中ケトン体比
    4) 総ケトン体
    5) 血糖値
4. 免疫能のモニタリング

1 エネルギー消費量のモニタリング

重症患者に投与するエネルギー量を決定するためには，生理学的・病態生理学的な状態を十分考慮する必要がある。外傷・熱傷・敗血症・大手術後などの過大侵襲下にある重症患者では，エネルギー代謝および蛋白異化が著しく亢進しており，容易にエネルギー不足となってさまざまな弊害を生じることが知られている。一般的には，ICU入室患者に投与するエネルギー量は，体重あたり25kcal程度が適切であるとされており[1]，全身性炎症反応症候群（systemic inflammatory response syndrome：SIRS）患者においては27.5kcal/kgが適切であるとされている[1]。しかし，カロリーの不足のみならず，過剰投与も予後悪化につながることを考え合わせると[2]，重症患者においては，個々の症例で正確なモニタリングが必須であると考えられる。

実際に消費しているエネルギー量（energy expenditure：EE）を測定する方法としては，直接熱量測定（direct calorimetry）と間接熱量測定（indirect calorimetry）がある[3]。直接熱量測定は，被験者から発生する熱を水や空気に吸収させ，その温度上昇から熱量を直接測定する方法であるが，ベッドサイドでは行えないため，現実的には，重症患者においては間接熱量測定を行う。生体のエネルギー産生には酸素消費，二酸化炭素排出を伴うため，酸素消費量と二酸化炭素排出量から，産生された熱量を間接的に測定することができる。この方法を間接

表2　Weirの公式および Harris-Benedictの公式

Weirの公式[8]
　　REE (kcal/day) ＝ [3.941 ($\dot{V}_{O_2}$) ＋1.106 ($\dot{V}_{CO_2}$)] ×1.44－2.17 (UN)

Weirの簡易式
　　REE (kcal/day) ＝ [3.9 ($\dot{V}_{O_2}$) ＋1.1 ($\dot{V}_{CO_2}$)] ×1.44

Harris-Benedictの公式[4]
　　男性：BEE (kcal/day) ＝ 66.47 ＋ (13.75×体重) ＋ (5×身長) － (6.76×年齢)
　　女性：BEE (kcal/day) ＝ 655 ＋ (9.6×体重) ＋ (1.7×身長) － (4.7×年齢)

※REE：resting energy expenditure（安静時エネルギー消費量）
　V_{O_2}, V_{CO_2} (L/day)
　UN：尿中総窒素排泄量 (g/day)
※BEE：basal energy expenditure（基礎エネルギー消費量）

熱量測定と呼ぶ[3]。間接熱量測定は，ベッドサイドで簡便に非侵襲的に連続的に行うことが可能である。

一方，体重・年齢・性などの患者背景や，疾患・活動性に合わせて，エネルギー消費量を概算する計算式が各種提唱されている[4〜7]。これらは個々の症例における実際のエネルギー消費量を測定するわけではないため，その精度に疑問を呈す声もあるが，測定機器を必要としないため広く用いられている。

以下に，間接熱量測定および各種の概算式によって求められるエネルギー消費量について述べる。

1）間接熱量測定

間接熱量測定によって求められるエネルギー消費量は，安静状態において代謝モニターを用いて測定された酸素消費量（$\dot{V}_{O_2}$），二酸化炭素排出量（$\dot{V}_{CO_2}$）を，Weirの公式（表2）[8]に代入して算出するものであり，安静時エネルギー消費量（resting energy expenditure：REE，resting metabolic rate：RMR）と呼ばれる。求めうるエネルギー消費量としてもっとも正確な値であり，少なくとも定期的にモニタリングすることが望ましい。特に，複雑な病態を呈する重症患者では，各種概算式から得られた計算結果と間接熱量測定によって得られたREEとの間に，大きな誤差が生じることが多く[9]，間接熱量測定の意義が大きい。また同時に，$\dot{V}_{O_2}$, $\dot{V}_{CO_2}$から呼吸商（RQ）が求められ，消費されたエネルギー基質を推定できるが，これについては後述する。

1日量としてのREEを求めるためには，重症患者においては病態が時々刻々と変化しているということや，代謝には日内変動があることを考慮する必要がある。つまり，短時間の測定結果から単純に1日の消費量を算出するのではなく，長時間連続的に測定し続けることで，より正確な結果が得られることに留意するべきである[9]。

一方，測定によって得られたREEに見合った量のエネルギーを投与することは，困難である場合が少なくない[10]。このためICU滞在中は，累積エネルギーバランス，すなわちREEと実際に投与できたエネルギー量の差に注意を払いながら，栄養管理を行っていかねばならない。重症患者においては，投与水分量が制限されたり，インスリン抵抗性の高血糖を呈したりするために，企図した量のエネルギーを投与できないことも多いうえ，投与したエネルギー基質を利用できないことも多く，その結果として，エネルギーバランスが負に傾いていく[10,11]。これまでに，Bartletら[12]は累積エネルギーバランスと死亡率との相関を，Maultら[13]は負のエネルギーバランスと人工呼吸期間，ICU在室期間との相関を，Dvirら[10]は負のエネルギーバランスとARDS，sepsis，腎不全

などの発症率との相関を報告している。

間接熱量測定の問題としては，吸入酸素濃度が0.4より大きい場合には，酸素消費量の測定が困難となり正確な測定ができない点，経皮的心肺補助装置などの体外循環施行中は測定できない点などがあり，注意を要する。そして何よりも，診療報酬点数が低いにもかかわらず，測定機器が非常に高価であることが大きな問題である。

2）エネルギー消費量の概算式

まず，もっとも広く用いられている概算式として，Harris-Benedictの公式が挙げられる（**表2**）[4]。1918年に提唱されたこの式は，健康な成人が完全な安静状態（basal state）にあるときのエネルギー消費量，すなわち基礎エネルギー消費量（basal energy expenditure：BEE, basal metabolic rate：BMR）を求めるものであり，性・年齢・身長・体重から算出する。BEEを求める式としては，ほかに，1985年に発表されたSchofieldの公式[5]も広く知られている。しかし，Harris-Benedictの公式もSchofieldの公式も，健康人のEEを求める式であるため，そのままでは患者に適用することはできない。BEEから患者の実際のエネルギー消費量を予測するために，病態に応じた各種の係数が提唱され，また，各種の計算式が考えられてきた[6) 7)]。Apelgren, WilmoreはStress factorを[14]，LongらはInjury factor, Activity factorを係数として報告しており[15]，これらが広く用いられている（**表3**）。

しかし，これらの計算式から求めたエネルギー量は，間接熱量測定による測定値に比し，値が高すぎる傾向にあることが指摘されている[2) 16)]。また，エネルギー消費量は，患者背景やその病態によって大きく異なってくるため，身長や体重などの限られた条件から算出した値は，おのずとその精度に限界がある[17]。特に，体重は計算結果に与える影響が大きいため[18]，少なくとも，実測体重や理想体重ではなく，健常時体重を用いたほうがよいと考えられる。重症病態の発症直後には，脱水によって体重減少

表3 エネルギー消費量算出のための病態別係数

Wilmoreらの公式[14]
・stress factor
　術後：1.00-1.05，腹膜炎：1.05-1.25，
　重症感染症・多発外傷：1.30-1.55，
　熱傷：1.50-1.70
※必要エネルギー量＝BEE×ストレス因子×1.25

Longらの公式[15]
・activity factor
　ベッド上安静：1.20，ベッド外活動：1.30
・injury factor
　小侵襲手術後：1.20，骨折などの外傷：1.35，
　敗血症：1.60，重症熱傷：2.10
※必要エネルギー量＝BEE×活動因子×傷害因子

を来している場合も多く，また一方，急性期には，血管透過性亢進から細胞外液量が増加し，体重増加を来すことも多いため，実測体重を用いて算出するのは不適切である。また，肥満患者やるいそう患者ではその代謝動態が異なっているため，理想体重を用いるのも適切ではない。

患者背景や病態に応じた各種の概算式，例えば高齢者における概算式[19]，心不全[20]，熱傷[6) 21)]などの病態に合わせた概算式なども提唱されているが，これらも個々の症例の経時的変化をとらえることは不可能であり，また繁雑なものが多く，広く普及したものはない。

2 栄養状態のモニタリング

重症患者と言えども，栄養状態を評価するためにまず必要なのは，当然，問診・視診・触診である。入院時に，既往歴聴取とともに，体重や食事摂取量の変化，嘔吐や下痢などの症状の有無，普段のADL（activity of daily life）について聴取し，浮腫や胸水腹水の有無，筋肉量・皮下脂肪量を確認する。

1）身体計測

栄養状態評価のために行う身体計測としては，身長（height），体重（body weight：BW）のほかに，上腕周囲長（arm circumference：AC），上腕三頭筋皮下脂肪厚（triceps skinfolds：TSF），下腿周囲長（calf circumference：CC）などがある。これらの計測値をもとに，body mass index（BMI；BMI=BW（kg）/height^2（m）），％理想体重（％ideal body weight；％IBW=BW/IBW×100），上腕筋周囲長（arm muscle circumference；AMC（cm）=AC−0.314×TSF），上腕筋面積（arm muscle area；AMA（cm^2）= AMC^2/4×3.14）などを算出し，これらを合わせて評価する[22]。また，体重測定は，水分管理の面からも栄養管理の面からも有用であるため，定期的に行うべきである。

2）血液検査

より定量的に栄養状態を評価する指標として，各種の血液・尿検査を行う必要がある。以下に，栄養状態評価の指標として特に有用なものを列挙した。なおこれらは，その時点での体液バランスによって，見かけ上の値の変化を示すので，その点に留意する必要がある。

a. 蛋白質関連の検査

■血中アルブミン

基準値：4.0-5.0g/dL

血中アルブミン濃度は，重症病態においては，水分バランスや血管透過性によって容易に大きく変動するため，単純に栄養状態の指標とはならないが，著しいアルブミン低値は，長期にわたる低栄養状態を示唆する。また，半減期が約20日と長いため，鋭敏な指標とはならない点も注意が必要である。

■血中トランスフェリン

基準値：205-370μg/dL

トランスフェリンは鉄を運搬する蛋白であり，健常人ではその30-40％が鉄で飽和されている。半減期は約8日であり，プレアルブミン，レチノール結合蛋白とともにrapid turnover proteinと呼ばれている。アルブミンよりは栄養状態の指標として用いやすい。

■血中プレアルブミン

基準値：20-40mg/dL

プレアルブミンは肝で合成され，血漿中には比較的微量しか存在しない蛋白である。最近トランスサイレチンとも呼ばれている。その半減期が約2日と短いことから，ほかの蛋白よりも鋭敏に栄養状態を反映する。しかし，肝細胞の蛋白合成能の指標として用いられることからも分かるように，肝不全の場合には低値を示すため，注意が必要である。

■レチノール結合蛋白

基準値：2.4-7.0mg/dL

レチノール結合蛋白は，血漿中におけるビタミンA（レチノール）の特異的な結合蛋白である。血中半減期は約16時間と短く短期間の栄養状態の把握に広く用いられている。

b. 脂質関連の検査

■総コレステロール

基準値：150-220mg/dL

■トリグリセライド

基準値：50-150mg/dL

これらの値も栄養状態の指標として有用である。一方，血中脂質濃度のモニタリングは，栄養状態評価のみならず，脂質投与時の投与量調節の目的においても必要である。

c. ビタミン・微量元素の検査

重症患者においては，各種ビタミン・微量元素の需要は増していると考えられているが[1]，通常血中濃度をモニタリングする必要はない。ただし，ビタミンB$_1$欠乏による乳酸アシドーシスのような，特徴的な欠乏症状を呈する患者においては，その後の投与量決定のためにも，測定することが望ましい。

d. 免疫能検査

免疫能は栄養状態に大きく影響されるため，各種の免疫能検査も栄養状態の指標となる。これについては後述する。

3) 予後栄養指数（prognostic nutritional index：PNI）

外科領域において，術前の栄養状態を正確に評価することで，予後や術後合併症発症率を予測し，術前栄養療法の必要性を判断する試みが，古くから行われてきた[23)24)]。Buzbyら[23)]は1980年に，血清アルブミン，血清トランスフェリン，上腕三頭筋皮下脂肪厚（TSF），遅延型皮膚過敏反応から算出するPNIを提唱した。その後，Onoderaら[24)]も消化器癌患者におけるPNIとして，

PNI＝（10×血清アルブミン（g/dL））＋（0.005×総リンパ球数（/mm³））

を提唱し，PNI≦40の場合は，切除・吻合は禁忌であると報告している。

3 その他の代謝モニタリング

1) 呼吸商（RQ）

間接熱量測定の際に代謝モニターから得られる重要な情報として，RQがある。RQは$\dot{V}_{CO_2}$と$\dot{V}_{O_2}$の比（$\dot{V}_{CO_2}/\dot{V}_{O_2}$）で表され，エネルギー基質として何が利用されているかを示す指標となる[11)]。

エネルギー基質である糖，脂肪，蛋白が一定量燃焼するとき，酸素消費量と二酸化炭素産生量の比は，それぞれ一定の値をとる。例えば，$C_6H_{12}O_6$（グルコース）＋$6O_2$→$6CO_2$＋$6H_2O$＋673kcalであり，酸素消費量と二酸化炭素産生量が同量であることからRQ＝1.0となり，同様に脂肪燃焼時はRQ＝0.703，蛋白質ではRQ＝0.8となる。蛋白質の燃焼に由来するものを除いた非蛋白性呼吸商（non-protein RQ：n-p RQ）は，

n-p RQ＝（$\dot{V}_{CO_2}$－4.754UN）／（$\dot{V}_{O_2}$－5.923×尿中総窒素排泄量）

で求められる。このn-p RQは，燃焼しているエネルギー基質によって変動する。つまりn-p RQが1.0であれば糖質だけがエネルギー基質として燃焼していることを意味する。そしてn-p RQが1.0から0.707までの間では低値となるにつれ脂質が燃焼している割合が増え，0.707では脂質だけがエネルギー基質として燃焼していることになる。n-p RQが1.0以上であれば糖質過剰により脂肪合成が行われており，0.707以下では脂肪が糖新生に向かっている[11)]。

RQを測定することにより，その時点で生体が利用しているエネルギー基質を把握することが可能となり，投与すべきエネルギー基質の選択が可能となる。

2) 窒素平衡

窒素平衡は投与された窒素量と排泄された窒素量との差で表され，生体の蛋白代謝の状態を比較的正確に表す指標である[25)]。健常者の窒素必要量は0.8g/kg/day程度であるが，侵襲を受け異化が亢進した状態においては，1.5-2.0g/kg/day程度が必要となる[26)]。窒素収支を判断する方法としては，以下の式が広く用いられている。

N-Balance(g)＝アミノ酸投与量(g)/6.25－尿中窒素(g)×5/4

この値をもとに，生体の蛋白質代謝が同化の方向にあるのか異化の方向にあるのかを判定し，栄養投与の指標とする。正常成人では±0，同化優位で正，異化優位で負の値をとる。受けた侵襲が大きいほど窒素平衡は負に傾き，負の窒素平衡と死亡率が相関することも報告されている[27)]。1日あたりの窒素平衡が1g増加すると，予測生存率は21％上昇するとの報告もある[26)]。

3) 動脈血中ケトン体比（arterial ketone body ratio：AKBR）

重症患者の全身の代謝を考える場合，代謝の中枢である肝のエネルギー代謝を知ることは不可欠である。肝のリアルタイムなエネルギー代謝の状態を示す指標として，AKBRがある[28)]。

AKBRは，動脈血中のケトン体，acetoacetateとβ-hydroxybutyrateの比によって肝細胞のミトコンドリアの酸化還元状態（redox state）を表しており，すなわち，肝細胞のミトコンドリアのenergy chargeを表しているため，肝細胞機能の指標となる[29]。小澤[30]は，AKBRが0.7以上では糖を，0.4-0.7では脂肪を肝が優先的に利用し，0.4以下では何も利用できなくなると述べている。このようにAKBR測定によって，消費しているエネルギー基質を推定し，それに立脚した栄養管理を行うことが可能であると同時に，組織酸素代謝動態を評価することもでき，その結果として病態の鑑別にも有用である[28) 31)]。

4）総ケトン体量（total ketone body）

AKBRの構成因子であるacetoacetateとβ-hydroxybutyrateの和をtotal ketone bodyと呼んでいる。この値は，AKBR測定結果を評価するうえで参考にする必要がある。つまり，total ketone bodyが100 μmol/L以上と高い場合は，脂肪の分解とそれに伴うketogenesisが亢進しており，肝細胞のミトコンドリア内でacetoacetateとβ-hydroxybutyrateが平衡に達していないため，AKBRの値は肝細胞ミトコンドリアのredox stateを表していない。このような場合は，エネルギー基質としての糖の不足により，脂肪のβ酸化が亢進していると考えられる。対応策としては，糖を十分投与し，脂肪の分解とそれに伴うketogenesisを抑制し，肝細胞ミトコンドリア内でacetoacetateとβ-hydroxybutyrateが平衡状態に達するのを待ったうえで，再度AKBRを測定して評価し直す。逆に，total ketone bodyが20 μmol/L以下と低い場合は，測定上の誤差がAKBRに大きく影響を与える可能性があるので，AKBR測定結果を判断するうえで考慮する必要がある[32]。またtotal ketone body自身も脂肪の分解の程度を示し，エネルギー代謝動態の指標になる。

5）血糖値

近年，ICUにおけるインスリンを用いた厳密な血糖管理（intensive insulin therapy）が，各種重症患者の予後を改善させることがわかってきた（IV章5参照）。かつては，ICU患者の血糖コントロールについての認識は，200mg/dLを超えると感染性合併症の頻度が増加する，といった程度のものであった[33]。しかし，2001年以降，厳密な血糖管理によってICU患者の予後が改善することが繰り返し報告されるようになり[34)〜36)]，強化インスリン療法（intensive insulin therapy：IIT）は，集中治療におけるもっとも重要な治療のひとつであると認識されるようになっている。

目標血糖値には報告によって多少の差があるが，もっとも厳密な基準として，Van den Bergheらは，血糖値を80-110mg/dLにコントロールすることで，外科系，内科系問わずICU患者の予後が改善することを示している[34) 35)]。しかし，厳密な目標血糖値設定は，当然医原性低血糖の頻度を増加させる可能性をはらむため，目標値をもう少し高めに設定することを主張する意見もある[36) 37)]。目標血糖値を145mg/dL未満とした場合に，同等の予後改善効果を上げながら，低血糖のエピソードを減らすことができたとの報告もある[36]。Van den Bergheらの研究においては，2時間おきに血糖値をモニタリングしているが，各施設での可能な血糖値測定回数を考慮して，目標血糖値を柔軟に設定する必要がある。

しかしいずれにしても，血糖値が150mg/dLを超えた場合の救命率低下は明らかであり，150mg/dL以下にコントロールできるような頻度で血糖値を測定せねばならない。

4 免疫能のモニタリング

免疫能は栄養状態によって大きく左右される。ICU患者の免疫能は，その原因病態によらず予後に大きな影響を与えるため，栄養管理のもっとも重要な目的のひとつは免疫能の維持・改善であると言っても過言ではない[38]。ここでは，栄養状態の指標としての一般的な免疫能検査について，および，重症患者の免疫能に関す

る比較的新しい概念である．免疫麻痺（immunoparalysis）の病態とその指標について述べる．

1）免疫能検査

栄養状態の指標となる免疫能検査のうち，代表的なものを以下に挙げた．

a. 総リンパ球数（total lymphocyte count：TLC）

正常値：2000/μL以上

リンパ球は適応免疫（adaptive immunity）の主役であり，細胞性免疫に関与するT細胞と液性免疫をつかさどるB細胞からなる．TLCは，白血球数および白血球分画から以下の式にて算出する．

（TLC）＝％リンパ球×白血球数/100

TLCは免疫能の指標であると同時に，一般的には，栄養状態とよく相関して増減する．しかし，感染症をはじめとする重症患者においては，単純に栄養状態の指標と考えることはできない．

b. 皮膚遅延型過敏反応（delayed skin hypersensitivity：DH）

PPD（purified protein derivative）皮内反応，すなわちツベルクリン反応がもっとも一般的である．免疫能を反映する指標として有用であるとともに，栄養状態の変化によく対応する．検査用PPD 0.1mLを接種し，48時間後に紅斑の直径を測定する．10mm未満で軽度の，5mm未満で中等度の栄養障害が示唆される．

c. 免疫グロブリン，補体

一般的には，これらも栄養状態の指標として用いられる．重症患者においても，病態によっては有用であるが，単純に栄養状態の指標とはならない場合もあるので注意が必要である．

2）免疫麻痺（immunoparalysis）の病態とその指標

近年，敗血症をはじめとする重症病態の臨床経過には，inflammatory phaseとanti-inflammatory phaseの2つの相があることが明らかになってきた[39]．前者においては，各種の炎症性サイトカインをはじめとするhumoral mediatorが産生されるが，これが過剰となり全身を循環する状態，すなわち高メディエータ血症を来した場合には，細胞障害，臓器障害を来し予後不良となる．一方，後者においては，過剰な炎症反応を抑制するために各種の抗炎症性サイトカインが産生されるが，これが過剰になった場合には，免疫能が低下し，immunoparalysisを来し，易感染性につながることが報告されている[39)40]．

このような病態に関する指標として，MHC（major histocompatibility complex）class II蛋白であるhuman leukocyte antigen（HLA）-DRが注目されている．末梢血単球表面へのHLA-DRの発現は，抗原提示およびT細胞の活性化に必須であるため[41]，HLA-DR発現低下による単球機能の低下によって，immunoparalysisが発症するものと考えられており，末梢血単球中のHLA-DR発現率低下が，immunoparalysisの重症度の指標となることが分かっている[40]．そして，敗血症をはじめ，外傷，膵炎などにおいて，HLA-DR発現率の低下した症例では，臓器不全発症率や死亡率が高くなることが報告されている[42)〜45]．

immunoparalysisの場合に有効な栄養療法はまだ確立されていないが，免疫力強化を企図したimmunonutritionと呼ばれる栄養療法の有効性が検討されている[46)47]．これについてはⅣ-7を参照されたい．

おわりに

クリティカルケアを要する重症患者は複雑な代謝動態を示す場合が多いため，各種指標をモニタリングしながら，個々の症例で，臨機応変に対応していく必要がある．

【文 献】

1) Cerra FB, Benitez MR, Blackburn GL, et al. Applied nutrition in ICU patients. A consensus statement of the American College of Chest Physicians. Chest 1997；111：769-78.
2) Berger MM, Chiolero RL. Hypocaloric feeding：pros and cons. Curr Opin Crit Care 2007；13：180-6.
3) Levine JA. Measurement of energy expenditure. Public Health Nutr 2005；8：1123-32.
4) Harris JA, Benedict FG. A Biometric Study of Human Basal Metabolism. Proc Natl Acad Sci USA 1918；4：370-3.
5) Schofield WN. Predicting basal metabolic rate, new standards and review of previous work. Hum Nutr Clin Nutr 1985；39：5-41.
6) Ireton-Jones CS, Turner WW Jr., Liepa GU, et al. Equations for the estimation of energy expenditures in patients with burns with special reference to ventilatory status. J Burn Care Rehabil 1992；13：330-3.
7) Frankenfield DC, Omert LA, Badellino MM, et al. Correlation between measured energy expenditure and clinically obtained variables in trauma and sepsis patients. JPEN J Parenter Enteral Nutr 1994；18：398-403.
8) Weir JB. New methods for calculating metabolic rate with special reference to protein metabolism. J Physiol 1949；109：1-9.
9) Reid CL. Poor agreement between continuous measurements of energy expenditure and routinely used prediction equations in intensive care unit patients. Clin Nutr 2007.
10) Dvir D, Cohen J, Singer P. Computerized energy balance and complications in critically ill patients：an observational study. Clin Nutr 2006；25：37-44.
11) Iapichino G, Radrizzani D, Armani S, et al. Metabolic treatment of critically ill patients：energy balance and substrate disposal. Minerva Anestesiol 2006；72：533-41.
12) Bartlett RH, Dechert RE, Mault JR, et al. Measurement of metabolism in multiple organ failure. Surgery 1982；92：771-9.
13) Mault J. Energy balance and outcome in critically ill patients：Results of a multicenter, prospective, randomized trial by the ICU Nutrition Study Group. JPEN J Parenter Enteral Nutr 2000；24：S24.
14) Apelgren KN, Wilmore DW. Nutritional care of the critically ill patient. Surg Clin North Am 1983；63：497-507.
15) Long CL, Schaffel N, Geiger JW, et al. Metabolic response to injury and illness：estimation of energy and protein needs from indirect calorimetry and nitrogen balance. JPEN J Parenter Enteral Nutr 1979；3：452-6.
16) Reeves MM, Capra S. Predicting energy requirements in the clinical setting：are current methods evidence based? Nutr Rev 2003；61：143-51.
17) Flancbaum L, Choban PS, Sambucco S, et al. Comparison of indirect calorimetry, the Fick method, and prediction equations in estimating the energy requirements of critically ill patients. Am J Clin Nutr 1999；69：461-6.
18) Ireton-Jones CS, Turner WW Jr. Actual or ideal body weight：which should be used to predict energy expenditure? J Am Diet Assoc 1991；91：193-5.
19) Gaillard C, Alix E, Salle A, et al. Energy requirements in frail elderly people：a review of the literature. Clin Nutr 2007；26：16-24.
20) Obisesan TO, Toth MJ, Poehlman ET. Prediction of resting energy needs in older men with heart failure. Eur J Clin Nutr 1997；51：678-81.
21) Curreri PW, Richmond D, Marvin J, et al. Dietary requirements of patients with major burns. J Am Diet Assoc 1974；65：415-7.
22) Baker JP, Detsky AS, Wesson DE, et al. Nutritional assessment：a comparison of clinical judgment and objective measurements. N Engl J Med 1982；306：969-72.
23) Buzby GP, Mullen JL, Matthews DC, et al. Prognostic nutritional index in gastrointestinal surgery. Am J Surg 1980；139：160-7.
24) Onodera T, Goseki N, Kosaki G. Prognostic nutritional index in gastrointestinal surgery of malnourished cancer patients. Nippon Geka Gakkai Zasshi 1984；85：1001-5.
25) Edens NK, Gil KM, Elwyn DH. The effects of varying energy and nitrogen intake on nitrogen balance, body composition, and metabolic rate. Clin Chest Med 1986；7：3-17.
26) Scheinkestel CD, Kar L, Marshall K, et al. Prospective randomized trial to assess caloric and protein needs of critically Ill, anuric, ventilated patients requiring continuous renal replacement therapy. Nutrition 2003；19：909-16.
27) Opper FH, Burakoff R. Nutritional support of the elderly patient in an intensive care unit. Clin Geriatr Med 1994；10：31-49.
28) Yassen KA, Galley HF, Lee A, et al. Mitochondrial redox state in the critically ill. Br J Anaesth 1999；83：325-7.
29) Ozawa K. Biological significance of mitochondrial redox potential in shock and multiple organ failure--redox theory. Prog Clin Biol Res 1983；111：39-66.
30) 小澤和恵. Redox理論の発展にむけて. 小澤和恵監修. 肝臓の外科. 東京：へるす出版；1992. p.171-3.
31) Nakatani T, Spolter L, Kobayashi K. Arterial ketone body ratio as a parameter of hepatic mitochondrial redox state during and after hemorrhagic shock. World J Surg 1995；19：592-6.

32) Uno S, Takehiro O, Tabata R, et al. Enzymatic method for determining ketone body ratio in arterial blood. Clin Chem 1995 ; 41 : 1745-50.
33) Pomposelli JJ, Baxter JK 3rd, Babineau TJ, et al. Early postoperative glucose control predicts nosocomial infection rate in diabetic patients. JPEN J Parenter Enteral Nutr 1998 ; 22 : 77-81.
34) van den Berghe G, Wouters P, Weekers F, et al. Intensive insulin therapy in the critically ill patients. N Engl J Med 2001 ; 345 : 1359-67.
35) Van den Berghe G, Wilmer A, Hermans G, et al. Intensive insulin therapy in the medical ICU. N Engl J Med 2006 ; 354 : 449-61.
36) Finney SJ, Zekveld C, Elia A, et al. Glucose control and mortality in critically ill patients. JAMA 2003 ; 290 : 2041-7.
37) Montori VM, Bistrian BR, McMahon MM. Hyperglycemia in acutely ill patients. JAMA 2002 ; 288 : 2167-9.
38) Powell-Tuck J. Nutritional interventions in critical illness. Proc Nutr Soc 2007 ; 66 : 16-24.
39) Cohen J. The immunopathogenesis of sepsis. Nature 2002 ; 420 : 885-91.
40) Kox WJ, Volk T, Kox SN, et al. Immunomodulatory therapies in sepsis. Intensive Care Med 2000 ; 26 : S124-8.
41) de Waal Malefyt R, Haanen J, Spits H, et al. Interleukin 10 (IL-10) and viral IL-10 strongly reduce antigen-specific human T cell proliferation by diminishing the antigen-presenting capacity of monocytes via downregulation of class II major histocompatibility complex expression. J Exp Med 1991 ; 174 : 915-24.

42) Hynninen M, Pettila V, Takkunen O, et al. Predictive value of monocyte histocompatibility leukocyte antigen-DR expression and plasma interleukin-4 and -10 levels in critically ill patients with sepsis. Shock 2003 ; 20 : 1-4.
43) Tschaikowsky K, Hedwig-Geissing M, Schiele A, et al. Coincidence of pro- and anti-inflammatory responses in the early phase of severe sepsis : Longitudinal study of mononuclear histocompatibility leukocyte antigen-DR expression, procalcitonin, C-reactive protein, and changes in T-cell subsets in septic and postoperative patients. Crit Care Med 2002 ; 30 : 1015-23.
44) Giannoudis PV, Smith RM, Perry SL, et al. Immediate IL-10 expression following major orthopaedic trauma : relationship to anti-inflammatory response and subsequent development of sepsis. Intensive Care Med 2000 ; 26 : 1076-81.
45) Satoh A, Miura T, Satoh K, et al. Human leukocyte antigen-DR expression on peripheral monocytes as a predictive marker of sepsis during acute pancreatitis. Pancreas 2002 ; 25 : 245-50.
46) Boelens PG, Houdijk AP, Fonk JC, et al. Glutamine-enriched enteral nutrition increases HLA-DR expression on monocytes of trauma patients. J Nutr 2002 ; 132 : 2580-6.
47) Stechmiller JK, Childress B, Porter T. Arginine immunonutrition in critically ill patients : a clinical dilemma. Am J Crit Care 2004 ; 13 : 17-23.

（安部　隆三，平澤　博之）

IV

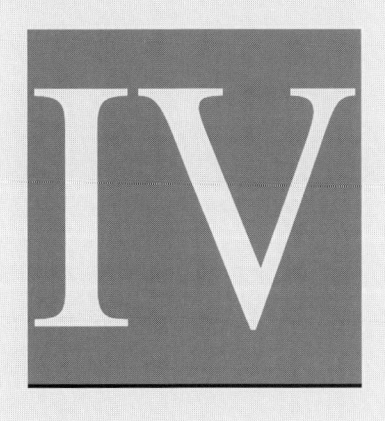

栄養管理の基本方針・基本知識

1. 栄養管理の投与経路
2. 必要な投与エネルギー量と適切なエネルギー基質
3. 重症患者に適した組成のアミノ酸製剤
4. ミネラルおよびビタミン
5. 血糖コントロール
6. 市販されている経静脈栄養用・経腸栄養用製剤
7. 免疫強化栄養
8. クリティカルケアとNST

1. 栄養管理の投与経路

はじめに

　栄養管理法における投与経路を論ずると、経腸栄養（enteral nutrition：EN）が静脈栄養より優れているというのがコンセンサスであり、ここ数年"When gut works, use it"ということが強調されてきた。しかし、クリティカルケアが必要な重症病態症例においては、消化器系の疾患や外傷が存在しない場合であっても、過大侵襲によって腸管粘膜の変化や蠕動低下などの消化管機能異常が少なからず認められる。このことが、EN（特に早期のEN）の障害となり、無理なENの施行によって重大な合併症が引き起こされる可能性がある。したがって、クリティカルケアが必要な重症病態症例における栄養療法の選択に関しては、消化管機能を適切に評価しENが可能かどうかを判断することがもっとも重要となる。ここではASPENガイドライン（Guidelines for the Use of Parenteral and Enteral Nutrition in Adult and Pediatric Patients）[1]や静脈経腸栄養ガイドライン（日本静脈経腸栄養学会編）[2]を基にクリティカルケアにおける栄養管理法の投与経路について述べる。

1 経腸栄養（enteral nutrition：EN）法の特徴

　重症病態症例の栄養療法は5-10日間にわたって経口からの栄養必要量を摂取できないと予測される場合に開始することが推奨されているが、ENと静脈栄養のいずれが栄養療法として適切な提供方法かに関しては、対象となる病態の多様性から明確な結論は得られていない。しかし、重症病態症例における栄養療法としてのENは、ASPENガイドラインや人工呼吸下の重症病態成人患者に対するCanadian Clinical Practice Guidelines[3]で推奨されており、わが国の静脈経腸栄養ガイドラインでも一般的な推奨事項となっている。

　EN法の利点としては、一般的に経費削減、消化管機能の統合性の維持、感染症の減少、入院日数の減少が挙げられている。生体に過大侵襲が加わっていると考えられる重症病態症例では、腸管血流の低下（虚血）によって腸管粘膜の萎縮や粘膜バリヤーの障害による透過性亢進が起こり、このことがbacterial translocation（BT）に深く関与していることが指摘されている。EN法は腸管機能と粘膜構造の維持に効果が認められ[4]、ENを受けた腹部外傷の患者や熱傷患者は、静脈栄養を受けた患者に比べて敗血症や感染症の発生率の減少が報告されており[5]～[8]、重症腹部外傷症例の手術時にENのための投与ルートを確立すべきであることが強調されている[6]。また重症頭部外傷でも静脈栄養とENの比較においても同様の結果が得られている[9]～[11]。しかし、消化管を使用しないことによる消化管萎縮によって、BTや腸内細菌代謝産物の循環への移行が促進されることで、重症病態症例の感染症罹患率と死亡率に影響が及ぶという指摘はあるものの、臨床的に絶食、腸管萎縮、BTと敗血症または全身性炎症反応症候群（systemic inflammatory response syndrome：SIRS）の発症とを結びつける明確なエビデンスは示されていない[12]。さらに、上述したような臨床的有効性が指摘されてはいるが、静脈栄養法（parenteral nutrition：PN）に対するEN法の優位性を決定づける結論はでていない[13]。また、栄養治療目標の達成という観点では、EN法よりもPNのほうが優れているということも指摘されている。

表1 静脈栄養（中心静脈）アクセスの管理

1. 使用するカテーテルの内腔数は必要最小限となるようにする．A-I
2. カテーテルは使用目的によって選択する．A-II
3. 感染予防の観点からカテーテルの挿入部位は鎖骨下静脈穿刺を第一選択とする．A-II
4. カテーテル挿入時には高度バリアプリコーション（清潔手袋，長い袖の滅菌ガウン，マスク，帽子と広い清潔覆布）を行う．A-I
5. カテーテル挿入時の消毒は，0.5％クロルヘキシジンアルコールまたは10％ポビドンヨードを用いる．A-I
6. カテーテル挿入後には必ずカテーテルからの静脈血の逆流を確認する．A-III
7. カテーテル挿入後には，必ず胸部X線写真を撮り，先端位置が適正であることおよび合併症がないことを確認する．A-II
8. カテーテル挿入部の処置で用いる消毒薬としては，0.5％クロルヘキシジンアルコール，10％ポビドンヨードまたはヨードチンキを用いる．A-II
9. カテーテル挿入部へのドレッシングは，滅菌されたガーゼ型またはフィルム型ドレッシングを用い，週1-2回，定期的に交換する．B-III
10. 輸液ラインとカテーテルの接続部の消毒，三方活栓の消毒には消毒用エタノールを用いる．A-I
11. 輸液ラインを多目的に用いることは可能なかぎり避ける．A-I
12. 三方活栓は手術室やICU以外では輸液ラインに組み込まないほうがよい．B-II
13. 輸液ラインは曜日を決めて週1-2回，定期的に交換する．B-II
14. 感染予防目的にニードルレスシステムを使用しない．A-II
15. 輸液が薬剤部で無菌調整されていないかぎり，インラインフィルタを必ず使用する．A-I
16. 定期的にカテーテルを入れ換える必要はない．A-I
17. カテーテル関連血流感染症が疑われる場合は，カテーテル抜去を原則とする．A-II
18. 真菌によるカテーテル関連血流感染症が疑われる場合，必ず眼科的診察を行う．B-II
19. 栄養サポートチームによるカテーテル管理はカテーテル関連合併症の発生頻度を低下させる．A-I

推奨と臨床研究論文のランク付け
〔推奨度〕　　　　　〔レベル〕
A：強く推奨する　　　I：最低ひとつのRCTやmeta-analysisによる実証
B：一般的に推奨する　II：RCTではない比較試験，コホート研究による実証
C：任意でよい　　　　III：症例集積研究や専門家の意見

（日本静脈経腸栄養学会編．静脈経腸栄養ガイドライン（第2版）．東京：南江堂；2006. p.1-93より引用）

2 静脈栄養法（parenteral nutrition：PN）の特徴

　PNはEN法に比して侵襲的であり，特有のリスクを伴い，消化管の使用が禁忌，あるいは消化管機能に問題がある症例に対する栄養補給目的に選択される[14]．またPNは消化管機能に依存するENのような制約はなく，投与経路の確保や管理などのアクセス問題が重要となる．表1に静脈栄養（中心静脈）アクセスの管理に関する静脈経腸栄養ガイドライン[2]の推奨を示す．中心静脈アクセスとしては，血栓症やカテーテル関連血流感染症の頻度を考慮した場合に大腿静脈や内頸静脈に比して鎖骨下静脈がもっとも適している[15)〜17]．しかし，鎖骨下静脈穿刺によるカテーテル留置の最大の合併症は気胸であり，クリティカルケアが必要な症例では，穿刺部位の選択には十分な配慮が必要である．上肢の末梢静脈からの中心静脈アクセスも可能であるが，血栓性静脈炎や挿入時のチューブの位置異常が鎖骨下からの挿入に比較して高率である[18)19]．

　カテーテル関連血流感染症のリスクを軽減するための対策として，現在有効と考えられているのは，挿入時の高度バリアプリコーションや皮膚消毒のクロルヘキシジンの使用であり[20)21]，予防的な抗生物質の投与やドレッシ

グ方法に関して有効性は示されていない[22]。カテーテル関連敗血症の治療に関しては，カテーテル抜去と適切な抗生物質の投与が標準的である[23]。

カテーテル関連血栓は中心静脈ラインの長期留置に伴う合併症として重要であり，カテーテルの閉塞や壁在血栓が原因となる[24]。ヘパリンコーティングカテーテルの使用や予防的抗凝固薬の投与でカテーテル関連静脈血栓症の危険性を減少させることができるといわれている[25)26)]。しかし，予防的抗凝固薬の投与が禁忌である重症病態症例の場合には，他の血栓症のモニタリングが必要である。

PNの開始時期に関する明確なエビデンスはなく，PNを施行した多くの試験において，大多数の症例は6-8日以内に経口摂取が可能となっており，これらの症例には利益はなく，栄養障害の症例でも同様であると指摘されている[27)～29)]。入院後あるいは術後10-14日以上絶食あるいは栄養療法を受けない症例では，入院期間が長く，臨床転帰が悪く，治療費も高くなる[4)27)]。しかし，こうした症例をあらかじめ予測することは困難であり，経口摂取が不十分な期間が7-14日間を超えると予測される患者に対し，栄養療法を開始するのが妥当である。

3 栄養管理手順における投与経路

栄養スクリーニング，アセスメント，管理計画の作成，実施，モニタリング，管理計画の再評価，治療環境の再評価，およびその後の管理計画の再作成あるいは治療の終了などからなる栄養管理手順の中で栄養療法の実施に不可欠なことは，投与経路の決定である。先に述べたように一般的には，栄養療法の投与経路としては，経腸経路の費用対効果が優れているため[30]，EN法がPNより望ましいと考えられており，ASPENガイドラインでは図1に示す栄養療法と投与経路のアルゴリズムが示されている。このアルゴリズムの中でもっとも重要な点は消化管機能を正確に評価し，ENが可能かどうかを判断することである。

消化管が機能しているとは，栄養素の十分な吸収に必要な長さと状態を有していることである。一般的なENの禁忌は，汎発性腹膜炎，腸閉塞，難治性嘔吐，麻痺性イレウス，難治性下痢，および消化管の虚血である[31]。しかし，EN投与法の進歩によって，以前は禁忌とされた病態に対しても可能な場合がある。また消化管の機能評価は栄養管理開始時点のみではなく，静脈栄養開始後にも再評価し，常にEN実施の可能性を確認する。また，逆にEN開始後であっても，消化管機能に問題が生じた場合には，ただちにその中止や静脈栄養への変更あるいは併用を考慮することが必要である。

Woodcockらは，7日以上経口摂取が不十分で栄養療法が必要であると判断された562例を対象に，栄養摂取量が十分か，敗血症と非敗血症の罹患率，死亡率に対するEN法とPNの影響を比較したprospective studyを報告している[32]。この報告では，栄養投与経路が医師による消化管機能アセスメントによって決定されており以下のような考察がなされている。PNと比較してEN法では，栄養摂取量が不適切になる率が高く，栄養投与経路に関連した合併症が高く，また敗血症の罹患率はPNとEN法では差は認めなかったことから，消化管機能の適性に疑いがあるような症例では，静脈栄養を選択すべきであると結論づけている。

4 ENの開始時期

EN法開始のタイミングに関して，開始時期，特に早期か後期かについていくつかの報告がある。早期EN法の耐性に関する肯定的な報告として，長期人工呼吸を要した熱傷患者や開心術後の血行動態不安定患者における検討がある[33)34)]。一方でIbrahimらの人工呼吸下ICU患者150人に対して早期（人工呼吸1日目）と後期（同5日目）のEN法を比較した検討では，積極的な早期EN法群では感染性合併症の増加やICU在室期間および在院日数の延長が認められ

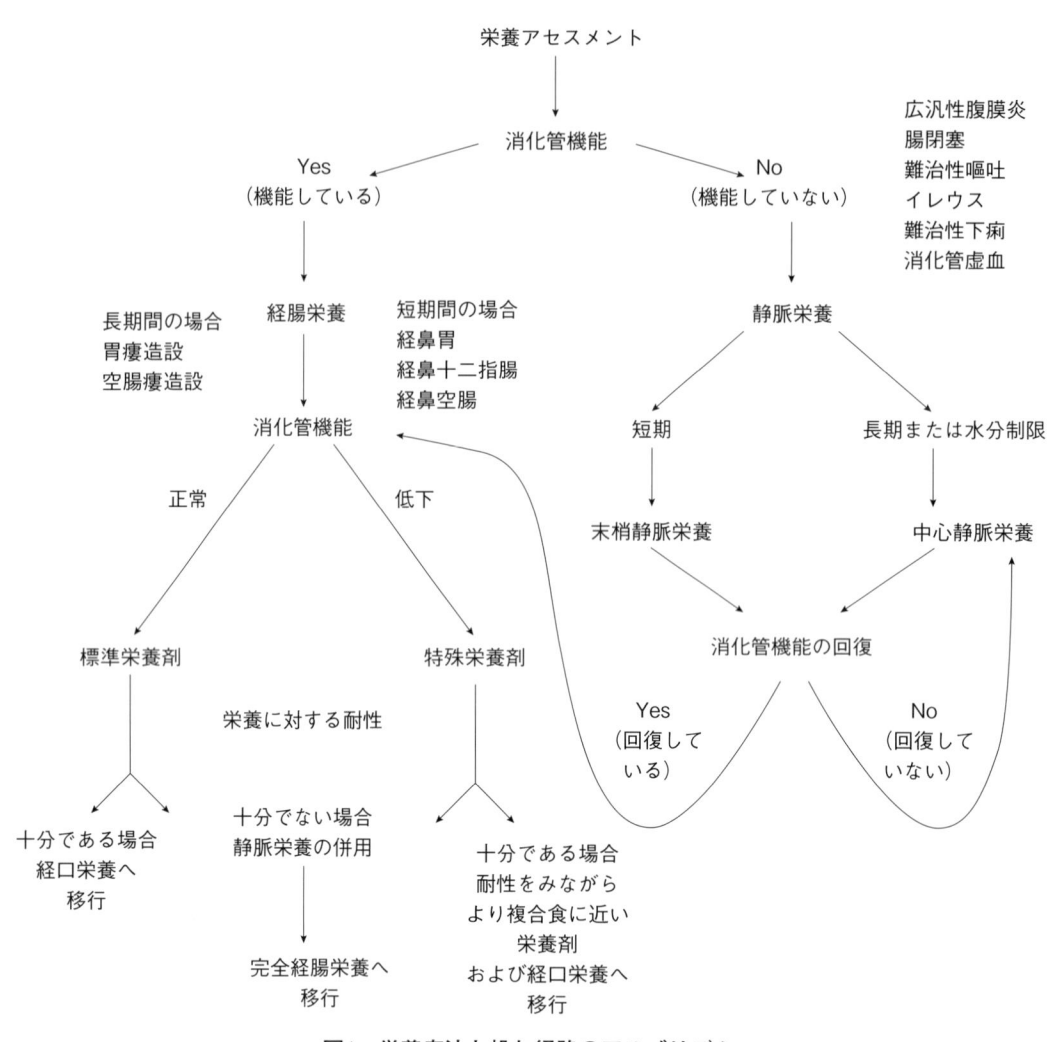

図1 栄養療法と投与経路のアルゴリズム
(ASPEN Board of Directors and the Clinical Guidelines Taskforce : Guidelines for the use of parenteral and enteral nutrition in adult and pediatric patients. JPEN 2002 ; 26 : 1-138より一部改変引用)

たと報告し，早期ENを実施する場合には，合併症の可能性とその有益性とのバランスを十分検討する必要があることを指摘している[35]。

5 早期ENの障害となる因子とその対策

重症病態で早期EN法を実施するためには，効果的な消化管機能，すなわち最適な消化，吸収，蠕動運動，内分泌活性，免疫機能および消化管透過性に帰するところが大きい。しかしながら，それらを正当に評価することは難しく，一般的に重症病態患者では消化管蠕動運動が低下している場合が多い。特に循環不全を合併している病態では腸管虚血による蠕動低下，麻痺性イレウス，腸管穿孔などを合併するリスクが高いため，EN法は推奨されない。また蠕動の低下に関しては，上記のような病態そのものの関与はもちろんのこと，重症病態の治療上に不可欠な鎮痛・鎮静薬の使用が影響を与える場合があり，幽門蠕動低下による早期EN法の耐性を指摘する報告もある[36]。ENアクセス管理に関する静脈経腸栄養ガイドライン[2]の推奨を表2に示す。この中で重症病態症例では，Treitz靭帯後（幽門後）に留置したチューブを経由し

表2 経腸栄養（EN）アクセスの管理

1. 経腸栄養法のアクセスには経鼻チューブ，胃瘻，腸瘻などがある．留置期間が短期間の場合は経鼻チューブ，長期間の場合は胃瘻，腸瘻が望ましい．B-Ⅲ
2. 胃へのアクセスが簡便で生理的である．胃の貯留能および排泄能，誤嚥のリスクなどの問題がある場合には幽門後へのアクセスを考慮する．B-Ⅱ
3. 経鼻チューブは合併症を防止するために適切な口径の経腸栄養専用チューブを用いる．A-Ⅱ
4. 経鼻チューブやその他の経腸栄養チューブの挿入後には，チューブの先端位置をX線撮影などの適切な方法で確認する．B-Ⅱ
5. 嚥下性肺炎を防止するために胃内残留量のモニタリングを行う．B-Ⅰ
6. 栄養チューブの閉塞を予防するために定期的に温水などでフラッシュする．A-Ⅰ
7. 胃内へ投与する場合は，ボーラス法あるいは持続法いずれでもよいが，幽門後へ投与する場合にはボーラス法は用いない．A-Ⅰ
8. 嚥下性肺炎防止のために上半身を挙上して投与する．B-Ⅲ
9. 静脈ラインとの誤接続防止のために経腸栄養専用ラインを用いる．A-Ⅲ
10. 嚥下性肺炎および下痢などの消化器症状を予防するため，投与速度・浸透圧などに注意して低用量より開始する．B-Ⅲ
11. 経腸栄養投与ライン・容器の汚染防止に努める．経腸栄養剤は細菌汚染を予防するために可能なかぎり8時間以内に投与する．B-Ⅱ
12. 経腸栄養剤の種類，投与法，モニタリング法については，あらかじめ標準化したマニュアルに従って行うことを原則とする．B-Ⅱ

推奨と臨床研究論文のランク付け
〔推奨度〕　　　　　　　　〔レベル〕
A：強く推奨する　　　　　Ⅰ：最低ひとつのRCTやmeta-analysisによる実証
B：一般的に推奨する　　　Ⅱ：RCTではない比較試験，コホート研究による実証
C：任意でよい　　　　　　Ⅲ：症例集積研究や専門家の意見
（日本静脈経腸栄養学会編，静脈経腸栄養ガイドライン（第2版）．東京：南江堂；2006. p.1-93より引用）

たEN投与法がもっとも有効的であることが示唆されており，臨床上も胃内から幽門後に投与経路を変更することによって，EN法が可能となる場合も少なからず経験する．この方法の問題点は，チューブを幽門後に留置する手技の習熟が必要なことであり，内視鏡もしくはX線透視下に実施されている．早期EN法における胃内と幽門後の投与法を比較した最近のメタアナリシスでは，幽門後投与の臨床的有用性に関して否定的な結果が報告されているが[37]，その適応や開始時期などについての検討が必要と思われる．

6 栄養管理法の今後の課題

重症病態症例の栄養管理法において，今後検討が必要な事項として，各病態のエネルギー投与必要量の設定と理想的なEN法の割合や必要量への到達方法の確立などが挙げられる．重症病態症例のエネルギーバランスと感染性の合併症を検討した報告によれば[38)39)]，エネルギー投与量が目標値（必要量）を下回る負のエネルギーバランスは，感染性合併症の増加と相関することやEN法とPNとの組合せによって，十分なエネルギー供給量が可能となることが指摘されている．

さらに血行動態不安定な状態にある重症病態症例を対象に，栄養療法，特にEN法の供給量を検討した報告によれば[40]，ENは血行動態不安定な重症病態症例のほとんどで段階的に実施可能であったが，EN法で補給できるエネルギー量は少なく，そのためこれらの症例ではEN法適応ではあるが，消化管の状態と投与エネルギーのモニタリングが必要であることが指摘さ

れている。そしてエネルギー必要量を投与するためには，EN法とPNを合わせて実施することが必要かもしれないと言及している。このように重症病態症例における栄養管理上の解決すべき問題点はエネルギー必要量のすべてをEN法で補うことは困難な場合が多いことである。したがって，今後は消化管機能維持に必要なエネルギー投与量を検討することによって[41]，EN法のみでエネルギー必要量が投与できない場合の有効な静脈栄養併用療法などの確立が期待される。

【文 献】

1) ASPEN Board of Directors and the Clinical Guidelines Taskforce. Guidelines for the use of parenteral and enteral nutrition in adult and pediatric patients. JPEN 2002；26：1-138.
2) 日本静脈経腸栄養学会編，静脈経腸栄養ガイドライン（第2版）．東京：南江堂；2006. p.1-93.
3) Heyland DK, Dhaliwal R, Drover JW, et al. Canadian clinical practice guidelines for nutrition support in mechanically ventilated, critically ill adult patients. JPEN 2003；27：355-73.
4) Hernandez G, Velasco N, Wainstein C, et al. Gut mucosal atrophy after a short enteral fasting period in critically ill patients. J Crit Care 1999；14：73-7.
5) Moor FA, Feliciano DV, Andrassy RJ, et al. Early enteral feeding compared with parenteral, reduces postoperative complications. The results of a meta-analysis. Ann Surg 1992；216：172-83.
6) Kudsk KA, Croce MA, Fabian TC, et al. Enteral versus parenteral feeding：effects on septic morbidity following penetrating trauma. Ann Surg 1992；215：503-13.
7) Gottschlish MM, Jenkins M, Warden GD, et al. Differential effects of three enteral dietary regimens on selected outcome variables in burn patients. JPEN 1990；14：225-36.
8) Garrell DR, Razi M, Lariviere F, et al. Improved clinical status and length of care with low fat nutrition support in burn patients. JPEN 1995；19：482-91.
9) Norton JA, Ott LG, McClain C, et al. Intolerance to enteral feeding in the brain-injured patients. J Nurosurg 1988；68：62-6.
10) Grahm TW, Zadrozny DB, Harrington T. The benefits of early jejunal hyperalimentation in the head-injured patient. Neurosurgery 1989；25：729-35.
11) Borzotta AP, Pennins J, Papasadero B, et al. Enteral versus parenteral nutrition after severe closed head injury. J Trauma 1994；37：459-68.
12) Lipman TO. Bacterial translocation and enteral nutrition in human：An outsider looking in. JPEN 1995；19：156-65.
13) Lipman TO. Grains or veins：Is enteral nutrition really better than parenteral nutrition? A look at the evidence. JPEN 1998；22：167-82.
14) Shils ME, Brown RO. Parenteral nutrition. In：Shils ME, Olson JA, Shike M, Ross AC, editor. Mordern Nutrition in Health and Disease. 9th ed, Baltimore：Wiliams and Wilkins；1999. p.1658.
15) Trottier SJ, Veremakis C, O'Brien J, et al. Femoral deep vein thrombosis associated with central venous catheterization：results from a prospective, randomized trial. Crit Care Med 1995；23：52-9.
16) Sznajder JI, Zveibil FR, Bitterman H, et al. Central vein catheterization, failure and complication rates by three percutaneous approaches. Arch Intern Med 1986；146：259-61.
17) Mermel L. Central venous catheter-related infections and their prevention：Is there enough evidence to recommend tunneling for short-term use? Crit Care Med 1998；26：1315-6.
18) Cowl CT, Weinstock JV, Al-Jurf A, et al. Complications and cost associated with parenteral nutrition delivered to hospitalized patients through either subclavian or peripherally-inserted central catheters. Clin Nutr 2000；19：237-43.
19) Duerksen DR, Papineau N, Siemens J, et al. Peripherally inserted central catheters for pareteral nutrition：A comparison with centrally inserted catheters. JPEN 1999；23：85-9.
20) Raad H, Hohn DC, Gilbreath BJ, et al. Prevetion of central venous catheter-related infections by using maximal sterile barrier percutaneous during insertion. Infect Control Hosp Epidemiol 1994；15：231-8.
21) Maki DG, Ringer M, Aivarado CJ. Prospective randomized trial of povidone iodine, alcohol, and chlorhexidine for prevention of infection associated with central venous and arterial catheters. Lancet 1991；338：339-43.
22) Do AN, Ray BJ, Banerjee SN, et al. Bloodstream infection associated with needleless device use and the importance of infection-control practices in the home health care setting. J Infect Dis 1999；179：442-8.
23) Mermel LA. Prevention of intravascular catheter-related infections. Ann Intern Med 2000；132：391-402.
24) Arenas-Marquez H, Anaya-Prado R, Barrera-Zepeda LM, et al. Complications of central venous catheters. Curr Opin Clin Nutr Metab Care 2001；4：207-10.
25) Marin MG, Lee JC, Skurnick JH. Prevention of nosocomial blood stream infections：Effectiveness of antimicrobrial-impregnated heparin-bonded central venous catheters. Crit Care Med 2000；28：3332-8.
26) Bern MM, Lokich JJ, Wallach SR, et al. Very low doses of warfaren can prevent thrombosis in central venous

catheters. A randomized prospective trial. Ann Intern Med 1990 ; 112 : 423-8.
27) Holter AR, Fisccher JE. The effects of perioperative hyperalimentation on complications in patients with carcinoma and weight loss. J Surg Res 1977 ; 23 : 31-4.
28) Sako K, Lore JM, Kauman S, et al. Perenteral hyperalimentation in surgical patients with head and neck cancer : a randomized study. J Surg Oncol 1981 ; 16 : 391-402.
29) Brennan MF, Pisters PW, Posner M, et al. A prospective randomized trial of total parenteral nutrition after major pancreatic resection for malignancy. Ann Surg 1994 ; 220 : 436-44.
30) Sandstrom R, Drott C, Hyltander A, et al. The effect of postoperative intravenous feeding (TPN) on outcome following major surgery evaluated in a randomized study. Ann Surg 1993 ; 217 : 185-95.
31) ASPEN : Board of Directors. Guidelines for the use of parenteral and enteral nutrition in adult and pediatric patients. JPEN 1993 ; 17 : 1SA-52SA.
32) Woodcock NP, Zeigler D, Palmer MD, et al. Enteral versus parenteral nutrition : a pragmatic study. Nutrition 2001 ; 17 : 1-12.
33) Raff T, Hartmann B, Germann G. Early intragastric feeding of seriously burned and long-term ventilated patients : a review of 55 patients. Burns 1997 ; 23 : 19-25.
34) Revelly JP, Tappy L, Berger MM, et al. Early metabolic and splanchnic responses to enteral nutrition in postoperative cardiac surgery patients with circulatory compromise. Intensive Care Med 2001 ; 27 : 540-7.
35) Ibrahim EH, Mehringer L, Prentice D, et al. Early versus late enteral feeding of mechanically ventilated patients : results of clinical trial. JPEN 2002 ; 26 : 174-81.
36) Berger MM, Berger-Gryllaki M, Wiesel PH, et al. Intestinal absorption in patients after cardiac surgery. Crit Care Med 2000 ; 28 : 2217-23.
37) Ho KM, Dobb GJ, Webb SAR. A comparison of early gastric and post-pyloric feeding in critically ill patients : a meta-analysis. Intensive Care Med 2006 ; 32 : 639-49.
38) Villet S, Chiolero RL, Bollmann MD, et al. Negative impact of hypocaloric feeding and energy balance on clinical outcome in ICU patients. Clin Nutr 2005 ; 24 : 502-9.
39) Rubinson L, Diette GB, Song X, et al. Low caloric intake is associated with nosocomial bloodstream infections in patients in the medical intensive care unit. Crit Care Med 2004 ; 32 : 350-7.
40) Berger MM, Revelly JP, Cayeux MC, et al. Enteral nutrition in critically ill patients with severe hemodynamic failure after cardiopulmonary bypass. Clin Nutr 2005 ; 24 : 124-32.
41) Sax HC, Illig KA, Ryan CK, et al. Low-dose enteral feeding is beneficial during total parenteral Nutrition. Am J Surg 1996 ; 171 : 587-90.

（奈良　理，浅井　康文）

2. 必要な投与エネルギー量と適切なエネルギー基質

はじめに

　侵襲時には，エネルギー需要の増加，蛋白異化，高血糖，骨格筋蛋白の崩壊などさまざまな代謝変動が生じる[1]。蛋白異化をはじめとした代謝亢進状態はサイトカイン，ホルモンによって惹起される生体防御反応である。しかしながら適切な代謝栄養管理を怠ると，骨格筋以外の蛋白崩壊のために酵素反応，免疫機能障害が発生する。その結果，呼吸，心機能障害，感染抵抗性の減弱による二次感染，創傷治癒遅延が惹起され予後を悪化させるため，栄養管理はきわめて重要である。栄養管理を初期から施行する意義に関してICU入室患者499人を対象に検討した報告によると，適切な栄養管理は入院期間，院内死亡率を有意に改善する[2]。本稿では投与カロリー量の再評価およびエネルギー基質として糖質，脂質，蛋白質に関して解説するとともに，熱傷，肝不全，敗血症，急性腎不全など集中治療領域で遭遇する代表的な病態における栄養管理法の概略を述べる。

1 投与カロリー量

　過不足のない適切なエネルギー投与を行うには，間接熱量計を用いて実測したmeasured energy expenditure（MEE）に基づいて投与する方法がもっとも正確である。測定に際しては鎮静薬，筋弛緩薬，カテコラミンなどの薬物投与，体位変換，気管内吸引などの看護処置，機械式人工呼吸の条件（F_{IO_2} 0.5，PEEP 10cm H_2O以上では測定不可）によって測定結果が大きく影響を受けることに留意したうえで，数回測定を行った平均値をもってMEEとするのが望ましい。血液浄化を行っている場合には二酸化炭素が透析膜を通して除去されるため二酸化炭素産生を過小評価する可能性を考慮し，透析を行っていない時間帯に測定する必要がある[3]。間接熱量計を使用できない場合には，計算式を用いてエネルギー所要量を推測する。一般的に用いられている方法は，Harris-Benedictの公式に基づいて，基礎エネルギー消費量（basal energy expenditure：BEE）をまず計算し，その値に経験的に求められたstress factorを乗じて投与カロリー量を決定する（表1）。エネルギー所要量は病期により刻々変化するにもかかわらず，Long，Wilmoreらの古典的な計算式には動的変数が含まれていない。最近ではカテコラミン量，鎮静（痛）薬量，筋弛緩薬の有無，敗血症の有無をはじめとしたエネルギー消費量に影響を与える動的変数を日に数回チェックすることにより，必要エネルギー量をより正確に推測する公式が報告されている[4]（表1）。

　Ireton-Jonesらの公式は，エネルギー消費量に影響を与える機械式人工呼吸，肥満，外傷などの有無を加味しており，MEEと相関が高い[5]。Frankenfieldら[6]の公式は56人の外傷患者を対象に423回の間接熱量計の測定を行い，体温，カテコラミン投与量，敗血症の有無などを変数に加えているが，MEEと比べ高値になることが多い[4]。Penn Stateらの公式は169人の人工呼吸器装着患者を対象にして，後向き解析にて算出しており，MEEとよく相関する[4]。

　糖質を中心とした高カロリー輸液は高血糖をはじめとしたさまざまな合併症を引き起こす危険性を有するため，overfeedingを避けるきめ細かい栄養管理が必要である。近年permissive underfeedingをはじめとして以前にも増してoverfeedingの危険性が強調されている。その根拠として，①侵襲患者におけるエネルギー所要量は従来から提唱されてきた予想値よりも少ない[7]（図1）。ICU入室患者でMEE/BEEを検討し

表1 代表的なエネルギー所要量計算式

Harris-Benedictの公式
　男性　BEE＝66.4730＋13.7516(W)＋5.0033(H)－6.7550(A)
　女性　BEE＝655.0955＋9.5634(W)＋1.8496(H)－4.6756(A)

Longらの公式
　BEE×(activity factor)×(injury factor)

activity factor
　control to bed 1.2
　out of bed 1.3

injury factor
　minor operation 1.2
　skeletal trauma 1.35
　major sepsis 1.6
　severe thermal burn 2.1

Wilmoreらの公式
　BEE×(stress factor)×1.25

stress factor
　mild starvation 0.85-1.00
　postoperative (no complication) 1.0-1.05
　peritonitis 1.05-1.25

Frankenfieldらの公式
　EE＝－11000－V_E(100)＋BEE(1.5)＋DOB(40)＋T(250)＋s(300)

Swinamweらの公式
　EE＝945(BSA)－6.4(A)＋108(T)＋24.2(R)＋81.7(VT)－4,349

Penn Stateらの公式
　EE＝BEE(1.1)＋V_E(32)＋T_{max}(140)－5,340

Ireton-Jonesらの公式
　呼吸器装着患者
　EE＝1,784－11(A)＋5(W)＋244(S)＋239(t)＋804(b)

　呼吸器非装着患者
　EE＝629－11(A)＋25(W)－609(o)

A：年齢，W：体重(kg)，H：身長(cm)，BEE：Harris-Benedictの公式から得られた値(cal)，V_E：分時換気量(L/min)，DOB：ドブタミン量(γ)，BSA：体表面積(m^2)，R：呼吸数(beats)，VT：1回換気量(L/min)，T_{max}：最高体温(℃)，T：体温(℃)，S：性別(男性1，女性0)，t：外傷有(1)・無(0)，b：熱傷有(1)・無(0)，o：肥満有(1)・無(0)，s：敗血症有(1)・無(0)

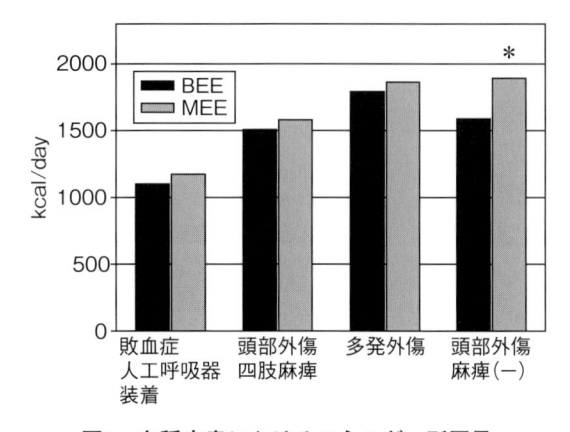

図1　各種疾患におけるエネルギー所要量
*P<0.05 vs BEE
(Jeejeebhoy KN. Permissive underfeeding of the critically ill patient. Nutrition Clin Prac 2004；19：477-80より引用)

た結果によると15-20％がhypometabolic，35-65％がhypermetabolic，30-50％がnormometabolicと報告されている[8]，②糖質過剰は二酸化炭素産生を増すため肺換気に負担をかけるとともに，脂肪肝の原因にもなる．③予定手術患者にBEE＋1,000cal/dayにて2週間高カロリー輸液を行うことにより術後合併症が増加する[9]．④熱傷患者を対象に投与カロリー量の影響を検討した報告によると，MEE/BEEの増加に応じて脂肪量の増加を認めるがlean body massの増加は認めない(図2)，また人工呼吸器装着期間，死亡率ともにMEE/BEEの増加に応じて悪化する[10]．⑤高血糖は創傷治癒遅延，感染に対する抵抗力低下，腸管運動麻痺を惹起する．van den Bergheらの報告によると，同程度の侵襲を受けた患者において血糖値を80-110mg/dLに維持するstrict glycemic controlは，従来の180mg/dL前後に血糖値を維持した場合と比べて，生存率，ICU滞在日数，敗血症併発率において有意な改善を認めている[11]．Overfeedingの悪影響は多くの動物実験でも証明されている．実験的腹膜炎モデルを用いて，動物をさまざまなカロリ

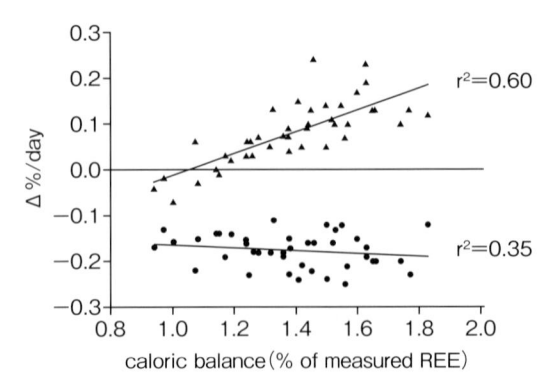

図2 投与カロリー量のbody compositionに与える影響

MEE/BEE増加に応じて脂肪重量の増加を認めるもののlean body massは増加しない．
●lean body mass, ▲脂肪重量

(Hart DW, Wolf SE, Herndon DN, et al. Energy expenditure and caloric balance after burn : increased feeding leads to fat rather than lean body mass accretion. Ann Surg 2002 ; 235 : 152-61より引用)

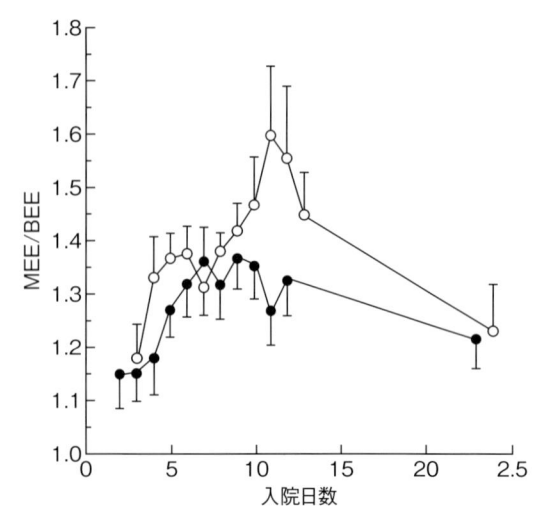

図4 MEE/BEEの経時的変動
○重症外傷（n=12），●敗血症（n=12）
mean ± SD

(Uehara M, Plank LD, Hill GL. Components of energy expenditure in patients with severe sepsis and major trauma : a basis for clinical care. Crit Care Med 1999 ; 27 : 1295-302より引用)

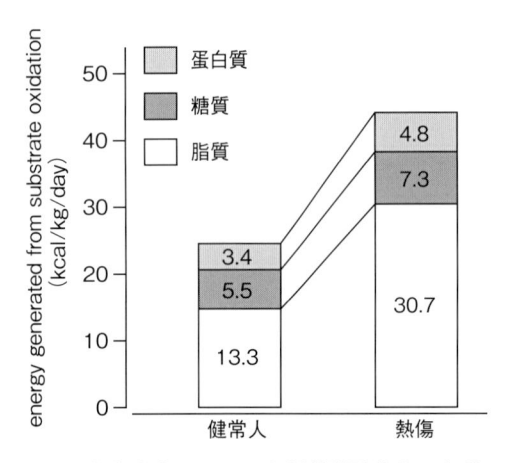

図3 熱傷患者における各種基質酸化率の変動

健常者に比べ熱傷患者におけるMEEは81％増加している．脂質，糖質，蛋白質の酸化率はおのおの132％，33％，41％熱傷患者で増加している．

(Herndon DN, Tompkins RG. Support of the metabolic response to burn injury. Lancet 2004 ; 363 : 1895-902より引用)

した転写因子の抑制，カタラーゼ，SOD（superoxide dismutase）などの抗酸化酵素の発現増加を惹起する[13]．

重症熱傷は代謝亢進がきわめて強い病態であるため栄養管理の是非が予後に大きく影響する[14]．図3に重症熱傷時における各種エネルギー基質の酸化率を示す．すべての基質における酸化亢進を認めるが，とりわけ脂質酸化の増加が著しい．1日あたりのエネルギー所要量はCurreriら[15]による25cal/kg＋40cal/％全熱傷表面積（TBSA）にて求める場合が多いが，この公式を用いると％TBSA 50以上の広範囲熱傷ではoverfeedingのおそれがある．Xieらによる（1,000cal×体表面積m²）＋（25cal/％ TBSA）もよく用いられている[16]．敗血症もエネルギー需要が亢進する疾患として知られている．しかしながら同じ敗血症であっても病期によって，また臓器障害の有無によってきめ細かい調節が必要となる．代謝亢進期にはBEEの1.5-2.0倍の高熱量が必要である．一方，敗血症ショック時，多臓器不全時には必要量はむしろ低下傾向を示す[17]．図4に外傷，敗血症患者におけるエネルギー所要量の経時的変化を示す．病期によ

一投与下で管理したところ，必要カロリー量の50％で維持した動物の生存率がもっともよく，高カロリー栄養を行った動物の死亡率がもっとも高かった[12]．糖質制限はTNF-αなどの炎症性サイトカインの産生抑制，NF-κBをはじめと

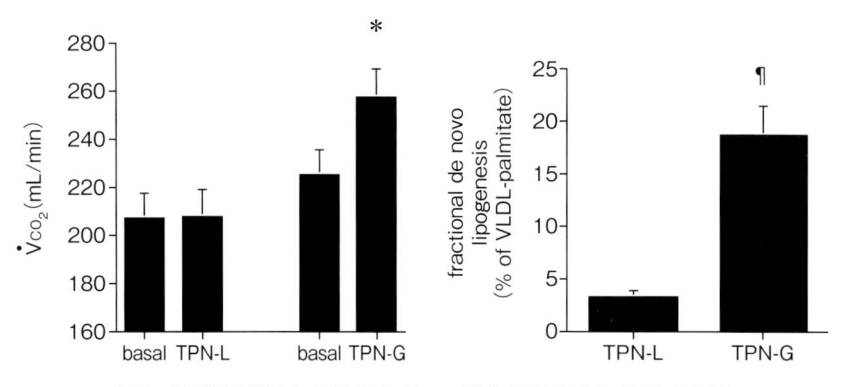

図5 糖質過剰投与の脂質合成，二酸化炭素産生に及ぼす影響
TPN-lipid：TPN-L，TPN-glucose：TPN-G
＊P<0.02 vs basal，¶P<0.02 vs TPN-L
(Tappy L, Schwarz JM, Schneiter P, et al. Effects of isoenergetic glucose-based or lipid-based parenteral nutrition on glucose metabolism, de novo lipogenesis, and respiratory gas exchange in critically ill patients. Crit Care Med 1998；26：860-7より引用)

り必要量が異なっているが，おおむね受傷後2週間でピークに達する[18]。腎不全患者のエネルギー所要量に関しては一定の見解が得られていない。急性腎不全の動物モデルにおいて酸素消費量が減少することより"uremic hypometabolism"と称される[19]反面，エネルギー需要量が増すとする報告もある。腎不全そのものはエネルギー消費に大きな影響を与えておらず，基礎疾患もしくは合併症によってエネルギー消費が変化すると一般的に考えられている。通常30-35cal/kg/dayを目標にカロリー投与が行われている。

2 エネルギー基質

1) 糖質

糖質補給が不十分な場合には，肝グリコーゲンの消費，さらには筋蛋白異化にて動員された糖原性アミノ酸による糖新生が行われ，不足した糖質を維持する代償機構が働く。すなわち栄養管理上，糖質投与はカロリー補給のみならず蛋白異化軽減のためにも欠かすことができない。糖質は1gあたり4calの熱量を産生しカロリー源の中心となる。グルコース以外にフルクトース，キシリトース，マルトースを含んだ製剤も利用可能であるが基本的にはインスリンにて調節可能なグルコースを主体に使用する。適量なグルコース投与を行うには血糖値および間接熱量計から得られる呼吸商(RQ)を指標とする。ブドウ糖のRQは1.0で脂肪は0.707である。RQが1.0に近ければブドウ糖が，0.7に近ければ脂肪が多く燃焼されている。ブドウ糖の酸化される限度は成人でおよそ4mg/kg/minであり，これを超えるとグリコーゲン合成および脂質合成に余剰な糖質が使われる。Tappyら[20]はICU入室中の16人を対象に総カロリー，窒素投与量を等しくしたうえで，カロリーの75％を糖質(TPN-glucose)，もしくは70％を脂質(TPN-lipid)に調整した2種類の完全静脈栄養(total parenteral nutrition：TPN)を5日間施行しglucose/lipid比の脂肪酸合成に対する影響を検討した。その結果によると3.4mg/kg/minでブドウ糖を投与したTPN-glucose群では脂肪酸合成の亢進を示している(図5)。この状態では二酸化炭素産生量も多く，RQも1.0を超えて糖質に起因したoverfeedingと判断されるため糖質投与を減量する必要がある。

耐糖能に問題のある症例ではブドウ糖5gに1単位のレギュラーインスリンを投与し，以後随

時血糖値の変動を確認することにより適切なインスリン量を決定する。

2）脂質

　脂質は1gあたり8calの高熱量を産生するため重要なカロリー源であり，必須脂肪酸，脂溶性ビタミンの補給としても必須である。熱傷，敗血症などの侵襲時には脂質分解の亢進によって内因性の脂肪が動員される。脂肪酸酸化亢進は，TNF，インターロイキン（interleukin：IL)-1などの炎症性サイトカインの上昇に起因すると考えられている[21]。これらのサイトカインは脂肪組織における脂質分解を促すとともに，肝臓でのVLDL合成，放出を促進する（図6）。その結果，貯蔵エネルギーである内因性脂肪が動員され，末梢組織でエネルギー源として消費されやすい状態になる。しかしながら外因性の脂肪乳剤は内因性のVLDLと代謝経路が異なるため一概に脂肪乳剤がエネルギー基質として望ましいとはいえない。腎不全患者における末梢組織および肝臓におけるリポプロテインリパーゼ（lipoprotein lipase：LPL）は著明に低下しているため，脂肪の代謝は悪くエネルギー基質としての脂質投与は不適切と考えられている[22]。高度肝障害時にも脂肪乳剤は基本的には使用しない。長鎖脂肪酸のミトコンドリア膜通過時に必要であるカルニチン合成は，肝疾患にて減少するため，脂肪の投与により長鎖脂肪酸が肝細胞に蓄積し，肝障害を一層助長する。さらに脂肪投与はFas発現を増加させ肝細胞アポトーシスを促すため肝再生に対しても好ましくない[23]。高度肝腎障害時には積極的な脂肪投与は控えて，必須脂肪酸補給目的に脂肪乳剤を週に2-3回投与するのが安全である。人工呼吸器からのweaningの際には糖質に対し二酸化炭素産生の少ない脂肪の比率を増した栄養管理が有用である。近年，脂質が細胞膜，受容体構成成分として，またエイコサノイド代謝産物を介してさまざまな生理活性物質として機能していることが明らかにされ，脂肪製剤のpharmaco-nutritionalな側面も考慮した投与方法が注目されている[24]。静脈栄養に用いる脂肪乳剤は大豆

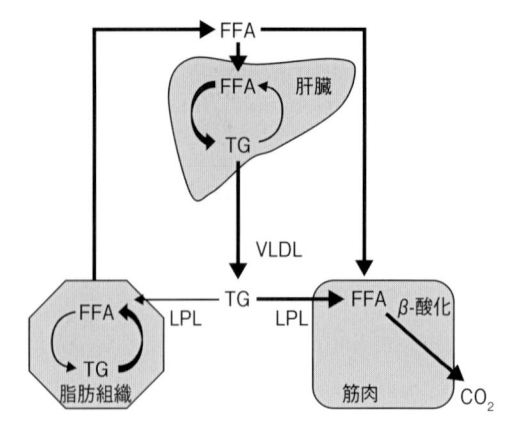

図6　TNFの全身脂質代謝に及ぼす影響
　TNFは，脂肪組織における脂質分解，肝臓におけるVLDL合成，放出，筋肉における脂肪酸酸化を亢進させる．太線は亢進する経路を示す．
　Lipoprotein lipase：LPL, free fatty acid：FFA, triacylglycerol：TG

油を原料に用いておりω-6系のリノール酸が55％，ω-3系のリノレン酸が6％とω-6系優位である。ω-6系のアラキドン酸はシクロオキシゲナーゼやリポキシゲナーゼにより分解され炎症促進性の代謝産物を産生する。一方ω-3系のエイコサペンタエン酸，ドコサヘキサエン酸は同一の酵素で代謝を受け炎症抑制性の代謝産物を産生する。
　Mayerらは21人の敗血症患者に対してω-6系を主体とする通常の脂肪乳剤と，ω-6/ω-3系比を高めた脂肪乳剤を5日間投与し単核球のサイトカイン産生能に及ぼす影響を検討している。その結果によると，単核球における炎症性サイトカイン産生は通常の脂肪乳剤で高く，ω-3系優位な脂肪乳剤投与により炎症性サイトカイン産生が抑制されるとしている[25]。
　高度外傷，重症熱傷などの強い侵襲を受けると生体は炎症を惹起し，傷害組織の修復を開始するとともに，抗炎症性サイトカインの産生をも同時に促し，炎症，抗炎症における全身の均衡を保っている[26]。炎症，抗炎症間のバランスは，生体側の反応性，侵襲の強さ，侵襲後の時期により異なると考えられている。一般的に侵襲後早期には炎症優位であるがその後，抗炎症反応の優位な時期に陥ると考えられている（図

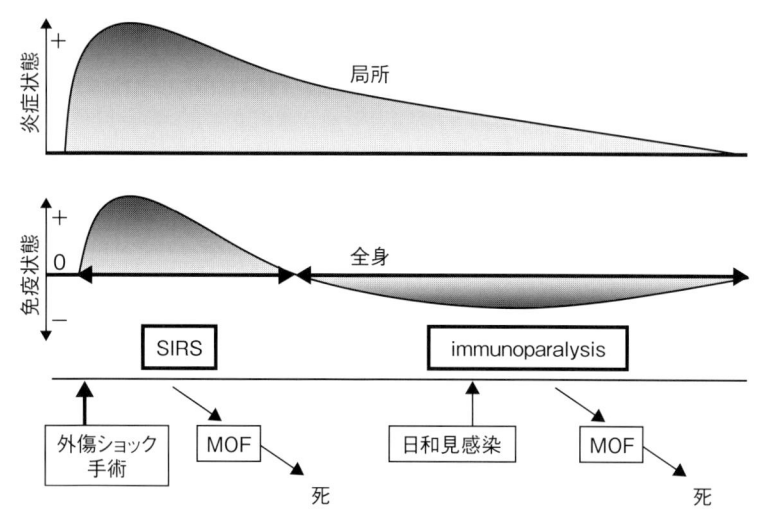

図7 侵襲後における免疫，炎症動態の経時的変動
侵襲後早期は炎症反応優位であるが，その後抗炎症反応優位になり免疫抑制期に陥る．過剰なSIRSも死亡原因となるものの，多くは免疫抑制期に生じる日和見感染が死因となる．
（武山直志，田中孝也，野口 宏．免疫調節を行うために必要な免疫学的モニタリング．日救急医会誌 2006；17：199-209より引用）

7）．また糖尿病，肝硬変などの基礎疾患を有する場合には炎症反応は不十分で抗炎症反応が主体となる．現在，魚油を添加することによりω-3系の比率を高めた経腸栄養剤が市販され臨床応用されている．重症感染症，高度外傷に対して脂肪投与を行う場合には生体の炎症，抗炎症状態をモニタリングしたうえで，ω-6/ω-3系比を調整するなど細かな配慮を行うことが望まれる[27]．

急性肺損傷（acute lung injury：ALI）/（急性呼吸窮迫症候群：ARDS）患者に長鎖脂肪酸を主成分とした脂肪乳剤を急速投与すると肺動脈圧，肺血管抵抗の増大，換気，血流比不均衡により肺酸素化が悪化することが知られている．ω-6系由来のエイコサノイドによる血管収縮が原因と考えられている[28]．大豆油を原料とし長鎖脂肪酸のみで構成される現在の脂肪乳剤はω-6系のリノール酸が主成分であるため肺酸素化障害，炎症の増幅などの欠点を有する．一方中鎖脂肪酸はカルニチン非依存性のため代謝が早く，またエイコサノイド合成に関与しないなど多くの特徴を有している．中鎖脂肪酸/長鎖脂肪酸混合製剤は経管栄養剤としてすでに臨床応用されているが，長鎖脂肪酸に認められる肺酸素化障害も改善されており今後その普及が見込まれる[28]．

3 蛋白異化

侵襲下では主に骨格筋蛋白の分解により窒素バランスは負になる．しかしながらすべての臓器において異化が亢進するのではない．重症肝疾患を除いて，肝臓においては骨格筋から遊離したグルタミンを取り込むことにより糖新生および急性相蛋白合成を行い蛋白同化に向かう．骨格筋における蛋白分解は，TNF-α，IL-1などの炎症性サイトカイン，コルチゾールならびに酸化ストレス[29]によって引き起こされる．最初にアクチンとミオシンがcalcium/calpain作用によって筋線維から遊離する．遊離したアクチンとミオシンはユビキチン化されたのち，26Sプロテオゾームにて分解される[29]．また骨格筋蛋白が，強いラジカル作用を持つペルオキシナイトライトによりチロシン基のニトロ化を

受けるとユビキチン化されやすくなるため，ユビキチン/プロテオゾーム経路で容易に分解される（図8）。

　筋蛋白分解を抑制するためにホルモン投与および栄養管理が試みられている。蛋白同化作用を有するホルモンには，インスリン，成長ホルモン，insulin-like growth factor I，テストステロンが知られている[30]。適切な栄養管理は蛋白異化をある程度抑制する効果を有する。投与する栄養素としてはブドウ糖単独でなくアミノ酸を同時に補給することが必要である。アミノ酸必要量は非侵襲下において，ほぼ1g/kg/dayであるが，侵襲下で，肝腎障害を認めない場合には1.5-2g/kg/dayと多くするのが一般的である。したがってcal/N比は非侵襲下では150-200，侵襲下では100前後となる。アミノ酸の組成としては分枝鎖アミノ酸，グルタミン，L-アルギニンを多く含有した特殊アミノ酸製剤に異化抑制効果があるとされる。

　筋蛋白分解亢進およびアミノ酸の細胞取込み障害により急性腎不全患者における窒素バランスは負に傾くことが特徴的である。その結果，窒素排泄障害と相まって高窒素血症が進行する。蛋白異化を抑制するための蛋白投与量に関しては一定の見解が得られていない。Scheinkestelら[31]は，continuous renal replacement therapy（CRRT）を行っている40人の急性腎不全患者を対象にして1.5，2.0，2.5g protein/kg/dayの3種類の蛋白投与にて管理したところ2.0g protein/kg/day以上の高蛋白投与にて窒素バランスの改善を認めたと報告している。CRRT施行中の急性腎不全患者に対する高蛋白質投与の有効性はBellomoら[32]も報告している。その報告によると，35cal/kg/day，2.5g protein/kg/dayの栄養管理にて窒素バランスを良好に保ったとしている。わが国では血液浄化を行っていない時期にはBUNの上昇を抑えるために投与カロリー2,000cal/day，cal/N比400-500とする低蛋白，高カロリー投与にて管理される場合が多い。血液浄化を加えた場合でも1.5g protein/kg/day以上の蛋白投与を行うことは少ない。2.0g protein/kg/day以上の蛋白を投与しBUNの上昇を抑制するには2L/hr以上のhigh flowの浄化量を必要とする。

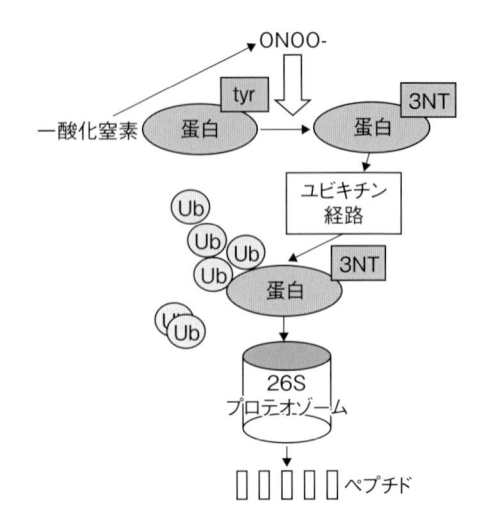

図8　ユビキチン/プロテオゾーム系による筋蛋白分解

　一酸化窒素由来のペルオキシナイトライトは，チロシンをニトロ化する。3ニトロチロシンを有する蛋白はユビキチン化を受けやすくなる．ユビキチン化された蛋白質は26Sプロテオゾームにてペプチドに分解される．

　tyr：チロシン，3NT：3ニトロチロシン，Ub：ユビキチン

（Rabuel C, Mebazaa A. Muscle failure in septic patients. In：Vincent JL, editor. Yearbook of intensive care and emergency medicine. New York：Springer；2004. p. 68-81より引用）

【文献】

1) Dabrowski GP, Rombeau JL. Practical nutritional management in the trauma intensive care unit. Surg Clin North Am 2000；80：921-32.

2) Martin CM, Doig GS, Heyland DK, et al. Multicentre, cluster-randomized clinical trial of algorithms for critical-care enteral and parenteral therapy（ACCEPT）. CMAJ 2004；170：197-204.

3) Chan LL. Nutritional support in acute renal failure. Curr Opin Clin Nutr Metab Care 2004；7：207-12.

4) Eduardo EMR, Valeria GFA, Monica HNS, et al. Can measured resting expenditure be estimated by formulae in daily clinical nutrition practice? Curr Opin Clin Nutr Metab Care 2005；8：319-28.

5) MacDonald A, Hildebrandt L. Comparison of formulaic equations to determine energy expenditure in the critically ill patient. Nutrition 2003；19：233-9.

6) Frankenfield DC, Omert LA, Badellino MM, et al. Cor-

relation between measured energy expenditure and clinically obtained variables in trauma and sepsis patients. J Parenter Enter Nutr 1994 ; 18 : 398-403.
7) Jeejeebhoy KN. Permissive underfeeding of the critically ill patient. Nutrition Clin Prac 2004 ; 19 : 477-80.
8) Alves VGF, Rocha EEM, Silva MHN, et al. Indirect calorimetry : a practical approach in intensive care. Clin Nutr 2004 ; 23 : 853.
9) The veterans affairs total parenteral nutrition (TPN) cooperative study group : Perioperative TPN in surgical patients. N Engl J Med 1991 ; 325 : 525-32.
10) Hart DW, Wolf SE, Herndon DN, et al. Energy expenditure and caloric balance after burn : increased feeding leads to fat rather than lean body mass accretion. Ann Surg 2002 ; 235 : 152-61.
11) van den Berghe G, Wouters P, Weekers F, et al. Intensive insulin therapy in critically ill patients. N Engl J Med 2001 ; 345 : 1359-67.
12) Alexander JW, Gonce SJ, Miskell PW, et al. New model of studying nutrition in peritonitis : the adverse effect of overfeeding. Ann Surg 1989 ; 209 : 334-40.
13) Chandrasekar B, Nelson JF, Colston JT, et al. Calorie restriction attenuates inflammatory responses to myocardial ischemia-reperfusion injury. Am J Physiol Heart Circ Physiol 2001 ; 280 : H2094-102.
14) Herndon DN, Tompkins RG. Support of the metabolic response to burn injury. Lancet 2004 ; 363 : 1895-902.
15) Curreri PW, Richmond D, Marvin J, et al. Dietary requirements of patients with major burns. J Am Diet Assoc 1974 ; 65 : 415-9.
16) Xie WG, Li A, Wang SL. Estimation of the calorie requirements of burned Chinese adults. Burns 1993 ; 19 : 146-9.
17) 長谷部正晴, 小林国男. 敗血症における代謝栄養障害. 救急医学 1986 ; 10 : 1267-75.
18) Uehara M, Plank LD, Hill GL. Components of energy expenditure in patients with severe sepsis and major trauma : a basis for clinical care. Crit Care Med 1999 ; 27 : 1295-302.
19) Om P, Hohenegger M. Energy metabolism in acute uremic rats. Nephron 1980 ; 25 : 249-53.
20) Tappy L, Schwarz JM, Schneiter P, et al. Effects of isoenergetic glucose-based or lipid-based parenteral nutrition on glucose metabolism, de novo lipogenesis, and respiratory gas exchange in critically ill patients. Crit Care Med 1998 ; 26 : 860-7.
21) Wolfe RR, Shaw JHF, Durkot MJ. Effect of sepsis on VLDL kinetics : responses in basal state and during glucose infusion. Am J Physiol Endocrinol Metab 1985 ; 248 : E732-40.
22) Mari A, Hardy G. Practical implications of nutritional support during continuous renal replacement therapy. Curr Opin Clin Nutr Metab Care 2001 ; 4 : 219-25.
23) Tazuke Y, Drongowski RA, Btaiche I, et al. Effects of lipid administration on liver apoptotic signals in a mouse model of total prenteral nutrition (TPN). Pediatr Surg Int 2004 ; 20 : 224-8.
24) Yaqoob P. Lipids and the immune response : from molecular mechanisms to clinical applications. Curr Opin Clin Nutr Metab Care 2003 ; 6 : 133-50.
25) Mayer K, Gokorsch S, Fegbeutel C, et al. Parenteral nutrition with fish oil modulates cytokine response in patients with sepsis. Am J Respir Crit Care Med 2003 ; 167 : 1321-8.
26) 武山直志, 田中孝也, 野口 宏. 免疫調節を行うために必要な免疫学的モニタリング. 日救急医会誌 2006 ; 17 : 199-209.
27) Hasselmann M, Reimund JM. Lipids in the nutritional support of the critically ill patients. Curr Opin Crit Care 2004 ; 10 : 449-55.
28) Faucher M, Bregeon F, Gainnier M, et al. Cardiopulmonary effects of lipid emulsions in patients with ARDS. Chest 2003 ; 124 : 285-91.
29) Rabuel C, Mebazaa A. Muscle failure in septic patients. In : Vincent JL, editor. Yearbook of intensive care and emergency medicine. New York : Springer ; 2004. p. 68-81.
30) Wray CJ, Mammen JMV, Hasselgren PO. Catabolic response to stress and potential benefits of nutrition support. Nutrition 2002 ; 18 : 971-7.
31) Schneeweiss B, Graninger W, Stockenhuber F, et al. Energy metabolism in acute and chronic renal failure. Am J Clin Nutr 1990 ; 52 : 596-601.
32) Bellomo R, Ronco C. How to feed patients with renal dysfunction. Curr Opin Crit Care 2000 ; 6 : 239-46.

(武山　直志, 野口　宏)

3. 重症患者に適した組成のアミノ酸製剤

はじめに

侵襲時の蛋白代謝を改善するに適した組成のアミノ酸に加えて，高度侵襲特に重症感染症や重症熱傷などで免疫応答の調節，サイトカイン産生や炎症反応の調節，細菌増殖の抑制・殺菌能，微少循環の維持などの生態防御反応に影響するアミノ酸が明らかになっている。これを選択するときの考え方を中心に述べるが，まだ議論の余地がある点が多い。

なお，肝不全，腎不全については，他の稿でその「病態生理」や「栄養管理の実際」の優れた解説があるので，本稿では特殊組成アミノ酸製剤の紹介にとどめる。

1 侵襲時のアミノ酸代謝と分枝鎖アミノ酸 (branched chain amino acid：BCAA)

1) 侵襲時の蛋白代謝の基礎

a. 蛋白代謝の重要性

蛋白は，代謝の中心的な場である細胞成分 (body cell mass) の構成成分であり，種々の酵素活性，成長，精神的活動や免疫応答に深くかかわっている。重症患者では適切な栄養・代謝管理がなされないと，蛋白代謝は急速に破綻し，エネルギー源の枯渇，酵素機能の低下とともに，代謝の場であるbody cell massが急速に減少して臓器の機能不全を来し，同時に進行する免疫能の低下による感染症の発生などと相俟って直接に生命が脅かされることになる。したがってこれを少しでも少なくするために蛋白代謝の維持は必須であり，アミノ酸代謝管理は重要となる。

b. 蛋白代謝動態

生体は絶えず新しい蛋白を合成すると同時に，古い蛋白を分解して新しい蛋白と入れ換えており，その速度は栄養条件や生体の病態により大きく変動する[1]。蛋白代謝回転の測定は，人体に無害な安定同位元素の^{13}Cや^{15}Nで標識したグリシン，ロイシンなどをトレーサーとし，種々の蛋白代謝モデルを想定して行われる。著者らは^{15}Nグリシンを高カロリー輸液とともに定速静注して尿中総窒素をend productとして全身蛋白合成，分解を測定し，侵襲の大きさや栄養投与の影響などにつき検討した[2]。

外科侵襲下における蛋白異化の亢進は古くから認められている。これは骨格筋などを犠牲にして侵襲下でより重要な蛋白の合成や緊急時に必要なエネルギー基質の材料をアミノ酸の形で供給する生体反応と連動している[3]。すなわち侵襲下におけるアミノ酸の供給は体蛋白の分解により行われ，消費はエネルギー基質への変換と蛋白合成への取込みにより行われている（図1）。したがって侵襲下のアミノ酸代謝の理解のためには，蛋白代謝の面からは合成と分解を含むkineticsの把握が必要となる。

c. 蛋白アミノ酸代謝における骨格筋の重要性

骨格筋は蛋白代謝調節において量的にも質的にも大きな位置を占めている。これは特に侵襲や肝不全，腎不全などの病態下で重要である。全身の蛋白アミノ酸代謝管理をするとき，骨格筋をターゲットにする理由がここにある。以下に外科侵襲下でのわれわれの検討結果を示す。

■アミノ酸代謝

蛋白は糖質や脂質と炭素骨格を相互変換する。多くのアミノ酸はアミノ基転移反応によってα-アミノ窒素が除去され，一部酸化を受けた残りの炭素骨格は両性代謝中間体に代謝され

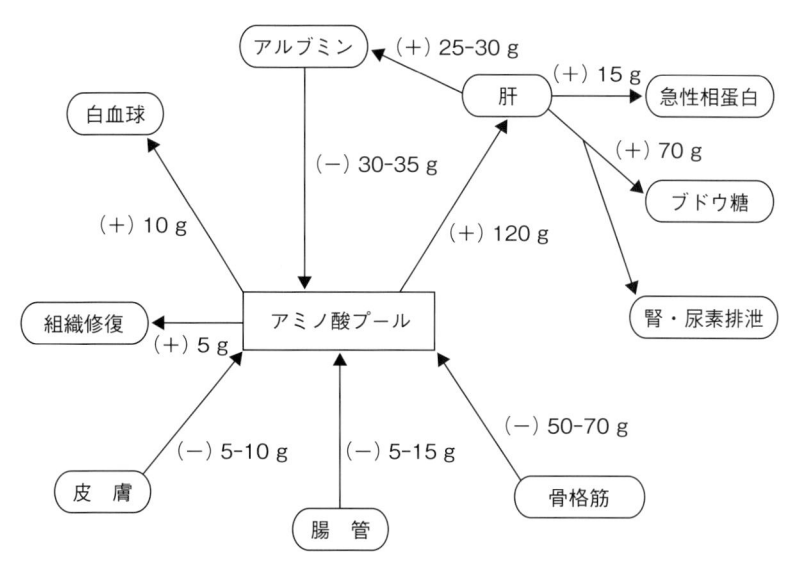

図1 侵襲下におけるアミノ酸の再配分
(Blackburn GL, Maini BS, Pjerce EC Jr. Nutrition in the critically ill patients. Anesthesiology 1997；47：181より改変引用)

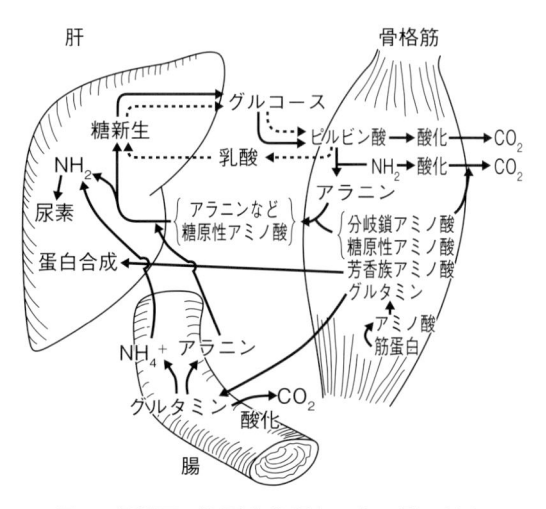

図2 侵襲下の筋蛋白分解とアミノ酸の流れ

たあと，糖質・脂質またはその両者を生成する。

　アミノ酸は蛋白代謝をとおして臓器間交換され，血漿アミノ酸濃度の恒常性を保っている。筋肉は体内のアミノ酸プールの大半を供給し，肝臓はこれを取り込んで窒素老廃物の処理を行い，またアラニンよりの糖新生を行う。筋肉からはアミノ酸，特にアラニン，グルタミンが放出され，アラニンは主として肝臓に，グルタミンは腸および腎臓に取り込まれアラニンに変換される。

　蛋白質の大半を占める骨格筋はエネルギー代謝上も重要な機能を果たしている。骨格筋や赤血球でグルコース分解の結果生ずる乳酸が肝臓に運ばれグルコースに再生されて全身のエネルギー源となるCori回路はよく知られている。また骨格筋でのピルビン酸のアミノ基転移によりアラニンを生成し，肝臓に運ばれてこれをグルコースに戻してエネルギー源として血流中に放出するグルコース・アラニン回路も重要である（図2）。

■**侵襲下における全身蛋白代謝**

　全身蛋白合成速度，分解速度は^{15}Nグリシンを高カロリー輸液とともに定速静注して求められる。侵襲下における蛋白代謝動態の変動は侵襲の大きさにより一様でない。われわれが^{15}Nグリシンの定速静注法で測定したところによれば，胃や大腸手術など中等度侵襲下では全身蛋白分解の増加をみるが，食道癌手術など過大侵襲下では合成も増し分解はそれ以上に増していた。尿中総カテコラミン排泄量を侵襲の指標とすると，侵襲が大きくなると蛋白合成も増すが，分解はそれ以上に増加し，蛋白代謝回転は侵襲の大きさとよく相関して変動することがわかる（図3）[4]。

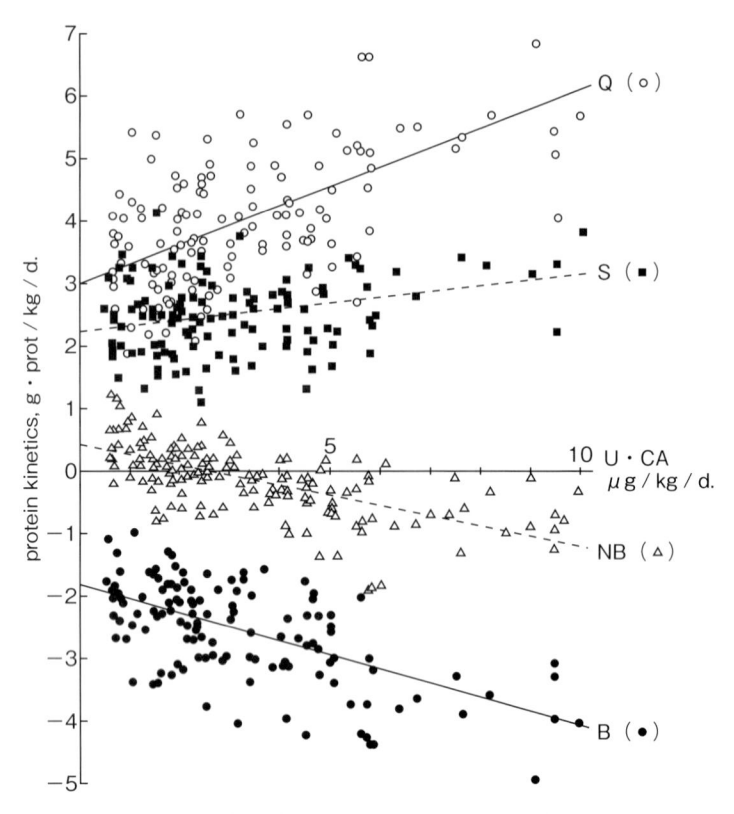

図3 侵襲の大きさ（UCA）と全身蛋白回転速度（Q），蛋白合成速度（S），蛋白分解速度（B），窒素平衡（NB）との相関

(Tashiro T, Yamamori H, Takagi K, et al. Effect of severity of stress on whole-body protein kinetics in surgical patients receiving total parenteral nutrition. Nutrition 1996；12：763-5より引用)

■ 全身蛋白分解速度に占める骨格筋蛋白分解量の割合（図4，5）

骨格筋蛋白分解量は，尿中3-methylhistidine排泄量から算出される。先に述べた[15]Nグリシン定速静注法で測定した全身蛋白分解速度を用い，骨格筋蛋白分解量/全身蛋白分解速度（％）を求めると，術前は20％前後であったが，胃大腸手術術後第3病日で34％，食道癌術術後第3病日で43％であった。食道癌手術と胃大腸手術の全例について，全身蛋白分解速度/骨格筋蛋白分解量（％）と尿中カテコラミン排泄量の間には強い相関を認め，侵襲が大きくなるほど骨格筋の貢献度が高くなった[5]。

■ 侵襲期における動脈血遊離アミノ酸濃度および遊離アミノ酸大腿動静脈較差の変化

血漿遊離アミノ酸の中で，侵襲下の蛋白代謝において重要であるといわれているアラニン，グルタミン，分枝鎖アミノ酸（branched chain amino acid：BCAA）であるバリン，ロイシン，イソロイシンおよび骨格筋の合成・分解のネットバランスを表すフェニルアラニンとチロシンに注目し，下肢骨格筋のアミノ酸の代謝動態をその動静脈較差（動脈血濃度-静脈血濃度）より検討した[6]。

アラニンの動脈血濃度は，両群とも術後低下するが特に食道癌手術後で低下が大きかった。アラニンは骨格筋から常に放出されているが，食道癌術後で放出が多かった。

グルタミンの動脈血濃度は，術後著明に低下し，食道癌術後で低下が大きかった。グルタミンもアラニン同様骨格筋から常に放出されているが，食道癌術後で放出が多かった。

BCAA3種の総和で見ると，動脈血濃度は両群とも術後低下した。BCAAは通常骨格筋に取

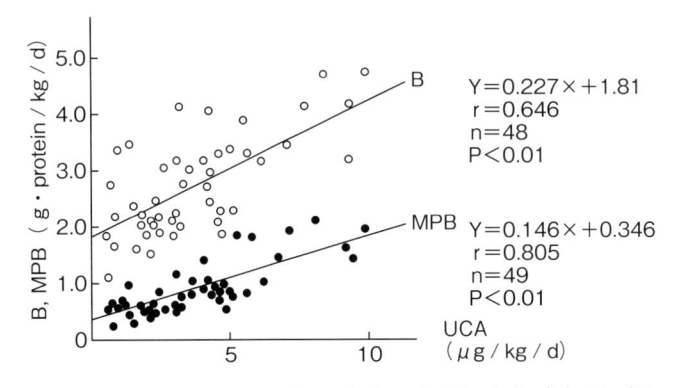

図4 侵襲の大きさ（UCA）と全身蛋白分解速度（B）及び骨格筋分解速度（MPB）との相関
（大原信行，田代亜彦，山森秀夫ほか．外科侵襲下における骨格筋アミノ酸代謝の検討．外科と代謝・栄養 1995；29：15-24より引用）

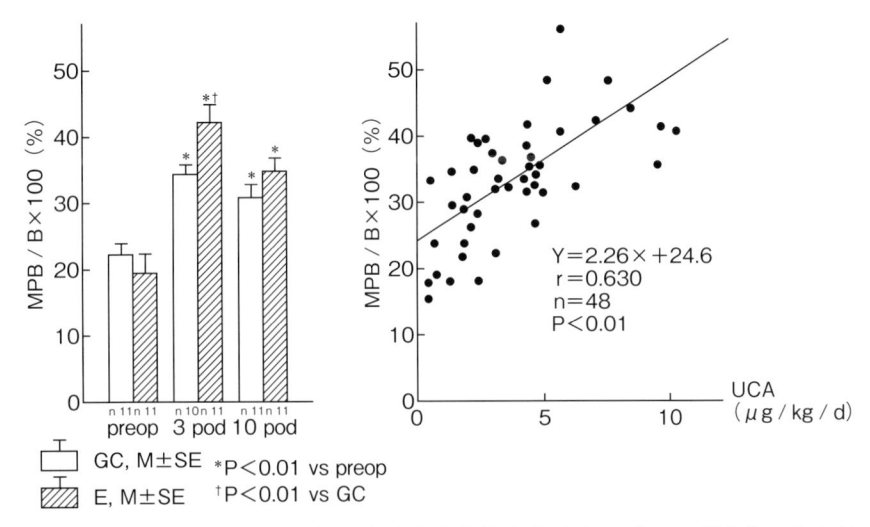

図5 骨格筋分解速度（MPB）が全身蛋白分解速度（B）に占める割合と，その割合と侵襲の大きさ（UCA）との相関
（大原信行，田代亜彦，山森秀夫ほか．外科侵襲下における骨格筋アミノ酸代謝の検討．外科と代謝・栄養 1995；29：15-24より引用）

り込まれているが，胃大腸手術術後では変わらず，食道癌手術術後では取り込みから放出に転じた．

フェニルアラニンとチロシンは食道癌術後手術で負となり，分解が合成を上回っていることを示した．

このように大腿動・静脈アミノ酸較差から見ると，グルタミン，アラニンの骨格筋からの放出は術後増加し，食道癌術後では胃・大腸手術術後に比べ有意に放出が多かった．しかしこのとき血漿遊離アミノ酸は低下する事実から，侵襲下ではこれらのアミノ酸の需要が増して消費が激しいことを示唆している（図6）．

2）高濃度（30-36％）BCAAを含む総合アミノ酸製剤

侵襲時でも，これまで開発されたアミノ酸製剤をその投与量，エネルギー基質，エネルギー投与量との兼ね合いなどを考慮すれば，かなり

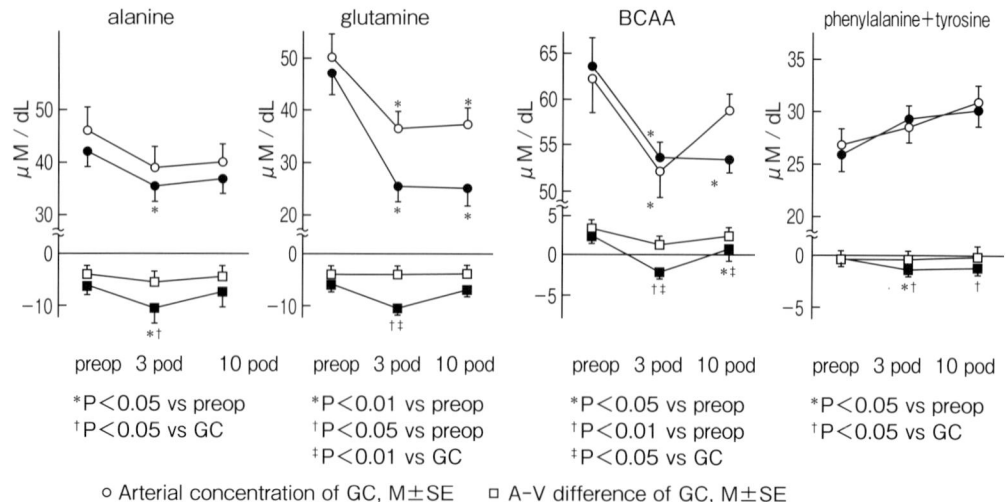

図6 術前および術後における動脈血遊離アミノ酸濃度およびアミノ酸大腿動静脈較差
(大原信行, 田代亜彦, 山森秀夫ほか. 外科侵襲下における骨格筋アミノ酸代謝の検討. 外科と代謝・栄養1995;29:15-24より引用)

の効果を上げることができる．しかし，侵襲が過大になると効果がなくなるとの手詰まり感の中で，BCAAを多く含むものがこれを解決するかも知れないとの大きな期待が持たれた．BCAA輸液の臨床応用の端緒となったのは，後述するFischerらの肝不全用特殊アミノ酸製剤であるが，侵襲期でもBCAAが有効なのではないかとの指摘がなされ，わが国ではこれをうけた研究が先に進むことになった．

a. TEO基準準拠アミノ酸製剤の開発

アミノ酸製剤には古い歴史があるが，現在広く用いられている総合アミノ酸製剤は，FAO/WHOの人乳組成に準拠したものと，これを改良したTEO規準に準拠したものである．

前者は1965年，FAOとWHOが合同で蛋白質の必要量に関する専門家会議を開き，必須アミノ酸と非必須アミノ酸の比を1：1にしたL型結晶アミノ酸混合液として開発したものである．非必須アミノ酸についても生体の蛋白質を構成するすべてのアミノ酸が加えられた．これは現在でも後者とともに遜色なく使われているが，どちらかといえば非侵襲下で使われることが多い．

後者のTEO基準は1980年に開発された．1968年Dudrickらによって始められた高カロリー輸液の普及により，アミノ酸製剤が大量に使用されるようになり，特に術後の侵襲期や回復期に適合し，小児や高齢者にも使用可能なアミノ酸組成を持ったアミノ酸製剤が強く望まれた結果開発されたものである．その特徴としては，侵襲下のアミノ酸代謝を想定しBCAAの配合比を30-36%まで増量していること，必須アミノ酸と非必須アミノ酸の比を1.4：1と必須アミノ酸がやや多いこと，メチオニン/システイン比，フェニルアラニン/チロシン比が生理的な比に近いこと，また非必須アミノ酸のうちグルタミン酸とアスパラギン酸の減量，グリシン配合比の低下などが挙げられる．なお，どの製剤もロイシン，イソロイシンの量は大きく変わらないが，BCAA配合比を36%としたものは，溶解しやすいバリンを増量している．

b. TEO基準準拠アミノ酸製剤の効果

感染を含まない腹部手術の術前術後に，BCAAを30%含むTEO基準準拠アミノ酸製剤を投与する高カロリー輸液の効果を，従来のFAO/WHO準拠アミノ酸製剤と比較検討した[7]．

①累積窒素平衡はTEO基準準拠アミノ酸製剤

が有意に良好であった．また，術後の血清rapid turnover proteinはTEO基準準拠アミノ酸製剤でFAO/WHO準拠アミノ酸製剤より高かった．しかし，TEO基準準拠アミノ酸製剤は侵襲ホルモンやインスリンの分泌に影響せず，また尿中3-methylhistidineの排泄量にも影響しなかった．

②遊離アミノ酸大腿動静脈較差

BCAAはいずれのアミノ酸も術前術後とも骨格筋へ取り込まれているが，取り込みはTEO基準準拠アミノ酸製剤で有意に高かった．

アラニン，グルタミンは術前術後を通じて骨格筋から放出され，術後で増加するが，TEO基準準拠アミノ酸製剤で特にアラニンの骨格筋からの放出の増加が顕著であり，FAO/WHO準拠アミノ酸製剤投与時に比べ2倍の放出であった．

骨格筋の合成分解のネットバランスを示すフェニルアラニンとチロシンの較差は，TEO基準準拠アミノ酸製剤でもFAO/WHO準拠アミノ酸製剤と変わらなかった（図7）．

③結論

高濃度BCAA総合アミノ酸製剤は骨格筋がBCAAを盛んに取り込んで，アラニン，グルタミンを作って全身に放出供給し，肝臓などに送られて内臓蛋白の合成を促し，全身蛋白代謝を改善するものと思われた．筋蛋白自身の合成分解への影響は明らかでなかった．この所見は多くの報告とほぼ同じであり[8]，TEO基準準拠アミノ酸製剤の有用性が示された．ただ，ASPENガイドライン（Guidelines for the Use of Parenteral and Enteral Nutrition in Adult and Pediatric Patients）にも示されているごとく，さらにoutcome studyが必要である．

3）さらに高濃度（45-50％）BCAAを含む総合アミノ酸製剤

熱傷，重症感染症など重症の病態には，さらに高濃度のBCAAアミノ酸製剤が有効なのではないかとの期待のもと，45-50％BCAAアミノ酸製剤の検討が1990年前後に行われた．われわれも，ロイシン：イソロイシン：バリンを2：

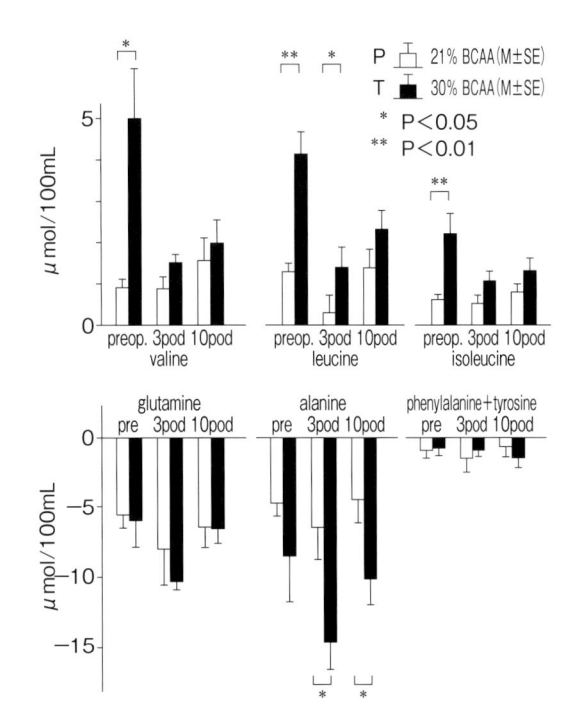

図7 21％および30％BCAAを用いた高カロリー輸液における術前術後のアミノ酸大腿動静脈較差
（武田雄一，田代亜彦，真島吉也ほか．外科侵襲下における高濃度分岐鎖アミノ酸投与の効果，日外誌 1991；92：785-93より引用）

1：1含む45％BCAAアミノ酸製剤をメーカーに依頼して試作し，臨床検討を行った．しかし，当時のデータを見ると結果は惨憺たるものであり，すべての栄養指標がTEO基準準拠アミノ酸製剤以下であり，なかにはFAO/WHO準拠アミノ酸製剤にも及ばない項目もあった．今は45％BCAAアミノ酸製剤は肝不全用と腎不全用アミノ酸製剤に残されるのみである．

4）アルギニン，グルタミン

侵襲が高度になると，腸内細菌やエンドトキシンが腸管壁をtranslocateして病態を増幅することがよく知られているが，腸管粘膜細胞の主なエネルギー源であるグルタミンの投与が行われる．グルタミンは多くの免疫担当細胞の分裂に必要であり，またエネルギー源でもある．高侵襲では，免疫低下に対する免疫能の賦活や，重症感染症に移行しない工夫も必要であり，こ

れにはアルギニンが使われる。

これらについては項を改め解説する。

2 グルタミン

グルタミンは筋肉遊離アミノ酸プールの60%以上を占め，アミノ基を2つ有する特異なアミノ酸として臓器間の窒素トランスポーターの役目を果たしているが，侵襲時にはその需要が増加し必須アミノ酸となる（conditionally essential amino acid）。

Windmuellerらはラット小腸の栄養源としてもっとも重要なのはブドウ糖ではなくグルタミンであることを報告し，腸管のバリア機構を維持するのに必須であることがわかった[9]。また，グルタミンは免疫細胞系の主要なエネルギー源や窒素源であり，その機能を賦活調節することによって生体防御能を保つ。本項ではグルタミンの重症患者における意義につき概述する。

1）グルタミンの効果

a. 腸管への効果

高度侵襲下では腸の蛋白崩壊が起き，絨毛の萎縮を来し，これにより腸管バリアが破綻して腸内細菌のbacterial translocation（BT）が引き起こされる。また腸血管床は好中球活性化の場となり臓器障害の原因となる。グルタミンの経腸投与はこれを防ぐ効果があるが，これは非経口投与でも認められる[10]。また，グルタミンはグルタチオン合成にも必須のアミノ酸で，腸管の虚血再灌流による腸グルタチオン濃度の低下を抑制する。

b. 免疫細胞への効果

リンパ球培養液中にグルタミンを添加すると，濃度依存性にリンパ球の増殖，インターロイキン（interleukin：IL）-2産生，IL-2受容体発現が増加する。Bリンパ球の抗体産生の分化もグルタミンによって進む。また，グルタミンをin vivoやin vitroで添加するとマクロファージ，好中球のサイトカイン産生，異物の貧食と殺菌能を増強し，またマクロファージの抗原提示能などもグルタミン濃度の低下で減少する[11]。ラット腹腔マクロファージをin vitroでLPS刺激したときのIL-1βやIL-6の産生は，グルタミン添加によって増加した。

c. 免疫細胞への効果の分子機構

■グルタミンによるNADPHの産生

侵襲時にはアドレナリン分泌が高まっており，ブドウ糖からのNADPH産生系は抑制される。このような情況では逆にグルタミンからのNADPH産生系は活性化され[12]，これが活性酸素，一酸化窒素の合成，蛋白・核酸の合成に使われる。

■核酸の材料としてのグルタミン

グルタミンはプリン，ピリミジン合成の材料となり，RNAやDNAの合成を高める。リンパ球など免疫系の細胞の増殖にも，これらがサイトカインや蛋白を合成するにも核酸の合成は必要である。

■グルタミンと一酸化窒素（NO）

NOは多彩な生理活性を持つフリーラジカルのひとつである。アルギニンはNOの基質であり，侵襲前後における生体防御能改善の機序としてNO産生増加が重要であることが判明している。近年，グルタミン投与がマクロファージや好中球におけるNO産生に影響を与えることが示された。Bellowsらは，グルタミンがNO合成酵素に作用してアルギニンからNO産生を高めている可能性を示した[13]。さらに，マクロファージをNO合成酵素阻害薬NG-monomethyl-L-arginine（L-NMMA）の存在下で培養すると，NOの産生が減少すること，また異化状態のラットにグルタミンまたはアルギニンを投与すると好中球の活性酸素産生が維持されるが，先のNO合成酵素阻害剤投与で活性酸素は抑制されることより，活性化マクロファージではグルタミンからアルギニンの合成が増加している可能性が示唆された。このようにグルタミンによる免疫能増強の機序としてグルタミンからアルギニン合成増加も重要であると思われる。

2）グルタミン投与の臨床効果

a. 外科術後患者への投与

グルタミンの輸液は，増大したグルタミン需要を満たし，全身グルタミン代謝を改善するとともに，筋肉からのグルタミン放出を抑制し，蛋白崩壊を抑制し蛋白合成を改善することが，術後胆囊摘出患者で[14]，またアラニルグルタミン添加完全静脈栄養（total parenteral nutrition：TPN）管理した結腸手術で報告された。待機手術後の転帰をグルタミンを投与の有無で無作為抽出二重盲検定すると，在院日数の短縮を認めた。

b. 外傷患者におけるグルタミン投与の効果

Longは，多発外傷患者30人を経腸栄養管理し，グルタミン含有の有無で差を見なかった。他方，Houdijkらは，外傷患者でグルタミン投与群で感染性合併症が有意に低下し，敗血症合併率は低下傾向を認めた。

c. 腹膜炎におけるグルタミン投与の効果

グルタミンの経腸投与は，腹腔内細菌数が減少し，アラニルグルタミンの経静脈投与は腹膜炎モデルの生存率を有意に改善した。Linらは，このとき腹腔内および肝・脾においてサイトカイン濃度が高値を示し，逆に血中サイトカイン濃度が低下していたことより，感染局所で生体防御が増強され全身で炎症反応が抑制されたと述べている[15]。

d. 小児外科領域

小児外科領域には，短腸症候群，Hirschsprung病，慢性特発性腸偽閉塞症候群（chronic idiopathic intestinal pseudo-obstruction syndrome：CIIPS）などの腸管不全と呼ばれる疾患がある。長期TPNに伴う肝障害にBTがかかわっているとの考えから，グルタミンを用いることがある。また成長因子を併用して，粘膜の絨毛の増殖をはかれるとの報告もある。

e. 骨髄移植後患者

グルタミンは骨髄移植後患者においても検討されており，細胞外液増加の抑制，窒素平衡の改善，感染合併率の低下，入院期間の短縮，医療費削減などが報告されている[16]。

3）グルタミン投与の副作用と問題点

重症肝障害患者（高度肝硬変，Reye症候群など）では血中アンモニアの上昇を来し，肝性脳症の誘因になる可能性があるため禁忌である。慢性腎不全患者も尿素貯留を来し尿毒症の誘因になるため禁忌である。担癌患者では，cachexiaに有効であり，化学療法や放射線療法の副作用を軽減したとの報告もある。

4）グルタミン製剤上の問題点

グルミン，マーズレンは99％グルタミンであり，胃・十二指腸潰瘍に対して2g/dayまで投与できる。

グルタミンは水溶液で不安定で，pyroglutamic acidとアンモニアに自然分解する。そこで静注用のグルタミンはアラニルグルタミンやグリシルグルタミンなどdipeptideの形で投与される。これは血中で速やかにグルタミンとアラニンまたはグリシンに分解される。

欧米では2種類が市販されている。グラミン（Glamin®, Pharmacia, Sweden）はグリシルグルタミンを総アミノ酸の15％含む総合アミノ酸製剤である。BCAA/TAA15％，E/N比0.55とBCAAや必須アミノ酸の割合が低い。また，ジペプタミン（Dipeptamin®, Fresenius, Germany）はアラニルグルタミンの20％製剤である。わが国でもアラニルグルタミンの臨床治験が行われたが，残念ながら市販に至らなかった。

3 アルギニン

侵襲時においては体蛋白異化が亢進し，脱アミノ化により増加した窒素を処理するため，肝の尿素サイクルの活性化でその中間体としての

アルギニンは需要が増大する。こういう意味でアルギニンもグルタミンと同じくconditionally essential amino acidといわれる。

尿素サイクルの主要酵素のアルギナーゼは肝以外にも分裂の盛んな線維芽細胞、白血球などにも多く存在する。他方、侵襲において特に感染症時にinducible nitric oxide synthase (iNOS)が活性化し、そのときアルギニンはNOの基質となることが知られている。

1）侵襲時のアルギニン代謝酵素とその誘導

侵襲時のアルギニン代謝には2つの代謝経路がある。すなわち、アルギナーゼが関与する経路と誘導型一酸化窒素合成酵素iNOSがかかわる経路である。

Tsuiによれば手術患者で、術後末梢血単球アルギナーゼ活性は、免疫抑制に関するIL-10の血漿レベルが上昇した症例のみで増加した。また、このような症例では、血漿NO代謝物は増加せず、iNOSの誘導はないと考えられた[17]。Ochoaも外傷患者で末梢血単球アルギナーゼ活性は血中アルギニン濃度やNO代謝物とは負の、IL-10とは正の相関を認めた。また、単球アルギナーゼはTH-2由来のサイトカインIL-4、IL-10、TGFβに誘導され、NO産生に関与するiNOSはTh-1由来のサイトカインTNFα、IL-1、γINFに誘導されるとした[18]。

2）侵襲時におけるアルギニン投与の効果発現機序

a. 蛋白合成促進

侵襲時には、尿素サイクルの回転増でアルギニンの需要が増しており、これを補充することで急性相蛋白やヒドロキシプロリンの合成が維持され生態防御や創傷治癒を促進するといわれる。Leonらはラットの敗血症モデルで、グルタミン投与によりヒストン、フィブリノーゲン合成の有意な増加を見た[19]。

b. オルニチン、ポリアミン代謝を介して

アルギナーゼが関与する経路によりオルニチンが産生されるが、これは細胞の再生、修復、創傷治癒に重要であり、胸腺重量を増加させ、ホルモン誘導作用も持っている。さらにオルニチンから生成されるポリアミン（プトレッシン、スペルミジン、スペルミン）はDNA複製など細胞分裂に必須であり、リンパ球やマクロファージ機能の調節に関与している。アルギニン投与により血清オルニチン濃度が上昇し、脾細胞のCon A刺激活性、IL-2産生、IL-2受容体発現、細胞障害性T細胞活性、NK細胞活性、LAK細胞の増加を見ている[20]。

c. 一酸化窒素（NO）がかかわる経路

iNOSがかかわる経路から産生されるNOは、きわめて多彩な生物活性を持つ気体メディエータであり、免疫応答の調節、微少循環の維持、血小板凝集抑制、病原体の増殖阻止殺菌など、生体にとって有益な作用を持つ反面、ショック、炎症の憎悪、組織障害、アポトーシスの誘導などの作用もあわせもつ。

Meldrumらは、エンドトキシン腹腔内投与ラットで、肺胞マクロファージによるTNFα、IL-1β産生はアルギニン投与で抑制されたが、NO合成酵素阻害剤NG-monomethyl-L-arginine（L-NMMA）投与により抑制されないことよりNOが炎症性サイトカインの遊離を抑制するとした[21]。福島らは、マウス腹膜炎ラットでアルギニン投与で、LPS刺激下で好中球の転写因子NFκB活性を有意に上昇させたと報告している[22]。

d. ホルモン誘導

アルギニンは成長ホルモン、インスリン、グルカゴン、IGF-1のホルモンを誘導する。一方、NOは成長ホルモン、インスリンを阻害、バゾプレッシン、ACTH分泌を刺激するといわれ、グルタミンの効果はこれらが間接的に炎症、免疫に関係していると思われる。

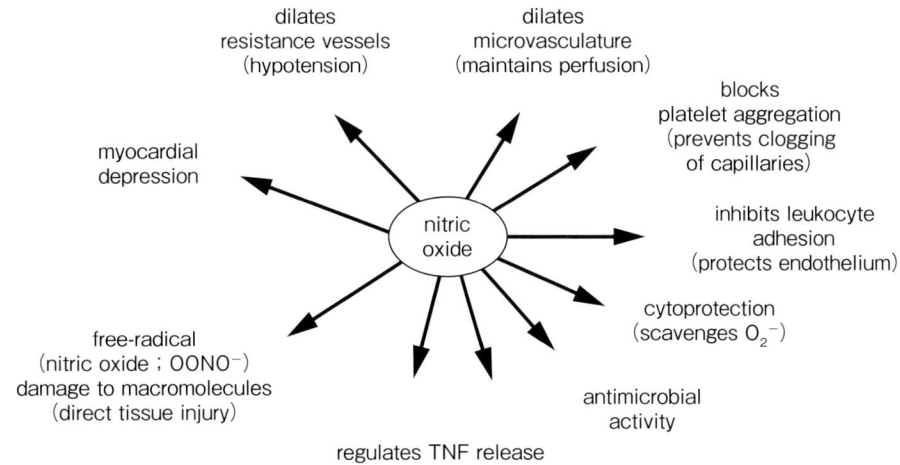

図8 一酸化窒素（NO）の敗血症における二面性
(Cobb JP, Danner RL. Niric oxide and septic shock. JAMA 1996；275：1192-6より引用)

3）アルギニン投与の効果（基礎研究）

アルギニンは胸腺重量細胞数の増加，blastogenesisの亢進，T細胞の分化成熟の亢進などが報告され，アルギニン濃度が低下すると抑制され，盲腸結紮穿刺腹膜炎ラットの生存率を改善させた。熱傷マウスの腸管のバリア機能には影響しなかったが，BTによって腸管膜リンパ節，肝，脾に侵入した細菌の殺菌能が亢進し，これにより生存率が改善した。これはNO合成酵素阻害剤 NG-monomethyl-L-arginine（L-NMMA）投与で認められなかったことから，NOがフリーラジカルとして殺菌にかかわると思われ，iNOS経路の重要性が示唆された[23]。

4）アルギニン投与の効果（臨床研究）

健康ボランティアに30g/day，2週間のアルギニン投与で創傷治癒促進，リンパ球機能亢進が報告された[24]。その後手術患者に投与して総リンパ球数やCD4，CD4/CD8の増加や，Tリンパ球blastogenesisの亢進などが報告された。Heylandらは，immunonutritionの文献326編を集計し，アルギニン投与により感染性合併症の有意な減少を認めたが，死亡率は減少傾向はあるものの有意ではなかったと報告した[25]。

5）アルギニン投与の問題点

アルギニンからNOへの変換はマクロファージ内で起きると考えられ[26]，NOは微少循環を維持して肝障害や腎不全，小腸粘膜の破壊を抑制し，ラジカルとして殺菌などの生態防御にも関係している（図8）[27]。他方，NOの血管拡張作用により敗血症性ショック誘導，ペルオキシナイトライトによる組織損傷など生体にとって不利となる。モルモット腹膜炎モデルでは，アルギニン濃度を0-6％に段階的に上げると，6％添加群で生存率も窒素バランスももっとも低値であった。このようにすでに重症感染などで過剰な炎症反応が惹起されているときは，むしろ宿主にとって不利な方向に働く可能性がある。炎症病態が過度な場合は，マクロファージ，Th1細胞由来の炎症性サイトカインが優位であり，iNOSがアルギナーゼよりも優位となり，NO産生の増加とともに免疫蛋白合成，免疫担当細胞活性が低下すると考えられる。篠澤は，腹部救急疾患や消化器外科術後患者で，NOが術後早期には生体に有利に作用するが6日目以降では不利であり，これは感染性合併症が加わったためとした[28]。

ASPENのガイドラインでは，過剰侵襲である敗血症などにおけるアルギニンを含むimmunonutritionは炎症を助長するため禁忌としている[29]。

Heylandらは，Canadian Clinical Practice Guidelineで，アルギニンは外科予定手術患者に術前から投与するのは有効であるが，ICU患者，特に敗血症患者では有害と明記している[30]。そのほかにも，敗血症患者にアルギニンを投与すべきでないとの報告は多い[31]が有用とするものもあり[32]，まだ見解が一致しない。

患者の侵襲に対する炎症反応およびimmunonutritionへの反応をつかさどる遺伝子多型（polymorphism）も影響するとされる[33]。

4 特殊組成のアミノ酸製剤

1）肝不全に適した組成のアミノ酸製剤

a. 肝不全における蛋白・アミノ酸代謝

血漿アミノ酸のインバランス，低蛋白（低アルブミン）血症，高アンモニア血症，蛋白異化亢進，骨格筋量の減少などが特徴である。芳香族アミノ酸（aromatic amino acid：AAA）（フェニルアラニン，チロシン，トリプトファン）は，肝臓で主に代謝されるが，肝不全時にはAAAの処理能は低下するので血中濃度は上昇する。BCAAは主に筋肉で代謝されるが，肝不全時のグルコース利用低下による代替エネルギー源としてのBCAA酸化亢進，高インスリン血症によるBCAA筋肉内取り込みの亢進などにより，BCAAの低下が見られる。

急性肝不全では，血中のほとんどのアミノ酸が増加するが（高アミノ酸血症），特にAAA（フェニルアラニン，チロシン，トリプトファン）とメチオニンの増加が著しく，BCAA（バリン，ロイシン，イソロイシン）は増加しても軽度である。

慢性肝不全では，AAAおよびメチオニンが著しく上昇し，BCAA値が減少し，Fischer比（バリン，ロイシン，イソロイシン）/（フェニルアラニン，チロシン）が肝障害の重症度に応じて低下する。

b. 肝不全用特殊組成のアミノ酸製剤の意義

Fischerによれば，かかるアミノ酸インバランスから脳内AAAおよびトリプトファン濃度が上昇すると，神経伝達をつかさどるドパミンやノルアドレナリンの産生低下と偽性神経伝達物質である生体アミン（セロトニン，チラミン，フェニールエタノラミン，オクトパミン，フェネチラミン）が増加し，肝性脳症の原因になるという。このようなアミノ酸インバランスを是正すべくBCAAを多く，AAAを少なく配合し，かつチロシンを含まない肝不全用特殊組成のアミノ酸製剤（Fischer液）が作られた。これを用いることによりアミノ酸インバランスを是正し，肝性脳症の改善に有効であることを基礎的および臨床的に裏付けた[34)35)]。肝性脳症の発症機序については，Fischerらの説には賛否があるが，Fischer液が肝不全患者の脳症に効果を示すことはしばしば経験され，その臨床的意義は大きい。

c. 肝不全用アミノ酸製剤の展開

肝不全患者に通常のアミノ酸製剤や高蛋白摂取をさせると，高アンモニア血症や肝性脳症を誘発するので蛋白栄養障害を引き起こし，これを改善するすべはない。しかし，肝不全用特殊組成のアミノ酸製剤を用い肝性脳症を起こさずアミノ酸投与ができ，体蛋白代謝栄養状態を改善することが可能になった。

さらにFischerは，侵襲期の蛋白異化状態における高濃度BCAA製剤の投与効果にも言及し，骨格筋蛋白代謝の流れを変えることにより全身蛋白代謝を改善する可能性を示唆した。

d. 製剤

輸液製剤はモリヘパミン，アミノレバン，経腸栄養剤はヘパンED，アミノレバンEN，補充製剤リーバクト顆粒がそろっている。輸液製剤はあくまで肝性脳症治療を主たる目的としインバランス液であることを認識し，栄養学的な見地からその後は経口または経腸的にBCAAを補

表1 各種アミノ酸製剤の組成

	標準 プロテアミン12	侵襲時用 アミパレン	侵襲時用 アミゼット	侵襲時用 アミニック	肝不全用 アミノレバン	肝不全用 モリヘパミン	腎不全用 ネオアミュー	腎不全用 キドミン
アミノ酸濃度 (mg/dL)								
ロイシン	1,138	1,400	1,350	1,290	1,100	945	1,000	1,400
イソロイシン	597	800	850	910	900	920	750	900
バリン	690	800	900	1,400	840	890	750	1,000
リジン	784	1,050	800	740	610	395	700	710
トレオニン	504	570	480	750	450	214	250	350
トリプトファン	187	200	160	130	70	70	250	250
メチオニン	433	390	390	440	100	44	50	30
フェニルアラニン	974	700	770	700	100	30	50	50
アラニン	821	800	860	710	750	840	300	250
アルギニン	1,230	1,050	1,110	900	600	1,537	300	450
ヒスチジン	522	500	470	500	240	310	250	350
プロリン	1,063	500	640	500	800	530	200	300
セリン	467	300	420	170	500	260	100	300
システイン		100	100		30	25	25	100
シスチン	23							
チロシン	57	50	50	40		40	50	50
アスパラギン酸	202	100	50	100		20	20	100
グルタミン酸	102	100	50	50			25	100
グリシン	1,568	590	550	700	900	540	150	
遊離アミノ酸 (g/dL)	11.36	10.00	10.00	10.04	7.99	7.47	5.93	7.20
総窒素量 (g/dL)	1.82	1.57	1.56	1.52	1.22	1.32	0.81	1.00
E/N比	0.88	1.44	1.33	1.71	1.09		3.21	2.60
BCAA/TAA	21.3	30.0	31.0	36.0	35.5	36.9	42.0	45.8

充するような方策に切り替えることが望まれる。

2) 腎不全に適した組成のアミノ酸製剤

a. Giordano-Giovanettiの必須アミノ酸 (essential amino acid：EAA) 療法

腎不全のアミノ酸療法で触れなければならないのは，Giordano-Giovanettiが提唱したEAA療法である。これは「内因性尿素の再利用」というきわめて魅惑的な仮設に基づいている。すなわち，「腸管内で尿素から産生されたアンモニアが経門脈的に肝に到達して非必須アミノ酸（non essential amino acid：NEEA）の合成に使われ，投与されたAAAとともに蛋白合成に使われて窒素平衡を改善する」というものである[36]。

b. 腎不全アミノ酸製剤とその組成改良

Giordano-GiovanettiのEAA療法は，Dudrick, Abelらにより高カロリー輸液に応用された。しかし，わが国で1981年開発されたアミノ酸製剤（アミユー®）を用いた高カロリー輸液施行中に高アンモニア血症を伴う意識障害が発生することが報告され，これがアルギニン投与で改善することから[37]，アルギニンを含まないための尿素回路の機能不全であることがわかり，その後アルギニン，チロシンの添加，リジン，メチオニン，フェニルアラニン，スレオニン，ヒスチジンの減量，BCAAの増量をはかり，少量のNEAAを加えた新腎不全アミノ酸製剤が開発された[38]。BCAAを高濃度にしていることが特徴であり，ネオアミューには42.4%，キドミンには45.8%のBCAAを含んでいる。

c. 多臓器不全 (multiple organ failure：MOF) の1分症としての腎不全

ICUなどで経験する急性腎不全はおそらく本書の主題のひとつと思われるが，その大多数がMOFの1分症として発症しており，特に肝不全などを合併するとアミノ酸療法は複雑になる。

MOFの原因は75％が敗血症であるといわれ，平澤はこれに対してきわめて明快な治療方針を示している[39]。

まず，患者が極端な異化期にあることを考慮し，アミノ酸製剤はバランスの取れたものを必要エネルギーとともに十分に投与する。投与経路は経腸栄養にこだわらず，厳密な水分管理が可能なTPNを選択する。平澤は少しでも経腸栄養が投与されればtranslocation予防の目的を達すると早くから予言していたが，最近これが証明された[40]。TPNの代謝産物を処理し，十分な栄養管理のために要したcarrier waterを除水するため，血液浄化法を併用することが要諦である。MOFの原因となるサイトカインをはじめとするhumoral mediatorを除去することも大きな目的である。簡便性，安全性などから，持続的血液濾過透析（continuous hemodiafiltration：CHDF）を第一選択とする。アミノ酸製剤の添付文書を守っていると肝腎不全を合併するMOFに使える総合アミノ酸製剤はないが，この方式により高濃度BCAA製剤または肝不全用製剤で十分管理できるという。

以上に記述したTEO基準準拠及び肝不全，腎不全用特殊組成総合アミノ酸製剤を表1に示した。

【文献】

1) Sprinson DB, Rittenberg D. Rate of interaction of amino acids of diet with tissue protein. J Biol Chem 1949；180：715-26.
2) 田代亜彦，眞島吉也，山森秀夫ほか．外科侵襲下におけるwhole-body protein turnover；^{15}N glycineを用いた高カロリー輸液下での測定法．外科と代謝栄養 1984；18：403.
3) Blackburn GL, Maini BS, Pjerce EC Jr. Nutrition in the critically ill patients. Anesthesiology 1997；47：181.
4) Tashiro T, Yamamori H, Takagi K, et al. Effect of severity of stress on whole-body protein kinetics in surgical patients receiving total parenteral nutrition. Nutrition 1996；12：763-5.
5) TashiroT, Yamamori H, Takagi K, et al. Increased contribution by myofibrillar protein to whole-body protein breakdown according to severity of surgical stress. Nutrition 1996；12：685-9.
6) 大原信行，田代亜彦，山森秀夫ほか．外科侵襲下における骨格筋アミノ酸代謝の検討．外科と代謝・栄養 1995；29：15-24.
7) 武田雄一，田代亜彦，真島吉也ほか．外科侵襲下における高濃度分岐鎖アミノ酸投与の効果．日外誌 1991；92：785-93.
8) Okada A, Mori S, Totsuka M, et al. Branched-chain amino acids metabolic support in surgical patients. JPEN 1988；12：332.
9) Windmueller HG, Spaeth AE. Identification of ketone bodies and glutamine as the major respiratory fuels in vivo for postabsorptive rat small intestine. J Biol Chem 1978；253：69-76.
10) Haward TR, Coe D, Souba WW, et al. Glutamine preserve gut glutamine levells during intestinal ischemia/reperfusion. J Surg Res 1994；56：351-5.
11) Newsholme P. Why is L-glutamine metabolism important to cell of the immune system in health, postinjury, surgery or infection? J Nutr 2001；131：2515S-22S.
12) Newsholme P, Costa Rosa LF, Newaholme EA, et al. The importance of fuel metabolism to macrophage function. Cell Biochem Funct 1996；14：1-10.
13) Bellows CF, Jaffe BM. Glutamine is essential for nitric oxide synthesis by murine macrophasges. J Surg Res 1999；86：213-9.
14) Hammarqvist F, Wernerman J, Ali R, et al. Addition of glutamine to total parenteral nutrition after elective abdominal surgery spares free glutamine in muscle, counteracts the fall in muscle protein synthesis, and improves nitrogen balance. Ann Surg 1989；209：455-61.
15) Lin MT, Saito H, Furukawa S, et al. Alanyl-glutamin enriched total parenteral nutrition improves local, systemic, and remote organ responses to intraperitoneal bacterial challenge. JPEN 2001；25：346-51.
16) Ziegler TR, Young LS, Benfell K, et al. Clinical and metabolic efficacy of glutamine-supplemented parenteral nutrition after bone marrow transplantation. Ann Intern Med 1992；116：821-8.
17) Tsuei BJ, Bernard AC, Shne MD, et al. Surgery induces human mononuclear cell arginase I expression. J Trauma Inj Infect Crit Care 2001；51：497-502.
18) Ochoa JB, Bernard AC, O'Brien WE, et al. Arginase I expression and activity in human mononuclear cells after injury. Ann Surg 2001；233：393-9.
19) Leon P, Redmond HP, Stein TP, et al. Arginine supplementation improves histone and acute phase protein synthesis during gram-negative sepsis in the rat. JPEN 1991；15：503-8.
20) Evoy D, Lieberman MD, Fahey TJ, et al. Immunonutrition：the role of arginine. Nutrit 1998；14：611-7.
21) Meldrum DR, McIntyre RC, Sheridan BC, et al. L-arginine decreases alveolar macrophage proinflamatory monokine production during acute lung onjury by a nitric oxide synthase-dependent mechanism. J Trauma 1997；43：888-93.

22) 福島亮治, 康祐大, 齋藤英昭. アルギニンの免疫賦活機能—基礎的研究から. 栄養評価と治療 2003; 20: 503-6.
23) Gianotti L, Alexander JW, Pyles T, et al. Arginine-supplemented diets improve survival in gut-derived sepsis and peritonitis by modulating bacterial clearance. The role of nitric oxide. Ann Surg 1993; 217: 664-53.
24) Barbul A, Lazarou SA, Efron DT, et al. Arginine enhances wound healing and lymphocyte immune responses in humans. Surgery 1990; 108: 331-6.
25) Heyland DK, Novak F, Drover JW, et al. Should immunonutrition become routine in critically ill patients? A systemic review of the evidence. JAMA 2001; 286: 944-53.
26) Hibbs JB, Taintor RR, Vavrin Z. Macrophage cytotoxicity: Role for L-arginine deiminase and imino nitrogen oxidation to nitrite. Science 1987; 240: 473-7.
27) Cobb JP, Danner RL. Niric oxide and septic shock. JAMA 1996; 275: 1192-6.
28) 篠澤洋太郎. アルギニン臨床使用の現況. 医学のあゆみ 1997; 183: 737-42.
29) ASPEN Board of the clinical guidelines task force: Guidelines for the use of parenteral and enteral nutrition in adults and pediatric patients. JPEN 2002; 26.
30) Heyland DK, Dhaliwal R, Drover JW, et al. Canadian clinical practice guidelines for nutrition support in mechanically ventilated critically ill adult patients. JPEN 2003; 27: 355-73.
31) Bertolini G, Iapichino G, Radrizzani D, et al. Erly enteral immunonutrition in patients with severe sepsis: results of an interim analysis of a randomized multicentre clinical trial. Intensive Care Med 2003; 29: 834-40.
32) Zaloga GP. Improving outcome with specialized nutrition support. JPEN 2005; 29: S49-52.
33) Grimble RF. Nutritional modulation of immune function. Proc Nutr Soc 2001; 60: 389-97.
34) Fischer JE, Funovics JM, Aguirre A, et al. The role of plasma amino acids in hepatic encepharopathy. Surgery 1975; 78: 276-85.
35) Fischer JE, Rosen HM, Ebeid AM, et al. The effect of normalization of plasma amino acids on hepatic encephalopathy in man. Surgery 1976; 80: 77.
36) Giordano C. Use of exogenous and endogenous urea for protein synthesis in normal and uremic subjects. J Lab Clin Med 1963; 62: 231-46.
37) Rapp RR, Bivins BA, MacRoberts JW. Hyperammonemia encephalopathy in patients receiving essential amino acid/dextrose parenteral nutrition. Clin Pharma 1982; 1: 276-80.
38) Teraoka S, Kawai T, Ota K, et al. Adverse effects of arginine-free amino acid solution and new composition of amino acid solution for uremic subjects. In: Tanaka T, Okada A, editors. Nutritional Support in Organ Failure. Amsterdam: Elsevier; 1988. p.405-22.
39) 平澤博之. 腎不全に対する栄養管理. 大原毅編. 代謝栄養管理のてびき. 東京: 医歯薬出版; 1996. p.94-8.
40) Omura K, Hirano K, Kanehira E, et al. Small amount of low-residue diet with parenteral nutrition can orevent decreases in inestinal mucoal integrity. Ann Surg 2000; 231: 112-8.

(田代 亜彦)

4. ミネラルおよびビタミン

はじめに

　生体の維持に必須な栄養素として，ミネラル（電解質，微量元素）およびビタミンの重要性に対する認識は年々高まりつつある。特にビタミンB$_1$の投与不足によって重篤なアシドーシスを引き起こしたとして医療訴訟となった事件から，社会的関心も高まっている。

　経口的な栄養摂取が困難な症例が多いクリティカルケアの現場においては，経静脈栄養用・経腸栄養用製剤が主力となる。高カロリー輸液用製剤にはあらかじめ一定量の電解質などが含有され，さらに高カロリー輸液用の総合ビタミン剤および微量元素製剤によって簡便に添加できる。また，近年ビタミンが含まれるオールインワンタイプの高カロリー輸液製剤や，ビーフリード®など末梢栄養用のビタミンB$_1$が配合された糖加低濃度アミノ酸液が開発された[1)2)]。経腸栄養用製剤では製剤ごとに含有量に差は見られるが，ひととおりのミネラル・ビタミンが配合されている。これらの製剤は最初からある程度の栄養素が添加されているので"あまり考えなくても"使えるという簡便さや，混注を避けることで感染と事故の防止に役立つという利点などから頻用される。しかし，刻一刻と容態が変化していくクリティカルケアの現場においては，きめの細かい各要素の投与量決定の対応が求められる。また，経静脈栄養用・経腸栄養用製剤は実際の臨床現場では複数を組み合わせて使用されることも多い。各製剤はそれぞれ単剤を所要量使用することを前提に各栄養素含有量を決定している。したがってビタミンや微量元素などに関して合計投与量が必ずしも必要量に達していない可能性も考えられる。例えば経腸栄養用製剤と高カロリー輸液用製剤を組み合わせて投与した場合，経腸栄養用製剤にビタミンやミネラルが配合されているとして経静脈栄養用ビタミン剤の添加を怠ると，必要量に達しない危険性がある。

　本稿では栄養管理に必要なミネラルとビタミンについての基本的知識として，投与基準量および上限量，それぞれの作用と代謝，欠乏および過剰によって引き起こされる問題について述べる。

1　ミネラルとビタミンの必要量

　栄養素の食事摂取基準は，原則として日常生活を営む健常者を対象としている。しかし経腸栄養，経静脈栄養を必要とするような対象患者は少なからず正常でない状態にあり，また，通常の食事摂取と経腸，経静脈栄養では投与経路や製剤の違いから，含有量と実際の投与量は異なる。したがって健常者のための食事摂取基準をそのまま適応させることは必ずしも適当とはいえない[3)]。ASPENガイドライン（Guidelines for the Use of Parenteral and Enteral Nutrition in Adult and Pediatric Patients）[4)]には経腸栄養および静脈栄養における患者のミネラルとビタミンの推定必要量を満たすための基準が示されている。

　栄養素の基本的指標として，食餌推奨量（recommended dietary allowance：RDA，母集団の必要量平均値＋2×標準偏差と計算される）が用いられる[1)]。推奨量を算出できない栄養素は，健常人平均摂取量の中央値である適切摂取量（adequate intake：AI）が用いられる。ASPENガイドラインでは，経腸栄養でのミネラルとビタミンの必要量はRDA/AI基準値に基づいている。静脈投与の電解質の必要量は，正常な臓器の機能が保たれており，異常な喪失を伴わないことを前提としている。静脈投与のビ

表1 ASPENガイドラインに示されている1日あたりの必要量

	経腸栄養	静脈栄養
電解質		
Na	500 mg (22 mEq)	1-2 mEq/kg
K	2 g (51 mEq)	1-2 mEq/kg
Cl	750 mg (21 mEq)	酸塩基平衡維持に必要な量
Ca	1,200 mg (60 mEq)	10-15 mEq
Mg	420 mg (35 mEq)	8-20 mEq
P	700 mg (23 mmol)	20-40 mmol
ビタミン		
チアミン	1.2 mg	3 mg
リボフラビン	1.3 mg	3.6 mg
ナイアシン	16 mg	40 mg
葉酸	400 μg	400 μg
パントテン酸	5 mg	15 mg
ビタミンB_6	1.7 mg	4 mg
ビタミンB_{12}	2.4 μg	5 μg
ビオチン	30 μg	60 μg
コリン	550 mg	規定なし
ビタミンC	90 mg	100 mg
ビタミンA	900 μg	1,000 μg
ビタミンD	15 μg	5 μg
ビタミンE	15 mg	10 mg
ビタミンK	120 μg	1 mg
微量元素		
クロム (Cr)	30 μg	10-15 μg
銅 (Cu)	0.9 mg	0.3-0.5 mg
フッ素 (F)	4 mg	規定なし
ヨウ素 (I)	150 μg	規定なし
鉄 (Fe)	18 mg	日常的補給はせず
マンガン (Mn)	2.3 mg	60-100 μg
モリブデン (Mo)	45 μg	日常的補給はせず
セレン (Se)	55 μg	20-60 μg
亜鉛 (Zn)	11 mg	2.5-5 mg

タミンの量は，必要量の増加した患者に合わせて設定されている。当然ながら，これらはあくまで基準であり，実際には各患者または臨床症状によって投与量を調節するべきであると明示されている。

ASPENガイドラインに示された量を表1に，厚生労働省から発表されている"日本人の食事摂取基準"[5]に示された量を表2にそれぞれまとめた。表2の推定平均必要量は，"習慣的な摂取量がこれに達すると必要量が充足している確率が50％（逆に充足していない率も50％）であると推定される値"[1]を表しているので注意が必要である。特にNaの推定平均必要量は600 mg（食塩相当量1.5g）とされているが，これは発汗を伴わない成人の不可避損失量に関する欧米での古いデータをレヴューして500mg/day以下と判断して個人間係数（変動係数10％）を加味して設定されたものであり，現実的な必

表2 厚生労働省食事摂取ガイドラインに示された1日あたりの必要量

	推定平均必要量	推奨量(RDA)または目安量(AI)
電解質		
Na (mg)	600 [食塩1.5g相当]	[食塩10 (8) g未満]
K (mg)		2,000 (1,600)
		高血圧予防には3,500 mg
Ca (mg)	600 [目標量]	650-900 (600-700)
Mg (mg)	290-310 (240)	340-370 (270-290)
P (mg)		1,050 (900)
ビタミン		
ビタミンB$_1$ (チアミン) (mg)	1.2 (0.9)	1.4 (1.1)
ビタミンB$_2$ (リボフラビン) (mg)	1.3 (1.0)	1.6 (1.2)
ナイアシン (mgNE)	13 (10)	15 (12)
葉酸 (μg)	200 (妊婦+170, 授乳婦+80)	240 (妊婦+200, 授乳婦+100)
パントテン酸 (mg)		6 (妊婦+1, 授乳婦+4)
ビタミンB$_6$ (mg)	1.1 (1.0)	1.4 (1.2)
ビタミンB$_{12}$ (μg)	2 (妊婦+0.3, 授乳婦+0.4)	2.4 (妊婦+0.3, 授乳婦+0.4)
ビオチン (μg)		45
ビタミンC (mg)	85 (妊婦+10, 授乳婦+40)	100 (妊婦+10, 授乳婦+50)
ビタミンA (μgRE)	550 (450:妊婦+50, 授乳婦+300)	750 (600:妊婦+70, 授乳婦+420)
ビタミンD (μg)		5 (妊婦+2.5, 授乳婦+2.5)
ビタミンE (mg)		9 (8)
ビタミンK (μg)		75 (65)
微量元素		
クロム (Cr) (μg)	35 (25)	40 (30)
銅 (Cu) (mg)	0.6	0.8 (0.7)
ヨウ素 (I) (μg)	95 (妊婦+75, 授乳婦+130)	150 (妊婦+110, 授乳婦+190)
鉄 (Fe) (mg)	6.5 (月経無5.5, 有9:妊婦+11)	7.5 (月経無6.5, 有10.5:妊婦+13)
マンガン (Mn) (mg)		4 (3.5)
モリブデン (Mo) (μg)	20 (15)	25 (20)
セレン (Se) (μg)	25-30 (20)	30-35 (25)
亜鉛 (Zn) (mg)	8 (6)	9 (7)

＊18歳以上男性（カッコ書きのあるものは女性）の場合
〔厚生労働省健康局総務課生活習慣病対策室．日本人の食事摂取基準（2005年版），（日本人の栄養所要量―食事摂取基準―策定検討会報告書）．東京：厚生労働省；2005より一部改変引用〕

要量からは少なすぎると考えられるが、健康成人のNa摂取量はこれを下回ることはないとして活用上は意味を持たない参考値として掲載されている[6]。ASPENガイドラインによる経腸栄養でのNa必要量も同様の算定によって得られたものと推測され、この量では摂取量としては不足する可能性があると考えられる。

2 ミネラルとビタミンの上限量

　過剰摂取による健康障害の指標として、摂取によって障害が発現しない最大値を副作用非発現量（the No Observed Adverse Effect Level：NOAEL），過剰摂取によって副作用が発現することが確認されたもっとも少ない摂取量を

表3 ビタミンとミネラルのNOAEL（副作用非発現量）とLOAEL（最低副作用発現量）および厚生労働省の発表する上限値

栄養素	単位	NOAEL	LOAEL	上限量
ビタミンA	μgRE	3,000	6,500	3,000
βカロチン	mg	25	不確定	−
ビタミンD	IU	800（20μg）	2,000（50μg）	50
ビタミンE	IU	1,200（800mg α-TE）	不確定	800
ビタミンK（フィロキノン）	mg	30	不確定	−
ビタミンC	mg	1,000以上	不確定	−
チアミン（ビタミンB$_1$）	mg	50（200とするデータもある）	不確定	−
リボフラビン（ビタミンB$_2$）	mg	200	不確定	−
ニコチン酸	mg	500（250SR）	1,000（500SR）	100
ニコチン酸アミド	mg	1,500	3,000	300
ピリドキシン（ビタミンB$_6$）	mg	200	500	60
葉酸	μg	1,000	不確定	1,000
ビタミンB$_{12}$	μg	3,000	不確定	−
ビオチン	μg	2,500	不確定	−
パントテン酸	mg	1,000	不確定	−
カルシウム	mg	1,500	2,500以上	2,300
リン	mg	1,500	2,500以上	3,500
マグネシウム	mg	700	不確定	注1
クロム（Ⅲ）	μg	1,000	不確定	−
銅	mg	9	不確定	10
ヨウ素	μg	1,000	不確定	3,000
鉄	mg	65	100	50（40）
マンガン	mg	10	不確定	11
モリブデン	μg	350	不確定	300
セレン	μg	200	910	450（350）
亜鉛	mg	30	60	30

＊厚生労働省上限値は18歳以上男性（カッコ書きのあるものは女性）の場合
注1：通常の食品摂取の場合は上限なしだが，通常の食品以外からの摂取では350mg（小児 5mg/kg）

〔John N. Hathcock. In：Council for Responsible Nutrition editor.（細谷憲政訳）ビタミンとミネラルの安全性．東京：健康産業新聞社；1997．厚生労働省健康局総務課生活習慣病対策室．日本人の食事摂取基準（2005年版），（日本人の栄養所要量─食事摂取基準─策定検討会報告書）．東京：厚生労働省；2005より引用〕

最低副作用発現量（the Lowest Observed Adverse Effect Level：LOAEL）の2つが用いられる[7]。すなわちNOAELは明確な副作用がない摂取量であり，これ未満であれば安全であると考えられる。LOAELは副作用が報告されたことがある摂取量であり，これ以上は危険ということになる。欧米での研究を主に得られたこの数値を日本人向けに基準体重比を考慮し，さらに感受性や個人間変動などを見込んで推定する不確実性因子にて除して求めた上限量が厚生労働省の"日本人の食事摂取基準"に示されている[5]。これらを表3にまとめた。

3 各ミネラル・ビタミンの作用と代謝，異常症状

1）電解質

生体内に含有量が多く臨床上重要な無機物をここでは電解質とする。

a. ナトリウム（Na）

Naイオンは塩素イオンとともに主に細胞外液に多く存在し，体液の浸透圧決定因子であり，体内での分布が体液量を決定する[8]。生体は浸透圧および体液量の変化に反応して口渇中枢の刺激，抗利尿ホルモンの分泌，アルドステロン分泌などを介してNaイオンと水分の調節を行い恒常性の維持に努める。重症患者では調節機構の失調や異常喪失により恒常性の維持が困難になる場合があり，適切な投与量の決定が求められる。

血清Na濃度の値が異常値を示す場合，"血清Na濃度＝Naイオン量/水分量"[9]であることを念頭においてNa投与量と同時に水分投与量を決定する必要がある。すなわち高Na血症（Na≧145mEq/L），あるいは低Na血症（Na≦135mEq/L）のどちらの場合も，Na量および水分量は，過剰，正常，欠乏のいずれの可能性もある。正しく評価するためには血清Na濃度のみならず体水分量（体重）変化，尿中Na濃度の測定が必要となる。

一般的には高Na血症は水分欠乏によるものが多い[9]。特に水分喪失の過少評価に起因する場合も多く，腎，消化管，皮膚からの喪失を正しく評価する。また，重症患者では治療目的として多種の輸液製剤が組み合わされる場面も多いが，これによりNaの過剰投与が原因となって高Na血症に陥る危険性があり注意を要する。

低Na血症は主に水分過剰あるいはNa欠乏に起因する。水分過剰は腎疾患のみならず心疾患，肝疾患によって誘導されることに注意する。Na欠乏では腎，消化管，皮膚からの喪失を正しく評価する必要がある。

欠乏症状：倦怠感，嘔吐，脱力感，意識障害，精神症状

過剰症状：口渇，意識障害，精神症状，血圧低下，尿量減少

b. カリウム（K）

Kは細胞内液にてその濃度が高く保たれており，細胞内外のNaとKの濃度差はNa$^+$/K$^+$-ATPaseによって維持される。これによって細胞内浸透圧の維持，神経刺激伝達による筋肉収縮，腎尿細管でのNa再吸収調節，赤血球機能の維持などの役割が果たされる。さらにKは解糖系や蛋白合成にかかわる各種酵素の活性化に必要であり，細胞内Kの低下があればそれらが障害される[9]。

K欠乏は，主に消化管からの異常喪失（嘔吐，下痢，腸内容ドレナージ）または腎臓からの異常喪失（腎疾患，利尿薬，浸透圧利尿，ステロイド分泌過剰，代謝性アシドーシス）によって起こる[8]。欠乏により筋収縮，筋肉での糖代謝が障害され，心電図異常や筋力低下などがみられる。またNa$^+$/K$^+$-ATPaseの活性が低下し，ジギタリス中毒が起こりやすくなる。

K過剰は，腎不全などによる排泄低下が一般的であるが，K貯留性利尿薬の投与，K製剤の大量服用（自殺企図）なども考えられる[8]。体内総Kイオン量が正常でも細胞内Kの細胞外液への大量移動により高K血症が惹起される。大量細胞破壊（溶血，敗血症，横紋筋融解症），β遮断薬やサクシニルコリン（脱分極剤）の投与，アシドーシスなどがその誘因となり得る[8]。

欠乏症状：筋力低下，無気力，多飲多尿，麻痺，心臓障害

過剰症状：筋力低下，しびれ，不整脈，血圧低下，心停止

c. カルシウム（Ca）[8,9]

無機質の中でもっとも体内に多く含まれ，成人で約1kgに達し，その99％は骨に存在し，支持組織としての役割を担う。残り1％が血液中などの細胞外に存在する。血液中のCaは神経興奮，筋肉収縮，細胞維持など各種生理機能調節において重要である。血清Ca濃度の恒常性は副甲状腺ホルモン，カルシトニン，1,25-

（OH₂）ビタミンDといったCa関連ホルモンの作用により骨，腸管，腎臓においての交換によって9-10mg/dLに厳密に維持されている。血清Caイオンが低下すると神経と筋肉の興奮が上昇してテタニーと呼ばれる筋肉の痙攣や心電図異常が起こる。血清Caイオンが上昇すると興奮が低下し意識障害を来す危険性がある。Caは蛋白質，特にアルブミンと結合するため血清Ca濃度は血清アルブミンにより補正する。血清アルブミンを正常値4（g/dL）と考え，低アルブミン血症のときには以下の式で補正する。

補正値＝測定血清Ca(mg/dL)＋(4.0－血清アルブミン(g/dL))

高Ca血症を来す疾患として副甲状腺機能亢進症があるが，悪性腫瘍により副甲状腺ホルモン関連蛋白質が産生されて同様の病態を示す場合があることも知られている。その他Caやビタミン D の過剰摂取，サルコイドーシスが原因となることもある。低Ca血症はビタミンD欠乏，副甲状腺機能低下症などに起因する[8]。

欠乏症状：テタニー，神経筋の過剰興奮，精神症状

過剰症状：腎結石，他のミネラルの吸収障害，意識障害

d. リン（P）[8)9)]

無機質の中でCaに次いで多く含まれ，85％は骨に，14％は軟部組織に存在する。リンは細胞の構成成分として必須であり，多くの生化学的反応においても重要である。血中リン濃度は骨，腸管，腎臓において調節されている。高リン血症は細胞内からの遊離（溶血，横紋筋融解，悪性腫瘍），副甲状腺機能低下症，腎不全，ビタミンD中毒などにより発症する。低リン血症は副甲状腺機能亢進症，骨軟化症，炭水化物多量投与，アルコール中毒などにより発症する。

欠乏症状：過敏症，衰弱，腎機能障害

過剰症状：テタニー（Ca低下），異所性石灰化

e. マグネシウム（Mg）[8)9)]

骨に60％分布し，その他筋肉や軟部組織に40％分布し血清中は1％以下である。腎臓で調節され血清濃度は一定に保たれている。アデノシントリホスファターゼ（ATPase）などの酵素の活性化に必須でありエネルギー産生や能動輸送，蛋白合成などに関連する。低Mg血症は主に吸収障害によって起こる。その他protein calorie malnutrition，腎での過剰喪失（利尿薬，アルコール），糖尿病なども原因となる。低Ca血症と関連して起きる場合もあるが，単独で起きることもある。高Mg血症は腎糸球体機能不全の患者によくみられる。過剰投与は，経口では速やかに代謝されるが，静脈投与では呼吸麻痺，心臓停止の危険性がある。治療にはCa静脈注射が有効である。

欠乏症状：テタニー，神経筋過敏，循環器障害

過剰症状：下痢（サプリメント），心臓停止（大量静脈注射）

2）微量元素[3)8)～10)]

a. 鉄（Fe）

鉄は体内では機能鉄と貯蔵鉄に大別される。機能鉄の約80％がヘモグロビンとして赤血球中に存在し，肺から組織への酸素を運搬する役割を担う。機能鉄の約12％がミオグロビンとして筋肉で酸素を貯える。貯蔵鉄はフェリチンおよびヘモジデリンとして貯えられている。その他に寿命により破壊された赤血球中の鉄を血漿へ運んだり血漿中の鉄を赤血球前駆体に運んだりする鉄輸送蛋白であるトランスフェリンに結合している。また，細胞内の電子輸送の担体，チトクロム（ヘモグロビン以外のヘム複合体の代表）など重要な酵素の成分としても必須である。十二指腸および空腸上部で吸収される。鉄欠乏の診断には貯蔵鉄の減少として血清フェリチン濃度（正常15μg以上）が有用である。

欠乏症状：貧血，口角炎，嚥下障害，爪の変形

過剰症状：相対的亜鉛吸収障害，消化器症状，ヘモクロマトーシス

b. 亜鉛（Zn）

200種類以上の酵素に含有される。そのうち

一部は酵素活性や構造の維持に亜鉛を特異的に必要とする。そのため核酸代謝，蛋白質代謝，糖代謝，骨代謝，酸素輸送，遺伝子の発現などにかかわる。小腸（特に空腸）で吸収されるため，炎症性腸疾患，短腸症候群では亜鉛欠乏に注意する。胃癌患者の胃全摘症例において血清亜鉛の低下傾向がみられるという報告もある[11]。亜鉛の不足が褥瘡など創傷治癒障害に影響するが，亜鉛不足のない患者に亜鉛を投与しても効果はないと考えられている[8]。

欠乏症状：創傷治癒障害，味覚障害，皮膚炎，免疫能低下，成長障害，精神障害，下痢，食欲不振

過剰症状：毒性は低い。相対的鉄・銅欠乏症状（貧血），発熱，悪心，昏睡（大量摂取）

c. 銅（Cu）

生体内に広く存在し，スーパーオキシドジスムターゼやセルロプラスミンなど多くの酵素に含まれる。特に造血機能として重要である。亜鉛と鉄の過剰摂取により銅吸収は抑制され，銅欠乏症を引き起こすことがある。鉄剤無効貧血，好中球減少症例に，銅投与で回復したという報告[12]は多く見られる。なお，緑青（塩基性炭酸銅）を危険視するわが国の風潮があるが，海外では重要視されていない。マウス経口LD50を求めた動物実験にて他の銅化合物と比較して特には毒性が高くはないという報告がされている[9]。

欠乏症状：貧血，白血球減少，皮膚障害，乳児発育障害，骨格異常

過剰症状：急性中毒（下痢，嘔吐，血管内溶血），慢性中毒（肝沈着）

d. ヨウ素（I）

甲状腺ホルモンであるトリヨードサイロニン（T_3）とサイロキシン（T_4）の基質である。甲状腺ホルモンは蛋白質の合成を促進し，正常な成長や身体，精神の発達に必須である。ヨード欠乏では甲状腺ホルモンの分泌低下に伴い代償性に甲状腺腫が引き起こされる。海外ではヨード不足の地域が多く関心も高いが，わが国は海藻などヨード摂取量が多いので欠乏症は少ないとされている。過剰摂取によって甲状腺刺激ホルモン（TSH）が上昇して甲状腺機能が低下するという報告が見られる[13]。

欠乏症状：甲状腺機能低下，甲状腺腫

過剰症状：甲状腺機能低下，甲状腺腫，甲状腺乳頭癌

e. マンガン（Mn）

マンガン含有酵素の構成成分として必須であり，酵素の活性化に関与すると考えられている。十二指腸および近位小腸にてもっとも多く吸収され，排泄は胆汁が主だが，胆管が障害されると膵液や，小腸からも排泄されて恒常性が維持される。

欠乏症状：発育不全，血液凝固障害，皮膚炎，血清コレステロール低下

過剰症状：精神異常，幻覚，錐体外路障害

f. セレン（Se）

抗酸化酵素グルタチオンペルオキシダーゼなどセレン含有蛋白質の構成成分として必須である。これは過酸化物による酸化的ストレスを減少させる役割を担う。セレン摂取と発癌の関係（セレン摂取増加で発癌減少）に関する報告もなされている[14]。消化管から吸収され，尿に排出される。過剰摂取で呼気へ排泄される。

欠乏症状：心筋障害（中国の克山病），動脈硬化

過剰症状：爪の変化，脱毛，嘔吐，呼気悪臭

g. クロム（Cr）

インスリン感受性に必須と考えられている。動物実験では低クロム食で耐糖能異常が起こりクロム投与にて改善することが報告されている[9]。耐糖因子というインスリン作用にかかわる物質の存在が推定され，クロムを構成成分にすると考えられている。クロム含有酵素の存在などはまだ明らかにされていない。3価クロムは毒性が低いが6価クロムの職業的曝露は発癌にかかわるとされる。腸管から吸収され，肝と腎で代謝され，尿，糞中に排泄される。

欠乏症状：耐糖能障害，末梢神経障害，呼吸商の低下，代謝性意識障害

過剰症状：肺癌，鼻中隔潰瘍などの呼吸器障害（気道吸収），消化管障害，腎障害，肝障害

h. モリブデン（Mo）

キサンチンオキシダーゼ，アルデヒドオキシダーゼ，亜硫酸オキシダーゼなど酵素の構成成分となっている。プリン代謝，硫黄代謝に必要とされる。小腸で吸収され主に尿中に排泄される。先天的な代謝障害とのかかわりが密接であると考えられ，欠乏症はそれほど重要とは考えられていないが，長期静脈栄養患者において硫黄代謝障害および脳疾患，尿酸低下などの症状が出現しモリブデン投与により改善した報告もある[15]。

欠乏症状：成長発達障害，脳障害，硫黄代謝異常

過剰症状：血清尿酸の増加

3）ビタミン [7) 8) 16)～20)]

a. 脂溶性ビタミン

■ビタミンA（レチノール）

視覚と目の構造に関与する。欠乏症は失明の最大の原因といわれている。その他，細胞分化や胎児発生，免疫力に関係すると考えられている。小腸から脂肪とともに吸収される。肝臓に貯蔵され，rapid turnover protein（半減期が短く，蛋白栄養状態の短期の評価に利用される蛋白）[16]としてもよく知られているレチノール結合蛋白に結合した形で体内を循環する。

欠乏症状：夜盲症，成長障害，生殖機能低下，抵抗力低下

過剰症状：脳圧亢進症状，視覚障害，皮膚剥離，肝障害，出生異常

■ビタミンD（カルシフェロール）

ビタミンD_3（コレカルシフェロール）は皮膚において紫外線の作用により生成される。すなわち日光が供給に重要である。Caの小腸からの吸収に必要なCa結合蛋白の合成，骨からのCa吸収と骨形成を促進する。Ca，リンの恒常性維持に重要である。

欠乏症状：くる病（子供），骨軟化症（成人），骨粗鬆症

過剰症状：高Ca血症，石灰沈着，腎障害

■ビタミンE（トコフェロール）

抗酸化薬として活性酸素による不飽和脂肪酸の過酸化を防止し細胞膜を安定化させる。その他，抗炎症やDNA合成などへの影響の可能性が示唆され，癌や冠動脈疾患を予防する働きを持つと考えられているが，まだ十分なエビデンスはなく，これらの予防に必要な摂取量などは分かっていない。食物では主に植物油から供給される。一般的には過剰摂取はあまり問題にならないとされていたが，最近になってビタミンEを400IU/day以上（日米摂取上限基準よりも少量）摂取すると，8年間の追跡期間の死亡率が10％高いというメタアナリシスが報告され[19]，注目を集めている。ただしその理由はまだ明らかにはされておらず，十分に証明された結果ではない。

欠乏症状：溶血性黄疸（乳児），欠乏症は臨床的には認識しにくい[20]。

過剰症状：凝固異常

■ビタミンK（フィロキノンとメナキノン）

血液凝固に重要なビタミンとして知られる。4種の血液凝固因子〔プロトロンビン（Ⅱ），Ⅶ，Ⅸ，Ⅹ〕の合成の補因子である。また，オステオカルシンなど骨代謝関連蛋白質はビタミンK依存性であることが知られ，骨の健康に影響すると考えられている。ビタミンK_1（フィロキノン）は，主に植物に含まれ，緑葉野菜，植物油，豆類，海藻類，魚介類などに多く含まれる。ビタミンK_2（メナキノン）は，ヒト腸内細菌によって生合成される。また，発酵食品である納豆，チーズなどに多く含まれる。抗凝固剤であるワルファリンはビタミンK拮抗薬であり，服用中はビタミンK含有食品の摂取が制限される。妊婦のワルファリン服用による新生児出血，骨欠陥が起こることがある。

欠乏症状：血液凝固異常，出血，骨形成不全

過剰症状：溶血性核黄疸

b. 水溶性ビタミン

主に糖代謝，蛋白質代謝，脂質代謝に作用する。ビタミンCとB_1以外は腸内細菌により生合成されるため，抗生物質投与により欠乏症を引

き起こす可能性がある。

■ビタミンC（アスコルビン酸）

15世紀ごろから歯肉腫脹出血，足の痛み，皮下出血などの症状から死に至る疾患として恐れられていた壊血病の発症がアスコルビン酸欠乏であることは1930年代に実験的に証明された。アスコルビン酸はコラーゲン形成，カルニチン生合成，カテコールアミン生合成，チトクロムP-450酵素活性において重要な影響を及ぼすと考えられている。新鮮な野菜と果実が主な供給源である。喫煙や手術侵襲，病気のストレスによって血漿および白血球のアスコルビン酸濃度が低下することが知られているが，ビタミンC摂取が免疫的に予防や治療に効果をもたらすという根拠はまだ十分ではない。

欠乏症状：壊血病，薬物代謝活性低下

過剰症状：下痢

■ビタミンB$_1$（チアミン）

解糖系において重要な役割を果たしており，欠乏によって不可逆的な障害を引き起こすことで知られる。チアミンは，生体内で活性型チアミンピロリン酸となり，糖代謝においてピルビン酸をアセチルCoAに変換する際の補酵素として機能する。欠乏によりピルビン酸が代謝されず大量に産生され，乳酸となって蓄積しアシドーシスを発症する危険性がある。チアミンの必要量はエネルギー摂取量に比例する。中心静脈栄養の際には大量の糖質が投与されるのでチアミン欠乏症に注意する。チアミンは小腸上部から吸収されるが，アルコール乱飲は吸収障害を引き起こし欠乏症の原因となる。

欠乏症状：脚気（心臓症状，神経障害），乳酸アシドーシス，ウェルニッケ・コルサコフ症候群（意識障害，眼球運動障害，運動失調，錯乱）

過剰症状：特になし

■ビタミンB$_2$（リボフラビン）

補酵素型としてフラビンモノヌクレオチド（flavin mononucleotide：FMN）とフラビンアデニンジヌクレオチド（flavin adenine dinucleotide：FAD）として存在し，生体内の酸化還元反応に関与する。発達，成長，授乳，運動[7]などに必要と考えられている。乳製品，ヤツメウナギ，干ししいたけ[21]などに多く含まれ，小腸上部で吸収される。

欠乏症状：成長遅延，口角炎，口内炎，舌炎，脂漏性皮膚炎，貧血

過剰症状：特になし

■ビタミンB$_6$（ピリドキシンなど）

ビタミンB$_6$にはピリドキシン，ピリドキサミン，ピリドキサールの3つの物質があり，いずれもリン酸化を受ける。補酵素として機能するのはピリドキサールリン酸である。アミノ酸代謝において重要と考えられている。トランスアミナーゼを酵素とするアミノ基転移反応において補酵素として働く。イソニアジド（抗結核薬），ペニシラミン（Wilson病治療薬）の長期投与にて欠乏症がみられる。欠乏でも過剰でも神経障害を生じる[7]。

欠乏症状：貧血，神経障害

過剰症状：神経障害

■ビタミンB$_{12}$（コバラミン）

ビタミンB$_{12}$は胃壁細胞から分泌される内因子と十二指腸において結合し，回腸において吸収される。そのため胃摘出後にビタミンB$_{12}$の吸収不全による巨大赤芽球性貧血が発症することはよく知られている。この場合，月に1回程度の注射によるビタミンB$_{12}$投与が必要になる。他の欠乏症として亜急性連合変性という神経障害を引き起こすこともよく知られている。ビタミンB$_{12}$は動物性食品のみに含まれるためベジタリアンや糖尿病の完全菜食療法[22]ではサプリメント補給が必要である。アルコール，コルヒチン，制酸剤（H$_2$遮断薬，プロトンポンプ阻害薬など）により吸収が障害されるという報告[8]もある。

欠乏症状：巨大赤芽球性貧血，神経障害

過剰症状：特になし

■ナイアシン（ニコチン酸，ニコチンアミド）

ニコチンアミドは酸化還元反応の補酵素として重要なニコチンアミドアデニンジヌクレオチド（nicotinamide adenine dinucleotide：NAD）などの成分である。肝臓，魚肉，豆類，酵母などに多く含まれる。トウモロコシを主食とする南米などで栄養失調のひとつとして19世紀ごろに大流行したペラグラは，のちにナイアシンま

たはトリプトファンの欠乏が原因であることが明らかとなった。ナイアシンはトリプトファンから生合成される（この反応ではビタミンB_6を補酵素とする）ため，蛋白を正常に摂取していれば欠乏はしない。

欠乏症状：ペラグラ（皮膚炎，下痢，精神症状）

過剰症状：血管拡張作用（発赤），大量摂取にて消化管症状，肝機能障害

■パントテン酸

アセチルCoA，サクシニルCoAなどのcoenzyme Aの構成成分である。すなわち糖代謝，脂質代謝などに関連する。多くの食品に含まれる。

欠乏症状：感覚衝動異常（戦争捕虜の報告と欠乏食実験での報告のみ）

過剰症状：特になし

■ビオチン

糖新生，脂肪酸生合成などの代謝にかかわるカルボキシラーゼの補酵素としての役割を担う。肝臓，卵黄，酵母，豆類などに多く含まれる。欠乏症は非常にまれだが，生卵白の大量摂取により卵白中のアビジンがビオチンと結合して吸収障害により卵白症と呼ばれる皮膚症状が起こることが知られている。

欠乏症状：皮膚炎，脱毛症，倦怠感，消化器症状

過剰症状：特になし

■葉酸

ピリミジン合成，DNA生合成，細胞分裂に関与する。レバー，ほうれん草に多く含まれる。妊娠，授乳により葉酸の代謝が亢進して不足することが知られている。妊娠前，妊娠初期に十分な葉酸摂取をすることで胎児の神経管欠損症のリスクが減少する。悪性腫瘍，薬物（抗痙攣薬），アルコール過剰摂取により欠乏症が起こりうる。

欠乏症状：巨大赤芽球性貧血

過剰症状：ビタミンB_{12}欠乏による悪性貧血の潜在化や葉酸と拮抗する薬物の作用減弱（抗痙攣薬，メトトレキサート）を引き起こすことがある。

【文 献】

1) 標葉隆三郎，土屋 誉，山崎 繁ほか．ビタミンB_1を配合した糖・電解質・アミノ酸輸液製剤AFV-03の比較試験（第Ⅲ相）─多施設共同による消化器疾患術後患者における検討─．新薬と臨床 2006；55：305-38.
2) 平山武司，黒山政一．ビタミンB_1・糖・電解質・アミノ酸配合キット製剤AFV-03調整操作の有用性に関する実証的研究．薬理と治療 2006；34：625-37.
3) 田中平三．臨床栄養別冊 日本人の食事摂取基準（2005年版）完全ガイド．東京：医歯薬出版；2005. p.2-12, p.62-82.
4) ASPEN Board of directors and the clinical guidelines task force Guidelines for the use of parenteral and enteral nutrition in adult and pediatric patients. J Parenteral Enteral Nutr 2002；26.
5) 厚生労働省健康局総務課生活習慣病対策室．日本人の食事摂取基準（2005年版），（日本人の栄養所要量─食事摂取基準─策定検討会報告書）．東京：厚生労働省；2005.
6) 伊達ちぐさ．ナトリウム．臨床栄養 2005；106：30-2.
7) John N. Hathcock. In：Council for Responsible Nutrition editor. （細谷憲政訳）ビタミンとミネラルの安全性．東京：健康産業新聞社；1997. p.7-20.
8) In：JS Garrow, WPT James, A Ralph. （細谷憲政訳）Human Nutrition and Dietics. 10th ed. 東京：医歯薬出版；2004.
9) 鈴木継美．和田 攻編．ミネラル・微量元素の栄養学．東京：第一出版；1994.
10) 高木洋治，岡田 正．微量元素代謝．日本臨床 2001；59：401-12.
11) 木村健二郎，大平雅一，阿古英次ほか．胃癌術後の血清亜鉛濃度について．外科と代謝 2006；40：183-9.
12) Nagano T, Inagaki T, Hanaki H, et al. Clinical Features of Hematological Disorders Caused by Copper Deficiency during Long-Term Enteral Nutrition. Internal Medicine 2005；44：554-9.
13) Chow CC, Phillips DI, Lazarus JH, et al. Effect of low dose iodide supplementation on thyroid function in potentially susceptible subjects：are dietary iodide levels in Britain acceptable? Clin endocrinol 1991；34：413-6.
14) Clark LC, Combs GF, Turnbull BW, et al. Effects of selenium supplementation for cancer prevention in patients with carcinoma of the skin：a randomized controlled trial. JAMA 1996；276：1957-63.
15) Abumrad NN, Schneider AJ, Steel D, et al. Amino acid intolerance during prolonged total parental nutrition reversed by molybdate therapy. Am J Clin Nutr 1981；34：2551-9.
16) 中井りつ子．第1部．東口高志編．NST完全ガイド．東京：照林社；2005. p.10-1.
17) 高木洋治，岡田 正，和佐勝史ほか．微量栄養素（ビタミン，微量元素）の必要量と過剰又は欠乏症について．JPEN J Parenter Enteral Nutr 1999；21：271-8.
18) 中野昭一編．栄養学総論．東京：医師薬出版；1991.

p.41-2.
19) Miller ER, Pastor-Barriuso R, Dalal D, et al. Meta-analysis: high-dosage vitamin E supplementation may increase all-cause mortality. Ann Intern Med 2005;142:37-46.
20) 渭原 博, 橋詰直孝. EBMに基づいたビタミン欠乏症の判定. 臨床病理レビュー 2003;127:24-30.
21) 中島邦夫, 柏俣重夫, 樋廻博重. 新生化学入門. 東京:南山堂;2000. p.69.
22) Barnard ND, Joshua Cohen J, Jenkins DJ, et al. A low-fat vegan diet improves glycemic control and cardiovascular risk factors in a randomized clinical trial in individuals with type 2 diabetes. Diabetes Care 2006;29:1777-83.

〔畑尾 史彦, 三村 芳和〕

5. 血糖コントロール

はじめに
―血糖コントロールの重要性―

　糖尿病例に対する長期間のより厳密な血糖管理が、合併症の発症防止や発症時期を遅らせるなどの予後改善効果があることは、よく知られている[1,2]。一方、近年、慢性病態である糖尿病に対するのと同様に、クリティカルケアを要する急性病態においても、1-2週間程度の比較的短期間であっても、厳密な血糖管理が合併症や死亡率を低減させることがしだいに明らかになりつつあり、血糖コントロールの重要性が再認識されている[3～12]。

　クリティカルケアを要する重症救急患者においては、①重篤な病態（膵・肝疾患、内分泌・代謝性疾患、敗血症、多臓器障害など）、②基礎疾患としての糖尿病の合併、および③医原的要因〔手術、薬物投与、グルコースを始めとしたエネルギー基質の使用、特に完全静脈栄養（total parenteral nutrition：TPN）、生じた高血糖に対するインスリンの使用など〕により、耐糖能障害（多くは高血糖）が発症・増悪し、血糖値は複雑に変動して、血糖管理に難渋することがしばしばみられる[13]。著者らは、クリティカルケアを要する耐糖能障害例に対して、ベッドサイド型人工膵臓を用いて、①予後の改善を目的とした血糖・栄養管理、耐糖能評価、および②耐糖能障害を中心とした代謝障害機序などの検討を行ってきた[10,11,13～16]。

　本稿では、クリティカルケア領域における重要な治療手段としての厳密な血糖コントロールに関して、1. 血糖管理の予後改善機序、2. 血糖管理の有効性を示すエビデンス、3. 血糖管理に伴う問題点、および 4. 血糖管理の課題と展望に関し、われわれの経験を交えて述べる。

1　血糖コントロールの予後改善機序

　急性病態に伴う耐糖能障害は、高血糖を示し変動することが多いが、この高血糖、いわゆるstress-induced hyperglycemia発症の原因としては、炎症性サイトカインの増加、ストレスホルモンの増加、血清遊離脂肪酸などの代謝産物の増加、エンドトキシンを始めとする毒素などが知られている[12,17～23]。血糖コントロールが予後を改善する要因としては、大きく、1)高血糖の改善による直接の生体への影響の機序、2)インスリンによる生体への影響の機序、および3)その他の機序、の3つの機序が考えられている。上記1)と2)の2つの機序のうちでは、前者が主体であるとの報告がある[7,24]。

1) 高血糖の改善による予後改善機序

　高血糖の改善が予後を改善する機序、すなわち、高血糖値が予後を増悪させる機序としては、表1に示す高血糖値により生じる多彩な生体機能の障害が挙げられている。すなわち、①免疫機能低下[4,5,7,12]、②高血糖による浸透圧利尿に伴う障害[8,25]、③炎症の増悪[12]、④血管内皮障害[6,12,26]、⑤凝固線溶障害[14,24]、⑥肝機能障害[5,6,27]、⑦神経細胞の軸索機能低下・脱髄[5]、⑧赤血球増殖機能低下・溶血増加[5]などである。

2) インスリンによる予後改善機序

　インスリン自体が予後を改善する機序としては、表2に示す、①免疫機能改善[12]、②粘膜・皮膚機能維持[5]、③呼吸筋機能維持[5,25]、④抗炎症作用[12,28,29]、⑤抗凝固作用[28]などが知られている。

表1　高血糖値が予後を悪化させる機序

1. 免疫機能低下
   体蛋白（免疫グロブリン，補体，コラーゲンなど）の糖化による障害
   白血球機能低下（好中球接着能・貪食-殺菌能・遊走能障害など）
2. 高血糖による浸透圧利尿に伴う障害
3. 炎症の増悪
   白血球のROS（reactive oxygen species）産生増加
   炎症性サイトカインの産生増加
4. 血管内皮障害
5. 凝固線溶障害
6. 肝機能障害
7. 神経細胞の軸索機能低下・脱髄
8. 赤血球増殖機能低下・溶血増加

表2　インスリンが予後を改善する機序

1. 免疫機能改善
   好中球貪食・遊走能改善
2. 粘膜・皮膚機能維持
3. 呼吸筋機能維持
4. 抗炎症作用
   血管内皮接着因子発現抑制
   単球ROS（reactive oxygen species）産生抑制
   炎症性サイトカインの産生抑制
   抗炎症性サイトカインの産生増加
5. 抗凝固作用

3）その他の予後改善機序

　その他の機序としては，dyslipidemiaの改善，筋glucose transporter 4・hexokinase II の増加が，予後の改善と関連している可能性を示した報告もみられている[30]。

2　血糖コントロールの有効性を示すエビデンス

　急性病態における血糖コントロールの有効性を示した代表的な報告の一部を以下に示す。
　内科疾患の報告として，Malmberg[3]は，心筋梗塞を生じた糖尿病例を対象に，強化インスリン療法（intensive insulin therapy：IIT）（少なくとも24時間以上のinsulin-glucose infusionと，少なくとも3ヶ月以上の1日4回のインスリン皮下注射を施行）を行った症例と，従来の治療法を受けた症例を比べ，前者での死亡率の低下を報告している（平均3.4年間の追跡調査での死亡率：33% vs 44%，P=0.011）。
　外科疾患では，Furnaryら[4]は開心術を行った糖尿病例を対象として，①1-2時間ごとの測定血糖値に基づき血糖値150-200mg/dLを目標としたインスリンの持続点滴静注法を行った症例と，②血糖値200mg/dL以下を目標とした4時間ごとのインスリン皮下注法を行った症例を比較し，前者①では後者②より有意に平均血糖値が低く，deep sternal wound infection発症率が低値であったことを報告している（0.8% vs 2.0%，P=0.01）。
　ICU患者の血糖管理では，血糖値を正常値（空腹時血糖値：80-110mg/dL）に維持する，いわゆるIITの有効性を示したものとして，van den Bergheら[5]の報告がある。彼らは，人工呼吸器による呼吸管理を要した外科ICU患者1,548名を対象として，①intensive（insulin）treatment群（インスリン持続点滴静注法により血糖値を80-110mg/dLに維持した群，n=783，早朝血糖値103±19mg/dL）と，②conventional treatment群（血糖値が215mg/dL以上の時にインスリンを持続点滴静注して血糖値を180-200mg/dLに維持した群，n=765，早朝血

糖値153±33mg/dL）の2群に分けて比較したprospective randomized control studyを行った。①のintensive treatment群は②のconventional treatment群に比べ，ICU在室中死亡率（4.6％ vs 8.0％，P<0.04），特に5日以上ICU在室患者死亡率（10.6％ vs 20.2％，P=0.005），入院死亡率（7.2％ vs 10.9％，P=0.01），ICU在室中septicemia（22.4％ vs 26.7％，P=0.003）やcritical-illness polyneuropathy（28.7％ vs 51.9％，P<0.001）の発症率などの多くの項目で改善がみられた。後に彼らは目標血糖値が150mg/dL未満でも，それ以上の血糖値と比べ予後が改善したこと[24]や，内科ICUに3日以上滞在した患者においても，外科ICU患者と同様に，IITは合併症や死亡率を低減させたことを報告している[6]。

その他，Finneyら[7]は，ICU患者531名を対象としたobservational studyで，血糖値145mg/dL以下でICU死亡率が低下したことを，またKrinsley[8]は，外科−内科ICU患者を対象として，インスリン持続点滴静注法を用いて血糖値140mg/dL以下を目標としたプロトコールの導入により，合併症と死亡率が低減したことを報告している。

著者らも，耐糖能障害を生じbedside型人工膵臓を用いた厳密な血糖管理を施行したICU患者（栄養管理は全例グルコースを主体としたTPNにより施行）を対象として，1日平均血糖値を早期（ICU入室3日後）で200mg/dL以下，10日後で175mg/dL以下を目標とした血糖管理が予後を改善する可能性を示した報告を行っている。

3 血糖コントロールに伴う問題点

IITを始めとした厳密な血糖コントロールを行う際に生じるさまざまな問題点を以下に示す[24)25)31)〜39)]（表3）。1)目標とすべき血糖値が確立されていないこと，2)血糖管理が有効な病態が明らかでないこと，3)低血糖の発症，4)血糖管理に伴う労力の増加，5)目標とした血糖管理の実現が十分でないこと，6)血糖管理方法が確立されていないことなどが挙げられている。

表3　血糖管理に伴う問題点

1. 目標とすべき血糖値が確立されていないこと
2. 血糖管理が有効な病態が明らかでないこと
3. 低血糖の発症
4. 血糖管理に伴う労力の増加
5. 目標とした血糖管理の実現が十分でないこと
6. 血糖管理方法が確立されていないこと

1）目標とすべき血糖値が確立されていない

IIT（血糖値80-110mg/dL）がなされた症例の予後は，血糖値が110-150mg/dLに管理された症例よりも有意に予後が改善していたことから，IITを推奨する報告[24]がある。一方，上述したごとく，血糖値140mg/dL以下を目標としたプロトコールの導入でICU患者の予後が低減したとの報告[8]や，ICU死亡率の低下は血糖値145mg/dL以下で認められたとする報告[7]がある。また，血糖値の絶対値のみでなく，その推移の重要性を指摘したものとして，血糖値の漸増あるいは変動の多い場合に予後が悪いことから，血糖値を入院後に漸減・安定させることが予後の改善につながる可能性を示した報告もみられている[40]。さらに，入院早期血糖値が200mg/dL以上であることは感染症発症率や死亡率を増加させるが，入院早期血糖値が110mg/dL以上・150mg/dL以上であることはいずれも上記を増加させないことから，目標血糖値は200mg/dL以下が望ましいものの，IITを行う必要はない可能性を示した報告もある[31]。著者らも，上述したごとく，1日平均血糖値をICU入室3日後で200mg/dL以下，10日後で175mg/dL以下を目標とした血糖管理が予後を改善する可能性を示したが，上記よりも低い血糖値での明らかな予後改善の可能性は示されなかった。したがって，血糖値150mg/dL以下を推奨する意見も多いが[9)10)]，現在，目標とすべき血糖値は確立されておらず，さらなる検討を要する。

2) 血糖管理が有効な病態が明らかでない

疾患や病態の違いにより，血糖管理の有効性も異なると考えられる．疾患・病態の違いによる血糖管理の効果の違いに関する記述のみられた報告を以下に示す．Whitcombら[41]は，入院時血糖値200mg/dL以上が死亡率増加の独立したリスクファクターであったのは，糖尿病のない心臓外科・呼吸器外科・脳外科ICU症例であり，糖尿病例や内科・外科ICU症例では上記は認められなかったことを報告している．van den Berghe ら[6]は，Medical ICU患者を対象とした検討で，ICU在室3日未満の症例（重篤例）では，IITの有効性が認められなかったことを報告している．また，Krinsleyら[8]は，APACHE (Acute Physiology and Chronic Health Evaluation) Ⅱスコアが35以上の重症例では，目標血糖値140mg/dL以下の血糖管理を行っても死亡率低減効果がなかったことを示している．さらに，Brunkhorstら[34]は，severe sepsisとseptic shock症例を対象とした検討では，IITは死亡率に影響しなかったことを報告している．血糖管理の有効性が示されなかった原因は多彩であると思われるが，ひとつには，重篤例や，逆に中等症以下の症例で血糖管理の有効性を示すことの難しさが考えられる．血糖管理が有効である疾患や病態に関しては明らかでなく，血糖管理の有効性が示されなかった病態の詳細な検討を含めて，さらなる検討を要する．

3) 低血糖の発症

頻繁の（30分-数時間）血糖測定とそれに基づくインスリンやグルコースの投与量の調節を行っても，厳密な血糖管理，特にIITを行うと，程度はさまざまとしても，4-25％にも及ぶ低血糖が生じている[5) 6) 32)〜34)]．IIT中に生じた低血糖に対する50％グルコース液静注後に，血漿浸透圧が増加して高K血症を生じたことが原因で心停止を来したと考えられた症例の報告もなされている[35]．低血糖でもっとも懸念されるのは中枢神経障害であるが，厳密な血糖管理中に生じた低血糖による，中枢神経障害を始めとした急性・慢性期の生体への影響に対する十分な報告はなされておらず，検討を要する重要な課題である．また，この低血糖を始めとして，重症例では著明な血糖値（耐糖能）の変動がみられることは，臨床的にしばしば経験されるが[13) 42)]，その機序は不明な点も多い．現在，この低血糖発症を確実に予防する一般的な方法は確立されていない．血糖管理プロトコールの改善や，機械を用いたインスリン・グルコース投与法などの検討を要すると考えられる．理想的には，著者らの行っている人工膵臓を用いた血糖管理[10) 11) 13)〜16)]が望ましいと思われ，今までこの人工膵臓による血糖管理中には，低血糖は経験していない．

4) 血糖管理に伴う労力の増加

厳密な血糖管理を実際に行うと，血糖管理に伴う看護師，検査部門などへの著明な労力の増加[33) 36)]を伴い，これがIIT施行を阻む大きな原因のひとつとなっている．この労力増加を抑えるには，系統的体制の整備が必要であり，専任の血糖管理チームを作るか，あるいは機械（コンピュータ）を導入した血糖管理[10) 11) 13)〜16) 43)]を要すると考えられる．

5) 目標とした血糖管理の実現率

前述した低血糖の発症率からみても分かるように，血糖値を厳密にコントロールすることは容易ではない．実際に目標血糖範囲内にコントロールされている時間の割合は50-60％であったことを示した報告[33) 36)]もみられている．したがって，現在知られているプロトコールを用いた看護師などの人手によって厳密な血糖管理を行うことには限界があると考えられる．より厳格な血糖管理を行うには，機械（コンピュータ）の導入などの，なんらかの他の方法が必要であると考えられる．なお，われわれの人工膵臓を用いた方法でも，IITの実現率は90％程度であることからも，目標とした血糖管理の実現率向上が課題であることは明らかである．

6）血糖管理方法が確立されていない

具体的・実際的な血糖管理方法，すなわち，①血糖測定方法（測定間隔），②インスリンあるいはグルコース投与方法は，確立されていない。さまざまなプロトコールが提唱されているが[8)32)33)]，いずれも煩雑であり，それらを実行するには看護師などへのトレーニングや，血糖管理専任チームを作る必要がある。しかも，上述したように，それらのプロトコールを用いても，血糖管理目標達成率は十分ではない。

特に，血糖測定方法に関しては，血糖測定間隔以外にも注意すべき点として，①血液採取・測定方法と②採血量の問題がある。耳朶などの皮膚を穿刺して得られる毛細血管血を検体として簡易血糖測定器を用いて測定した血糖値は，特に低血糖時には誤差が大きいことから[44)]，この方法は用いるべきではない。信頼性を得るには，静脈血あるいは動脈血を，中央検査室あるいはそれに準じた方法（装置）で測定すべきである。また，血糖測定のための頻繁の採血により，それだけで1日30mL以上の採血量を要する可能性も高く，採血量を減らすなんらかの工夫（採血方法や血糖測定方法・器具の改善，人工膵臓等の機械を用いた微量採血による血糖測定など）が必要である。

4 血糖管理の課題と展望

上述したさまざまな問題点が生じる原因は，①血糖管理方法，②血糖管理の評価方法，③対象疾患・病態（耐糖能障害の程度を含め），④栄養管理方法がさまざまであり，また，経時的に変更されるなど，不十分あるいは不明確であることによると考えられる。

したがって，①安全・確実・容易な具体的な血糖管理方法を確立し，②その確立された血糖管理方法を用いて，統一した血糖管理評価方法の下で，③疾患・病態および栄養管理方法別に，④目標とした血糖値別の有効性・有用性を，⑤大規模に前向き研究[45)46)]することが，なすべき今後の課題と考えられる。

血糖管理の評価方法に関しては，評価した時期（入院時，入院早期，入院後一定期間など），評価に用いた血糖管理指標（早朝血糖値，1日平均血糖値，1日最高血糖値，1日血糖値変動など）を統一したうえで，評価を行うべきである。栄養管理方法に関しては，栄養投与経路別（経腸栄養法，TPN，両者併用），栄養成分別（グルコース・脂質・アミノ酸の比率や総量）に検討する必要がある。

最後に，血糖管理方法に関する望ましい将来像・展望に関して触れたい。血糖測定方法に関しては，非観血的・連続的測定法[47)]が理想である。また，現在，クリティカルケア領域での血糖コントロール方法は，末梢静脈へのインスリン持続点滴静注法が一般的であるが，より生理的・効果的で，血糖変動も少ないと考えられる門脈系へのインスリン投与方法[48)]や，新しいインスリン投与経路としてのインスリン吸入法[49)]などの導入も考慮すべきと思われる。また，counter regulatory hormonesやC-peptide[50)]を始めとして，より生理的・生体に有用な血糖コントロール治療薬の使用も，検討すべきと考えられる。上述した新しい機能を備えた人工膵臓が開発されれば，より適切な血糖コントロールが施行できるものと期待される。

【文献】

1) The Diabetic Control and Complications Trial Research Group. The effect of intensive treatment of diabetes on the development and progression of long-term complications in insulin-dependent diabetes mellitus. N Eng J Med 1993；329：977-86.
2) United kingdom Prospective Diabetes Study Group. Intensive blood-glucose control with sulphonylurea or insulin compared with conventional treatment and risk of complications in patients with type 2 diabetes（UKPDS33）. Lancet 1998；352：837-53.
3) Malmberg K. Prospective randomised study of intensive insulin treatment on long term survival after acute myocardial infarction in patients with diabetes mellitus. DIGAMI（Diabetes Mellitus, Insulin Glucose Infusion in Acute Myocardial Infarction）Study Group. BMJ 1997；314：1512-15.
4) Furnary AP, Zerr KJ, Grunkemeier GL, et al. Continuous intravenous insulin infusion reduces the incidence

of deep sternal wound infection in diabetic patients after cardiac surgical procedures. Ann Thorac Surg 1999 ; 67 : 352-62.
5) van den Berghe G, Wouters P, Weekers F, et al. Intensive insulin therapy in the critically ill patients. N Eng J Med 2001 ; 345 : 1359-67.
6) Van den Berghe G, Wilmer A, Hermans G, et al. Intensive insulin therapy in the Medical ICU. N Eng J Med 2006 ; 354 : 449-61.
7) Finney SJ, Zekveld C, Elia A, et al. Glucose control and mortality in critically ill patients. JAMA 2003 ; 290 : 2041-47.
8) Krinsley JS. Effect of an intensive glucose management protocol on the mortality of critically ill adult patients. Mayo Clin Proc 2004 ; 79 : 992-1000.
9) Dellinger RP, Carlet JM, Masur H, et al. Surviving Sepsis Campaign Management Guidelines Committee. Surviving Sepsis Campaign guidelines for management of severe sepsis and septic shock. Crit Care Med 2004 ; 32 : 858-73.
10) 星野正巳, 原口義座. Glucose Control. 特集Surviving sepsis Campaign Guidelinesを巡って. ICUとCCU 2004 ; 28 : 853-7.
11) 星野正巳, 原口義座, 上野博一ほか. シンポジウム 過大な侵襲時の血糖管理. 耐糖能障害を生じた重症救急患者の人工膵による血糖管理. 体液・代謝管理. 2005 ; 21 : 45-52.
12) Taylor JH, Beilman GJ. Hyperglycemia in the Intensive Care Unit : No Longer Just a Marker of Illness Severity. Surg Infect 2005 ; 6 : 233-45.
13) 星野正巳, 水島岩徳, 原口義座. 血中グルコースモニタ. 救急・集中治療 2006 ; 18 : 383-7.
14) Hoshino M, Haraguchi Y, Hirasawa H, et al. Close relationship of tissue plasminogen activator-plasminogen activator inhibitor-1 complex with multiple organ dysfunction syndrome investigated by means of the artificial pancreas. Crit Care 2001 ; 5 : 88-99.
15) 星野正巳, 原口義座, 平澤博之ほか. 高度耐糖能障害を伴う重症救急患者の耐糖能評価法—ICU入室早期におけるグルコースクランプ法から求めた末梢グルコース代謝速度からの検討—. 外科と代謝・栄養 2003 ; 37 : 283-95.
16) Hoshino M, Haraguchi Y, Hirasawa H, et al. Measurement of insulin clearance and factors affecting insulin clearance in septic patients with glucose intolerance—analysis under strict blood glucose control by means of bedside-type artificial pancreas—Chiba Med J 2006 ; 82 : 149-61.
17) Michie HR. Metabolism of sepsis and multiple organ failure. World J Surg 1996 ; 20 : 460-4.
18) Mollar DE. Potential role of TNF-α in the pathogenesis of insulin resistance and type 2 diabetes. Trends Endocrinol Metab 2000 ; 11 : 212-7.
19) Qi C, Pekala PH. Tumor necrosis factor-α-induced insulin resistance in adipocytes. Proc Soc Exp Biol Med 2000 ; 223 : 128-5.
20) Epstein FH. Glucose transporters and insulin action. Implications for insulin resistance and diabetes mellitus. N Engl J Med 1999 ; 341 : 248-57.
21) Yudkin JS. Abnormalities of coagulation and fibrinolysis in insulin resistance. Evidence for a common antecedent? Diabetes Care 1999 ; 22 : C25-30.
22) Chambrier C, Laville M, Berrada KR, et al. Insulin sensitivity of glucose and fat metabolism in severe sepsis. Clin Sci 2000 ; 99 : 321-8.
23) Agwunobi AO, Reid C, Maycock P, et al. Insulin resistance and substrate utilization in human endotoxemia. J Clin Endocrinol Metab 2000 ; 85 : 3770-8.
24) Van den Berghe G, Wouters PJ, Bouillon R, et al. Outcome benefit of intensive insulin therapy in the critically ill : Insulin dose versus glycemic control. Crit Care Med 2003 ; 31 : 359-66.
25) Coursin DB, Murray MJ. How Sweet is Euglycemia in Critically Ill Patients ? Mayo Clin Proc 2003 ; 78 : 1460-2.
26) Langouche L, Vanhorebeek I, Vlasselaers D, et al. Intensive insulin therapy protects the endothelium of critically ill patients. J Clin Invest 2005 ; 115 : 2277-86.
27) Vanhorebeek I, De Vos R, Mesotten D, et al. Protection of hepatocyte mitochondrial ultrastructure and function by strict blood glucose control with insulin in critically ill patients. Lancet 2005 ; 365 : 53-9.
28) Das UN. Is insulin an anti-inflammatory molecule? Nutrition 2001 ; 17 : 409-13.
29) Krogh-Madsen R, Moller K, Dela F, et al. Effect of hyperglycemia and hyperinsulinemia on the response of IL-6, TNF-α, and FFAs to low-dose endotoxemia in humans. Am J Physiol Endocrinol Metab 2004 ; 286 : E766-72.
30) Mesotten D, Swinnen JV, Vanderhoydonc F, et al. Contribution of Circulating Lipids to the Improved Outcome of Critical Illness by Glycemic Control with Intensive Insulin Therapy. J Clin Endocrinol Metab 2004 ; 89 : 219-26.
31) Laird AM, Miller PR, Kilgo PD, et al. Relationship of Early Hyperglycemia to Mortality in Trauma Patients. J Trauma 2004 ; 56 : 1058-62.
32) Laver S, Preston S, Turner D, et al. Implementing intensive insulin therapy : Development of and audit of the bath insulin protocol. Anaesth Intensive Care 2004 ; 32 : 311-6.
33) Kanji S, Singh A, Tierney M, et al. Standardization of intravenous insulin therapy improves the efficiency and safety of blood glucose control in critically ill adults. Intensive Care Med 2004 ; 30 : 804-10.
34) Brunkhorst FM, Kuhnt E, Engel C, et al. Intensive insulin therapy in patient with severer sepsis and septic

shock is associated with an increased rate of hypoglycemia-results from a randomized multicenter study (VISEP) [abstract]. Infection 2005 ; 33 : 19-20.
35) Bhatia A, Cadman B, Mackenzie I. Hypoglycemia and Cardiac Arrest in a Critically ill Patient on Strict Glycemic Control. Anesth Analg 2006 ; 102 : 549-51.
36) Mackenzie I, Ingle S, Zaidi S, et al. Tight glycemic control : a survey of intensive care practice in large English hospitals. Intensive Care Med 2005 ; 31 : 1136.
37) Angus DC, Abraham E. Intensive Insulin Therapy in Critical Illness. Am J Respir Crit Care Med 2005 ; 172 : 1358-9.
38) Polderman KH, Girbes ARJ. Intensive insulin therapy : Of harm and health, of hypes and hypoglycemia. Crit Care Med 2006 ; 34 : 246-8.
39) Malhotra A. Intensive Insulin in Intensive Care. N Engl J Med 2006 ; 354 : 516-8.
40) Bochicchio GV, Sung J, Joshi M, et al. Persistent Hyperglycemia is Predictive of Outcome in Critically Ill Trauma Patients. J Trauma 2005 ; 58 : 921-4.
41) Whitcomb BW, Pradhan EK, Pittas AG, et al. Impact of admission hyperglycemia on hospital mortality in various intensive care unit populations. Crit Care Med 2005 ; 33 : 2772-7.
42) Vriesendorp TM, van Santen S, DeVries H, et al. Predisposing factors for hypoglycemia in the intensive care unit. Crit Care Med 2006 ; 34 : 96-101.
43) Vogelzang M, Zijlstra F, Nijsten M W. Design and implementation of GRIP : a computerized glucose control system at a surgical intensive care unit. BMC Med Inform Decis Mak 2005 ; 5 : 38.
44) Kanji S, Buffie J, Hutton B, et al. Reliability of point-of-care testing for glucose measurement in critically ill adults. Crit Care Med 2005 ; 33 : 2778-85.
45) Current Controlled Trials. A multi-centre, open label, randomized controlled trial of two target ranges for glycemic control in intensive care unit (ICU) patients. Available from http : //controlled-trials.com/isrctn/trial/ISRCTN04968275/0/04968275.html (2005)
46) National Institutes of Health. Glucontrol study. Comparing the effects of two glucose control regimens by insulin in intensive care unit patients. Available from http : //clinicaltrials.gov/show/NCT00107601 (2006)
47) Klonoff DC. Noninvasive blood glucose monitoring. Diabetes Care 1997 ; 20 : 433-7.
48) Matsuo Y, Shimoda S, Sakakida K, et al. Strict glycemic control in diabetic dogs with closed-loop intraperitoneal insulin infusion algorithm designed for an artificial endocrine pancreas. J Artf Organs 2003 ; 6 : 55-63.
49) Owens DR, Zinman B, Bollit G. Alternative routes of insulin delivery. Diabet Med 2003 ; 20 : 886-98.
50) Ekberg K, Brismar T, Johansson BL, et al. Amelioration of sensory nerve dysfunction by C-peptide in patients with type 1 diabetes. Diabetes 2003 ; 52 : 536-41.

〔星野　正巳〕

6. 市販されている経静脈栄養用・経腸栄養用製剤

はじめに

　クリティカルケアにおける栄養療法には大きく分けて経静脈栄養と経腸栄養用製剤がある。本稿では現在市販されているこれら栄養剤を分類し，その特徴について簡単に解説する。

　経静脈栄養用製剤は糖・電解質液，アミノ酸，ビタミン，微量元素および脂肪に分類することができる。近年ではこれら栄養成分をまとめて，キット製品として市販されている。これらキット製品についても各製品ごとにまとめ，特徴を解説する。

　また経腸栄養用製剤については現在わが国で市販されている120種類以上の製剤のうち[1]，医薬品，特殊病態用および免疫強化経腸栄養用製剤をとりあげ，各経腸栄養用製剤の特徴を簡単に解説する。

1　経静脈栄養用製剤

　まず，現在市販されている経静脈栄養用製剤についてまとめる。重症症例においては厳密な水分・電解質管理が必要となるため，経静脈栄養製剤は50％または70％ブドウ糖液をベースとし，病態に合わせたアミノ酸製剤とビタミン剤および微量元素のみを混合させたごく単純なものを処方すべきと考えている。そして電解質は微量注入ポンプにて別経路から投与し，病態の変化に応じて投与内容や投与量をいつでも変更可能な状態にすべきと考えている[2]。以下に現在市販されている経静脈栄養用製剤について順を追って解説する。

1）経静脈栄養用アミノ酸製剤

　まずはじめに現在わが国で市販されている高カロリー輸液用アミノ酸製剤を表1にまとめる。アミノ酸製剤は処方の違いからVuj-N，FAO，FAO/WHO，日本人人乳，TEO，特殊処方の6種類に大きく分類することができる。以下にそれぞれの特徴を解説する。

a．Vuj-N基準

　本処方はMaddenらが提唱したVuj基準をHoweらが改良したもので8種類の必須アミノ酸の含有率が高いのが特徴である（**表1-a**）。

b．FAO基準

　FAO基準はFAO（Food and Agriculture Organization of United Nations）が発展途上国における栄養状態改善のために勧告した蛋白必要量から推奨したアミノ酸処方で，Vuj-N基準と構成アミノ酸は同じながら，非必須アミノ酸およびロイシン，イソロイシン，バリンなどの分枝鎖アミノ酸（branched chain amino acids：BCAA）の含有量を増加させたものである（**表1-a**）。

c．FAO/WHO基準

　FAO/WHO基準はFAOがWHOと合同で蛋白質必要量の見直しをした結果推奨されたもので，FAO基準で発育障害の危険性が指摘されていた高すぎるトリプトファン，メチオニン，リジンの配合比を低く抑えるとともに非必須アミノ酸の含有量を多くし，全卵あるいは人乳の非必須アミノ酸含有比に準じて必須アミノ酸/非必須アミノ酸の比を1近くにまで低下させた基準を推奨した。現在ではもっともバランスのとれたアミノ酸比とされている（**表1-a**）。

d. 日本人・人乳

またわが国ではFAO/WHO基準とほとんど同じ組成ではあるが，日本人・人乳のアミノ酸組成に準じた基準によるアミノ酸製剤も販売されている（**表1-b**）。

e. TEO基準（高侵襲用）

経静脈栄養用製剤の普及に伴い，外科術後の症例や重症患者に対して経静脈栄養用製剤は広く用いられるようになり，特に侵襲下での至適アミノ酸組成の研究が盛んに行われた。その結果侵襲時に需要の高まるBCAA含有量を増加させ，必須アミノ酸の含有比率もFAO/WHO基準よりも若干増加させた侵襲時に最適なわが国独自のアミノ酸製剤が開発された。BCAAの多く含まれたこの新しいアミノ酸基準は製造した民間企業3社の頭文字をとってTEO基準と呼ばれている。これらのアミノ酸製剤は高侵襲を受けた重症症例に適しており，クリティカルケア領域で広く使用されている（**表1-b**）。

f. 特殊アミノ酸製剤

また特殊アミノ酸製剤として肝不全用腎不全用および小児用アミノ酸製剤が現在市販されている（**表1-c**）。肝不全用アミノ酸製剤はBCAA含有量を増加させ，芳香族アミノ酸（aromatic amino acid：AAA）を減少させたものである。この肝不全用アミノ酸製剤は慢性肝障害に対しては有用と思われるが，機能不全に陥った肝不全に対して有用かどうかは疑問である。つまり窒素負荷に耐えられないほど機能不全に陥った肝臓にはアミノ酸投与は禁忌とされ[3]，われわれも用いていない[2]。腎不全用アミノ酸製剤はUN血中濃度を抑えるためにBCAAを含む必須アミノ酸をかなり増量し，アルギニンなどの非必須アミノ酸を適度に加えたものである。小児用アミノ酸製剤は未発達のアミノ酸代謝に合わせて，BCAAおよびチロジン，システイン，アルギニンを増量，メチオニン，フェニルアラニンを減量し，さらにタウリンを添加したものである。これら特殊アミノ酸製剤は個々の病態に合わせて適当な高カロリー輸液用糖・電解質製剤と組み合わせて使用すべきである（**表1-c**）。

2）経静脈栄養用総合ビタミン製剤

次にビタミン剤についてまとめる（**表2**）。総合ビタミン剤の多くは1975年にAmerican Medical Association（AMA）によって出されたガイドライン，いわゆるAMA基準に準拠しており，それぞれの製剤においてビタミン含有率は基本的には共通である。そこで，現在市販されている総合ビタミン剤をAMA基準に則って作られた総合ビタミン剤（**表2-a**）と，独自に成分を調節したビタミン剤（**表2-b**）に分け，それぞれの特徴を列記した。

現在市販されている総合ビタミン剤はビタミンKを含むか否かによって大きく2つに分けることができる。ビタミンKは肝臓における凝固因子産生に必要不可欠のビタミンであり，経口摂取不可能な患者においても腸内細菌による合成が盛んなため通常不足に陥ることは少ない。しかし，長期にわたり広域抗生物質の投与を受けている症例では腸内細菌による合成が見込まれなかったり，また長期絶食による腸管の吸収障害が発生し，腸内細菌が産生したビタミンKを吸収利用できない可能性も考えられるため，経静脈栄養管理施行症例ではビタミンKの投与は必要不可欠と思われる。そこでビタミンKを含まない総合ビタミン剤を用いる場合には必要に応じてビタミンKを追加投与する必要がある。ただし，ビタミンKの可溶化剤（HCO-60，硬化ヒマシ油）によるアナフィラキシー型ショックが問題となっているため，HCO-60を含む総合ビタミン剤の使用に際しては十分注意する必要がある。

3）微量元素製剤

微量元素製剤はマンガン含有の有無以外，同一内容の製剤2種類が販売されている（**表3**）。1日1バイアルを原則とするが，肝障害，腎障害のある症例では投与した微量元素の血中濃度が予想以上に上昇する可能性があるため，適時それぞれの微量元素の血漿中濃度および血液中濃度を確認する必要がある。マンガン含有製剤を長期投与している症例において，マンガンの血

漿中濃度は正常範囲であっても，血液中濃度が高値を示すことがあるため血漿中濃度のみならず血液中濃度も同時に測定する必要がある。また本製剤の長期投与によるマンガンの脳内蓄積，パーキンソン様症状の出現の可能性があるのでマンガン含有微量元素投与中の患者に対して注意が必要である。

4）脂肪乳剤

現在市販されている脂肪乳剤は大豆油から生成された長鎖脂肪乳剤で，ほとんど同じ内容である（表4）。

脂肪乳剤をエネルギー基質として使用する際の利点は単位質量あたりのエネルギー量が多いこと，代謝産物としての二酸化炭素量が糖を基質とした場合よりも少ないため，呼吸障害を有する患者に有利であること，また脂肪代謝においてインスリンを必要としないため耐糖能の低い重症症例でもエネルギー源として有効に利用できることなどが挙げられる。

一方欠点としては，投与速度が速すぎると肺に蓄積され，呼吸障害を引き起こす危険性があること，網内系に取り込まれて免疫機能低下を引き起こす可能性があることなどが挙げられ，重症患者管理においては使用すべきではない。しかし，長鎖脂肪乳剤に中鎖脂肪乳剤を混合させた新しい脂肪乳剤であれば，長鎖脂肪乳剤使用時に認められた呼吸障害の合併や免疫力の低下といった欠点は認められず，エネルギー基質として非常に有用であったという報告があり[4]，今後脂肪乳剤は経静脈栄養用施行時の安全で効率の良いエネルギー基質として期待できると思われる。

5）経静脈栄養用糖・電解質液

次に現在市販されている経静脈栄養用糖・電解質液についてまとめる。クリティカルケアにおいて経静脈栄養に用いる輸液は基本的には50％または70％ブドウ糖液をベースに，必要に応じて各種電解質液，アミノ酸，ビタミン剤，微量元素などを混合して個々の病態に見合った質と量の輸液を処方し使用すべき[2]と先に述べた。しかし，比較的安定した症例や，予定手術後など病態の変化が予測できる症例に対しては市販の経静脈栄養用糖・電解質液を用いることは可能である。

市販の経静脈栄養用糖・電解質液は利便性の面からだけではなく，1日必要量の糖，電解質の補充，滅菌的経静脈栄養用製剤の作成の面からも有用である。わが国において経静脈栄養用糖・電解質液は種々販売されているが，その内容はほとんど同一である。そこで以下に現在市販されている経静脈栄養用糖・電解質液を表5にまとめ，それぞれの特徴をまとめる。

経静脈栄養用糖・電解質液には含有糖分量の少ない経静脈栄養開始液と含有糖分量の多い維持液がある。経静脈栄養開始時には開始液を用い，その後維持液へと移行する。開始液や維持液を選択する際にはNaCl含有量に留意する必要がある（表5-a）。NaCl含有量に差があるのは経静脈栄養用糖・電解質液に併用するアミノ酸製剤にNaClが含まれている製剤と含まれていない製剤があるためである。NaClが含まれているアミノ酸製剤を用いる場合基本液としてはNaCl含有量の少ないものを選択する必要がある。最近開発された特殊アミノ酸製剤にはNaCl含有量が少ないものが多いため，経静脈栄養用糖・電解質液はNaCl含有量に多いものを使用すべきである。もしNaCl含有量が少ないものを選択した場合には，1日の必要NaCl量を計算し不足時には補充する必要がある。

次に留意しなければならないのは糖・電解質液のリン，Mg，亜鉛の含有量である。経静脈栄養施行中はリン，Mg，亜鉛の血中濃度を定期的に測定し，リン，Mg，亜鉛の含有量から見た適切な糖・電解質液を選択・変更すべきである。特にMg量は注意すべきで，血液浄化法を施行している症例ではMg含有経静脈栄養用糖・電解質液を用いていても血中濃度が低下しMg不足による不整脈や痙攣発作を引き起こす危険性がある。

腎不全用としてKとリンを含有せず，他の電解質も症例に応じた微調整を可能にするために必要最小限に抑えられたものや，小児用として

小児が1日に必要な水分，糖分および電解質を考慮に入れて作成されたものも市販されている（**表5-b**）。

6）経静脈栄養用製剤・キット製剤

　経静脈栄養用製剤の最後に，現在市販されている経静脈栄養用製剤キット製剤についてまとめる（**表6**）。糖・電解質液と一般的なアミノ酸製剤を一体化させた経静脈栄養用糖・電解質・アミノ酸製剤の出現が以前より望まれていたが，糖分とアミノ酸が混合するとメイラード反応と呼ばれる褐色化現象が起こるため実用は困難であった。しかし最近，pHの調節やアルカリ化剤の工夫，メイラード反応を起こしやすいトリプトファンをアセチル化して反応を防ぐことなどによって糖とアミノ酸を一体化させることが可能となった。またツインバッグ化し，使用時に混合するなどの工夫によって，糖・電解質・アミノ酸製剤のキット化が可能となり，いくつかの高カロリー輸液用糖・電解質・アミノ酸キット製剤（**表6-a**），さらには総合ビタミン剤や脂肪乳剤をもキットに組み込まれた製品（**表6-b**）が市販されている。

　キット製剤の利点としては調整時間の短縮，調合操作回数の短縮による，より無菌操作での調剤，在宅栄養にも安全性が高いなどが挙げられる。一方，欠点としては処方が固定化されているので病態に合わせた至適経静脈栄養の施行が困難なことが挙げられる。

2 経腸栄養用製剤

　次に経腸栄養用製剤について解説する。経腸栄養用製剤は医薬品だけでなく食品としても販売されており，現在120種類以上の製剤が市販されている[1]。

　そこで今回はまず医薬品としての経腸栄養用製剤について解説する。次に食品としての経腸栄養用製剤の中から，肝不全，腎不全などの特殊病態用の経腸栄養用製剤と，最近注目を集めている免疫強化剤としての経腸栄養用製剤[5]をとりあげ，それぞれを表にまとめ，特徴を解説する。

1）経腸栄養用製剤（医薬品）

　医薬品としての経腸栄養用製剤を**表7**にまとめた。経腸栄養用製剤は成分栄養剤，消化態栄養剤，半消化態栄養剤の大きく3種類に分類することができる。以下に順を追ってそれぞれの経腸栄養用製剤の特徴を解説する。

　成分栄養剤および消化態栄養剤（**表7-a**）は窒素源がアミノ酸，ジペプチドやトリペプチドで，糖質はデキストリンや二糖類から構成されている栄養剤である。消化態の栄養素なので，消化が不要で残渣もきわめて少なく，消化機能が低下している症例にも適応可能である。ただし，成分栄養剤および消化態栄養剤は脂質含有量が少ないものが多く，単独で長期に使用する場合には，必須脂肪酸が欠乏するので脂肪製剤を時々補給する必要がある。また一般的に浸透圧が高いので，下痢や腹部膨満，腹痛などの合併症が発症しやすいことにも留意すべきである。

　半消化態経腸栄養用製剤（**表7-b**）は窒素源に蛋白質を用いた天然食品を人工的に加工した高エネルギー，高蛋白の栄養剤である。成分栄養剤および消化態栄養剤に比し脂質エネルギー比が高く，浸透圧が低いのが特徴である。

2）経腸栄養用製剤（食品）

　次に食品として市販されている経腸栄養用製剤についてまとめる。食品としての経腸栄養用製剤の種類はたいへん多く[1]，本項においてすべてをまとめることは困難である。そこで食品としての経腸栄養用製剤の中から，肝不全，腎不全などの特殊病態用の経腸栄養用製剤と，最近注目を集めている免疫強化剤としての経腸栄養用製剤[5]をとりあげ，それぞれを表にまとめ，特徴を解説する。

a. 特殊病態用経腸栄養用製剤（食品）

特殊病態用経腸栄養用製剤として，腎不全用，肝不全用，そして呼吸不全用の経腸栄養用製剤を表8にまとめた。また食品であるがゆえに効能は表示できないため，成分から推測して選択した。

腎不全用経腸栄養用製剤は日本腎臓学会により作成されたガイドラインを参考に作成されており，肝不全用経腸栄養用製剤はFischer比を40と高く設定し，ラクチュロースも同時に配合されている。呼吸不全用経腸栄養用製剤は呼吸商を上げないために高脂質低糖質のエネルギー比率とし，脂肪成分が多いので吸収されやすい中鎖脂肪酸を多く配合するなどの工夫がなされている。

b. 免疫賦活経腸栄養用製剤（食品）

次に最近注目を集めている免疫賦活経腸栄養用製剤を表9にまとめた。

通常，経腸栄養用製剤は栄養摂取量のガイドラインに従って作成されており，栄養素を補充するためのものであった。最近では単なる栄養補充としての役割だけでなく，Heylandが唱えた[6]"pharmaconutrition"，つまり薬理学的効果が期待できる栄養素を必要接収量より多く含んだ経腸栄養用製剤が発売されるようになった。

免疫賦活経腸栄養用製剤に含まれる免疫賦活栄養素にはimmunobooster（免疫増強）とimmunomodulator（免疫調節）との2つに大きく分けることができる。

Immunoboosterは，低下している免疫能を増強する作用を持つ栄養素をさし，n3（DHA/EPA），核酸（RNA/DNA），アルギニン/グルタミンなどが挙げられる。

Immunomodulatorは，侵襲に対する免疫の過剰反応を抑制する作用をもつ栄養素をさし，抗酸化ビタミンであるビタミンC/Eやβカロチン，抗酸化物活性化微量元素である亜鉛，マンガン，セレン，さらにはポリフェノール（カテキンなど），CoQ10などが挙げられる。

表9-a，bには1.0kcal/mLの免疫賦活経腸栄養用製剤を，表9-cには1.0kcal/mL以外の免疫賦活経腸栄養用製剤を製品名順にまとめた。

敗血症患者に対してアルギニンは投与すべきでないという意見[6]もあり，pharmaconutritionとしてのimmunonutritionに用いられるimmunoboosterやimmunomodulatorの種類と至適量に関しては今後の検討が必要と考えられた。

おわりに

現在市販されている経静脈栄養用製剤として，アミノ酸製剤，ビタミン製剤，微量元素製剤，脂肪乳剤，糖・電解質基本液そしてキット製剤に分類し，製剤をそれぞれ表にまとめ特徴を列記した。

経腸栄養用製剤は医薬品と食品に分け，食品としての経腸栄養用製剤は肝不全，腎不全などの特殊病態用の経腸栄養用製剤と，免疫強化剤としての経腸栄養用製剤をとりあげ，それぞれを表にまとめ，特徴を列記した。

クリティカルケアにおいて，重症患者に対して経静脈栄養・経腸栄養用を施行する際には栄養剤の特徴を正確に把握し，病態に応じて適宜選択することが重要と考える。

表1-a アミノ酸製剤

アミノ酸処方	Vlui-N		FAO			FAO/WHO		
製品名	強力モリアミンS	ハイ・プレアミン注-10%	ハイ・プレアミンS注-10%	10% ESポリタミン	12%イスネール	12%イスネールS	モリプロンF/バリアミンF注
容量 (mL)	200	20	20	200	200	200	200
特徴	高E/N Na (−), Cl (+)	高E/N Na (−), Cl (+) BCAA rich ソルビトール含有	高E/N Na (−), Cl (+) BCAA rich ソルビトール含有	高E/N Na (−), Cl (+) BCAA rich	Na (±) Cl (+)	Na (±) Cl (+) ソルビトール5%	NaCl (−)
(mg/100mL)							
L-ロイシン (Leu)	1230	1090	1090	1090	1175	1175	1250
L-イソロイシン (Ile)	550	960	960	960	845	845	560
L-バリン (Val)	610	960	960	960	865	865	450
L-リジン (Lys)	塩酸リジン2230	960	960	1153	826	826	酢酸L-リジン1240
L-トレオニン (Thr)	540	640	640	640	596	596	650
L-トリプトファン (Trp)	180	320	320	320	218	218	130
L-メチオニン (Met)	710	960	960	960	540	540	350
L-フェニルアラニン (Phe)	870	640	640	640	1280	1280	935
L-シスチン					24	24	100
L-システィン (Cys)							35
L-チロシン (Tyr)					60	60	790
L-アルギニン (Arg)	塩酸アルギニン800	830	830	827	992	992	600
L-ヒスチジン (His)	L-塩酸ヒスチジン400	370	370	370	444	444	620
L-アラニン (Ala)					480	480	330
L-プロリン (Pro)					240	240	220
L-セリン (Ser)					240	240	
アミノ酢酸 (Gly)	1000	1490	1490	1490	1825	1825	1070
L-アスパラギン酸 (Asp)					600	600	380
L-グルタミン酸 (Glu)					180	180	650
濃度 (%)	8.43	9.22	9.22	9.41	11.43	11.43	10
総窒素量 (mg/dL)	1310	1426	1426	1462	1740	1740	1520
糖質濃度		ソルビトール5%				ソルビトール5%	
E/N比	3.3	2.43	2.5	2.5	1.25	1.25	1.09
BCAA/TAA (%)	28.4	32.6	32.6	32	25.2	25.2	22.6
BCAA量 (mg/dL)	2390	3010	3010	3010	2885	2885	2260
Na⁺ (mEq/dL)	1.8	0.8	0.8	1.1	6.3	6.3	<0.5
Cl⁻ (mEq/dL)	18.2	13.7	13.7	13.8	14.8	14.8	
acetate							6
pH	5.5-7	5-6.5	5-6.5	5.5-6.5	5.5-6.5	5.5-6.5	5.5-6.5
浸透圧比 (約)	3	3.9-4.3 3-3.4		3	4	5	3
会社名	味の素ファルマ	扶桑薬品工業		日本製薬/ 武田薬品工業	日本製薬/武田薬品工業		味の素ファルマ/ メルク製薬

表1-b　アミノ酸製剤

アミノ酸処方	日本人・人乳				TEO（高侵襲用）		
製品名	プロテアミン12 12%ヒカリアミン注	プロテアミン12X 12%ヒカリアミンX注	アミゼットB	アミゼットXB	アミニック	アミパレン
容量 (mL)	200	200	200・300・400	200・300	200	200・300・400
特徴	NaCl (+)	NaCl (+) キシリトール含有	BCAA rich NaCl (−)	BCAA rich NaCl (−)	BCAA rich NaCl (−)	BCAA rich NaCl (−)
(mg/100mL)						
L-ロイシン (Leu)	1138	1138	1350	1350	1290	1400
L-イソロイシン (Ile)	597	597	850	850	910	800
L-バリン (Val)	690	690	900	900	1400	800
L-リジン (Lys)	784	784	800	800	酢酸L-リジン1000	1050
L-トレオニン (Thr)	504	504	480	480	750	570
L-トリプトファン (Trp)	187	187	160	160	130	200
L-メチオニン (Met)	433	433	390	390	440	390
L-フェニルアラニン (Phe)	974	974	770	770	700	700
L-シスチン	23	23				
L-システィン (Cys)			100	100	35	100
L-チロシン (Tyr)	57	57	50	50	40	50
L-アルギニン (Arg)	1230	1230	1110	1110	900	1050
L-ヒスチジン (His)	522	522	470	470	500	500
L-アラニン (Ala)	821	821	860	860	710	800
L-プロリン (Pro)	1063	1063	640	640	500	500
L-セリン (Ser)	467	467	420	420	170	300
アミノ酢酸 (Gly)	1568	1568	550	550	700	590
L-アスパラギン酸 (Asp)	202	202	50	50	100	100
L-グルタミン酸 (Glu)	102	102	50	50	50	100
濃度 (%)	10	10	10	10	10	10
総窒素濃度 (mg/dL)	1815	1815	1560	1560	1520	1570
糖質濃度		キシリトール5%		キシリトール5%		
E/N比	0.88	0.88	1.33	1.33	1.71	1.44
BCAA/TAA (%)	21.4	21.4	31	31	36	30
BCAA量 (mg/dL)	2425	2425	3100	3100	3600	3000
Na+ (mEq/dL)	15	15			<0.29	0.2
Cl− (mEq/dL)	15	15				
acetate					8	12
pH	5.7-6.7	5.7-6.7	6-7	6-7	6.8-7.8	6.5-7.5
浸透圧比 (約)	5	6	3	4	3	3
会社名	テルモ/光製薬	テルモ/光製薬	田辺製薬/テルモ	田辺製薬/テルモ	味の素ファルマ	大塚製薬工場・大塚製薬

表1-c　アミノ酸製剤

アミノ酸処方	肝不全用		腎不全用		小児用
製品名	アミノレバン/テルフィス/ヒカリレバン注	モリヘパミン	ネオアミユー	キドミン	プレアミン-P
容量 (mL)	200・500	200・300・500	200	200・300	200
特徴	BCAA rich NaCl (−) 芳香族アミノ酸を減量	BCAA rich NaCl (−) 芳香族アミノ酸を減量	BCAA rich NaCl (−) 高E/N	BCAA rich NaCl (−) 高E/N	BCAA rich NaCl (−), タウリン含有 Tyr, Cys, Argを増量 Met, Pheを減量 (タウリン) 20
(mg/100mL)					
L-ロイシン (Leu)	1100	945	1000	1400	1600
L-イソロイシン (Ile)	900	920	750	900	800
L-バリン (Val)	840	890	750	1000	600
L-リジン (Lys)	610	酢酸L-リジン395	酢酸L-リジン700	505	480
L-トレオニン (Thr)	450	214	250	350	240
L-トリプトファン (Trp)	70	70	250	250	120
L-メチオニン (Met)	100	44	500	300	150
L-フェニルアラニン (Phe)	100	30	500	500	250
L-シスチン					
L-システイン (Cys)	30				150
L-チロシン (Tyr)		40	50	100	60
L-アルギニン (Arg)	600	1537	300	450	1000
L-ヒスチジン (His)	240	310	250	350	250
L-アラニン (Ala)	750	840	300	250	520
L-プロリン (Pro)	800	530	200	300	600
L-セリン (Ser)	500	260	100	300	400
アミノ酢酸 (Gly)	900	540	150		200
L-アスパラギン酸 (Asp)		20	25	100	80
L-グルタミン酸 (Glu)			25	100	80
濃度 (%)	7.99	7.47	6.1	7.2	7.6
総窒素量 (mg/dL)	1220	1318	8.1mg/mL	1000	1175
糖質濃度					
E/N比	1.09	0.83	3.21	2.6	1.26
BCAA/TAA (%)	35.5	36.9	42	45.8	39
BCAA量 (mg/dL)	2840	2800	2560	3300	3000
Na+ (mEq/dL)	1.4	0.3	0.2	0.2	0.3
Cl− (mEq/dL)	9.4				
acetate				45	8
pH	5.5-6.5	6.6-7.6	6.6-7.6	6.5-7.5	6.5-7.5
浸透圧比 (約)	3	3	3	2	2.3-2.8
会社名	大塚製薬工場・大塚製薬/テルモ/光製薬	味の素ファルマ	味の素ファルマ	大塚製薬工場・大塚製薬	扶桑薬品工業

6　市販されている経静脈栄養用・経腸栄養用製剤

表2-a 総合ビタミン製剤（AMA基準）

ビタミン基準	ビタミンK(−)		AMA基準	ビタミンK(+)	
ビタミンK					
製品名	ネオM.V.I.9注 M.V.I.3注 M.V.I.12キット	ビタミロ12注	オーツカMV注1号・2号	ネオラミンマルチV	ビタジェクトA液 B液
特徴			可溶化剤HCO-60によるショックに注意	Vit D, E, B₁₂増量	Vit D, E, B₁₂増量
脂溶性ビタミン					
A (μg)	990	990	990	900	990
D (μg)	5	5	5	10	10
E (mg)	10	10	10	15	15
K (mg)			2	2	2
水溶性ビタミン					
B₁ (mg)	3	3	3.1	3	3
B₂ (mg)	3.6	3.6	3.6	4	4
B₆ (mg)	4	4	4	4	4
B₁₂ (μg)	5	5	5	10	10
C (mg)	100	100	100	100	100
ニコチン酸アミド (mg)	40	40	40	40	40
パントテン酸 (mg)	15	15	15	15	15
葉酸 (μg)	400	400	400	400	400
ビオチン (μg)	60	60	60	100	100
性状	水溶性注射液	凍結乾燥品	凍結乾燥品・水溶性注射液	凍結乾燥品	水性注射液
保存方法	冷所保存・凍結さける	室温保存・遮光	室温保存・遮光	冷所保存・遮光	冷所保存・遮光
会社名	アイロム製薬	大塚製薬工場・大塚製薬	大塚製薬工場・大塚製薬	日本化薬	デルモ・日本化薬

表2-b 総合ビタミン製剤（その他の基準）

ビタミン基準		その他	
ビタミンK	ビタミンK（−）	ビタミンK（+）	
製品名	M.V.I.注「ヒサミツ」/M.V.I.キット	ソービタ1号・2号・3号	マルタミン注射液
特徴	Vit A, D過量 Vit B₁₂, 葉酸, ビオチン（−） 長期投与時注意必要	Vit A, ニコチン酸アミド少ない Vit B₁₂, 葉酸, ビオチン多い 可溶化剤HCO-60によるショックに注意	Vit A, B群, D, E増量 可溶化剤HCO-60によるショックに注意
脂溶性ビタミン			
A（μg）	3000	750	1200
D（μg）	25	5	10
E（mg）	5	15	15
K（mg）		2	2
水溶性ビタミン			
B₁（mg）	50	5	5
B₂（mg）	10	5	5
B₆（mg）	15	3	5
B₁₂（μg）		30	10
C（mg）	500	100	100
ニコチン酸アミド（mg）	100	20	40
パントテン酸（mg）	25	12	15
葉酸（μg）		1000	400
ビオチン（μg）		200	100
性状	水性注射液	凍結乾燥品・水溶性注射液	凍結乾燥品
保存方法	冷所保存・遮光	室温保存・遮光	冷所保存
会社名	久光製薬／アイロム製薬	扶桑薬品工業	三井製薬

表3 微量元素製剤

製品名	エレメンミック注/キット ミネラリン注/シリンジ ミネリック-5注 メドレニック注シリンジ	エレメイト注 バルミリン注 ミネリック-4注
容量	2mL	2mL
特徴	Mn（＋） 長期投与によるMn脳内蓄積の可能性 長期投与によるパーキンソン様症状の出現	Mn（−）
(μmol)		
鉄 (Fe)	35	35
マンガン (Mn)	1	−
亜鉛 (Zn)	60	60
銅 (Cu)	5	5
ヨウ素 (I)	1	1
会社名	味の素ファルマ/日本製薬・武田薬品工業・味の素ファルマ/日本製薬・武田薬品工業/プロファーマ/扶桑薬品工業・大洋薬品工業	味の素ファルマ/日本製薬・武田薬品工業/ニプロファーマ

表4 脂肪乳剤

製品名	イントラファット注10%	イントラファット注20%	イントラリピッド10%	イントラリピッド20%	イントラリポス10%	イントラリポス20%
容量 (mL)	200・500	100・250	100	100・250	250	50・100・250
濃度 (%)	10	20	10	20	10	20
特徴	CO_2の産生量少ない 投与速度超過による呼吸障害 投与中の免疫力の低下に注意	CO_2の産生量少ない 投与速度超過による呼吸障害 投与中の免疫力の低下に注意	CO_2の産生量少ない 投与速度超過による呼吸障害 投与中の免疫力の低下に注意			
成分 (W/V%)						
精製ダイズ油	10	20	10	20	10	20
精製卵黄レシチン	1.2	1.2	1.2	1.2	1.2	1.2
濃グリセリン	2.5	2.25	—	—	2.2	2.2
注射用グリセリン	—	—	2.5	2.25	—	—
浸透圧比	約1	約1	約1	約1	約1	約1
熱量 (kcal/L)	1,100	2,000	1,100	2,000	1,100	2,000
熱量 (kcal)	220/550	200/500	110	200/500	275	100/200/500
保存方法	室温	室温	2〜8℃暗所	室温	室温暗所	室温暗所
会社名	日本製薬・武田薬品工業	日本製薬・武田薬品工業	テルモ	テルモ	大塚製薬工場・大塚製薬	大塚製薬工場・大塚製薬

表5-a 糖・電解質液

製品名	アリメール1号	アリメール2号	アリメール3号	トリパレン1号	トリパレン2号	ハイカリック液1号	ハイカリック液2号	ハイカリック液3号
容量 (mL)	800	800	800	600/1200	600/1200	700/1400	700/1400	700/1400
特徴	開始液用 NaCl (+)	維持液用 NaCl (+)	維持液用 NaCl (+)	開始液用 NaCl (±) フルクトース、キシリトール含有	維持液用 NaCl (+) フルクトース、キシリトール含有	開始液用 NaCl (−) Mg増量	維持液用 NaCl (−) Mg増量	維持液用 NaCl (−) Mg、Zn増量
糖質 (W/V%)								
グルコース	15	22.5	31.3	13.3	16.7	17.1	25	35.7
フルクトース	−	−	−	6.7	8.3	−	−	−
キシリトール	−	−	−	3.3	4.2	−	−	−
電解質 (mEq)								
Na⁺	50	50	50	3/6	35/70	−	−	−
K⁺	30	30	30	27/54	27/54	30/60	30/60	30/60
Ca²⁺	8	8	8	5/10	5/10	8.5/17	8.5/17	8.5/17
Mg²⁺	6	6	6	5/10	5/10	10/20	10/20	10/20
Cl⁻	50	50	50	9/18	44/88	−	−	−
SO₄²⁻	6	6	6	5/10	5/10	10/20	10/20	10/20
Acetate⁻	22	22	22	6/12	−	25/50	25/50	22/44
Lactate⁻	−	−	−	−	−	−	−	−
Gluconate⁻	8	8	8	5/10	5/10	8.5/17	8.5/17	8.5/17
Citrate³⁻	−	−	−	12/24	11/22	−	−	−
P (mmol)	8	8	8	6/12	6/12	5/10	5/10	8/16
Zn (μmol)	20	20	20	10/20	10/20	10/20	10/20	20/40
pH	4.5-5	4.5-5	4.5-5	4-5	4-5	3.5-4.5	3.5-4.5	3.5-4.5
浸透圧比 (約)	4	7	10	6	8	4	6	8
総熱量 (kcal/dL)	69	90	125	93.3	116.8	68.6	100	142.9
総熱量 (kcal)	480	720	1000	560/1120	700/1400	480/960	700/1400	1000/2000
会社名	味の素ファルマ			大塚製薬工場・大塚製薬		テルモ		

表5-b 糖・電解質液

製品名	ハイカリックNC-L	ハイカリックNC-N	ハイカリックNC-H	ハイカリックRF	リハビックス-K1号	リハビックス-K2号
容量 (mL)	700/1400	700/1400	700/1400	250/500/1000	500	500
特徴	開始液用 NaCl (+) Mg, Zn増量	維持液用 NaCl (+) Mg, Zn増量	維持液用 NaCl (+) Mg, Zn増量	腎不全用 K (−), P (−) 最小限の電解質	小児開始液用 NaCl (−)	小児維持液用 NaCl (−) P, Zn増量
糖質 (W/V%)						
グルコース	17.1	25	35.7	50	17	21
フルクトース	−	−	−	−	−	−
キシリトール	−	−	−	−	−	−
電解質 (mEq)						
Na$^+$	50/100	50/100	50/100	12.5/25/50	5	−
K$^+$	30/60	30/60	30/60	−	10	15
Ca^{2+}	8.5/17	8.5/17	8.5/17	1.5/3/6	4	7.5
Mg^{2+}	10/20	10/20	10/20	1.5/3/6	1	2.5
Cl$^-$	49/98	49/98	49/98	7.5/15/30	−	−
SO$_4^{2-}$	−	−	−	−	−	−
Acetate$^-$	11.9/23.8	11.9/23.8	11.9/23.8	−	1	2.5
Lactate$^-$	30/60	30/60	30/60	7.5/15/30	9	2.5
Gluconate$^-$	8.5/17	8.5/17	8.5/17	1.5/3/6	−	−
Citrate^{3-}	−	−	−	−	−	−
P (mmol)	8/16	8/16	8/16	−	5	10
Zn (μmol)	20/40	20/40	20/40	5/10/20	10	10
pH	4〜5	4〜5	4〜5	4〜5	4.8〜5.8	4.8〜5.8
浸透圧比 (約)	4	6	8	11	4	5
総熱量 (kcal/dL)	68.6	100	142.9	200	68	84
総熱量 (kcal)	480/960	700/1400	1000/2000	500/1000/2000	340	420
会社名	テルモ	テルモ	テルモ	テルモ	清水製薬・味の素ファルマ	清水製薬・味の素ファルマ

表6-a キット製剤（糖・電解質・アミノ酸）

製品名	アミノトリパ1号	アミノトリパ2号	ピーエヌツイン1号	ピーエヌツイン2号	ピーエヌツイン3号	ユニカリック L	ユニカリック N
容量 (mL)	850/1700	900/1800	1000/2000	1100/2200	1200	1000/2000	1000/2000
特徴	アミパレンとトリパレンがベース BCAA richなTEO基準アミノ酸製剤使用		アミゼットFとアリメールがベース FAO/WHO基準のアミノ酸製剤使用	モリプロンFとアリメールがベース FAO/WHO基準のアミノ酸製剤使用		アミゼットとハイカリックNCがベース BCAA richなTEO基準アミノ酸製剤使用 pHが若干低い	
糖質 (W/V%)							
グルコース	9.4	11.1	12	16.36	20.87	12.5	17.5
フルクトース	4.7	5.5	—	—	—	—	—
キシリトール	2.3	2.8	—	—	—	—	—
電解質 (mEq)							
Na$^+$	35/70	35/70	50/101	50/101	51	40/80	40/80
K$^+$	22/44	27/54	30/66	30/66	30	27/54	27/54
Ca^{2+}	4/8	5/10	8/16	8/16	8	6/12	6/12
Mg^{2+}	4/8	5/10	6/12	6/12	6	6/12	6/12
Cl$^-$	35/70	35/70	50/100	50/100	50	55/110	59/118
SO$_4^{2-}$	4/8	5/10	6/12	6/12	6	—	—
Acetate$^-$	44/87	54/107	34/68	40/80	46	10/20	10/20
Lactate$^-$	—	—	—	—	—	35/70	35/70
Gluconate$^-$	4/8	5/10	8/16	8/16	8	6/12	6/12
Matate^{2-}	—	—	—	—	—	14/28	17/34
Citrate^{3-}	10/19	11/23	—	—	—	—	—
P (mmol)	5/10	6/12	8/16	8/16	8	8/16	8/16
Zn (μmol)	8/16	10/20	20/40	20/40	20	20/40	20/40
総遊離アミノ酸 (g/dL)	2.9	3.3	2	2.7	3.3	2.5	3
pH	約5.6	約5.6	約5	約5	約5	3.8-4.8	3.8-4.8
浸透圧比 (約)	5	6	4	5	7	4	5
総熱量 (kcal/dL)	77.6	91.1	56	76.4	96.7	60	82
総熱量 (kcal)	660/1320	820/1640	560/1120	840	1160	600/1200	820/1640
非蛋白熱量/窒素 (cal/N)	142	149	158	158	164	128	150
会社名	大塚製薬工場・大塚製薬		味の素ファルマ			テルモ・田辺製薬	

表6-b キット製剤（その他）

製品名 容量 (mL)	ネオパレン1号 1000	ネオパレン2号 1000	フルカリック1号 903/1806	フルカリック2号 1003/2006	フルカリック3号 1103	ミキシッドL 900	ミキシッドH 900
特徴	糖・電解質・アミノ酸・ビタミン含有 アミノトリパとオーツカMVがベース BCAA richなTEO基準アミノ酸製剤使用	糖・電解質・アミノ酸・ビタミン含有 ユニカリックとビタジェクトがベース BCAA richなTEO基準アミノ酸製剤使用				糖・電解質・アミノ酸・脂肪乳剤含有 BCAA richなTEO基準類似アミノ酸製剤使用 糖と脂肪を一緒に乳化することで脂肪滴の小粒子化を実現	
糖質（W/V%）グルコース	12	17.5	13.29	17.45	22.67	12.2	16.7
電解質（mEq） Na+	50	50	50/100	50/100	50	35	35
K+	22	27	30/60	30/60	30	27	27
Ca2+	4	5	8.5/17	8.5/17	8.5	8.5	8.5
Mg2+	4	5	/20	/20	10	5	5
Cl-	50	50	49/98	49/98	49	44	44
SO4 2-	4	5	—	—	—	5	5
Acetate-	36	51	11.9/23.8	11.9/23.8	11.9	25	25
Lactate-	—	—	30/60	30/60	30	—	—
Gluconate-	—	—	8.5/17	8.5/17	8.5	8.5	8.5
Matate2-	—	—	—	—	—	—	—
Citrate3-	4	5	10/19	10/19	10	—	—
P (mmol)	5	6	8/16	8/16	8	5	6.5
Zn (μmol)	20	20	20/40	20/40	20	10	10
脂溶性ビタミン A (μg)	495	495	495/990	495/990	495	—	—
D (μg)	2.5	2.5	5/10	5/10	5	—	—
E (mg)	5	5	7.5/15	7.5/15	7.5	—	—
K (mg)	1	1	1/2	1/2	1	—	—
水溶性ビタミン B1 (mg)	1.53	1.53	1.5/3	1.5/3	1.5	—	—
B2 (mg)	1.8	1.8	2.54/5.08	2.54/5.08	2.54	—	—
B6 (mg)	2	2	2/4	2/4	2	—	—
B12 (μg)	2.5	2.5	5/10	5/10	5	—	—
C (mg)	50	50	50/100	50/100	50	—	—
ニコチン酸アミド (mg)	20	20	20/40	20/40	20	—	—
パントテン酸 (mg)	7.5	7.5	7.5/15	7.5/15	7.5	—	—
葉酸 (μg)	200	200	200/400	200/400	200	—	—
ビオチン (μg)	30	30	50/100	50/100	50	—	—
脂肪 主原料	—	—	—	—	—	精製ダイズ油	精製ダイズ油
量 (g)	—	—	—	—	—	15.6	19.8
濃度 (%)	—	—	—	—	—	1.7	2.2
総遊離アミノ酸 (g/dL)	2	3	2.2	3	3.6	3.3	3.3
pH	約6.8	約6.7	4.5-5.5	4.8-5.8	4.9-5.9	約6	約6
浸透圧比（約）	4	5	4	5	6	4	5
総熱量 (kcal/dL)	56	82	62	81.8	105.2	77.8	100
総熱量 (kcal)	560	820	560/1120	820/1640	1160	700	900
非蛋白熱量/窒素 (cal/N)	153	149	154	150	164	126	169
会社名	大塚製薬工場・大塚製薬	大塚製薬工場・大塚製薬	テルモ・田辺製薬	テルモ・田辺製薬	テルモ・田辺製薬	大塚製薬工場・大塚製薬	大塚製薬工場・大塚製薬

表7-a 経腸栄養用製剤（医薬品）

	成分栄養剤			消化態経腸栄養剤	
製品名	エレンタール	エレンタールP	ヘパンED	エンテルード	ツインライン
容量（mL）	80g	80g	80g	100g	400
エネルギー（kcal）	300	312	310	400	400
製剤の特徴	窒素源はアミノ酸 低脂肪含量	新生児・乳児用	肝不全用	VitA, K	MCT VitA, K, Se
成分表（100kcalあたり）					
栄養素					
炭水化物（g）	21.1	19.9	19.9	18.0	14.7
脂質（g）	0.17	0.9	0.9	1.3	2.8
n6/n3（g）	6.7	6.7	6.7	12.0	—
MCT（g）	—	—	—	—	1.97
蛋白質	4.7	3.4	3.7	3.8	4.1
水分（g）	—				91.38
エネルギー比率					
蛋白質（%）	17.6	12.4	13.4	15	16
脂質（%）	1.5	8.1	8.1	11	25
炭水化物（%）	84.4	79.5	78.5	74	59
電解質					
ナトリウム（Na）(mg)	87	93	59	75	69
カリウム（K）(mg)	73	159	70	75	118
塩素（Cl）(mg)	172	165	122	150	107
カルシウム（Ca）(mg)	53	109	79	75	44
リン（P）(mg)	41	84	63	50	53
マグネシウム（Mg）(mg)	13	14	13	22	14
イオウ（S）(mg)	—	—			
鉄（Fe）(mg)	0.60	1.63	0.35	0.73	0.63
銅（Cu）(mg)	0.07	0.11	0.07	0.05	0.02
亜鉛（Zn）(mg)	0.60	0.96	1.16	0.38	0.95
マンガン（Mu）(mg)	0.10	0.16	0.09	0.15	0.16
セレン（Se）(μg)		—			1.2
ヨウ素（I）(μg)	5.07	7.95	8.06		
ビタミン					
ビタミンA（μgRE）	65.00	103.85	69.68	75.8	207.00
ビタミンD（μg）	0.43	2.82	1.23	0.63	0.3
ビタミンE（mg）	1.00	1.61	5.39	7.5IU	0.67
ビタミンK（μg）	3.00	4.62	14.19	125.00	63.00
ビタミンB_1（mg）	0.06	0.09	0.29	0.25	0.20
ビタミンB_2（mg）	0.07	0.11	0.31	0.25	0.22
ビタミンB_6（mg）	0.09	0.12	0.22	0.25	0.25
ビタミンB_{12}（μg）	0.23	0.38	0.71	0.50	0.32
ビタミンC（mg）	2.60	9.17	7.55	50.00	22.45
葉酸（μg）	14.67	23.72	42.58	50.00	25.00
ナイアシン（mg）	0.73	1.19	1.06	2.50	2.48
パントテン酸（mg）	0.37	0.58	0.55	0.75	0.94
ビオチン（μg）	13.00	21.15	12.58	12.50	3.85
コリン（mg）	5.97	26.92	27.10	5.00	
浸透圧比（mOsm/L）	760	520	633	510-550	470-510
pH	6.0	6.1	6.1	6.5-7.5	6.3-6.7
粘度（mPa・s）	3.9	3.8		2.4-2.9	2.45-2.68
液比重（20℃）					1.070-1.080
アミノ酸スコア					
必須アミノ酸/非必須アミノ酸			1.65		
Fischer比（BCAA/AAA）mol比	3.0	3.7	61		
NPC/N					140
会社		味の素ファルマ		テルモ	大塚製薬工場・大塚製薬

表7-b 経腸栄養用製剤（医薬品）

	半消化態栄養剤				
製品名	エンシュアH	エンシュア・リキッド	ハーモニックM	ハーモニックF	ラコール
容量（mL）	250	250	200	200	200
エネルギー（kcal）	375	250	200	200	200
製剤の特徴	ZnCu VitCEK ビオチン, コリン	ZnCu VitE, K ビオチン, コリン	MCT	食物繊維含有	MCT Se VitA
成分表（100kcalあたり）					
栄養素					
炭水化物（g）	13.7	13.7	13.5	13.5	15.6
脂質（g）	3.5	3.5	3.0	3.0	2.2
n6/n3（g）	44.0	44.0	7.6	9.0	3.0
MCT（g）		—	1.50		0.75
蛋白質（g）	3.5	3.5	4.8	4.8	4.4
水分（g）	51.73		78.50		85.00
食物繊維（g）				1.0	
エネルギー比率					
蛋白質（%）	14	14	19	19	18
脂質（%）	31.5	31.5	27	27	20
炭水化物（%）	54.5	54.5	54	54	62
電解質					
ナトリウム（Na）（mg）	80	80	92	92	74
カリウム（K）（mg）	149	148	117	117	138
塩素（Cl）（mg）	136	136	112	112	117
カルシウム（Ca）（mg）	53	52	48	48	44
リン（P）（mg）	53	52	49	49	44
マグネシウム（Mg）（mg）	20	20	10	10	19
イオウ（S）（mg）					
鉄（Fe）（mg）	0.90	0.90	0.72	1.04	0.63
銅（Cu）（mg）	0.10	0.10			0.13
亜鉛（Zn）（mg）	1.50	1.50	0.70	0.26	0.64
マンガン（Mu）（mg）	0.20	0.20			0.13
セレン（Se）（μg）					2.50
ヨウ素（I）（μg）					
ビタミン					
ビタミンA（μgRE）	137.60	137.60	48.0	48	207.00
ビタミンD（μg）	0.5	0.5	—	—	13.60
ビタミンE（mg）	3.01	3.00	1.70	1.70	0.65
ビタミンK（μg）	7.01	7.00	4.20	4.20	6.25
ビタミンB$_1$（mg）	0.15	0.15	0.88	0.88	0.38
ビタミンB$_2$（mg）	0.17	0.17	0.24	0.24	0.25
ビタミンB$_6$（mg）	0.20	0.20	0.40	0.40	0.38
ビタミンB$_{12}$（μg）	0.61	0.60	0.68	0.50	0.32
ビタミンC（mg）	15.20	15.20	20.00	20.00	28.10
葉酸（μg）	20.00	20.00	90.00	90.00	37.50
ナイアシン（mg）	2.00	2.00	4.00	4.00	2.50
パントテン酸（mg）	0.50	0.50	3.20	3.20	0.96
ビオチン（μg）	15.20	15.20	20.00	20.00	3.86
コリン（mg）	53.33	52.00	—		
浸透圧比（約）（mOsm/L）	543	330	350	350	330-360
pH	6.5	6.6	5.5-7.5	5.5-7.5	6.0-7.2
粘度（cP20℃）（mPa・s）		9	10	20	5.51-6.52
液比重（20℃）	1.1	1.1	1.06-1.08	1.06-1.08	1.073-1.078
アミノ酸スコア	100	100			
必須アミノ酸/非必須アミノ酸			1.1	0.91	
Fischer比（BCAA/AAA）mol比			3.6	3.0	
NPC/N	157	157	105	105	119
会社		明治乳業/アボット	ヌトリケム/味の素ファルマ		大塚製薬工場・大塚製薬

表8 経腸栄養用製剤（腎不全呼吸不全用製剤）

対象病態	腎不全用	腎不全用	腎不全用	肝不全用	呼吸不全用
製品名	リーナレンPro1.0/3.5	リーナレンLoG-IC1.0/3.5	レナウエルA/3	ヘパス	プルモケア
容量 (mL)	250	250	125	200	250
エネルギー (kcal)	400	400	200	200	375
製剤の特徴	n3脂肪酸強化 MCT, オリゴ糖 VitB6, 葉酸強化 シャンピオンエキス	n3脂肪酸強化 MCT, オリゴ糖 ZnCuSe強化 DHA/EPA	食物繊維 低PKCa Vit	DHA/EPA オリゴ糖 ラクチュロース	高脂質, 低糖質 VitACE MCT
成分表（100kcalあたり）					
DHA (mg)	19.6	22.4		130	
EPA (mg)	5.6	5.6		36	
アルギニン (Arg) (g)	0.0375/0.125	0.03125/0.125	0.01/0.03		0.15
L-カルニチン (mg)		12.5/10			
ラクチュロース (g)				0.4	
栄養素					
炭水化物 (g)	17.45/14.95	17.45/14.95	14.65/13.5	15.55	7.04
脂質 (g)	2.8	2.8	4.45	3	6.13
n6/n3（リノールアラキドン/リノレインEPADHA）(g)	4.0	3.2/3.6	4.0	1.7	5.0
MCT (g)	0.575	0.55	0.67	－	1.25
蛋白質 (g)	1/3.5	1/3.5	0.375/1.5	4	4.16
水分 (g)	47	47	47	84.5	52.40
食物繊維 (g)	1	1	1.5	0.05	－
エネルギー比率					
蛋白質 (%)	4/14	4/14	1.56/6	16	16.7
脂質 (%)	25	25	40	27	55.2
炭水化物 (%)	71/61	71/61	58.5/54	57	28.1
電解質					
ナトリウム (Na) (mg)	30/60	30/60	30	50	86.67
カリウム (K) (mg)	30	30	10	35	116.00
塩素 (Cl) (mg)	30	7.5	7.5	35	100.00
カルシウム (Ca) (mg)	30	30	5	60	64.00
リン (P) (mg)	20	20	10	35	64.00
マグネシウム (Mg) (mg)	15	15	1.5	30	24.00
イオウ (S) (mg)					
鉄 (Fe) (mg)	0.9	0.9	1.25		1.40
銅 (Cu) (μg)	4/6	50/50	0.001/0.002	0.0005	
亜鉛 (Zn) (mg)	0.05/0.138	0.75	0.025/0.03	1.2	
マンガン (Mn) (μg)	6/8	6/－	5.5/6.5	0.5	
セレン (Se) (μg)	0.45/1.3	3		－	
クロム (Cr) (μg)	0.7/2.1	0.875/0.825			
ヨウ素 (I) (μg)	1.25/2.38	0.625/1.875		－	
モリブデン (Mo) (μg)	2.1/1.4	0.875/1.325			
ビタミン					
ビタミンA (μgRE)	30	60	15	63	105.71
βカロチン (μg)	90	90		12	43.07
ビタミンD (μg)	0.1	0.1	0.06	0.5	0.70
ビタミンE (mg)	1.3/1	1.3/1	3	3	8.30
ビタミンK (μg)	2.5	3.2/3		15	
ビタミンB_1 (mg)	0.13/0.1	0.13/0.1	0.25	0.14	0.21
ビタミンB_2 (mg)	0.15/0.12	0.15/0.12	0.34	0.15	0.24
ビタミンB_6 (mg)	0.42/0.63	0.42/0.63	0.5	0.25	0.28
ビタミンB_{12} (μg)	0.25/0.2	0.25/0.2	1.25		0.84
ビタミンC (mg)	5	5	15	10	21.33
葉酸 (μg)	84/63	84/63	50	25	56.00
ナイアシン (mg)	1.3	1.3	4	2	2.80
パントテン酸 (mg)	0.425/0.325	0.425/0.325	1.8	0.5	1.40
ビオチン (μg)	0.5	0.97/3.46			
コリン (mg)	3.25	0.25/5			
浸透圧比（約）mOsm/L	500	720/630	390/340	570	384
pH	6.8/6.6	5.9/6.2	6.8/7.0	6.7	6.4-6.7
粘度 (cP20℃) (mPa·s)	15/25	15/25	15	7	24.3
液比重 (20℃)	1.12/1.18	1.118/1.116	1.10	1.07	1.056
必須アミノ酸/非必須アミノ酸	0.89/0.86	0.9/0.84	0.82/0.96		
Fischer比 (BCAA/AAA)	2.85/2.64	2.91/2.84	3.1/4.1	40	2.9
NPC/N	613/157	613/157	1644/400		150
必須脂肪酸/全脂肪酸			0.3		
会社	明治乳業	明治乳業	テルモ	森永乳業/クリニコ	アボットジャパン

表9-a 免疫賦活経腸栄養用製剤（食品）

		1.0kcal/mLのもの				
製品名		アノム	インパクト	L-6PMプラス	サンエット-SA	サンエット-GP
容量 (mL)		200	250	200	200	200
エネルギー (kcal)		200	253	200	200	200
製剤の特徴		DHA/EPA/リノレイン酸 DNA/Gln/Arg VitCE, Zn, Se ポリフェノール	EPA/DHA Arg MCT RNA	MCT 食物繊維, オリゴ糖 ZnSe, FeCuCr	EPA/DHA MCT 食物繊維, オリゴ糖 ZnMnSe, CuCrMol カルニチン	EPA/DHA Gln MCT 食物繊維 ZnCuSe
成分表 (100kcalあたり)						
免疫増強	n3 (EPA/DHA) (mg)	16/11	198/138		10/30	6/20
	核酸 (RNA/DNA) (mg)	13.0	126.5			
	アルギニン (Arg) /グルタミン (Gln) (g)	0.46/0.75	1.26/—	0.18/—	0.25	0.17/0.75
免疫調節	抗酸化ビタミン (ビタミンC/E/βカロチン) (mg/mg/μg)	100/5/—	9.4/0.66/—	16.5/1.6/7.5	25/2/9	20/2/24
	抗酸化物活性化微量元素 (Zn/Mn/Se) (mg/mg/μg)	1.5/0.33/5	0.66/0.27/3.3	0.85/0.005/4	1.4/0.5/6	1/0.06/4.5
	特別抗酸化物質 (mg)	ポリフェノール (カテキン35, プロアントシアニジン20)				
	その他物質 (mg)				L-カルニチン10	
栄養素						
炭水化物 (g)		14.0	13.2	15.2	14.0	13.7
脂質 (g)		2.8	2.8	2.5	2.2	2.6
n6/n3		2.0	0.8	4.0	2.8	2.0
MCT (g)		1.0	0.6	0.4	0.4	0.6
蛋白質 (g)		5.0	5.5	5.3	5.5	5.5
水分 (g)		85.0	83.4	83.9	83.5	84.0
食物繊維 (g)		0.5	—	0.6	2.0	1.0
オリゴ糖 (g)		0.2		0.3	0.3	
エネルギー比率						
蛋白質 (%)		20	22	21	22	22
脂質 (%)		25	25	22	20	23
炭水化物 (%)		55	53	57	58	55
ミネラル						
ナトリウム (Na) (mg)		130	109	173	180	168
カリウム (K) (mg)		136	132	200	130	115
塩素 (Cl) (mg)		80	119	150	110	45
カルシウム (Ca) (mg)		63	47	75	60	60
リン (P) (mg)		88	53	80	110	90
マグネシウム (Mg) (mg)		31	20	25	30	20
イオウ (S) (mg)				33	50	60
鉄 (Fe) (mg)		0.9	0.79	1.6	1.3	1.3
銅 (Cu) (mg)		0.150	0.119	0.135	0.130	0.150
クロム (Cr) (μg)		6.0	1.98	2.5	3.8	6.0
ヨウ素 (I) (μg)		13.0	9.88	—	19.0	0.0
モリブデン (Mo) (μg)		5.0	1.66	—	3.8	0.0
ビタミン						
ビタミンA (μgRE)		70	43	53	75	54
レチノール (μgRE)				45	66	30
ビタミンD (μg)		1.0	0.15	0.4	1.0	0.8
ビタミンK (μg)		8.0	3.64	4.5	7.0	5.0
ビタミンB$_1$ (mg)		0.2	0.07	0.2	0.2	0.2
ビタミンB$_2$ (mg)		0.2	0.07	0.2	0.2	0.2
ビタミンB$_6$ (mg)		0.3	0.10	0.2	0.2	0.3
ビタミンB$_{12}$ (μg)		0.3	0.16	0.4	0.2	0.2
葉酸 (μg)		38.0	13.16	41.5	25.0	50.0
ナイアシン (mg)		1.6	0.99	2.0	3mgNE	2.0
パントテン酸 (mg)		1.0	0.33	0.9	0.6	0.9
ビオチン (μg)		0.7	—	—	3.8	—
コリン (g)						
浸透圧比 (約) mOsm/L		400	390	340	309	403
pH		5.9-6.9	6.5	6.6	6.7	6.7
粘度 (cP20℃) (mPa・s)		8	10	12	10	11.1
液比重 (20℃)		1.072	1.075	1.08	1.08	1.076
アミノ酸スコア		100	100	100	100	100
必須アミノ酸/非必須アミノ酸		0.70	E/N=0.5	0.94		
Fischer比 (BCAA/AAA)		2.8	2.8	2.94		
NPC/N		100		94	89	
必須脂肪酸/全脂肪酸				0.3		S:M:P=3:4:3
製造		大塚製薬工場・大塚製薬	味の素ファルマ	旭化成ファーマ	日本油脂/三和化学	

表9-b 免疫賦活経腸栄養剤（食品）

		1.0kcal/mLのもの					
製品名		CZHi	DIMS	FibrenYH	ペムベスト	ライフロン-Q10	ライフロン-6
容量 (mL)		200	200	250	200	200	200
エネルギー (kcal)		200	200	250	200	200	200
製剤の特徴		EPA/DHA MCT 食物繊維, オリゴ糖 ZnMnSe, CuCr	EPA/DHA 食物繊維, オリゴ糖 VitB1CE VitB群, 葉酸	CuZnSe EPA/DHA n3脂肪酸強化 食物繊維 VitA, 乳酸菌	EPA/DHA Gln MCT 食物繊維, オリゴ糖, ビオチン Vit ACE, ZnSe	CoQ10含有 n3脂肪酸強化 食物繊維, オリゴ糖 VitCE, カロチン ZnMnSe, Cu	EPA/DHA n3脂肪酸強化 食物繊維, オリゴ糖 ZnMnSe, FeCuCrMol
成分表 (100kcalあたり)							
免疫増強	n3 (EPA/DHA) (mg)	10/40	25/17	11.2/42	67/46	8/28	8/28
	核酸 (RNA/DNA) (mg)						
	アルギニン (Arg)/グルタミン (Gln) (g)	0.21	0.14	0.14	0.22/0.95	0.16	0.17
免疫調節	抗酸化ビタミン (ビタミンC/E/βカロチン) (mg/mg/μg)	10/1.2/15	100/10/15	16/3/18	40/3/6	30/4.2/20	25/3.8/19
	抗酸化物活性化微量元素 (Zn/Mn/Se) (mg/mg/μg)	1.1/0.18/4	0.9/0.18/4	1/0.01/3.5	1.8/0.4/3	1.55/0.35/6	1.2/0.4/6
	特別抗酸化物質 (mg)					CoQ10：5	
	その他物質 (mg)	ラクチュロース100	ラクチュロース100				
栄養素							
	炭水化物 (g)	16.7	16.7	15.6	14.0	12.5	13.8
	脂質 (g)	2.2	2.8	2.8	2.8	3.4	2.8
	n6/n3	3.3	2.8	3.0	2.7	2.0	3.6
	MCT (g)	0.3	0.2		1.4	0.9	0.8
	蛋白質 (g)	5.0	4.0	4.0	5.5	5.0	5.0
	水分 (g)	83.5	84.0	84.4	84.0	85.0	85
	食物繊維 (g)	2.0	2.4	1.5	1.5	0.5	0.5
	オリゴ糖 (g)	0.1	0.1		0.3	0.5	0.5
エネルギー比率							
	蛋白質 (%)	20	16	16	22	20	20
	脂質 (%)	20	25	25	25	30	25
	炭水化物 (%)	60	59	59	53	50	55
ミネラル							
	ナトリウム (Na) (mg)	90.0	85.0	100.0	200.0	160.0	130.0
	カリウム (K) (mg)	150.0	75.0	100.0	200.0	130.0	130.0
	塩素 (Cl) (mg)	130.0	85.0	110.0	147.0	87.5	150.0
	カルシウム (Ca) (mg)	75.0	70.0	80.0	70.0	70.0	70.0
	リン (P) (mg)	75.0	70.0	85.2	70.0	115.0	75.0
	マグネシウム (Mg) (mg)	38.0	35.0	20.0	32.0	38.0	35.0
	イオウ (S) (mg)	—				57.5	42.0
	鉄 (Fe) (mg)	1.1	1.0	1	1.2	1.3	1.2
	銅 (Cu) (mg)	0.100	0.100	0.052	0.120	0.155	0.180
	クロム (Cr) (μg)	4.0	4.0	3.2	3.0	3.5	3.5
	ヨウ素 (I) (μg)	15.0	15.0	4.2	15.0	10.5	10.0
	モリブデン (Mo) (μg)	15.0	3.0	5.4	3.0	2.5	4.0
ビタミン							
	ビタミンA (μgRE)	75.0	75.0	78.0	111.0	75.0	75.0
	レチノール (μgRE)	60.0	60.0	60.0	51.0	59.5	56.4
	ビタミンD (μg)	0.5	0.5	0.5	0.6	0.5	0.47
	ビタミンK (μg)	8.0	8.0	2.4	5.5	4.1	4.1
	ビタミンB1 (mg)	0.2	0.6	0.2	0.6	0.3	0.3
	ビタミンB2 (mg)	0.2	0.2	0.2	0.4	0.3	0.3
	ビタミンB6 (mg)	0.3	0.6	0.6	0.6	0.4	0.4
	ビタミンB12 (μg)	0.3	0.7	0.6	0.5	1.1	1.1
	葉酸 (μg)	30.0	70.0	50.0	60.0	50.0	50.0
	ナイアシン (mg)	2.0	5.2	1.6	2.4NE	1.7	1.7
	パントテン酸 (mg)	1.0	1.3	0.6	1.5	1.9	1.9
	ビオチン (μg)	5.0	5.0	1.0	3.0	—	
	コリン (g)					—	
浸透圧比 (約) mOsm/L		300	280	700	430	370	360
pH		6.9	6.9	4.0	6.7	6.7	6.9
粘度 (cP20℃) (mPa·s)		17	10	40	9	10	12
液比重 (20℃)		1.08	1.08	1.075	1.08	1.067	1.07
アミノ酸スコア		100	100		100		
必須アミノ酸/非必須アミノ酸			0.96	0.87	0.61	0.93	1.0
Fischer比 (BCAA/AAA)		3.1	2.8	2.77		2.95	2.87
NPC/N		100	131	134		100	100
必須脂肪酸/全脂肪酸				S：M：P=3：4：3			
製造		森永乳業／クリニコ		明治乳業	味の素ファルマ	日研化学／日清キョーリン	

表9-c 免疫賦活経腸栄養剤（食品）

		1.0kcal/mL以外のもの					
製品名		アイソカルアルジネート	アイソカルプラスEX	イムンα	オキシーパ	メディエフプッシュケア	ライフロン-QL
容量 (mL)		125	200	200	250	150g	125
エネルギー (kcal)		100	300	250	375	300	200
製剤の特徴		Arg FeCuZnSe nonFAT Vit ACE	Arg EPA/DHA FeCuZn MCT Vit ACE, ビオチン	EPA/DHA Gln/Arg I,Mo MCT 食物繊維、オリゴ糖、ビオチン	EPA/GLA VitCE, カロチン	CuZnSe, MnCr EPA/DHA MCT	CoQ10含有 EPA/DHA n3脂肪酸強化 食物繊維、オリゴ糖 脂質多い
成分表（100kcalあたり）							
免疫増強	n3（EPA/DHA）(mg)		46/20.5/-	60/40	340/150	55/40	9.5/28
	核酸（RNA/DNA）(mg)						
	アルギニン（Arg）/グルタミン（Gln）(g)	2.5/-	0.63/-	0.53/0.68		0.14	0.13
免疫調節	抗酸化ビタミン（ビタミンC/E/βカロチン）(mg/mg/μg)	500/5/-	17/0.6/-	40/4/22	56/14/45	30/0.8/19	20/3.8/16
	抗酸化物質性化微量元素（Zn/Mn/Se）(mg/mg/μg)	10/-/-	1/0.3/2.5	1.2/0.4/7.2	1.2/-/1.1	2/0.45/3.3	1.4/0.01/6.4
	特別抗酸化物質 (mg)				GLA270		CoQ10：5
	その他物質 (mg)				L-カルニチン8		
栄養素							
炭水化物 (g)		20	9.9	13.6	7.1	14.0	10.0
脂質 (g)		0	4.6	3.0	6.3	2.8	4.9
n6/n3			4.0	2.0	1.6	3.2	2.5
MCT (g)			1.8	1.2	1.6	0.6	0.9
蛋白質 (g)		5	5.0	5.2	4.2	4.7	4.0
水分 (g)		107	51.0	64.0	52.3	27.1	48.2
食物繊維 (g)			0.5	0.5		1.2	0.5
オリゴ糖 (g)			-	0.2			0.5
エネルギー比率							
蛋白質 (%)		20	20	21	16.7	18.8	16
脂質 (%)		0	41	27	55.1	25.2	44
炭水化物 (%)		80	39	52	28.2	56	40
ミネラル							
ナトリウム（Na）(mg)		55	63.0	96.0	87.0	200.0	120.0
カリウム（K）(mg)		3.8	100.0	56.0	131.0	168.0	76.0
塩素（Cl）(mg)			86.0	60.0	113.0	70.0	37.9
カルシウム（Ca）(mg)		20	63.0	56.0	71.0	78.0	41.3
リン（P）(mg)		630	76.0	70.0	67.0	74.0	61.5
マグネシウム（Mg）(mg)		0.8	26.0	28.0	21.0	36.0	12.7
イオウ（S）(mg)				80.0		70.0	44.0
鉄（Fe）(mg)		7	1.0	1.2	1.3	1.1	1.0
銅（Cu）(mg)		1.000	0.100	0.100	0.147	0.137	0.19.0
クロム（Cr）(μg)			2.5	8.0		3.3	4.4
ヨウ素（I）(μg)			12.5	35.2		17.0	8.5
モリブデン（Mo）(μg)			2.1	6.0		2.8	4.0
ビタミン							
ビタミンA (μgRE)		150	55.0	121.6	105.0	71.3	60.0
レチノール (μgRE)				100.0	60.0	52.0	44.1
ビタミンD (μg)		2.4	0.5	0.7	0.7	0.5	0.5
ビタミンK (μg)			6.3	10.0	2.7	8.4	4.1
ビタミンB_1 (mg)		0.7	0.1	0.3	0.2	0.2	0.3
ビタミンB_2 (mg)		0.8	0.2	0.3	0.2	0.2	0.3
ビタミンB_6 (mg)		1	0.2	0.7	0.3	0.1	0.4
ビタミンB_{12} (μg)			0.2	2.0	0.4	0.3	1.2
葉酸 (μg)		100	20.0	66.8	28.0	26.7	50.0
ナイアシン (mg)		10	1.9	3.0	1.9	1.7NE	1.7
パントテン酸 (mg)		5	0.8	1.2	0.9	0.7	1.9
ビオチン (μg)			3.8	8.8	4.0	5.1	
コリン (g)				-			
浸透圧比（約）mOsm/L		(-)	336	380	384	1000	470
pH		(-)	6.8	7.4		6.0	6.8
粘度（cP20℃）(mPa・s)		(-)	26	15		2	17
液比重（20℃）				1.09		1.18	1.083
アミノ酸スコア		100	100			100	
必須アミノ酸/非必須アミノ酸		(-)	0.56	0.57		0.74	0.93
Fischer比（BCAA/AAA）		(-)	2.56			3.3	2.95
NPC/N		(-)	89	134	128	109	131
必須脂肪酸/全脂肪酸		(-)				0.38	
製造		ノバルティス	テルモ	アボットジャパン	味の素ファルマ	日研化学/日清キョーリン	

【文献】

1) 主要濃厚栄養流動食組成一覧. 石渡一夫編. 静脈経腸栄養年鑑. 東京：ジェフコーポレーション；2006.p.37-103.
2) 松田兼一, 平澤博之. 高カロリー輸液製剤―特徴と選択―. Medical Practice 2006；23：126-40.
3) 藤原研司, 持田 智. 急性肝不全患者に対する特殊アミノ酸の投与. 肝臓 1995；36：397-400.
4) Lai HS, Chen WJ. Effects of medium-chain and long-chain triacylglycerols in pediatric surgical patients. Nutrition 2000；16：401-6.
5) 福島亮治. Immunonutritionとは. 外科治療 2006；94：665-73.
6) Heyland D. Immunonutrition in the critically ill; from old approaches to new paradigms. Intensive Care Med 2005；31：501-3.

（松田　兼一, 森口　武史, 針井　則一, 後藤　順子）

7. 免疫強化栄養

はじめに

クリティカルケア患者は，重症感染症や臓器障害を併発する危険性が高く（あるいはすでに発症しており）その管理に難渋する場合が多い。近年の研究によって，宿主自体の過剰な炎症反応・白血球による自己組織傷害が，クリティカルケア患者における臓器障害の発症機序として重要であることが判明した。しかし，それと同時にクリティカルケア患者では免疫能の低下から重症感染症を発症し臓器障害に至るおそれもある。このような両面性をおびた病態を改善する手段として，近年，免疫栄養による栄養管理が注目されている。免疫栄養による生体反応の修飾は，特定のメディエータのみをブロックしたり増強する治療法と異なり，侵襲に応じた適度な反応に調整することを特徴とする（図1）。また，臨床応用が他の薬物に比べ容易であるため，もっとも有望な生体反応の改善法として期待されている。免疫栄養はimmunonutritionの邦訳だが，免疫能以外の生体反応を修飾する働きも有するため，近年ではpharmaconutritionと呼んだほうがよいとする意見もある。

待機手術患者では多くの臨床研究によって，免疫栄養の効果が証明されてきた。しかし，もっともその効果が期待される領域であるクリティカルケアでは，免疫栄養の投与が逆に死亡率を高めるという報告もあり，その適応には細心の注意を払う必要がある。

1 個々の免疫栄養の作用

免疫栄養にはさまざまな種類があり，栄養素の違いによってその効果は大きく異なる。免疫細胞の機能を高めるために炎症反応を増悪させるおそれがあるもの，逆に免疫細胞の機能を抑えるために感染防御能を低下させてしまうおそれがあるものなどがある。したがって，クリティカルケア患者への投与は，適切な病態に適切なタイミングで適切な免疫栄養を投与する必要がある。以下に免疫栄養として重要なアルギニン，グルタミン，ω-3脂肪酸の効果を示す。

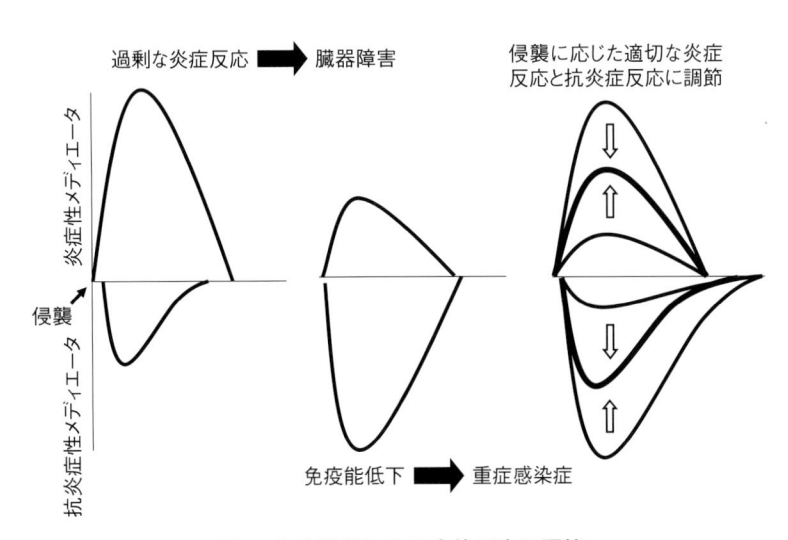

図1 免疫栄養による生体反応の調節

1）アルギニン

アルギニンは，非侵襲下では体内で他のアミノ酸から合成されるため非必須アミノ酸であるが，侵襲下では需要が高まり必須アミノ酸となる。アルギニンの効果は，①一酸化窒素（NO）の基質となること，②アルギナーゼによって代謝されオルニチン・尿素になりコラーゲンの基質のプロリンになったり，細胞増殖を高めるポリアミンになること，③成長ホルモンやプロラクチンなどの蛋白同化作用を高めるホルモンの分泌を刺激すること，などによって発現する。そのため，減弱した免疫細胞機能の増強に有効で，従来の免疫増強経腸栄養剤の多くに強化されてきた。最近は，この免疫細胞機能増強作用が逆に急性呼吸窮迫症候群（acute respiratory distress syndrome：ARDS）や重症敗血症において病態を悪化させる危険性が指摘されている。

われわれのマウスを用いた検討でも，アルギニン強化完全静脈栄養（total parenteral nutrition：TPN）は，標準TPN施行に伴う腹腔内白血球の機能減弱[1]を改善させ，TPN管理後の腹膜炎時の生存時間を改善した。しかし，TPN管理に伴う腸管免疫の低下に対しては改善効果に乏しく[2]，クリティカルケア患者で問題になってくるbacterial translocation（BT）の増加を抑える効果は少ないと考えられる。また，腸管虚血再灌流モデルにおいて，腸管虚血中にアルギニンを経静脈的に投与すると，投与中の腸管血流の改善効果（おそらくNO産生によると考えられる）を認めるものの，末梢白血球の過剰活性化が増強し，早期の生存率が低下した[3]（表1-3）。

2）グルタミン

グルタミンもアルギニン同様，条件付必須アミノ酸である。グルタミンは，腸管細胞や免疫細胞のエネルギー基質として重要でありこれらの細胞の機能を高める。腸管の透過性亢進と腸管免疫低下は，BTの増加による炎症反応の増悪と全身の粘膜免疫低下による易感染状態を引き起こす。そのため，これらの腸管機能改善効果が報告されているグルタミンの投与は，クリティカルケア患者にとって重要と考えられている。最近は，グルタミンによる臓器保護作用の機序として，heat shock proteinの活性増強効果も注目されている。

動物実験では，グルタミンのTPNへの添加は，腸管リンパ装置のリンパ球数を増やし，粘膜IgAレベルを高め，細菌性肺炎モデルにおける生存を改善する。また，TPN管理によって減弱した腸管虚血再灌流に対する抵抗性も高め，生存を改善する[4]。一般に，アルギニンと異なりグルタミンはその投与時期・病態について特別な制約はないと考えられている。しかし，われわれの検討では，腸管虚血再灌流モデルにおいて腸管虚血中に経静脈的であれ経腸的であれグルタミンを投与することは，逆に末梢白血球の過剰活性化を招き生存時間を短縮する[5]。高度の侵襲が加わり全身の循環動態が乱れている時期には，グルタミンの投与は差し控えたほうがよいと考える（表1-3）。

3）ω-3脂肪酸

現在，わが国で臨床的に用いられる経静脈脂肪製剤の主成分はω-6脂肪酸で，ω-3脂肪酸は含有されていない。ω-6脂肪酸は必須脂肪酸の補給のために重要で，またエネルギー効率も高く（1gで9kcal，糖やアミノ酸は1gで4kcal），高カロリー輸液を施行できない患者への多量のエネルギー投与，耐糖能低下患者の血糖コントロールに有利である。しかし，アラキドン酸に代謝され炎症性メディエータのプロスタグランジンE_2（prostaglandin E_2：PGE_2）やロイコトリエンB4（leukotriene B4：LTB4）などの産生を高め，過剰な炎症反応を惹起することが懸念されている。ω-3脂肪酸は，その代謝経路で必要とする酵素がω-6脂肪酸と共通していることからアラキドン酸の産生を抑え，また，NF-κBの活性化を抑制することでTNF-αなどの炎症性サイトカイン産生を抑える。そのため，アルギニンやグルタミンと異なり，免疫細胞の機能を高めるというよりも過剰な活性化を抑え

表1 粘膜免疫と免疫栄養

	経腸栄養	TPN	グルタミン添加TPN	アルギニン強化TPN	ω-3脂肪酸強化TPN
腸管リンパ装置					
リンパ球数	+++	+	++	+	+
CD4/CD8 ratio	+++	+	+++	++	+
粘膜IgAレベル	+++	+	++	+	+
肺炎モデルでの生存率	良好	増悪	改善	ND	ND

ND：未検討

表2 腹腔内生体防御能と免疫栄養

	経腸栄養	TPN	グルタミン添加TPN	アルギニン強化TPN
腹腔内常在白血球				
細胞数	+++	+	+	++
NF-κB活性化増強	+++	+	+	+++
ERK活性化増強	+++	+	ND	ND
腹腔内滲出白血球				
細胞数	+++	+	++	++
NF-κB活性化	+++	+	ND	+++
腹腔内滲出液炎症性サイトカインレベル	+++	+	++	++
腹膜炎モデルでの生存率	良好	増悪	やや改善	改善

ND：未検討

表3 腸管虚血再灌流と免疫栄養

	腸管虚血前			腸管虚血中		
	経腸栄養	TPN	グルタミン添加TPN	グルタミン	アルギニン	ω-3脂肪酸
末梢白血球活性化	+	+++	ND	+++	+++	++
臓器血管透過性	+	+++	ND	+++	ND	ND
小腸血流	ND	ND	ND	ND	やや改善	ND
再灌流後の生存率	良好	増悪	改善	憎悪	やや憎悪	不変

ND：未検討

表4　クリティカルケア領域における免疫栄養の有効性

待機手術（術前低栄養・大手術）	周術期のアルギニン強化IED
外傷	アルギニン強化IED
	グルタミンの標準経腸栄養剤への添加
敗血症（軽症）	アルギニン強化IED
敗血症（重症：肺障害併存）	ω-3脂肪酸強化・抗酸化物質強化
	アルギニン非強化IED
熱傷	グルタミンの標準経腸栄養剤への添加

て生体反応を調節する働きを有する。

　ω-3脂肪酸の効果が発揮されるには，細胞膜に取り込まれ膜成分の一部になる必要がある。したがって，侵襲が加わってからの投与では，数時間以内の生体反応調節効果は期待できない。われわれの腸管虚血再灌流モデルでの検討でも，腸管虚血中の投与によっても再灌流後4時間での炎症抑制効果は認められなかった。また，ω-3脂肪酸には，リンパ球のアポトーシス増強作用や増殖抑制作用も報告されており，免疫能が低下した状態での単独投与がさらに免疫能を減弱させるおそれもあるので今後のさらなる検討が必要であろう（表1-3）。

2　免疫増強経腸栄養剤のクリティカルケア患者における効果

　欧州や中国では，アラニル-グルタミン経静脈栄養製剤やω-3脂肪酸添加脂肪乳剤が臨床応用されるに至っており，徐々にその効果に関する報告もなされるようになってきたが，現段階では，わが国において免疫栄養を強化・含有した静脈栄養製剤は市販されていない。

　一方，経腸栄養剤としては，免疫増強経腸栄養剤（immune-enhancing diets：IED）が臨床で利用できる。単独あるいは複数の免疫栄養を添加・強化した製剤だが，製剤の薬理効果を高めるために，これまでに市販されてきた製剤では複数の免疫栄養が添加・強化されているものが多い。わが国では，欧米に遅れること十数年にしてようやく免疫栄養を強化したIEDが2002年に臨床応用可能となった。本項では，クリティカルケア患者に対するIEDの効果に焦点をあてる（表4）。

1）評価項目

　IEDの臨床効果を評価する項目としてしばしば用いられているものは，死亡率（ICU死亡率），感染性合併症発生率，在院日数（ICU在室日数）である。しかし，治療群で早期死亡例が多いと，死亡率の比較では有意差に至らずとも，感染性合併症発生率の低下（合併症が起こる前に死亡してしまう），在院日数の短縮（早期に死亡するため短くなる）が生じ，見かけ上有効であるという結果が出る場合もあるので注意が必要である。

2）クリティカルケア患者の特徴

　クリティカルケア患者は，高度外傷・待機的な大手術後・重症感染症・熱傷など，病態が大きく異なり，IEDの効果もクリティカルケア患者としてひとくくりにして論じることはできない。さらに，その病期によっては，前述したように過剰な炎症反応が病態の中心をなしている時期，免疫能が著しく低下している時期などに分かれる。そのため，クリティカルケア患者を対象とした臨床研究では，報告によって結果が全く逆転することもあるし，有意な効果を検出できない場合も多い[6]（図2, 3）。IEDといっても製品によってその組成は大きく異なるため，病態に応じた使い分けが必要となる。

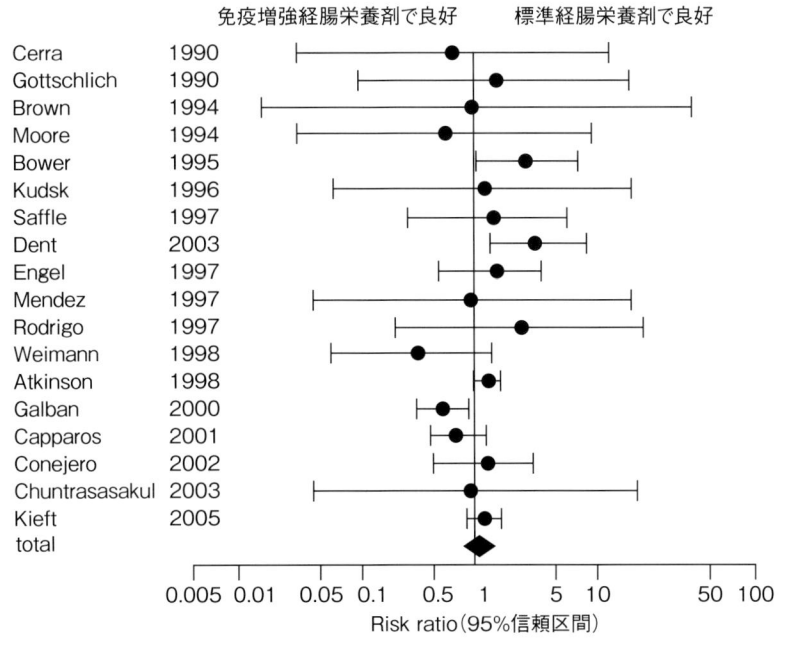

図2 重症患者におけるIEDの効果：死亡率への影響

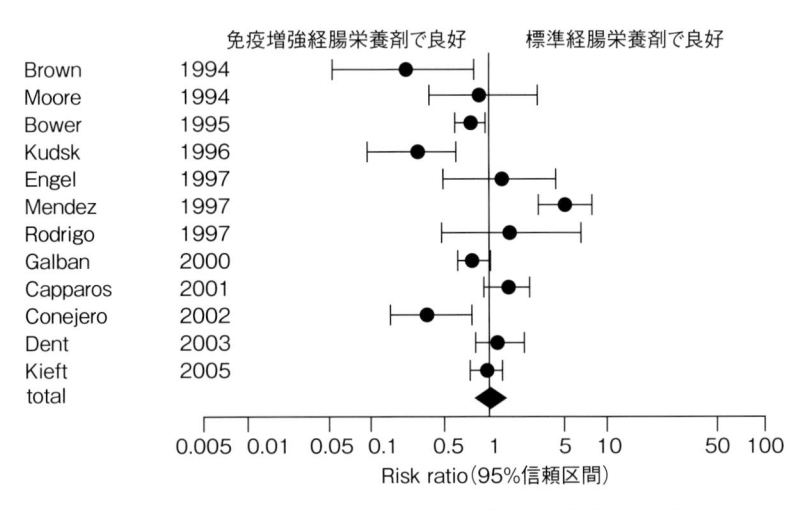

図3 重症患者におけるIEDの効果：感染症発生率への影響

3）待機手術患者

　待機手術患者では，多くの臨床研究でIEDの手術前・手術後・あるいは手術前と手術後の両期間投与の有効性が報告されている[6]（図4, 5）。特に，低栄養状態患者に対する手術前からの投与は重要で，患者の感染防御能を高めておくことによって術後の感染性合併症発生を防ぎ，在院日数を短縮できると考えられている。手術後の投与だけでも有効性は示されているが，消化管手術では術後早期からは十分量のIEDを投与できない場合も多く，投与量が不十分な場合には有効性が明らかでなかったという報告もある[7]。これらの臨床研究で用いられてきた製剤としては，Impact®が多い。Impact®は，アルギニン，核酸，ω-3脂肪酸を中心に増強・添加している製剤で，どの成分がもっとも有効性に寄与しているかは不明であるが，アルギニンの

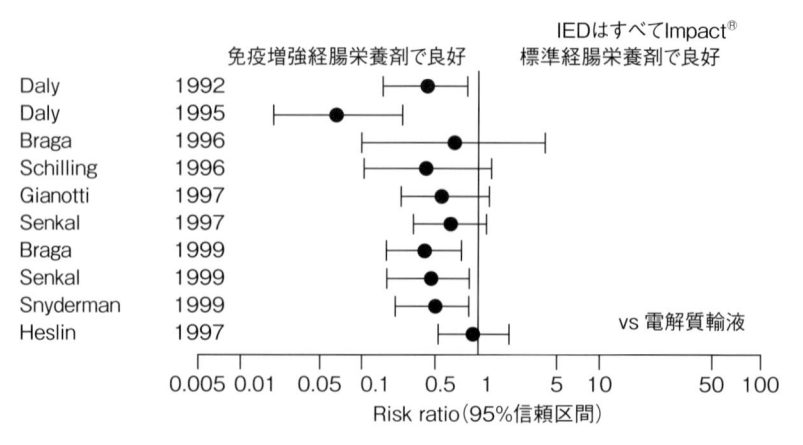

図4　待機的手術患者におけるIEDの効果：感染症発生率への影響

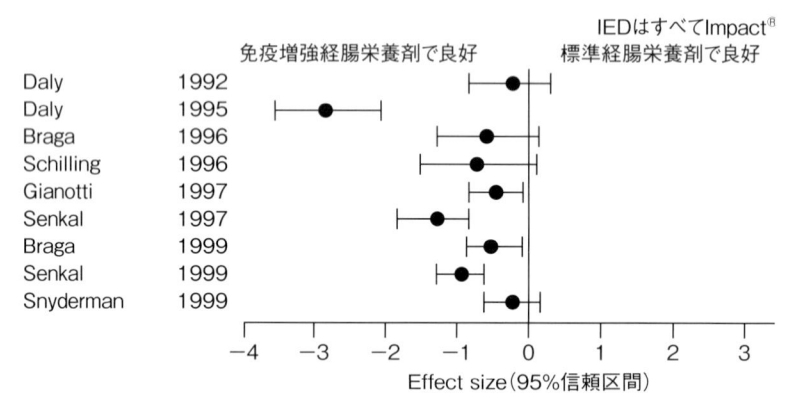

図5　待機的手術患者におけるIEDの効果：在院日数への影響

強力な免疫賦活作用が重要であることは確かであろう。また，術前に栄養状態が良好な患者でも，食道・胃・膵・大腸癌患者への周術期投与の有効性が示されている[8]。わが国でも，日本版のインパクトの臨床研究が数多くなされ，土師は肝切除術前投与の有効性を報告しているし[9]，われわれの大腸癌患者を対象とした無作為化比較試験（randomized controlled trial：RCT）でもsurgical site infection（SSI）の発生率低下が認められている[10]。

しかし，死亡率については明らかな減少効果は報告されていない。これは，今日では，待機手術患者の死亡率がいかなる大手術であっても非常に低くなっていることによると考えられる。さらに，手術後に特別なケアが必要ないような低侵襲の手術では，元来感染性合併症の発生率が高い大腸癌手術を除いて，明らかな効果は期待できないであろう。合併症の発生がほとんどなく在院日数が短い手術では，さらなる発生抑制・在院日数の短縮は難しい。

ヨーロッパ臨床栄養代謝学会（European Society for Clinical Nutrition and Metabolism：ESPEN）の最新のガイドラインでは，①頭頸部・腹部（食道切除・胃切除・膵頭十二指腸切除）の癌手術患者で術前に明らかな栄養リスクの存在する患者に対して，アルギニン・ω-3脂肪酸・核酸を強化した製剤を投与する，②可能であれば術前から投与する，③術後は5-7日間投与する，ことが示されている[11]。また，以前の米国IED summitの勧告では，待機的消化器手術患者に対して，①上部消化管手術患者で血中アルブミン値が3.5g/dL未満，下部消化管手術患者でアルブミン2.8g/dL未満の場合に投与することが示されている[12]。

4）外傷患者

外傷患者に対して，外傷前からIEDを投与することはできない。しかし，受傷後早期の投与で，待機手術患者同様の効果が報告されている。Kudskらは，重症腹部外傷患者にIED（グルタミン・アルギニン・核酸・ω-3脂肪酸を強化した製剤）あるいはisocaloric isonitrogenousな標準経腸栄養剤を空腸瘻から投与した。その結果，重症感染性合併症（腹腔内膿瘍＋肺炎）の発生がIED投与群で有意に減少し，抗生物質の投与日数・在院日数も短縮した[13]。

5）敗血症患者

待機手術患者や外傷患者と異なり，敗血症・重症感染症患者では，治療開始時から非常に強い炎症反応が生じている場合が多い。そのため，報告によってIEDの効果は大きく異なる。以下に代表的な報告について概説する。

a. Galban study

ICUの敗血症患者でAPACHE（Acute Physiology and Chronic Health Evaluation）IIスコアが10以上の患者を対象に，Impact®投与群と対照群（高蛋白経腸栄養剤）にRCTを施行。敗血症の原因疾患は，前者の57％，後者の69％が肺炎。敗血症診断の36時間以内に投与開始し，4日目までに投与目標カロリーまで増量した。その結果，Impact®・対照群の順に，死亡率は19％ vs 32％，菌血症発生率は8％ vs 22％，新たな感染症の発生率は6％ vs 20％と，いずれもImpact®で有意に良好な結果が得られた[14]。特に，APACHEIIスコアが10-15の患者では死亡率が4％ vs 28％と有用性が高かったが，16以上の患者では，その効果は明らかでなかった。また，在院日数や呼吸管理の日数に両群間の差はなかった。

本研究は敗血症患者に対するアルギニン強化IED投与の有用性を示唆する根拠として引用されることが多いが，スコア10-15の対照群における死亡率が標準以上に高いことが指摘されている。

b. Bower study

ICUにおける管理が必要で，少なくとも7日間の経腸栄養管理が必要とみなされた，APACHEIIスコア10以上あるいはtherapeutic intervention severity score（TISS）20以上の外傷・手術・感染症患者を対象としている[15]。Impact®投与群と対照群（高蛋白経腸栄養剤）に分け，臨床効果を検討したところ，1日あたり821mL以上の栄養剤を投与できた患者については，在院日数の有意な短縮が認められた。また，敗血症患者に限ると在院日数の短縮と新たな感染症の発生減少がImpact®投与群で有意に観察された。

本研究は，Impact®のICU患者に対する有用性を主張しているが，十分な経腸栄養が施行できなかった患者群では，Impact®投与群，対照群の順に47例中13例が死亡（28％），32例中3例が死亡（9％）と，Impact®投与群で死亡率が3倍に達し，また栄養投与量によらず両群の死亡率を比較しても16％（23/147）vs 8％（10/132）とImpact®投与群で不良となっている。そのためICU患者へはImpact®を投与すべきでないとする根拠に挙げられることが多い。

c. Bertolini study

イタリアの多施設によるRCTで，呼吸器管理と最低4日間の栄養管理を必要とする患者を，IED群（Perative®）と静脈栄養群に分けて検討している[16]。Perative®は，アルギニンを6.8g/L，ω-3脂肪酸を1.5g/L，ビタミンEを29mg/L，βカロチンを7.5mg/L，亜鉛とセレンをそれぞれ22mg/L，70mg/L含有する製剤である。Impact®と比較するとアルギニンが少なく（Impact®は12.5g/L），ω-3脂肪酸はほぼ同量（Impact®は1.7g/L）含むが，核酸の添加はない。対象症例中，重症敗血症患者39例について解析すると，ICU死亡率は，Perative®群で44.4％（8/18），静脈栄養群で14.3％（3/21）であり，Perative®で有意に不良な結果が出たためスタディが打ち切られた。

本研究における重症敗血症患者は，Perative®で18例中14例，静脈栄養群で21例中13例が肺炎患者であった。したがって，肺炎患者を

中心とする重症敗血症患者へのアルギニン強化IED投与の危険性を示唆するデータとして提示される場合が多い。この研究は，項目a.のGalban studyと対象が肺炎患者である点で一致するが，結果は正反対となっている。Galban studyでは呼吸器管理の有無についてはふれられておらず，またAPACHEIIスコアが10-15の患者でIEDが有効であったこと，Bertolini studyでは呼吸器管理を要する重症敗血症患者でIEDがむしろ有害であったことから，敗血症の重症度の違いがIEDの効果を180度変える結果になった可能性がある。

d. Gadek study

敗血症・肺炎・外傷・誤嚥などによって生じたARDS患者を対象に，エイコサペンタエン酸（eicosapentaenoic acid：EPA）とγ-リノレン酸（γ-linoleic acid：GLA），抗酸化物質（ビタミンE，ビタミンC，βカロチン，タウリン，L-カルニチン）を添加・強化したIED（Oxepa®）投与群とisonitrogenous, isocaloric，脂肪総量も等量の経腸栄養剤を投与した対照群に分けて検討している[17]。基礎代謝の1.3倍の少なくとも75％以上の熱量を4-7日間投与できた症例について検討すると，IED群，対照群の順に，死亡率16％ vs 25％，呼吸管理日数9.6日 vs 13.2日，ICU在室日数11.0日 vs 14.8日，新しい臓器不全発症患者発生率10％ vs 25％と，死亡率を除いていずれもIED群で有意に良好な結果が得られた。

本研究でIEDに強化されているEPAは魚油の主成分でω-3脂肪酸，GLAはボラージオイルに含有されているω-6脂肪酸である。ω-3脂肪酸は前述のようにアラキドン酸による炎症性メディエータ産生を抑制する効果がある。GLAは，dihomo-γ-linolenic acid（DGLA）に代謝され炎症惹起性の弱いPGE₁などの生成を高める。また，EPA存在下ではGLAはDGLAへの代謝が進みアラキドン酸への代謝が抑えられる。これらの機序により，GLAはω-6脂肪酸であっても抗炎症性に作用する。

e. Arruda study

Gadekらの検討同様の製剤・投与プロトコールを用いて，呼吸器管理を必要とする重症敗血症・敗血症性ショック患者を対象とした研究が行われた[18]。28日間の観察期間において，IED投与群は，対照群に比べ19.4％の死亡率減少，血液の酸素化改善，呼吸器管理日数の短縮，新しい臓器不全発症の減少が認められた。いずれも有意な改善であり，なにより死亡率の有意な減少が得られた点で（P=0.037），Gadekらの検討以上にOxepa®の有効性を示した報告として注目される。

6）熱傷患者

Gottschlichらは，高蛋白・低脂肪でlinoleic acidを減量しω-3脂肪酸・アルギニン・システイン・ヒスチジン・ビタミンA・亜鉛・ビタミンCを強化したIEDと従来から熱傷患者の管理に頻用されてきた経腸栄養剤の効果を熱傷患者において検討した[19]。本研究では，熱傷面積によって補正した在院日数がIED群で有意に短縮したが，死亡率などの有意な改善効果はなかった。一方，Saffleらの報告では，Impact®投与群と標準的な高蛋白経腸栄養剤投与群の2群に分けて検討を行った[20]。死亡率・在院日数・医療費・呼吸器管理日数・合併症発生率は，いずれも有意差を認めなかった。しかし，気道熱傷を併存する患者に限ると，死亡率はImpact®群で29％（4/14），対照群で6％（1/17）とImpact®群で高い傾向があった。

これらの報告からは，熱傷患者への市販されているIED製剤投与について明らかな有効性がみられないため，現段階ではESPENのガイドラインでは推奨されていない。しかし，グルタミンの標準経腸栄養剤への添加は推奨されている。

3 クリティカルケア患者への免疫栄養療法の今後の展開

本稿では免疫栄養を添加・強化した製剤をいずれもIEDと呼んだが，アルギニンやグルタミン・核酸のような免疫細胞を活性化する作用を有する栄養素を強化していない製剤は他の免疫

栄養を添加していてもIEDというよりimmune-modulating dietsと呼んだほうが適当かもしれない。いずれにしても，IEDはその組成により有効な病態が全く異なると考えられ，今後はクリティカルケア患者の病態に応じて適切なIEDを適切な時期に投与する必要がある。その指針は現在形成されつつあるが，いまだ不十分である。今後，さらなる基礎研究と臨床研究が必要となろう。また，待機手術患者でも，術後に重症感染症を発症した場合にはアルギニンを多量に含有するIED投与のままでいいのか？肺炎患者でも，発症から時間が経過しむしろ免疫能低下状態に陥っている場合に抗炎症作用を高める製剤を投与し続けていいのか？個々の患者ごとにどのようなIEDを投与すべきか十分に検討する必要がある。

【文 献】

1) Ueno C, Fukatsu K, Kang WD, et al. Route and type of nutrition influence NFκB activation in peritoneal resident cells. Shock 2005 ; 24 : 382-7.
2) Fukatsu K, Ueno C, Maeshima Y, et al. L-arginine-enriched parenteral nutrition affects lymphocyte phenotypes of gut-associated lymphoid tissue. JPEN J Parenter Enteral Nutr 2004 ; 28 : 246-50.
3) Fukatsu K, Ueno C, Maeshima Y, et al. Effects of L-arginine infusion during ischemia on gut blood perfusion, oxygen tension, and circulating myeloid cell activation in a murine gut ischemia/reperfusion model. JPEN J Parenter Enteral Nutr 2004 ; 28 : 224-30 ; 230-1.
4) Ikeda S, Zarzaur BL, Johnson CD, et al. Total parenteral nutrition supplementation with glutamine improves survival after gut ischemia/reperfusion. JPEN J Parenter Enteral Nutr 2002 ; 26 : 169-73.
5) Fukatsu K, Ueno C, Hashiguchi Y, et al. Glutamine infusion during ischemia is detrimental in a murine gut ischemia/reperfusion model. JPEN J Parenter Enteral Nutr 2003 ; 27 : 187-92 ; 192.
6) Heyland DK, Novak F, Drover JW, et al. Should immunonutrition become routine in critically ill patients? A systematic review of the evidence. JAMA 2001 ; 286 : 944-53.
7) Heslin MJ, Latkany L, Brooks AD, et al. A prospective, randomized trial of early enteral feeding after resection of upper gastrointestinal malignancy. Ann Surg 1997 ; 226 : 567-77.
8) Gianotti L, Braga M, Nespoli L, et al. A randomized controlled trial of preoperative oral supplementation with a specialized diet in patients with gastrointestinal cancer. Gastroenterology 2002 ; 122 : 1763-70.
9) 土師誠二. 肝胆膵手術でのimmunonutritionの臨床効果と使用法. 医学のあゆみ 2005 ; 212 : 1007-11.
10) 深柄和彦, 望月英隆. 下部消化管手術でのimmunonutritionの臨床効果と使用法. 医学のあゆみ 2005 ; 212 : 1003-6.
11) Kreymann KG, Berger MM, Deutz NEP, et al. ESPEN guidelines on enteral nutrition : Intensive care. Clin Nutr 2006 ; 25 : 210-23.
12) Consensus recommendations from the U.S. summit on immune-enhancing enteral therapy. JPEN 2001 ; 25 : S61-2.
13) Kudsk KA, Minard G, Croce MA, et al. A randomized trial of isonitrogenous enteral diets after severe trauma. An immune-enhancing diet reduces septic complications. Ann Surg 1996 ; 224 : 531-40.
14) Galban C, Montejo JC, Mesejo A, et al. An immune-enhancing enteral diet reduces mortality rate and episodes of bacteremia in septic intensive care unit patients. Crit Care Med 2000 ; 28 : 643-8.
15) Bower RH, Cerra FB, Bershadsky B, et al. Early enteral administration of a formula (Impact) supplemented with arginine, nucleotides, and fish oil in intensive care unit patients : results of a multicenter, prospective, randomized, clinical trial. Crit Care Med 1995 ; 23 : 436-49.
16) Bertolini G, Iapichino G, Radrizzani D, et al. Early enteral immunonutrition in patients with severe sepsis : results of an interim analysis of a randomized multicentre clinical trial. Intensive Care Med 2003 ; 29 : 834-40.
17) Gadek JE, DeMichele SJ, Karlstad MD, et al. Effect of enteral feeding with eicosapentaenoic acid, gamma-linolenic acid, and antioxidants in patients with acute respiratory distress syndrome. Enteral Nutrition in ARDS Study Group. Crit Care Med 1999 ; 27 : 1409-20.
18) Pontes-Arruda A, Aragao AM, Albuquerque JD. Effects of enteral feeding with eicosapentaenoic acid, gamma-linolenic acid, and antioxidants in mechanically ventilated patients with severe sepsis and septic shock. Crit Care Med 2006 ; 34 : 2325-33.
19) Gottschlich MM, Jenkins M, Warden GD, et al. Differential effects of three enteral dietary regimens on selected outcome variables in burn patients. JPEN J Parenter Enteral Nutr 1990 ; 14 : 225-36.
20) Saffle JR, Wiebke G, Jennings K, et al. Randomized trial of immune-enhancing enteral nutrition in burn patients. J Trauma 1997 ; 42 : 793-800.

（深柄　和彦，望月　英隆）

8. クリティカルケアとNST

はじめに

　クリティカルケアの現場では，ショック，外傷，重症感染症，中毒，熱傷など，生命を脅かす病態に対して，さまざまな集中治療が施行されている。この治療が奏功するためには，栄養状態が良好であることがその根底となることはいうまでもない。栄養管理を症例個々や各疾患治療に応じて適切に実施すること，すなわち栄養サポートを職種の壁を越えて実践する集団が栄養サポートチーム（nutritional support team：NST）である。本稿では，クリティカルケアにおけるNSTの役割の実際について述べる。

1 一般病棟における NST の目的，役割，活動

1）NSTの目的と役割

　NSTの目的は表1に示したとおりである[1]。目的の1-4までは患者の栄養管理に関する問題点の解消であり，実際にNSTが具体的に関与する項目である。栄養障害を生じている症例や栄養障害を生じやすい症例に対して適切で安全な栄養療法を選択することにより，患者の栄養状態を速やかに向上させることが患者の生体防御能，治療侵襲に対する耐容力を高め，患者の全身状態を向上させることにつながる。その結果，表1の5-7で挙げたような治療成績の向上につながる。NSTは，カテーテル敗血症の予防や誤接続防止のほか，経口摂取時の誤嚥の予防や経腸栄養剤の感染予防など，栄養管理にかかわるすべての医療安全管理の確立とリスクの回避，栄養素材・資材の適正使用による経費削減をも目的とする。さらに病院スタッフ全体の栄養管理における啓蒙を行い，NSTでないスタッフがNSTと同等の栄養管理における知識と技術を習得できるようにすることも必要である。NSTの実際の役割は，表2に示したとおりである[1]。第一に患者個々の正確な栄養評価を行い，その患者に栄養障害があるか否かを判定する。現在，この評価は血清アルブミン値の推移で行われている施設が多い[2]。また患者個々の病態に応じて適切な栄養管理が行われているか否かをチェックする。この業務のひとつとし

表1　NSTの目的

1. 適切な栄養管理法の選択（各種栄養法の適応の遵守）
2. 適切かつ質の高い栄養管理の提供（適正投与カロリーや投与成分の決定）
3. 早期栄養障害の発見と早期栄養療法の開始
4. 栄養療法による合併症の予防（カテーテル敗血症の予防や誤接続防止など）
5. 疾患罹病率・死亡率の減少
6. 在院日数の短縮と入院費の削減
7. 在宅治療症例の再入院や重症化の抑制
8. 医療安全管理の確立とリスクの回避
9. 栄養素材・資材の適正使用による経費削減
10. 病院スタッフのレベルアップ

〔東口高志．外科領域における栄養管理 4NST（Nutritional Support Team）の役割．日外誌 2004；105：206-12より引用〕

表2　NSTの役割

1. 栄養管理が必要か否かの判定→栄養評価
2. 適切な栄養管理がなされているかをチェック
3. もっともふさわしい栄養管理法の指導・提言
4. 合併症の予防・早期発見・治療
5. 栄養管理上の疑問（コンサルテーション）に答える

〔東口高志．外科領域における栄養管理 4NST（Nutritional Support Team）の役割．日外誌 2004；105：206-12より引用〕

表3　NSTの活動

1. 入院時の主観的包括的栄養評価
2. NSTカンファレンスと回診
3. 栄養障害例，不適切な栄養療法の実施症例に対する多角的アプローチ
4. NST勉強会
5. NSTの質の維持

て患者の栄養療法が適切なルートで行われているか否かが挙げられる．すなわち，経口摂取可能な患者や経腸栄養で十分な栄養管理が可能な患者に不適切に長期に及ぶ静脈栄養が行われている場合にNSTがチェックを行い，これを改めるなど，いわば患者をより生理的状態に向かわせるための業務である．この業務のもうひとつの側面は，呼吸器，循環器，消化器，内分泌代謝，血液疾患などの合併症をもつ患者に対して，その患者の病態や服用する薬物の影響を考慮した適切な栄養管理が行われているか否かのチェックである．この業務は，これまで栄養学の知識が乏しい担当医師が栄養士に指示していた病態食や塩分制限量，水分制限量などに関する項目も含まれている．そのような症例では，担当医師や担当看護師からのコンサルテーションの有無にかかわらず，基本的な栄養管理が適切に行われているか否か，病態に応じた栄養管理が適切に行われているかをチェックし，もっともふさわしい栄養管理法の指導・提言を行う．また，適切な栄養管理を行っているにもかかわらず，栄養状態が改善しないか，あるいは悪化する症例は，蛋白の異化亢進が進行している場合が多く，合併症が発症している可能性が高い．そのような症例の合併症を栄養評価の側面から，早期発見できる場合もある．

2）NSTの活動の実際

表3は久留米大学病院での実際のNSTの活動を示したものである．入院時全入院患者の主観的包括的栄養評価（subjective global assessment：SGA）は専用シートで行い，栄養障害患者の早期発見を行い，このうち比較的重症で担当医からの依頼があったものや病棟スタッフでの対処が困難なものにNSTは介入する．NST介入の必要性があると判断された場合，担当医は患者の病名と簡単なコメントをアセスメントシートに記載したものを提出し，毎週1回のカンファレンスで検討後，実際にその患者の栄養学的診察（るいそう度や浮腫の有無，呼吸状態，呼吸筋力，嚥下機能の評価，身体計測）を行う．この際，必要であれば客観的栄養評価（objective data assessment：ODA）も行う．また栄養障害例や不適切な栄養療法の実施例に対する多角的アプローチとしては栄養部，薬剤部，臨床検査部，情報システム室が行っている．具体的には栄養部は適正な食事オーダーがなされているか否かのチェック，残飯の減少を目指した適量食の導入を行っている．薬剤部では輸液や完全静脈栄養（total parenteral nutrition：TPN）の不適正な処方オーダーのチェックを行う．臨床検査部では栄養障害の指標として全入院症例の血清アルブミン値をチェックし，2.5g/dL以下の症例をピックアップし，各病棟に配布している．情報システム室では2種類あるいは3種類の栄養療法の併用実施が長期間持続する場合に栄養療法再検討を行うよう各病棟に配布している．栄養療法の啓発とNSTの質の維持のため，定期的に勉強会やセミナー開催などを行っている[2]．

表4 栄養管理を行ううえでの一般病棟の入院患者とクリティカルケアの患者の違い

	一般病棟患者	クリティカルケア
疾患	各科で疾患が限定	疾患が多岐にわたる
基礎疾患	把握しやすい	把握しにくい
疾病に対する治療の緊急度	低い	高い
患者の病態	ほぼ安定	急変が多い
易感染性	低い	高い
栄養療法	ほぼ確立されている	確立されておらず，試行錯誤が多い
入院時の栄養状態	おおむね良好なことが多い	不良あるいは不明
栄養学的パラメータ	血清アルブミン値をパラメータとして用いやすい	血清アルブミン値が栄養状態を反映しない
栄養療法の開始時期と変更	原因疾病の治療前から可能，変更は少ない	原因疾病の治療が先んじられ，変更が多い
中心静脈カテーテル	少ない	多い

2 クリティカルケアにおけるNST

　栄養療法の適応という点からは，すべてのクリティカルケアの患者は栄養療法が必要であるといってよい．しかし，クリティカルケアの患者は一般病棟の患者とは栄養学的背景が大きく異なっており，一般病棟へのアプローチとは異なるアプローチが必要となる．

1）クリティカルケアの患者へのNSTの効果

　表4は，一般病棟の患者とクリティカルケアの患者との栄養学的背景の違いを示したものである．クリティカルケアの患者では，一般病棟の患者と比較して栄養学的に低下している患者が多いと考えられているにもかかわらず，SGAは困難である．また，たとえSGAが可能であっても，クリティカルな状態に陥った原因により，それまでの栄養評価が役に立たないことも多い．またODAを行うにしても，外傷やショックなどで大量の細胞外液の補充などがなされる場合には，組織の浮腫は常に存在すると考えられ身体計測も役に立たないことが多く，血液学的検査項目も病態により大きく変動する．図1はショックを伴う外傷患者10例のクリティカ

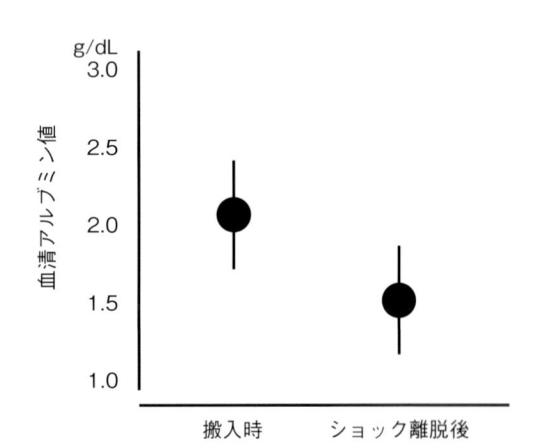

図1　外傷による出血性ショック患者（10例）の血清アルブミン値の推移
　搬入時にすでに2.5g/dL以下のアルブミン値はショック離脱後，さらに低下している．

ルケア搬入時とショック離脱後の血清アルブミン値を示したものであるが，搬入時から2.5g/dLを下回っており，ショック離脱のための細胞外液，膠質液，輸血漿の補充を行っても，離脱後はさらに低下している．そのため，一般病棟でなされる情報管理を利用した栄養不良患者のピックアップが役に立たないことが多い．このようにNSTの一般病棟になされるアプローチが役に立たないクリティカルケアの患者に適切な栄養療法を行うためには，NSTとクリティカルケアが連携しながら，かつクリティカルケア独自のアプローチが必要となってくる．そ

```
            全科型NST
              ↑ ↓  栄養管理困難例への適正な栄養療法の指導
       NST兼クリティカルケアスタッフ
  栄養管理困難例の抽出      適正な栄養療法の知識の普及
                           栄養障害患者への適正なアプローチ
       ↑ 全患者の栄養管理における問題点の提起 ↓
         クリティカルケアスタッフ
```

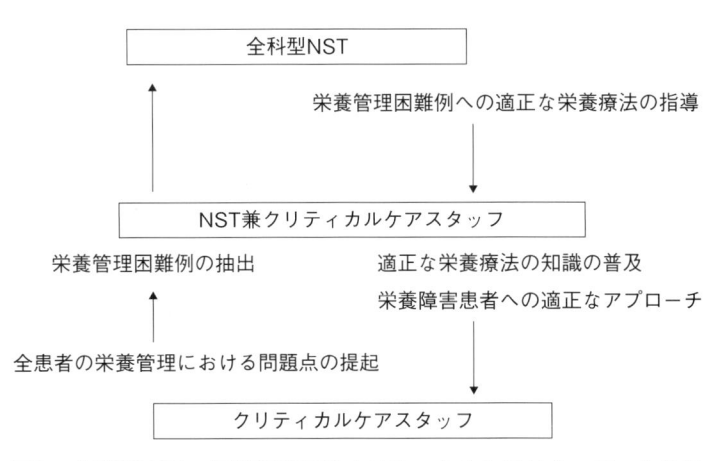

図2 全科型NST，各科型NST兼クリティカルケアスタッフ，クリティカルケアスタッフの役割

こで，当院のクリティカルケアである久留米大学高度救命救急センターでは，図2に示すようにクリティカルケアスタッフの中からNSTスタッフを選出した。この選出されたスタッフは，クリティカルケアの患者すべての栄養管理における問題点を把握し，このスタッフで解決できる問題点はクリティカルケア内で解決し，このスタッフのみで困難な症例をNSTにコンサルテーションするシステムを設立した。いわば東口らが提唱するPotluc party method[3]にサテライトを導入する形である。実際に著者がNSTスタッフとしてクリティカルケアでの栄養管理を行う際には，一般病棟でのNST活動の留意点以外に以下の点に留意している。

①すべてのクリティカルケアの患者はなんらかの栄養療法を必要とすることが前提。
②クリティカルな状態に陥る以前の基礎疾患や服用薬物の把握。
③搬入早期は，SGAやODAはクリティカルケアでは参考にはするが，栄養障害の有無の判断には用いない。
④クリティカルな状態を脱するための治療がいつなされるか，その影響からいつごろ回復するかを正確に把握する。
⑤クリティカルな病態の離脱直後から，適切な栄養療法を，いつ開始するかを担当医と検討する。その際，施行された治療により合併症が生じた際の栄養管理についても検討する。

などである。表5は，クリティカルケア兼NSTスタッフのクリティカルケアでの栄養管理における実際の役割を示したものである。これらの実際の業務を通してクリティカルケアのスタッフや研修医にアドバイスと指導を行うことにより，クリティカルケアスタッフの栄養管理のレベルアップがなされることが期待できる。われわれの施設では2004年にNST兼クリティカルケアスタッフを配置することにより，1年間で200万円以上の経済節約効果を生み出した。カテーテル感染などの減少も含めると，相当額の経済節約効果を生み出している（表6）。

2) クリティカルケアにおける栄養療法の今後の課題

栄養学の進歩に伴い，各臓器不全に対する栄養学的治療法や栄養基剤が開発され，その恩恵に浴している患者は多い。しかし，医療の進歩は目覚ましいものがあり，救急治療学，集中治療学の分野では血液浄化法[4]，脳低体温療法[5]，ダメージコントロール[6]など常に新しい治療法が臨床の場に導入されている。これらの新しい治療法の導入は，新しい栄養療法の必要性を意味するものであり，その栄養療法が治療の成否を決定する要因になりうる[7)8]。また，栄養学の分野でも消化管を用いる生理的栄養管理が基盤であることは論を待たないが，感染制御の面

表5 NST兼クリティカルケアスタッフの栄養管理業務の実際

1. 栄養管理開始時期，栄養療法の種類，投与エネルギー量の決定
2. 耐糖能異常のある患者でのインスリン投与法，投与量の決定
3. 栄養療法の変更‥‥特に非生理的栄養療法から生理的栄養療法への変更
4. 不要な静脈ラインの撤廃
5. 急変時の栄養療法の中断と変更
6. カテーテル感染症予防のための環境感染予防対策

表6 病院全体とクリティカルケア病棟の中心静脈カテーテル症例数減少による経済効果

病院全体	2003年中心静脈カテーテル症例数	28,834
	2004年中心静脈カテーテル症例数	19,822
	TPN1本あたりの薬価削減効果（円）	21,980,268
	ルート削減による経済効果（円）	2,974,125
	合計（円）	24,954,393
高度救命救急センター	2003年中心静脈カテーテル症例数	1,843
	2004年中心静脈カテーテル症例数	1,342
	TPN1本あたりの薬価削減効果（円）	1,221,939
	ルート削減による経済効果（円）	856,710
	合計（円）	2,078,649

2003年（NST導入前）と2004年（NST導入後の比較）

表7 輸液・水分管理，栄養療法が確立されていない病態・治療

1. 重症熱傷
2. 多発外傷
3. ダメージコントロール術後
4. 脳低温療法
5. 薬物中毒
6. 急性膵炎などTPN with selective diegstive decontaminationが有効となりうるすべての病態

でselective digestive decontamination[9)10)]が提唱されて以来，TPN with selective digestive decontamination[11)]という新しい栄養療法の概念も生まれつつある[8)]。表7は，クリティカルケアで遭遇する病態で，いまだに輸液・栄養療法が確立されていないものを示したものである。現在，これらの病態に対しては栄養療法の効果を反映する鋭敏な栄養指標も存在せず，クリティカルケアの医療スタッフが試行錯誤で栄養療法を行っているのが現状である。今後は，このような病態に対してクリティカルケアスタッフがNSTとともに臨床研究を行い，新しい治療法に最適な栄養療法を確立する必要があると考えられる。

おわりに

本稿では，現在のクリティカルケアの現場で

NSTが効果的に機能するため，われわれが行った対策とその効果について述べ，現在から将来にわたりクリティカルケアの現場で抱えている栄養療法の課題について述べた．

【文　献】

1) 東口高志．外科領域における栄養管理 4NST(Nutritional Support Team) の役割．日外誌 2004；105：206-12．
2) 田中芳明，田中粋子，井上光鋭ほか．久留米大学NST運営委員会の活動と医療・経済的効果，ならびに稼働後の問題点について．静脈経腸栄養 2004；19：11-6．
3) 東口高志，五嶋博道，清水克彦ほか．中核病院におけるNSTの経済効果．静脈経腸栄養 2002；17：7-13．
4) Oda S, Hirasawa H, Shiga H, et al. Continuous hemofiltration/hemodiafiltration in critical care. Ther Apher 2002；6：193-8．
5) Wang H, Olivero W, Wang D, et al. Cold as a therapeutic agent. Acta Neurochir 2006；148：565-70．
6) Rossaint R, Cerny V, Coats TJ, et al. KEY ISSUES IN ADVANCED BLEEDING CARE IN TRAUMA.Shock 2006；26：322-31．
7) 葛西　猛，三沢尚弘，葛西嘉亮．Damage control surgeryにおける輸液管理．栄養，評価と治療 2004；21：121-3．
8) 丹正勝久，白井邦博，木下浩作ほか．重症頭部外傷に対する脳低温療法中の輸液と栄養管理．栄養，評価と治療 2004；21：139-45．
9) Moran JL, Solomon PJ.Selective digestive decontamination：once again. Crit Care Resusc. 2003；5：241-6．
10) Donnell SC, Taylor N, van Saene HK, et al. Nutritional implications of gut overgrowth and selective decontamination of the digestive tract. Proc Nutr Soc 1998；57：381-7．
11) Garbino J, Pichard C, Pichna P, et al. Impact of enteral versus parenteral nutrition on the incidence of fungal infections：a retrospective study in ICU patients on mechanical ventilation with selective digestive decontamination. Clin Nutr 2004；23：705-10．

（疋田　茂樹，坂本　照夫，森　真二郎，宮城　智也，高松　学文，高須　修，菊間　幹太，新山　修平）

V

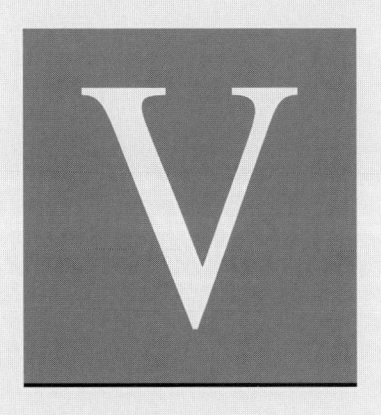

各種重症病態に対する栄養管理の実際

1. 外傷・熱傷
2. 重症感染症・敗血症
3. 合併症を発症した糖尿病
4. 中枢神経障害
5. 心不全
6. ARDS・急性呼吸不全
7. 急性肝不全・肝硬変急性増悪
8. 重症急性膵炎
9. 急性腎不全・慢性腎障害急性増悪
10. 肝・腎同時不全
11. 敗血症性多臓器不全

1. 外傷・熱傷

はじめに

　外傷，熱傷は，時間単位で病態が変化する重篤な疾病であり，外科的処置，ショック期の循環管理，著明な異化亢進状態に対する栄養管理，家族を含めた精神的ケア，リハビリテーションなど，全身管理のために各専門家による医療が要求される疾患群である。なかでも栄養管理は，創傷治癒や免疫能に大きく影響し，予後に直結するものとして，その重要性が強く認識されている。栄養サポートチーム（nutritional support team：NST）の役割も大きく，経時的に栄養アセスメントを繰り返す必要がある。

1 外傷・熱傷患者の代謝・栄養の特徴

　外傷や熱傷などの侵襲に曝されると，交感神経，視床下部-下垂体-副腎系を中心とする神経内分泌系やサイトカインなどのメディエータの影響を受けて栄養代謝に劇的な変化を来す。その特徴をまとめると，①安静時エネルギー消費量の増加，②高血糖，③高乳酸血症，④負の窒素バランスの4つになる。

　外傷時には，エネルギー消費量が増大するためこれに対応しようと糖質の確保を最優先させ，その結果として高乳酸血症，負の窒素バランスを来す。

1）安静時エネルギー消費量の増加（図1）

　外傷の受傷後24-48時間は，安静時エネルギー消費量（resting energy expenditure：REE）が一過性に低下する（ebb phase）。その後エネルギー量は逆に増加し，flow phaseとなり数週間持続する。Ebb phaseは組織エネルギーの

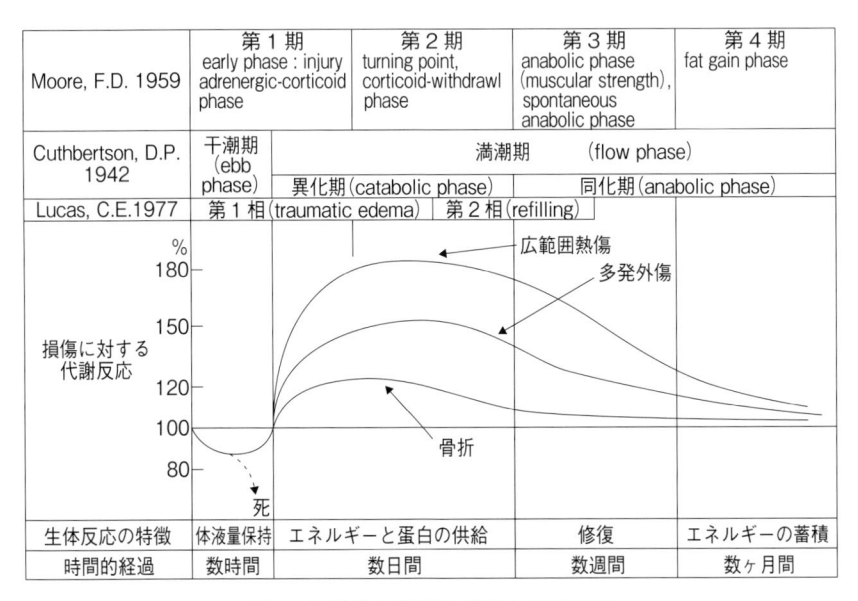

		第1期 early phase：injury adrenergic-corticoid phase	第2期 turning point, corticoid-withdrawl phase	第3期 anabolic phase (muscular strength), spontaneous anabolic phase	第4期 fat gain phase
Moore, F.D. 1959					
Cuthbertson, D.P. 1942	干潮期 (ebb phase)	満潮期　　(flow phase)			
		異化期(catabolic phase)		同化期(anabolic phase)	
Lucas, C.E. 1977	第1相(traumatic edema)	第2相(refilling)			
生体反応の特徴	体液量保持	エネルギーと蛋白の供給		修復	エネルギーの蓄積
時間的経過	数時間	数日間		数週間	数ヶ月間

（損傷に対する代謝反応：%　180, 150, 120, 100, 80　広範囲熱傷・多発外傷・骨折・死）

図1　侵襲後の代謝の変動と栄養管理
（近藤芳夫．外科的侵襲．外科代謝栄養学．東京：文光堂；1984より改変引用）

消耗という点では，栄養管理の必要性はあるものの，心拍出量の減少やショックを伴うことが多いことから，栄養管理よりも呼吸，循環管理としての輸液管理が優先される。したがって栄養管理が重要なのは，REEが増加するflow phaseである。カテコラミンの放出，免疫系の賦活，インターロイキン（interleukin：IL)-6を介した肝細胞における急性期蛋白の誘導などは，すべてREEの増大につながる[1)2)]。

2）高血糖

外傷，熱傷ではエピネフリン，ACTH，グルココルチコイド，成長ホルモン，グルカゴンなど，血糖値の上昇をもたらすホルモンの分泌が亢進するが，その血糖値の上昇に見合ったインスリンの増加は見られず，かえって膵臓からの分泌はエピネフリンにより抑制される。この結果認められる侵襲下での高血糖状態を「外科的糖尿（surgical diabetes）」と呼ぶ。

糖質は嫌気性代謝でエネルギーを産生できる唯一のエネルギー基質であり，脳や赤血球などはもっぱらブドウ糖を利用する。さらに侵襲後には主にマクロファージが豊富な組織で糖質利用が亢進している。

3）高乳酸血症

侵襲に伴い血中の乳酸値は上昇する。これはミトコンドリア内の電子伝達系における電子受容体としての酸素が不足するためTCAサイクルがうまく働かなくなり，解糖系で生じたピルビン酸が，乳酸に転換されるためである。このときに代謝性アシドーシスが進み，乳酸/ピルビン酸比が上昇する。

4）負の窒素バランス

外傷，熱傷の侵襲時には窒素バランスが負に傾く。これは，エネルギー基質としてブドウ糖の利用が著しく制限されることから，エネルギー産生を補うために骨格筋の構成蛋白が分解され，その炭素骨格がエネルギー基質に利用されるためである。

2 投与エネルギー量の決定 (表1, 2)

投与する熱量を算出する方法には，Harris-Benedictの公式から基礎エネルギー消費量（basal energy expenditure：BEE）を算出し，これに外傷の程度に応じた係数をかける方法がある。この方法は，計算式で簡便に算出できる一方で，侵襲係数に主観が入ることや，代謝亢進状態の把握が困難なことから病態にあわないことがあるといった欠点がある。

臨床的には計算値の80%程度に設定していることが多い。そのほか，外傷の場合にはHwangらが外傷重症度指数（injury severity score：ISS）を考慮した計算式を提唱したが，外傷患者のエネルギー必要量はISSと相関しないとの意見もあり普及していない。

エネルギー投与量を決めるもうひとつの代表的な方法に，間接熱量計を用いるものがある。呼気ガス分析装置によって求めた二酸化炭素と酸素の消費量からエネルギー消費量や呼吸商（RQ）を自動的に求める方法である。一般にHarris-Benedictの公式から求めた値より10-30%低めに出る。ただし，人工呼吸器管理中や高濃度酸素投与時（吸入酸素濃度60%以上）には信頼感が乏しいことや，酸素消費量には日内変動があることから，短時間の測定結果から1日の代謝量を推定するのには無理があるなどこの方法にも問題がある。

熱傷の場合には，総熱傷面積を参考にCurreriの公式を用いる方法も広く用いられている[3)]。そのほかにもさまざまな公式が考案されており，Dickersonらは間接熱量測定をもとにそれらを検討しXieの公式を推奨している[4)5)]。

重症熱傷患者では，公式では投与熱量が過剰になることがあること，時間経過や合併する病態，手術侵襲により，エネルギーの需要量が刻々と変化すること，消費熱量は熱傷面積に比例して増加していくが，BEEの2倍ほどでプラトーとなることに注意しなければならない。

表1　Harris-Benedictの公式

男性：BEE＝66.4730＋13.7516（W）＋5.0033（H）－6.7550（A）
女性：BEE＝655.0955＋9.5634（W）＋1.8496（H）－4.6756（A）

W：体重（kg），H：身長（cm），A：年齢（歳）

表2　熱傷患者の投与熱量

成人
- Harris-Benedict変法　BEE×1.5－2.0
- Xieの公式　1,000kcal×体表面積（m^2）＋25kcal/％BSA
- Curreri formula
  25kcal/kg＋40kcal/％BSA

小児
- Galveston, infant
  - 0-12ヶ月　2,100kcal/m^2（体表面積）＋1,000kcal/m^2（熱傷面積）
  - 1-11歳　　1,800kcal/m^2（体表面積）＋1,300kcal/m^2（熱傷面積）
  - 12歳以上　1,500kcal/m^2（体表面積）＋1,500kcal/m^2（熱傷面積）
- Curreri junior
  - 0-1歳　　basal metabolic rate＋15kcal/％BSA
  - 1-3歳　　basal metabolic rate＋25kcal/％BSA
  - 4-15歳　 basal metabolic rate＋40kcal/％BSA

実際には，もっとも迅速簡便なHarris-Benedictの公式から必要量を求め，この値を基本として治療を開始し，病態に応じて修正を加えていくのが現実的と考えられる。

3　投与経路

1）完全静脈栄養（total parenteral nutrition：TPN）

TPNは水分，電解質管理が容易で，重度外傷後の循環動態が不安定で厳密な循環管理が必要な場合には特に有用な栄養投与法である。ASPENガイドライン（Guidelines for the Use of Parenteral and Enteral Nutrition in Adult and Pediatric Patients）では，集中治療の栄養管理において経腸栄養（enteral nutrition：EN）が不可能な場合に行うとされている。重症熱傷の場合には，4，5日以内に必要熱量に見合うENが投与できない場合にのみ経静脈栄養を用いるべきであるとされている。特に，腸管麻痺（後腹膜血腫，ショック後の腸管浮腫，腹腔内出血，外傷性膵炎，汎発性腹膜炎など），腸管大量切除後，EN投与チューブ挿入困難例（顔面外傷，喉頭，咽頭外傷など），ENコンプライアンス低下例（消化管運動低下，下痢）に対する補充，ストレス性上部消化管出血合併，頭部外傷急性期などがよい適応であり，その他腹部管腔臓器損傷が否定し得ない場合にも適応となる[6)7)]。

Heylandらのメタアナリシスでは，TPN施行例で死亡率が上昇するわけではなく，栄養障害のある患者ではTPNによって合併症が減少すると報告している[8)]。

2）経腸栄養（enteral nutrition：EN）

腸管はさまざまな毒素や細菌などに曝されながら，栄養を吸収する器官であり，それらに対抗するためのバリア機能を有している。そのバリア機能は胃酸，分泌型IgA，粘膜，ムチン，

腸内細菌などにより担われている．外傷，熱傷患者では，潰瘍予防のためのH_2遮断薬の投与により胃酸分泌は抑制され，また腸管の血流低下などによる粘膜の障害，広域抗生物質の投与による腸内細菌の破壊によりバリア機能が低下する．その結果細菌や毒素が血中に移行し，bacterial translocation（BT）が起きる．腸管粘膜は，経腸的に投与された食物により，その形態や機能が維持される．そのために侵襲時の腸管粘膜萎縮の抑制，腸管免疫の賦活，BTの防止などを目的とした経腸栄養による栄養管理が集中治療には欠かせないものとなってきている．実際，TPNとENを比較した報告ではENの有用性を報告したものが多く，Carolらの外傷患者を含んだメタアナリシスでも，ENは感染症の合併率の低下と関係があるとしている[9]．

またENの開始時期については，早期ENの有用性に関する報告は多い．Paulらの外傷患者を含む集中治療中の患者での早期ENの有効性に関するメタアナリシスでは，早期EN（受傷後24時間以内）は，感染症の合併症の低下と関係があるとされている[10]．ほかにも同一エネルギー，同一窒素量にて肝-筋蛋白回転率を比較し，ENの優位性を明らかにしたEurioneらや，腹部外傷患者の術後12時間以内にENを開始した場合に，肺炎や腹腔内膿瘍などの感染症の発生率が低いことを示したMooreらの研究がある[11)12)]．熱傷においても，ENの使用を控え，早期からのENを積極的に行っている．ENは一般的に手術前から手術後まで中断されるが，最近の研究では，術中のENによりカロリー欠乏や創感染の頻度が減少することが報告されている．しかし，敗血症や肺炎の発生率と死亡率に影響を与えなかった．

ASPENガイドラインでは，ENは血行動態が安定するまで待つべきとされるが，このような患者でも腸管は機能し，吸収能は保たれており，少量でもENを開始することは有用であると考えられる．

目標とする熱量の投与を達成するには，静脈栄養の併用が必要となることも多いが，蠕動の抑制は腸管より胃に強く現れ，チューブは幽門を越えて留置することが望ましい．また，間欠的な投与ではなく，24時間持続で投与することが血糖コントロールのためにも好ましいとされる．

このように，外傷，熱傷患者における早期経腸栄養は，経済性，感染症の発生，腸管粘膜維持，代謝免疫などの面から有用性は高いが，ASPENガイドラインでは，ENにこだわるあまり，栄養投与量が目標に達しない危険があることを警告している．また，ENの腸管粘膜萎縮に対する防御作用を疑問視する根拠や，静脈栄養が消化管の廃用性萎縮を来し，BTを来すという連鎖を示す根拠はないという報告もあり，今後さらなる検討が必要である．

4 組成

1）ブドウ糖

エネルギー基質の中心はブドウ糖である．非蛋白カロリーの60-70％にするのが推奨される．しかし，過剰なブドウ糖投与は，易感染性や創傷治癒遅延を招き，脂肪肝のリスクとなるほか，ブドウ糖投与はRQが大きいため呼吸管理に支障を来すことがある．静脈内投与の場合には，生体の処理能力を考慮して4-5mg/kg/minを超えないようにする．また，外傷，熱傷患者では，耐糖能低下を認めることが多く，血糖コントロールのためにインスリン投与が必要となる．血糖値は70-110mg/dLを目標にコントロールする．

2）蛋白質

外傷，熱傷患者では，体蛋白異化の亢進や創部からの喪失により蛋白の必要量は増加する．蛋白が欠乏すると，免疫能の低下による易感染性，創傷治癒遅延，凝固機能障害，抗体形成障害，浮腫などを来す．なかでも免疫能減弱による感染症がとりわけ問題となる．感染症から敗血症となれば，さらに蛋白異化が亢進し，悪循環を形成する．外傷，熱傷患者での蛋白必要量は重症度により異なるが，重度外傷，熱傷で

は，成人で1.5-2.0g/kg/day，小児で2.0-2.5g/kg/dayの投与を目標とする。成人の蛋白質の投与量を2.5g/kg/dayに増量しても効果は乏しい。また総エネルギー量の20%を蛋白質として供給するのが望ましい。非蛋白質カロリー/窒素量比は100-120とする。

蛋白質の組成については，分枝鎖アミノ酸（branched-chain aminoacid：BCAA）は過大侵襲時に蛋白崩壊を抑制し，窒素バランスを改善するため，BCAAの含有率が多いものが好ましい。

3）脂肪

脂肪は，糖質や蛋白より熱量が大きく投与熱量を達成するのに有用であり，必須脂肪酸の源としても重要である。RQが小さく高二酸化炭素血症が問題となる場合にも有用である。脂肪はエネルギー基質の中でもっとも高いエネルギーを産生し，呼吸管理がしやすい基質である。また，高侵襲下では，ブドウ糖の利用は著しく障害され，脂肪の酸化能は増大しており，内因性の脂肪利用は亢進する。中性脂肪はグリセオールと遊離脂肪酸に分解され，後者がエネルギー源として利用される。

脂肪の投与は非蛋白質熱量の20-30%程度がよいとされてきた。しかし，投与量を制限したほうが，免疫能や蛋白合成能が改善されるとし，非蛋白質熱量の12-15%の脂肪投与を推奨する報告もある。積極的な脂肪投与については，まだ議論の余地がある。静脈内への脂肪注入量は，1.0-1.5g/kg/dayを超えないようにする。

わが国の静注用脂肪製剤の主成分は，大豆油であり，ω-6系の不飽和脂肪酸を多く含んでいる。このω-6系の不飽和脂肪酸は，感染防御を抑制する可能性があり，急性期には注意を要する。これに対してω-3系の不飽和脂肪酸は，ω-6系の不飽和脂肪酸の感染防御抑制作用に対抗し，生体防御に有利に働くため，ω-3系の不飽和脂肪酸を多く含んだ経腸栄養剤も市販されている。

鎮静薬であるプロポフォールは，主成分が大豆油であり，同量のイントラリピッドに相当する脂肪付加があるとされ，注意を要する。

4）特殊栄養素

近年，栄養補助の概念がさらに発展し，単に不足を補うだけでなく，特殊栄養素や同化作用物質を補助的に使用することによる創傷治癒の促進や免疫能の向上などの効果が期待されている。特に生体の免疫機能や侵襲に対する免疫反応を増強・修飾する栄養管理法は，immunonutritionと呼ばれている。

免疫能を修飾，増強する効果が大きい成分には，グルタミン，アルギニン，ω-3系の不飽和脂肪酸が，効果がやや小さい成分には核酸，ビタミンA，C，E，亜鉛，セレン，銅がある。

これらの特殊栄養成分を含む栄養製剤は免疫増強経腸栄養剤（immune-enhancing diet：IED）と呼ばれ，多くの臨床治験が行われている。ASPENでの3件のメタアナリシスでは，感染症の発生率の低下，在院日数の短縮，人工呼吸管理日数の短縮が明らかにされた[13)～15)]。2002年のASPENカンファレンスにおいては，外傷ではISS18点以上，腹部外傷ではATI（abdominal trauma index）20以上を最適投与群としている。

a．グルタミン

グルタミンは体内でもっとも豊富に存在するアミノ酸であり，骨格筋内遊離アミノ酸プールの60%以上を占めている。ほかのアミノ酸より合成されうるため，通常の生理的環境下では，非必須アミノ酸とされる。しかし，生体に感染，外傷，熱傷，手術などの大きな侵襲が加わると，異化亢進状態となり，骨格筋や内臓の蛋白質の崩壊が起こり，各臓器へのアミノ酸の供給が起こる。このとき骨格筋から大量に放出されるアミノ酸のひとつがグルタミンである。このような状況下で外因性のグルタミンの供給がない場合，体内での合成が間に合わず，相対的に欠乏状態に至る。実際，外傷・熱傷患者では，グルタミンの濃度は著しく減少しているという報告がある。

侵襲時においてグルタミンは各臓器間のアミノ基輸送体の役割を果たすだけでなく，肝臓での糖新生や尿素産生，蛋白合成の基質となるとともに，核酸の前駆物質にもなる。特に，分裂速度の速い腸管上皮細胞や免疫細胞（好中球，マクロファージ，リンパ球）の主要なエネルギー源，窒素源となる。グルタミンは腸粘膜細胞，免疫担当細胞の主なエネルギー基質であり，核酸合成にも必須である。そして，リンパ球，マクロファージ，好中球の機能を増強する効果があるとされる。

グルタミンの投与は，免疫担当細胞，腸上皮細胞への効果を介して，消化管リンパ装置，腸管上皮間リンパ球に影響を与えると考えられる。よって，グルタミンを投与することで，腸管粘膜の機能維持によるBTの予防，体蛋白異化の抑制，免疫増強効果を期待して，グルタミンの投与が試みられている。具体的な投与量については，0.5g/kgを経口投与すると有効であったとするPengらの報告がある[16]。

b. アルギニン

アルギニンは，成長ホルモンやインスリンの分泌作用があるほか，核酸，ポリアミンの合成に必須で，一酸化窒素化合物やグルタミンの前駆物質である。アルギニンは，侵襲時に蛋白崩壊の減少，窒素バランスの改善，創傷治癒の促進，細胞性免疫の増強などの効果がある。しかし，その多彩な効果の詳細は不明である。

c. ω-3系脂肪酸

ω-6系脂肪酸とω-3系脂肪酸は互いに競合しながら，共通の酵素系によってそれらを基質としてさまざまな生理活性をもつエイコサノイドが生成される。よって，ω-3系脂肪酸の摂取比率を多くすることにより，ω-6系脂肪酸からの炎症を強く惹起する物質の産生が抑制される。また，NF-κBやAP-1などの転写因子を抑制することで，炎症性サイトカインを制御するとされる。

d. 核酸

外傷，熱傷侵襲下では組織修復のために核酸の需要が増大しており，その補給により蛋白合成促進，生体防御機能を高めるとされる。

e. 食物繊維

食物繊維は人間の消化酵素で消化することができない食物中の難消化成分と定義されている。不溶性と水溶性に分けられ，それぞれ性質，作用が異なる。

セルロースは不溶性繊維に分類され，糞便水分量や食塊の消化管内移動速度に影響を与え，便通異常を整える作用をもっている。ペクチンは水溶性線維に分類され，腸内微生物による発酵により短鎖脂肪酸に分類され，腸内膜細胞のエネルギー源として利用される。よって，それぞれに経腸栄養下の下痢便の性状改善や，腸管粘膜萎縮の改善と形態保持の作用が期待される。

f. ビタミン，微量元素

重症熱傷では，活性酸素による組織障害や免疫応答などの機能異常により，ビタミンA，C，Eや，銅，セレン，亜鉛などの微量元素が負の平衡状態になることが報告されている。至適投与量は明確ではない。

g. 成長ホルモン（GH）

免疫能の強化，創傷治癒の促進，代謝亢進状態の鎮静化，急性期反応（acute-phase response）の緩和といった効果が期待されたが，欧州での臨床研究中に成人ICU患者の死亡率が3倍に上昇し問題となった[17]。

h. Insulin-like growth factor（IGF）-Ⅰ

GHのよい面に関与していると考えられ，熱傷患者の蛋白異化亢進を緩和する効果が認められた[18]。Jeschkeらは，さらにIGF-ⅠとIGF-binding protein 3（IGF/BP3）を併用することにより，GH投与と同様の炎症性サイトカイン抑制と急性期蛋白（acute-phase protein）反応の低下が見られたと報告した[19]。

i. 蛋白同化ホルモン

Anabolic steroidといわれるもので，蛋白合

成を促進し，免疫能の改善効果もあるとされる。わが国でも，メスノタロン，スタノゾロール，メテノロンなどが熱傷治療に使用適応となっている。Demlingらは熱傷患者にオキサンドロロンを投与し，窒素喪失量が75％も減少し，採皮部の治癒期が著明に短縮したと報告している[20]。

j．β遮断薬

β遮断薬は心拍数を抑えることにより，重症熱傷の代謝亢進や蛋白異化亢進を抑える働きがある。Herndonらはさまざまな検討を加えて，プロプラノロールにより熱傷小児患者の代謝亢進と蛋白異化亢進をある程度抑制できたとしている[21]。

ただし，人工呼吸器管理が必要な重症気道熱傷合併例や呼吸循環動態の不安定な重症例は対象外であり，潜在的に気管攣縮や心機能抑制，低血圧を来す危険性があることには留意せねばならない[22]。

5 栄養の評価

1）窒素バランス

窒素バランスは以下の式で算出され，蛋白と熱量投与の評価に頻用されている。

窒素バランス(g/dL)＝投与蛋白(g/dL)/6.25－(尿中尿素窒素(g/dL)＋4)

熱傷患者では，創面からの蛋白の喪失や尿素以外の尿中尿素窒素の増加などから誤差が大きい。反復して評価を行い，経時的な変化の評価が必要と考えられる。

2）Rapid turnover protein

蛋白栄養状態の指標として，従来は血清アルブミンが用いられてきた。しかし，治療としてアルブミン投与されることが多く，また半減期が約20日と長いために栄養状態の評価として適切とはいえない。プレアルブミン，レチノール結合蛋白，トランスフェリンといった半減期はそれぞれ2日，0.5日，8日と短く，rapid turnover proteinと呼ばれ，体内貯蔵も少ないことから，蛋白合成をより鋭敏に反映する。ただし，熱傷急性期にはこれらの血中濃度は体液変動の影響を受けるために注意が必要である。

おわりに

外傷，熱傷において栄養管理の目的は，単に代謝亢進，蛋白異化亢進で失われる熱量と蛋白質を補充するだけではない。創傷治癒の面では，上皮化および創閉鎖を促進させ，また一方で，免疫能を高め，感染症の合併を防ぐ目的がある。このようにいろいろな面において，栄養療法の重要性は増すばかりであり，今後のさらなる発展が期待される。

【文　献】

1) 山口芳裕．重症外傷の栄養管理．臨床栄養（0485-1412）2004；104：827-32.
2) 野田真理子，太田祥一，三島史朗ほか．重度外傷における栄養管理．救急医学 2003；27：207-9.
3) Curreri PW. Assessing nutritional needs for the burned patient. J Trauma 1990；30：S20-S203.
4) Dickerson RN, Gervasio JM, Rieley, ML, et al. Accuracy of predictive methods to estimate resting energy expenditure of thermally-injured patients. JPEN 2002；26：17-29.
5) Dickerson RN. Estimating energy and protein requirements of thermally injured patients：Ara or science? Nutrition Review 2002；18：439-42.
6) A.S.P.E.N.Board of Directors and The Clinical Guidelines Task Force：Guidelines for use of parental and enteral nutrition in adult and pediatric patients. Section xi：Specific Guidelines for disease-adults. Critical Care：Burns. J Parent Enter Nutr 2002；26：88SA-9SA.
7) A.S.P.E.N. Board of Directors and The Clinical Guidelines Task Force：Guidelines for use of parental and enteral nutrition in adult and pediatric patients. J Parent Enter Nutr 1993；17：20SA-1SA.
8) Heyland DK, Shaun M, laurue K, et al. Total parenteral nutrition in the crtically ill patient：A meta-analysis. JAMA 1998；280：2013-19.
9) Carol LB, Paul L, Patricia MS, et al. Enteral compared with parenteral nutrition：A meta-analysis. Am J Clin Nutr 2001；74：534-42.
10) Paul EM, Gray PZ. Early enteral nutrition in acutely ill

patients : A systematic review. Crit Care Med 2001 ; 29 : 2264-70.
11) Eurione ED, Gelfand MJ, Morgan D, et al. Effects of rate and route of nutrient intake on protein metabolism. J Surg Res 1986 ; 40 : 320-4.
12) Moore FA, Moore EE, Jones TN, et al. TEN versus TPN following major abdominal trauma-Reduced septic morbidity. J Trauma 1989 ; 29 : 916-23.
13) Heys SD, Waiker LG, Smith I, et al. Enteral nutritional supplementation with key nutrienta in patients with key nutrients in patients with critical illness and cancer meta-analysis of randomized control clinical traials. Ann Surg 1999 ; 229 : 466-77.
14) Beale RJ, Bryg DJ, Bihari DJ. Immunonutrition in the critically ill. Crit Care Med 1999 ; 27 : 2799-805.
15) Heyland DK, Novak F, Drover JW, et al. Should immunonutrition become routine in critically ill patienta? JAMA 2001 ; 28 : 944-53.
16) Peng X, Yan H, You Z, et al. Clinical and protein metabolic efficacy of glutamine granules-supplemented enteral nutrition in severely burned patients. Burns 2005 ; 31 : 342-6.
17) Canno TJ, Ruokonen E, Webster NR, et al. Increased mortality associated with growth horomone treatment in critically ill adults. N Engl J Med 1999 ; 341 : 785-92.
18) Cioffi WG, Gore DC, Rue LWⅢ, et al. Insulin-like growth factor-1 lowers protein oxidation in patients with thermal injury. Ann Surg 1994 ; 220 : 310-6.
19) Jeschke MG, Barrow RE, Herndon DN. Insulinlike growth factor-1 plus Insulinlike growth factor binding protein3 attenuates the proinflammatory acute phase response in severely burned children. Ann Surg 2000 ; 231 : 246-52.
20) Demling RH, Orgill DP. The anticatabolic and wound healing effects of the testosterone analog oxandorolone after severe burn injury. J Crit Care 2000 ; 15 : 12-7.
21) Herndon DN, Hart DW, Wolf SE, et al. Reversal of catabolism by beta-blockade after severe burns. N Engl J Med 2001 ; 345 : 1223-9.
22) 池田弘人，小林国男．熱傷の診断と治療・最近の進歩．百束比古編．波利井清紀監．熱傷の治療，最近の進歩．東京：克誠堂出版；2003. p.34-40.

（海田　賢彦，島崎　修次）

2. 重症感染症・敗血症

はじめに

米国における調査によると，重症感染症あるいは敗血症は死亡原因の13位で，医療費は年間50-100億ドルに及ぶ[1][2]。さらに大病院8施設での調査では，敗血症の頻度は入院100件中2.0±0.16件，入院1,000日に対して2.8±0.17日であり，ICU患者では59％に達した[3]。外科系ICUを対象とした後向き分析では，敗血症あるいは多臓器不全（multiple system organ failure：MSOF）で死亡した患者の78％は主たる感染源が呼吸器または消化管であった。また13％の患者では，カテーテル敗血症が主たる感染源であった[4]。わが国では重症感染症あるいは敗血症に関する大規模調査はないが，わが国の事情も米国と大きな違いはないものと推測される。

敗血症はそれ自体が生体にとって大きな侵襲であるが，しばしば重症病態をもった患者に合併する。重症熱傷や外傷の患者，大手術後の患者，重症膵炎患者など，いわゆるクリティカルケアの患者はそのよい例である。また栄養障害や免疫能の低下のある患者にも発症する。したがって，敗血症患者にとって栄養サポートは重要な治療手段であり，またこれを有効かつ安全に行ううえで留意すべき事柄も多い。

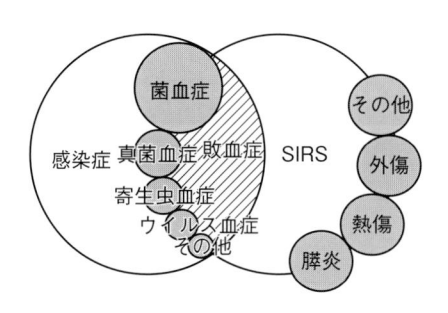

1 定義と病態生理

1）定義

1991年のAmerican College of Chest PhysiciansとSociety of Critical Care Medicineのコンセンサスカンファレンス（ACCP/SCCM）において，感染と炎症に関する新しい概念が提唱された。ここでsepsisは感染による全身性炎症反応症候群（systemic inflammatory response syndrome：SIRS）と定義付けられた（図1，表1）[5]。そしてこのsepsisの定義が今日，世界中で広く用いられている。

わが国の敗血症の定義とACCP/SCCMのsepsisの定義は厳密には異なるかも知れないが，本稿の対象である「重症感染症・敗血症」をACCP/SCCMのsepsisと同じ病態ととらえて稿を進める。

2）病態生理

細菌感染によって引き起こされる生体反応は，菌体構成成分によって活性化された炎症性サイトカインの複雑な相互作用の影響を受けて起こる[6][7]。サイトカインは感染時の生体反応のひとつとして産生される。TNF（tumor ne-

図1 SIRS，敗血症，感染症の関係

表1 SIRSの診断基準

・体温＞38℃または＜36℃
・心拍数＞90bpm
・呼吸数＞20/min　またはPa_{CO_2}＜32mmHg
・白血球数＞12,000/mm³　または＜4,000/mm³
　または桿状核白血球数＞10％

以上のうち，2項目以上を満たせばSIRSと診断する．

crosis factor)-α, インターロイキン (interleukin：IL)-1, IL-6, IL-8は炎症の一次的メディエータとして働く．これらのサイトカインは以下に挙げる二次的メディエータの放出を刺激する．すなわち，アラキドン酸由来のプロスタグランジンE_2 (prostaglandin E_2：PGE_2) とトロンボキサンA_2・血小板活性因子・血管作動性ペプチドであるブラジキニン，アンギオテンシン，VIP (vasoactive intestinal peptide)・ヒスタミンやセロトニンなどのアミン・補体由来のさまざまな生成物，などがこれに当たる[8]．

サイトカインの放出は組織傷害や感染に対して不可欠な反応であり，創傷治癒の促進や病原微生物との抗争に寄与する．サイトカインが関与する反応は，通常はメディエータ同士の複雑なネットワークで制御されている．このネットワークにおいてサイトカイン産生にダウンレギュレーションがかかり，産生されたサイトカインに対する反作用が起こって炎症反応の進行が抑えられる．しかし，侵襲によって生体があまりにも大きなダメージを受けると，炎症反応を制御することができなくなる．その結果，不可逆的な敗血症性ショックに陥ると患者は死亡する[9][10]．

メディエータは血管作動物質の局所性の分泌をしばしば過剰にする．血管拡張作用のある物質と収縮作用のある物質が同時に異なった局所で産生されるため，全身では血流の分布異常が生じる．多くのメディエータが血管内皮を傷害するため，微小血管の透過性が亢進して血漿が血管外へ漏出する[11][12]．これにより心血管系や呼吸器系に影響が及ぶ．

敗血症では凝固系も活性化され，disseminated intravascular coagulation (DIC) が起こることもある．DICによって小血管に血栓が生じ，組織の壊死や出血が起こる．血管内皮に傷害が起こると，好中球がここに接着して臓器の虚血再灌流の原因になる[11]．局所の虚血やアシドーシスの結果，血管拡張と収縮の調節機構が破綻し，重症の血管拡張が起こり血漿の漏出と分布異常を増悪させる．心拍出量の増加が血流需要の増大を代償できない場合はショックが起こり，臓器への酸素の供給が著しく減少して臓器不全が惹起される．

2 治療の原則

敗血症治療の標準は，適時に適切な抗菌薬を投与し，また膿瘍に対しては早期にドレナージあるいは除去を行って病原体を根絶することである．また，敗血症患者の治療にはさまざまなサポート療法が必要になる．例えば，輸液や心血管作動薬による循環サポート，人工呼吸療法，また血液浄化療法などが挙げられる．サポート療法は循環動態を安定化させ，組織の酸素化を確保するうえで重要である．輸液療法はその基本であり，電解質液と膠質液，特に赤血球濃厚液や新鮮凍結血漿，また血小板浮遊液などの血液製剤を，時機を失することなく使用しなければならない．

栄養サポートもまた必須の治療法であり，これにより創傷治癒の促進，免疫能の保持，筋蛋白異化の抑制などの効果が得られる．そして，栄養投与による腸管bacterial translocation (BT) の抑制効果もおそらく期待される．

3 代謝の特徴

1) 糖代謝

健康なヒトでは，糖代謝の恒常性はいくつかのメカニズムで調節され，ブドウ糖の細胞内への取り込みと産生の平衡が保たれている．そして，環境がある程度変化しても血糖は正常に保たれる．

敗血症においては通常高血糖がみられる．炎症性サイトカインの作用は他のサイトカインやメディエータを介して異化ホルモン，すなわちグルカゴンやカテコラミン，あるいはコーチゾルの分泌を亢進させる．これらの異化ホルモンがグリコーゲンの分解を促進し，ブドウ糖を動員させる．肝や骨格筋のグリコーゲン，また細

胞外液中のグルコースなどの内因性の糖質は300-500gにすぎず短時間で消費される[13]。そして，筋蛋白の分解によって生じたアミノ酸からの糖新生によるブドウ糖や，体脂肪の動員による脂肪酸が次のエネルギー源になる。血中インスリンレベルはしばしば上昇する。しかしインスリンの効果は，異化ホルモンの抗インスリン作用が相対的にこれを上回るため，正常時の50％以下になる。また敗血症では糖新生が120-200％に増加する。これらはいずれも血糖値を上昇させる原因になる。

糖新生の亢進は乳酸やピルビン酸の生成を増加させるため，組織が低酸素状態に傾いた場合には乳酸アシドーシスを助長する。さらに敗血症が重症化すると，肝障害に内臓血流量の減少が相まって糖新生能は低下し，むしろ低血糖に陥ることがある。

2）蛋白質代謝

敗血症患者では，蛋白の分解も合成も亢進しているが，感染が解決するまで負の窒素バランスが続く。尿素，クレアチニン，尿酸，アンモニアなどの窒素化合物の合成が亢進する。それらの窒素化合物中の窒素（N）は蛋白分解の結果生じたアミノ酸に由来する。そしてこれらの尿中排泄が，ひいては尿中N排泄量が増加する。外傷に敗血症が合併して治療に難渋しているような重症患者では，N喪失量は1日30gを超える[14]。N30gは蛋白180g，筋肉湿重量1kgに相当する。一方，肝ではアミノ酸の取り込みと蛋白の合成が亢進する。しかし肝で合成される蛋白質が一様に増加するわけではない。急性期蛋白の合成は亢進するものの，アルブミンなど本来必要な肝蛋白質の合成は低下する。

このような状況下では，適切な栄養を投与したからといって激しい異化反応を抑制することはできない[13]。重症敗血症患者では，適量の蛋白源とエネルギー源が投与されていても10日間で体蛋白の12.5％が喪失したという報告がある[15]。蛋白の合成が分解の速さに追いつかず，結局骨格筋蛋白，内臓蛋白はともに激しく失われる。絶食下では1日の蛋白喪失量が250g以上に及ぶこともある[16]。蛋白分解によって生じた糖源性アミノ酸は糖新生によってエネルギー源に変わる。しかしエネルギーの生成に，いわばもっとも即戦力となるはずのブドウ糖を外来性に投与しても，体蛋白からのアミノ酸動員は簡単には阻止できない[15)17)]。このアミノ酸動員のひとつの理由は，腸粘膜細胞や白血球にエネルギー基質となるグルタミンを供給することにある[18)19)]。骨格筋蛋白の分解が長期化すると，呼吸機能や創傷治癒機転が障害され，免疫能が低下して回復に必要ないわゆる体力が失われる。

3）脂質代謝

エピネフリン，ノルエピネフリン，グルカゴンなどの異化ホルモンが，ホルモン感受性のリポプロテインリパーゼ（lipoprotein lipase：LPL）を介して中性脂肪の加水分解，すなわち脂肪分解を刺激する。敗血症初期には糖代謝の項でも述べたように，異化ホルモンの作用がインスリンなどの同化ホルモンのそれを凌駕するため，特に絶食下ではこの脂肪分解が進んで血中遊離脂肪酸（free fatty acids：FFAs）が増加する[20]。しかし敗血症ではカルニチンが欠乏するため，これに依存する長鎖脂肪酸（long-chain fatty acids：LCFAs）のミトコンドリアへの輸送が障害される。また，飢餓時の末梢でのエネルギー基質であるケトン体の生成も障害される。敗血症が進行すると脂肪分解に寄与すべきLPLの活性も低下する。その結果，高脂血症，高血糖が起こり，β-ヒドロキシ酪酸の血中レベルも上昇する[21]。

4）要約

敗血症ではエネルギー消費量が増加し，骨格筋や内臓の蛋白分解が進む。生体はエネルギー源を糖新生によって生成される糖や，体脂肪から動員されるFFAsに依存する。この異化代謝の亢進は，感染に対抗するうえで初期には合理的な生体反応であるが，長期化すれば生体にとって不利益をもたらす。

栄養サポートは異化の亢進を抑制することは

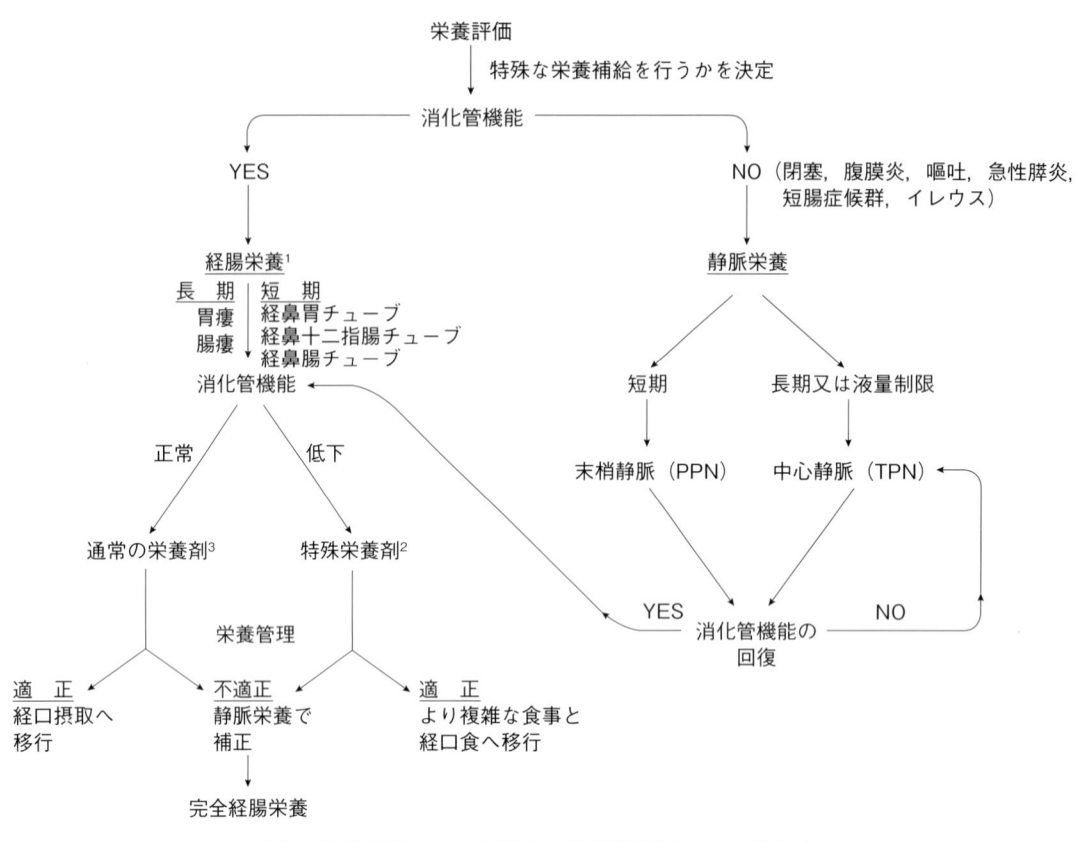

図2 栄養補給ルートに関する臨床的判断のアルゴリズム
(A.S.P.E.N. Board of Directors and The Clinical Guidelines Task Force. Guidelines for the Use of Parenteral and Enteral Nutrition in Adult and Pediatric Patients. JPEN 2002；26：1SA-138SAより改変引用)

できないが，蛋白合成の速度を高め，生体が敗血症からの回復に必要な恒常性を維持するための一助になる。

4 栄養サポートの実際

1）栄養アセスメント

クリティカルケアの患者での栄養アセスメントの重要性は強く認識されている[22]。動的アセスメントのひとつであるエネルギー代謝の測定は投与不足や過剰投与を回避するうえで重要である。また肝における蛋白合成能を反映する指標であるrapid turnover protein（RTP）も有用と思われる。CRPが高値を示す炎症の持続している患者でも，プレアルブミンとレチノール結合蛋白（RBP）はNバランスと正の相関を示すので，RTPのモニタリングはこのような患者の栄養治療の臨床評価に有用であるという報告がある[23]。

2）栄養投与ルート

栄養投与ルート選択の原則はASPENガイドライン（Guidelines for the Use of Parenteral and Enteral Nutrition in Adult and Pediatric Patients）のアルゴリズム（図2）[24]のとおりである。経腸栄養と完全静脈栄養に関する最近の知見を以下に示す。

a. 経腸栄養

クリティカルケアの患者においても第一選択は経腸栄養（enteral nutrition：EN）である。ENが完全静脈栄養（total parenteral nutrition：TPN）に比べて，腸管のバリア機能の保持，免疫能の維持，肝での急性相蛋白の合成促進，経済性，安全性などの面で優れている。しかし敗血症患者では，ENを行う場合に多少の留意が必要になる。

敗血症患者では腹部内臓の血流減少が起こる反面，酸素消費量が増大することがあり，組織は虚血ないしは相対的低酸素状態になりやすい。腸管虚血はミトコンドリアの障害と粘膜細胞のアシドーシスを，ひいては腸粘膜の健常性（integrity）の破綻を招く。このような状況下でのEN投与は腸管血流をさらに悪化させる可能性が懸念される。血管収縮薬使用時には，それが一層悪化するおそれがある。IL-1やTNF-αが一酸化窒素（NO）の生成を介して，平滑筋の収縮を障害するという報告もある[25]。

一方これに対し，腸管粘膜細胞に栄養素が直接到達することがかえって腸管血流の減少を抑制するという実験的[26]，あるいは臨床的[27]報告が見られるなど，意見の一致を見ない。

少なくとも重症例では，われわれは腸管蠕動の保持の程度や，腹部膨満あるいは下痢の有無などの臨床所見を注意深く観察しながら，患者が許容できる範囲でENを有効に活用するべきである。

b. 完全静脈栄養

消化管機能が障害されENの不耐が見られたら，できるかぎり早くTPNを開始すべきである。腸粘膜のintegrityを保つために，ENが少量でも投与可能な場合はもちろんこれを併用しなければならない。

3）栄養必要量

投与量の算定に関するさまざまな推奨式が述べられているが絶対的なものはない。以下に，基礎エネルギー消費量（basal energy expenditure：BEE）をもとにエネルギー必要量を算定する方法と，エネルギー消費量（energy expenditure：EE）の実測値からこれを求める方法を示す。しかしこれらは一応の目安であり，血糖値などをモニタリングしながら投与量を適宜修正する必要がある。また，蛋白必要量はエネルギー代謝の変動に影響される。

a. エネルギー必要量の算定

①BEEをもとにエネルギー必要量を算定する方法

BEE（kcal/day）はHarris-Benedictの公式
男性：BEE＝66.5＋13.75BW（kg）＋5.003H（cm）－6.775A（y）
女性：BEE＝655.1＋9.563BW（kg）＋1.850H（cm）－4.676A（y）
から求める。

■Longの公式：
エネルギー必要量（kcal/day）＝BEE（Harris-Benedict）×活動係数×傷害係数

活動係数	臥床	1.2
	離床	1.3
傷害係数		1.60

■MGH（Massachusetts General Hospital）の方法[28]：
エネルギー必要量（kcal/day）＝BEE（Harris-Benedict）×ストレス係数×活動・発熱因子
ストレス係数　　1.3-1.6
活動・発熱因子
・筋肉活動（例：離床，歩行，動揺時）は10－25％増加する。
・発熱は必要量を5－10％/℃/day増加する。

②EEを実測してエネルギー必要量を算定する方法

EEは呼気ガス分析による間接熱量測定法で実測することができる。
$EE = 3.941 V_{O_2} + 1.106 V_{CO_2} - 2.17N \simeq 3.9 V_{O_2} + 1.1 V_{CO_2}$（Weirの公式）
　V_{O_2}：O_2消費量（L/day）
　V_{CO_2}：CO_2産生量（L/day）
　N：尿中窒素排泄量（g/day）

b. 蛋白必要量の算定

エネルギー代謝亢進の程度と蛋白必要量（g/kg/day）との関係は，正常時が0.6-1.0であるのに対し，軽度なら1.0-1.2，中等度では1.2-1.5，重度の場合は1.5-2.0程度である。

4）栄養組成

a. 糖質

敗血症ではブドウ糖の酸化が亢進する。したがって敗血症時はブドウ糖が主たる非蛋白エネルギー源となる。Wolfeはインスリンの蛋白同化作用を期待してインスリンの併用を推奨している[20]。これは後述する強化インスリン療法の概念につながる。しかしブドウ糖投与速度が5-7mg/kg/minを超えると，ブドウ糖は脂肪合成に使われる[29]。またこの時過剰なCO_2が産生されるため，人工呼吸器からの離脱が困難になる[30]。

b. 脂質

外因性脂肪も敗血症時に利用されやすいエネルギー源である[31)32]。したがって脂肪は，ENのエネルギー源としても，また静注用製剤としても有用な基質である。その理由は，高熱量であること，浸透圧効果がないこと，そしてCO_2産生量が少ないこと，などである。したがって脂肪は，心不全や腎不全のため水分制限を必要とする患者や，呼吸障害のある患者には都合のよい基質である。

しかし，3mg/kg/minの脂肪乳剤投与はARDS患者の肺血管抵抗を有意に増加させるという報告もある[33]。また前述したように，カルニチン欠乏によるFFAsの輸送障害の問題[21]もあり，とくに重症例では投与量が制限される。

c. 蛋白質・アミノ酸

敗血症患者の体蛋白喪失量は1.5−2.0g/kg/dayであるが[34]，基礎に重症熱傷など激しい蛋白異化のある病態が存在する場合には体蛋白喪失量はさらに増える。このような時期にエネルギーと蛋白源を投与しても体蛋白の分解を阻止することは難しく，多量の蛋白源投与によってNバランスが正転しても，それは蛋白合成の亢進を意味するものではない[13]〔4．3)b蛋白必要量の算定参照〕。

侵襲時には必須アミノ酸と考えられているグルタミンや分枝鎖アミノ酸（branched-chain amino acids：BCAAs）など，一部のアミノ酸には敗血症時の有用性が期待される。しかし，これらのアミノ酸が敗血症患者のアウトカムを改善させるという臨床試験の結果はまだでていない。一方，例えばグルタミンは侵襲時の腸管のintegrityを保持するという報告[35]や，多発外傷患者の感染性合併症の発生率を低減するという報告[36]がある。そもそも敗血症は重症外傷や熱傷，あるいは大手術後の患者に合併することが多く，これらの患者ではしばしば腸管障害もみられる。こうした事実を考えると，敗血症患者におけるグルタミン補充の意義は無視できないものと思われる。

5）その他の療法

a. 免疫増強経腸栄養剤／免疫調整栄養剤の使用について

免疫能を増強させる薬理作用が期待されるいくつかの栄養素（immunonutrients）を含む経腸栄養剤を，免疫増強経腸栄養剤（immune-enhancing diet：IED）という。アルギニン（ARG），GLNなどの特殊栄養素（specialty nutrients）には免疫増強効果が期待されている。一方，過剰な免疫反応を抑制する栄養素の薬理作用に着目した，免疫調整栄養剤（immune-modulating diet：IMD）というコンセプトもある。ω3系脂肪酸（ω3FA），抗酸化作用のあるビタミン（A，C，E）には免疫反応を調整する効果がある。構成成分であるimmunonutrientsの薬理作用を理解して，病態に応じたIED，IMDを適切に使用することが大切である。

IED/IMDの効果については，これまでに欧米で多くの無作為化比較試験（randomized controlled trial：RCT）が行なわれている。それらを集積して行なったメタアナリシスの結果，周術期の患者でIEDの，またクリティカルケアにおける急性呼吸窮迫症候群（acute respiratory distress syndrom：ARDS）の患者においてIMDの有効性が示された[37)38]。

一方，IEDがむしろ有害な場合もある。メタアナリシスでは，特に重症敗血症患者で死亡率が増加するという結果が示されている。重症敗血症患者における多施設共同研究[39]において，

IEDによる死亡率の上昇（IED：44.4％ vs 標準組成EN：14.3％）が報告されている。APACHE（Acute Physiology and Chronic Health Evaluation）IIスコアが15以上の重症敗血症患者へのIED剤投与は避けるべきである。またカナディアンガイドライン2007は，重症のクリティカルケア患者に対してはアルギニンを含むIED剤を使用しないよう警告している。

b. 強化インスリン療法（intensive insulin therapy：IIT）

Van den BergheらのRCTの衝撃的な報告[40]以来，この治療法は注目をあびている。彼らは，SICUに入院して人工呼吸管理を行った患者に対し，インスリンを持続静注しながら血糖値を80-110mg/dLに維持するIITと，血糖値が215mg/dL以上になったらインスリンを投与して血糖を180-200mg/dLに維持する従来法を行い，両者のアウトカムを比較した。その結果，後者に比べ前者において，死亡率（全ICU内死亡，ICU在室5日以上のICU内死亡，全院内死亡，ICU在室5日以上の患者の院内死亡，敗血症性臓器不全による死亡），SICU平均在室日数（入院5日以上），人工呼吸器装着期間（SICU在室5日以上），血液透析または血液濾過施行頻度，高ビリルビン血症合併率，SICUでの敗血症合併率，のすべてが有意に低減された。

また敗血症患者に対しても，IITが死亡率を低減するという報告が見られる[41,42]。しかしこれらの臨床試験における栄養投与量は一定でない。また十分な栄養投与下でのIITが過剰な脂肪合成を招くことは明らかである。IITが敗血症のどの時期に行われるべきか，またどのような栄養投与下でこれを行うと有効なのか，などの疑問は今後解決すべき課題として残る。

一方，Van den Bergheらの内科系ICU患者を対照としたRCTでは，3日未満のICU在室患者に限れば死亡率はむしろIIT群で高かった。さらに彼らの2つのRCTのメタアナリシスでは，対照群の3例とIIT群の1例に，低血糖発生から24時間以内の死亡があったことが示されている[43]。

最近2つの大きな多施設研究，the Glucocontrol Trial（ベルギー），the Efficacy of Volume Substitution and Insulin Therapy in Severe Sepsis Trial（VISEP，ドイツ），が安全面から試験の中止を余儀なくされた。低血糖とそれによる死亡の発生率が試験群で高かったためである。

IITを実行する場合は，施設の厳重な審査を経た適切なプロトコルにそって行う必要がある。日常臨床への応用は時期尚早の感が否めない。

【文献】

1) Centers for Disease Control and Prevention: Increase in national hospital discharge survey rates for septicemia—United States, 1979-1987. Morb Mortal Wkly Rep Surveill Summ 1990; 39: 31-4.
2) Wenzel RP. Nosocomial infections diagnosis-related groups, and study on the efficacy of nosocomial infection control: economic implications for hospitals under the prospective payment system. Am J Med 1985; 78: 3-7.
3) Sands KE, Bates DW, Lanken PN, et al. Concepts in emergency and critical care: epidemiology sepsis syndrome in 8 academic medical centers. JAMA 1997; 278: 234-40.
4) Manship L, McMillin RD, Brown JJ. The influence of sepsis and multisystem and organ failure on mortality in the surgical intensive care unit. Am Surg 1984; 50: 94-101.
5) Bone RC, Balk RA, Cerra FB, et al. American College of Chest Physicians/Society of Critical Care Medicine Consensus Conference: Definitions for sepsis and organ failure and guidelines for the use of innovative therapies in sepsis. Crit Care Med 1992; 20: 864-74.
6) Dinarello C. The proinflammatory cytokines interleukin-1 and tumor necrosis factor and treatment of the septic shock syndrome. J Infect Dis 1991; 163: 1177-84.
7) Cannon J, Tompkins R, Gelfand J, et al. Circulating interleukin-1 and tumor necrosis factor in septic shock and experimental endotoxin fever. J Infect Dis 1990; 161: 79-84.
8) Cipolle M, Pasquale D, Cerra FB. Secondary organ dysfunction. Crit Care Clin 1993; 9: 261-98.
9) Miller-Graziano C, Szabo G, Kodys K, et al. Aberrations in post-trauma monocyte subpopulation; Role in septic shock syndrome. J Trauma 1990; 30: S87-S97.
10) Cerra F. Hypermetabolism, organ failure, and metabolic support. Surgery 1987; 101: 1-14.
11) Cipolle M, Pasquale D, Cerra FB. Secondary organ dys-

12) Lewis R, Austen F, Soberman R. Leukotrienes and other products of the 5-lipoxygenase pathway : biochemistry and relation to pathobiology in human diseases. N Engl J Med 1990 ; 323 : 645-54.
13) Moore FD. Metabolic Care of the Surgical Patient. Philadelphia ; W.B. Saunders : 1959. p.28.
14) Hamish R, Michie MD. Metabolism of sepsis and multiple organ failure. World J Surg 1996 ; 20 : 460-4.
15) Streat SJ, Beddoe AH, Hill GL. Aggressive nutritional support does not prevent protein loss despite fat gain in septic intensive care patients. J Trauma 1987 ; 27 : 262-6.
16) Long CL, Jeevanandam M, Kim BM, et al. Whole body protein synthesis and catabolism in septic man. Am J Clin Nutr 1977 ; 30 : 1340-4.
17) Jahoor F, Shangraw RE, Miyoshi H, et al. Role of insulin and Glucose oxidation in mediating the protein catabolism of burns and sepsis. Am J Physil 1989 ; 257 : E323-31.
18) Newsholme EA, Newsholme P, Curi R, et al. A role for muscle in the immune system and its importance in surgery, trauma, sepsis and burns. Nutrition 1988 ; 4 : 261-8.
19) Herskowitz K, Souba WW. Intestinal glutamine metabolism during critical illness : A surgical perspective. Nutrition 1990 ; 6 : 199-206.
20) Wolfe RR. Substrate utilization/insulin resistance in sepsis/trauma. Baillieres Clin Endocrinol Metab 1997 ; 11 : 645-57.
21) Crouser ED, Dorinsky PM. Metabolic consequences of sepsis : Correlation with altered intracellar calcium homeostasis. Clin Chest Med 1996 ; 17 : 249-61.
22) Trujillo EB, Robinson MK, Jacobs DO. Nutritional assessment in the critically ill. Crit Care Nurse 1999 ; 19 : 67-78.
23) Casati A, Muttini S, Leggieri C, et al. Rapid turnover proteins in critically ill ICU patients. Negative acute phase proteins or nutritional indicators? Minerva Anestesiol 1998 ; 64 : 345-50.
24) A.S.P.E.N. Board of Directors and The Clinical Guidelines Task Force. Guidelines for the Use of Parenteral and Enteral Nutrition in Adult and Pediatric Patients. JPEN 2002 ; 26 : 1SA-138SA.
25) Lodato RE, Khan AR, Zembowicz MJ, et al. Roles of IL-1 and TNF in the decreased ileal muscle contractility induced by lipopolysaccharide. Am J Physiol 1999 ; 276 : G1356-62.
26) Roberts PR, Black KW, Zaloga GP. Enteral nutrition blunts decrease in mesenteric blood flow (MBP) during high dose phenylephrine administration. Crit Care Med 1999 ; 27 : A77.
27) Kazamias P, Kotzampassi K, Koufogiannis D, et al. Influence of enteral nutrition-induced splanchnic hyperemia on the septic origin of splanchnic ischemia. World J Surg 1998 ; 22 : 6-11.
28) Warren RL. Nutrition. In : Hurford WE, Bigatello LM, Haspel KL, et al, editors. Cretical Care Handbook of the Massachusetts General Hospital. Philadelphia. Lippincott Williams & Wilkins : 2000. p.135-44.
29) Long CL. Fuel preferences in the septic patient : Glucose or lipid? J Parent Ent Nutr 1987 ; 11 : 333-5.
30) Talpers SS, Romberger DJ, Bunce SR, et al. Nutritionally associated increased carbon dioxide production : excess total calories vs. high proportion of carbohydrate calories. Chest 1992 ; 102 : 551-5.
31) Nordenstrom J, Carpentier YA, Askanazi J, et al. Metabolic utilization of intravenous fat emulsion during total parenteral nutrition. Ann Surg 1982 ; 196 : 221-31.
32) Druml W, Fischer M, Ratheiser D. Use of intravenous lipids in critically ill patients with sepsis without and with hepatic failure. J parent Ent Nutr 1998 ; 22 : 217-23.
33) Venus B, Smith RA, Patel C, et al. Hemodynamic and gas exchange alterations during Intralipid infusion in patients with adult respiratory distress syndrome. Chest 1989 ; 95 : 1278-81.
34) Patino JF, Pimiento SE, Vergara A, et al. Hypocaloric support in the critically ill. World J Surg 1999 ; 23 : 553-9.
35) Austgen TR, Chakrabarti R, Chen MK, et al. Adaptive regulation in skeletal muscle glutamine metabolism in endotoxin-treated rats. J Trauma 1992 ; 32 : 600-7.
36) Houdjk AP, Rijnsburger ER, Jansen J, et al. Randomized trial of glutamine-enriched enteral nutrition on infectious morbidity in patients with multiple trauma. Lancet 1998 ; 352 : 772-6.
37) Gadek J, DeMichele S, Karlstad M, et al. Specialized enteral nutrition improves clinical outcomes in patients with or at risk or acute respiratory distress syndrome : a prospective, blinded, randomized, controlled multicenter trial. Crit Care Med 1999 ; 27 : 1409-20.
38) Heyland DK, Novak F, Drover JW, et al. Should immunonutrition become routine in critically ill patients? A systematic review of the evidence. JAMA 2001 ; 286 : 944-53.
39) Bertolini G, Iapichino G, Radrizzani D, et al. Early enteral immunonutrition in patients with severe sepsis : results of an interim analysis of a randomized multicentre clinical trial. Intensive Care Med 2003 ; 29 : 834-40.
40) Van den Berghe G, Wouters P, Weekers F, et al. Intensive insulin therapy in critically ill patients. N Engl J Med 2001 ; 345 : 1359-67.
41) Hansen TK, Thiel S, Wouters PJ, et al. Intensive insulin therapy exerts antiinflammatory effects in critically ill patients and counteracts the adverse effect of low man-

nose-binding lectin levels. J Clin Endocrinol Metab 2003 ; 88 : 1082-8.
42) Clayton SB, Mazur JE, Condren S, et al. Evaluation of an intensive insulin protocol for septic patients in a medical intensive care unit. Crit Care Med 2006 ; 34 : 2974-8.
43) Van den Berghe G, Wilmer A, Milants I, et al. Intensive insulin therapy in mixed medical/surgical intensive care units : benefit versus harm. Diabetes 2006 ; 55 : 3151-9.

（長谷部　正晴）

3. 合併症を発症した糖尿病

はじめに

2002年の厚生労働省糖尿病実態調査の結果では日本人において糖尿病を強く疑われる人は740万人，糖尿病の可能性を否定できない人は880万人と推計されている[1]。これは1997年の調査における糖尿病を強く疑われる人690万人，糖尿病の可能性を否定できない人680万人[2]に比べ明らかに増加している。現在もこの増加傾向は続いていると推測される。このような現状では糖尿病を専門としない他科の医師が糖尿病と診断された患者に遭遇する機会も増えていると考えられる。また，患者が糖尿病や軽度の耐糖能障害を自覚しないまま内科以外の科で手術や治療を受けるケースもままあると思われる。特に，ICUでの管理が必要な病態ではさまざまな要因から耐糖能が悪化することが知られている。本稿では，糖尿病の病態および糖尿病患者でICU管理が必要となるような病態について述べる。

1 糖尿病の病態

1) エネルギー代謝とインスリン作用

ヒトの血糖値およびエネルギー代謝の調節は摂食時と絶食時で異なっている。ヒトでは摂食後，次の食事までの間，特に夜間は摂食をしないためその間のエネルギーを貯蔵する必要がある。食事により摂取された炭水化物は最初の数時間においては，脳やその他の臓器の代謝需要に応じてブドウ糖として供給される源となるため形を変えて貯蔵される。肝臓や筋肉においてはグリコーゲンとして，脂肪組織ではトリグリセリドとして貯蔵される。摂食後，血液中のインスリン濃度は高値であり，各臓器に作用しその代謝状態を変化させる。肝臓では，グリコーゲン合成を促進し，グリコーゲン分解を低下させる[3)4)]。また，糖新生も抑制される[3)5)]。この結果肝臓でのグリコーゲン貯蔵量は増加する。筋肉においてもインスリンは，肝臓と同様にグリコーゲンの合成を促進し，分解を抑制する。また，糖輸送担体（GLUT4）の細胞膜上への移動を介してブドウ糖の取り込みを促進する。こうして取り込まれたブドウ糖は筋肉のエネルギー源になるとともにグリコーゲン合成の基質となる。脂肪組織では，筋肉と同様にインスリンはGLUT4を介したブドウ糖の取り込みを促進する[6)7)]。脂肪細胞に取り込まれたブドウ糖はグリコーゲンではなく，トリグリセリドの形で貯蔵される。脂肪組織において，インスリンはトリグリセリドを分解する酵素であるホルモン感受性リパーゼの活性を低下させ脂肪分解を抑制し[8)]，また，脂肪合成を促進することによりエネルギーを貯蔵するように作用する。以上のように摂食後はインスリンの作用により余剰エネルギーをグリコーゲンおよび脂質の形で貯蔵することになる。

絶食時は，インスリンは低値となりグルカゴン，コルチゾール，カテコラミンといったインスリンに拮抗するホルモンの作用が前面にでてくる。肝臓においてはグリコーゲンが分解され，ブドウ糖として血中に放出される。絶食が12-16時間以上続くと糖新生系が活性化され，糖新生によって合成されたブドウ糖も血中に放出される[3)]。肝臓からのブドウ糖放出はエネルギー基質としてブドウ糖しか利用できない臓器への供給を維持する作用をもつ。筋肉においても絶食の当初は筋肉内に蓄えられたグリコーゲンの分解がエネルギーの供給源となる。筋肉はグルコース-6-ホスファターゼを持たないため，筋肉に貯蔵されたグリコーゲンは血液へのブド

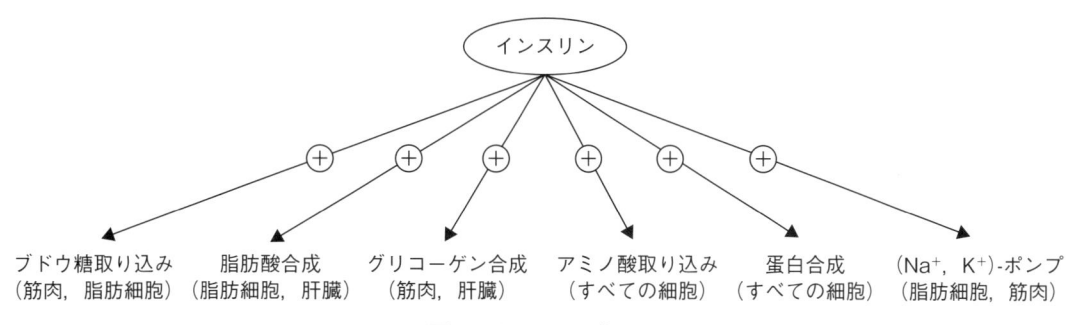

```
                          インスリン
         ┌──────┬──────┬──┴───┬──────┬──────┐
         ⊕      ⊕      ⊕      ⊕      ⊕      ⊕
         ↓      ↓      ↓      ↓      ↓      ↓
   ブドウ糖取り込み 脂肪酸合成 グリコーゲン合成 アミノ酸取り込み 蛋白合成 (Na⁺, K⁺)-ポンプ
   (筋肉, 脂肪細胞) (脂肪細胞, 肝臓) (筋肉, 肝臓) (すべての細胞) (すべての細胞) (脂肪細胞, 筋肉)
```

図1　インスリン作用

ウ糖供給源とはならない。12-16時間以上の絶食が続くと筋肉ではエネルギー基質としてブドウ糖に代わって脂質の酸化が行われるようになる[3]。低下したインスリンは脂肪組織においてホルモン感受性リパーゼの活性を抑制できなくなり、脂肪分解が促進される。その結果、遊離脂肪酸が血中に放出され、これが肝臓や筋肉においてエネルギー基質となる。また、遊離脂肪酸は肝臓においてアセト酢酸、アセトン、3ヒドロキシ酪酸のケトン体に代謝され血中に放出される[9]。ケトン体は筋肉などのエネルギー基質となるほか、長期の絶食時には脳のエネルギー基質となりうる[3,10]。

インスリン作用には上述のようなブドウ糖を中心としたエネルギー代謝の調節のほかに、アミノ酸取り込みの促進、タンパク合成の促進などさまざまな作用も認められる（図1）。

このように、ヒトでのエネルギー代謝および血糖の調節は、インスリンとインスリン拮抗ホルモンのバランスで行われている。糖尿病状態では、インスリン作用がさまざまな程度に障害されており、その結果として高血糖、その他の代謝異常が生じる。

2　糖尿病の病態と治療

糖尿病は上述のようなインスリンの作用が不足することにより生じる慢性の高血糖を主徴とする代謝疾患群である。インスリンの作用不足は膵β細胞からのインスリン分泌の低下や、インスリン標的臓器でのインスリンへの感受性の低下によっても生じる。インスリンの作用不足は各患者においてさまざまであり、インスリンがほぼ枯渇した状態から比較的軽度な作用不足まである。これらは糖尿病の病期として分類されている[11,12]。

一般的な糖尿病の治療は、食事療法、運動療法、薬物療法によって行われている。食事療法は適切なカロリーを摂取し、過栄養の影響を抑えることが目標となっている。適切な運動は末梢でのインスリン感受性を改善し血糖のコントロールに良い影響を与えることが知られている。また、運動により肥満の是正が行われることも治療上重要な点である。薬物療法は1型糖尿病のインスリン依存状態ではインスリン治療が必須である。2型糖尿病においては近年、経口糖尿病薬の種類が増えておりさまざまな選択肢が現れている。古くはスルフォニル尿素薬やビグアナイド薬があり、最近ではα-グルコシダーゼ阻害薬、チアゾリジン誘導体、速効性インスリン分泌刺激薬などが挙げられる。これらについての詳細な説明は省くが、ICUに入室するような状態ではいかなる糖尿病患者もインスリンによる治療が第一選択となる。

3　糖尿病とサイトカインまたは炎症

ICUに入室するような病態では多くの場合、炎症性サイトカインが分泌されている。炎症性サイトカインはインスリン標的臓器に作用しインスリン作用を減弱させる。サイトカインの中でもTNF-αがインスリン抵抗性を起こす機序

が明らかにされつつある。TNF-αは細胞に作用し，インスリン受容体基質（insulin receptor subsrvate：IRS)-1のセリン残基をリン酸化する。セリン残基がリン酸化されたIRS-1はインスリン受容体のチロシンキナーゼによるチロシンリン酸化を受けにくくなる。その結果，インスリン受容体からのシグナルが下流に伝わりにくくなり，インスリン作用が減弱する[13)14)]。インターロイキン（interleukin：IL)-6など他のサイトカインもJAKキナーゼの活性化を介してIRS-1のセリンリン酸化を起こし，インスリン作用を減弱させることが報告されている[13)]。ICUに入室するような病態，敗血症や外科手術後，重篤な心疾患では高サイトカイン血症を伴っていることも少なくなく[15)]，このような病態がインスリン抵抗性を増悪させ，高血糖を助長することが考えられる。

4　糖毒性

　ICUに入室するような状態ではもともとの糖尿病の有無にかかわらず高血糖となることがある。近年，高血糖そのものが糖尿病状態を悪化させることが知られており，これは糖毒性（glucose toxicity）と呼ばれている。高血糖は生体でのインスリン抵抗性を惹起することが知られている[16)]。高血糖は細胞において炎症性の反応を引き起こし[13)17)18)]，炎症性の反応はインスリン受容体のシグナル分子に影響を及ぼし，インスリンの作用低下を引き起こす。また，高濃度のブドウ糖は酸化ストレスを引き起こし，インスリン抵抗性を惹起する[13)17)]。これに加え，著しい高血糖は膵β細胞に対し，インスリン分泌を抑制する作用をもつ[19)20)]。これにはインスリンの分泌機構にかかわる部分への影響と，インスリンの転写を含む生合成にかかわる部分の両方に影響することが知られている。このように，高血糖の持続はそれ自体が高血糖状態を助長することになり，高血糖状態の是正そのものが悪循環を断つひとつの方法になる。

　糖尿病患者がICUに入室するような状態としては，糖尿病性昏睡，術後管理，虚血性心疾患を含む心疾患の急性期，重症感染症の合併などが挙げられる。以下にこれらについて述べ，他項と重複する部分については簡単に触れるのみとする。

5　糖尿病性昏睡

　糖尿病性昏睡には，糖尿病性ケトアシドーシスと高血糖性高浸透圧性昏睡がある。これら2つの病態では，必ずしも昏睡に陥らず軽度の意識障害にとどまるものもある。しかし，重症例では致死的となるものもある。

6　糖尿病性ケトアシドーシス

1）病態

　誘因・原因としては1型糖尿病の発症，インスリン治療の中断，インスリン治療中の患者における感染症の合併，清涼飲料水の多飲などが挙げられる。インスリンの絶対的な不足とインスリン拮抗ホルモンの上昇により肝糖新生の増大と糖利用の減少が起こり高血糖が引き起こされる。高血糖に伴い浸透圧利尿が引き起こされ脱水となる（表1）。インスリンの作用の欠乏は脂肪分解を亢進させ，遊離脂肪酸産生の増大，肝臓でのβ酸化およびケトン体産生の増加を引き起こす。ケトン体が血中に蓄積し，血液の緩衝能が破綻した場合，アシドーシスを起こしケトアシドーシスとなる[21)]。インスリンは糖質のみならず，脂質および蛋白質の合成作用という面も持っており，インスリンの作用不足はこれら三系統の栄養素すべての代謝に影響を及ぼす。すなわち上述の糖脂質代謝のほかに，蛋白分解も亢進する。これによって供給されたアミノ酸は糖新生の基質となりさらに高血糖をもたらす。

表1　糖尿病性ケトアシドーシスおよび高血糖高浸透圧昏睡の病態

	ケトアシドーシス	高浸透圧状態
インスリン作用	欠乏	相対的低下
糖代謝	糖新生↑ グリコーゲン分解↑ 肝糖放出↑	糖新生↑ グリコーゲン分解↑ 肝糖放出↑
脂質代謝	脂肪分解↑↑ ケトン体合成↑↑	脂肪分解→〜↑ ケトン体合成→〜↑
蛋白質代謝	蛋白質分解↑（糖新生基質）	蛋白質分解→
アシドーシス	あり	なし
脱水	あり	あり
血清浸透圧	→	↑

2）治療

　糖尿病性ケトアシドーシスの病態は脱水とインスリン作用の不足によってもたらされている。したがって治療の中心は輸液とインスリンの投与である[22)〜24)]。

a．輸液

　水分欠乏量は体重の5-10％くらいと類推される。輸液量は最初の2-3時間で2-3Lを補い，以後は速度を半分にして尿量を見ながら輸液量を調節する。Na濃度が155mEq/L以上の場合には1/2生理食塩液を輸注するが，Na濃度が低下したら通常の生理食塩液にする。血糖が300mg/dL以下に低下したら輸液に5％のブドウ糖を加える。治療開始後は電解質を頻繁に測定し，Kが5mEq/L以下となったら10mEq/hr程度のK補充を行い，3.5mEq/Lを下回るような場合は20mEq/hrにて補充を行う[22)]。

b．インスリン投与

　インスリン不足が病態の本質であるため，持続的なインスリンの投与が必須となる。0.2単位/kgの速効型インスリンを経静脈的に投与し，5-10単位/hrの持続投与を開始する[22) 23)]。急激な浸透圧の低下は脳浮腫を引き起こすため，急激な血糖の低下は避けるべきである。血糖の低下に応じてインスリンの投与速度は減量する。しかし，ケトーシスの改善が見られるまではインスリン投与は中止しない。意識が回復し食事がとれるようになったら1日に3-4回のインスリンの皮下注射を開始する。輸液と食事を併用する場合はインスリンの持続注入と食事ごとの皮下注射を併用する。

c．重炭酸の使用

　重炭酸についてはまだ，意見が分かれているので，アシドーシスの程度が著しい場合のみ用いる[23)]。pH6.9から7.1における重炭酸の使用は重症度と死亡率に影響を与えなかったことが報告されている[25)]。pH7以上ではケトアシドーシスでは解糖系の抑制のため赤血球中の2,3DPG濃度が低下しており，急激にpHを是正すると酸素解離曲線が左方移動して組織の酸素供給が障害される[26)]。重炭酸投与により生じるHCO_3^-とCO_2とでは血液脳関門の通過性に差があり，やみくもなアシドーシスの補正はかえって中枢神経系のアシドーシスを悪化させる可能性さえある（paradoxical acidosis）[22)]。

3）栄養

ケトアシドーシス発症当初はインスリン欠乏のためエネルギー基質（ブドウ糖）を投与しても利用されずかえって病態を悪化させる。インスリンを投与し，血糖が低下してきたら5％ブドウ糖液による輸液を行う。輸液速度はこの時期になると100-200mL/hrとなっており，投与エネルギーは120-240kcal/day程度となる。しかし，通常の経過であれば1-2日程度で食事摂取が可能となり，その場合は通常の食事療法に準じた栄養管理が可能となる。

7 高血糖高浸透圧昏睡

1）病態

2型糖尿病患者（特に高齢者）において高度の脱水と高血糖，高浸透圧を生じる。インスリン欠乏はケトアシドーシスに比べ相対的である。このため，ケトン体産生はケトアシドーシスほどにはならないと考えられる。感染症や糖尿病治療の中断，高カロリー輸液，薬物投与，手術などが誘因として挙げられる。薬物としては副腎皮質ステロイドや利尿薬がある。高血糖の程度はケトアシドーシスに比べ著しく高く，通常血糖値は800mg/dL以上，時には2,000mg/dLに達する例もある。血清浸透圧は320mOsm/L以上を呈する。ケトン体産生が強くないため，ケトーシスを示すことがあってもアシドーシスには至らない。高齢者では渇中枢機能低下に基づく飲水行動の減退があり，この病態を来しやすい。口渇がある場合は糖質を含む飲料の多飲によるものがある。このような飲料の多飲は高血糖とそれに伴う浸透圧利尿，脱水を助長しさらなる口渇，飲料摂取と悪循環を引き起こす。

2）治療

治療の基本は脱水の補正，電解質の補給，血糖の管理，誘因の除去である[22]。心血管系に異常がなければ最初の2-3時間で2-3Lの生理食塩液を投与する。心血管系に異常がある場合，急激な輸液は心不全の誘因となり，かえって病態を悪化させる場合がある。この場合は輸液速度を低下させる必要がある。可能ならば中心静脈圧をモニターしながら適切な輸液速度を維持する。脱水に伴う循環虚脱が改善した後は，血清Na濃度に応じて，輸液を生理食塩液か1/2生理食塩液に変更する。

インスリンの不足はケトアシドーシスに比べ少ないが，血糖値の管理のためにケトアシドーシスと同様にインスリンを投与する[22]～[24]。インスリンは5単位/hr以下の速効性インスリンの静脈内持続注入とする。急激な血糖の低下は急激な浸透圧の低下を起こし脳浮腫を招くことがある。脳浮腫を招くと致命的となるため急激な血糖の低下は避ける。時間あたり100mg/dL前後が妥当である。血糖値が200-300mg/dLに低下したら5-10％のブドウ糖輸液を開始するとともにインスリンの投与量を減量する。

食事がとれるようになったら，インスリンの皮下注射を併用する。

3）まとめ

糖尿病性ケトアシドーシスでは脂肪分解が起こり，それに伴いケトン体が過剰に産生される。病態の主役はケトーシス，アシドーシスおよび脱水である。一方，高血糖性高浸透圧性昏睡では病態の主役は高血糖と脱水である。やはりインスリンの相対的作用不足により，著しい高血糖を来し，それに伴い高度の脱水を来す。ただし，インスリンの作用不足は相対的であり，脂肪分解やケトン体産生は強くは起こらないが，高度の脱水のため，循環不全を起こすことがある。

糖尿病性ケトアシドーシスと高血糖性高浸透圧性昏睡の大きな違いは脂質代謝の変化の違いである。これに関連し，最近の報告では肝臓において，糖代謝と脂質代謝のインスリンによる調節の閾値が異なるという報告がされている[27]。すなわち，肝臓において脂質合成（脂肪

分解抑制）を起こすインスリン濃度は血糖値を十分に下げるインスリン濃度に比べ低濃度であるというものである．この説によると，糖尿病性ケトアシドーシスではインスリンはほぼ完全欠乏状態にあり，脂肪分解を抑制することもできないため，脂肪分解およびケトン体産生を起こし，一方，高血糖性高浸透圧性昏睡ではインスリンの血中濃度は高血糖を防ぐことはできないが，脂肪分解を抑制することが可能な程度には保たれていると考えられる．

糖尿病患者では非糖尿病患者に比べ血糖が高値であり，血中遊離脂肪酸が高値であることが知られている．インスリンの投与により，ブドウ糖の利用率が高まり，遊離脂肪酸が低下し，梗塞巣やその周辺でのエネルギー環境が改善したのではないかと論じられている．インスリンは高血糖に伴う，循環不全，炎症およびそれに伴う凝固能亢進，NO代謝障害，酸化ストレスの改善を介して虚血心への保護作用を有すると考えられている[34]．

8 糖尿病患者の虚血性心疾患時の管理

糖尿病患者が虚血性心疾患を合併する頻度が高いことが知られている．糖尿病患者が虚血性心疾患を新規に発症するリスクは，非糖尿病患者の再発のリスクに匹敵するという疫学調査の結果もある[28)29)]．心筋梗塞では入院時の血糖値が高いほど死亡率が高く，心筋梗塞発症前に糖尿病と診断されていた群での死亡率も高いという報告がある[29)〜31)]．心筋梗塞発症前に糖尿病の診断を受けていた患者が急性の虚血性心疾患を発症した場合の管理について検討したものとして，DIGAMI study[32)33)]が挙げられる．この研究では心筋梗塞を発症した糖尿病患者を，インスリン-ブドウ糖注入群と対照群に分け，インスリン-ブドウ糖注入群では入院初期よりインスリン-ブドウ糖の注入を開始し，正常血糖に保つように管理し，注入による治療が終了した後もインスリン頻繁皮下注射により血糖コントロールを継続した．一方，対照群では通常の治療を行い，必要と判断された場合にのみインスリンを用いた．その結果，血糖値はインスリン-ブドウ糖注入群で有意に低値であった．院内死亡率（インスリン-ブドウ糖注入群 vs 対照群：9.1% vs 11.1%）および3ヶ月後の死亡率（インスリン-ブドウ糖注入群 vs 対照群：12.4% vs 15.6%）には有意差は認められなかったが，1年後の死亡率はインスリン-ブドウ糖注入群で有意に低下していた（インスリン-ブドウ糖注入群 vs 対照群：18.6% vs 26.1%，P=0.0273）．

9 糖尿病患者の外科手術後の管理

糖尿病患者が手術を受ける場合，血糖の管理が予後に影響を与えることがいくつかの研究で明らかになってきた[35)36)]．侵襲の大きな手術の際にはsurgical diabetesと呼ばれるように，糖尿病を基礎疾患として持たない患者においても血糖値の上昇を認めることがある．これは，手術侵襲に伴いカテコラミンやコルチゾールといったインスリン拮抗ホルモンが上昇し，相対的にインスリンの作用不足を来すことによるとされている[37)]．糖尿病患者において術後の血糖値が高いと感染症のリスクが増加することが報告されている[35)]．インスリンの静脈投与を用いた周術期の血糖管理が死亡率や合併症を減少させるという報告が出ている[38)〜41)]．

10 厳格な血糖管理を達成するための方策

上述のようにICUでの治療が必要な病態では，高血糖を是正し，より厳格な血糖コントロールを行うことにより，予後が改善するということが多く報告されている．では，厳格な血糖コントロールはどのように行えばよいのであろうか．血糖値を低下させるためのひとつの考え方は投与するエネルギーを減らすことである．糖尿病患者での検討ではないが，McCowenらは低カロリー栄養での血糖管理と感染症への罹

患について検討している[42]。彼らの報告によると低カロリー栄養と通常の高カロリー栄養では高血糖の頻度も感染症の頻度も差がなかったと報告している。ただし，高カロリー群ではインスリンの必要量が多かったとしている。

完全静脈栄養（total parenteral nutrition：TPN）による栄養管理が高血糖と関連しているという報告もある[43)~45)]。高カロリー輸液による過剰なエネルギー投与が問題かもしれない。あるいはTPNによるエネルギー基質が糖質にかたよってしまうことによるのかもしれない。

患者の必要エネルギー量を算出する方法としては，Harris-Benedictの公式，体重あたりのカロリーから計算する方法，間接熱量測定計を用いた計測などがある。しかし，ICUに入室している糖尿病患者における適切なエネルギー投与量についてはまだ結論が出ていない。overfeedingは高血糖を来し，予後に対して悪影響を及ぼす可能性がある[46]。しかし，投与エネルギーを減少した場合は筋や脂肪の分解を促し栄養状態を悪化させる可能性がある。ブドウ糖由来のカロリーを減少させ，蛋白質（アミノ酸）の投与を増やすTPNを勧めているグループもある[47]。投与エネルギーの量と質に関してはまだ，結論が出ていないが，ひとつの考え方としては必要と思われるエネルギーを投与し，インスリン治療によって血糖を厳格に管理するということであろう。

栄養の投与経路の視点から，TPNの代わりに経腸栄養を用いる方法もある[48]。糖尿病患者の経腸栄養管理においては，糖質を減量した経腸栄養剤が開発されている。これらでは糖質の代わりに，脂質がエネルギー基質として多く含まれている。このような糖尿病患者用経腸栄養剤を用いた場合，血糖を管理するうえでのインスリン必要量が減少することが報告されている[49]。

現在，厳格な血糖管理を行うためにとられているのは，強化されたインスリン投与による管理である。厳格な血糖管理がICU患者の予後を改善すると報告したVan den Bergheらの報告でも頻繁な血糖測定とそれに基づくインスリン投与の調節が厳格な血糖コントロールを可能にしている[38) 50)]。わが国においてはいくつかの施設から人工膵臓を用いたICUでの血糖管理に関する報告がなされているが，現在のところ，人工膵臓は高額であるため，一般には普及していない。

人工膵臓を用いない場合の血糖コントロールの方法もいくつか報告されている[39) 40) 51) 52)]。これらは測定された血糖値の変化に応じてインスリンの投与量を変化させるアルゴリズムを用いている。インスリンの投与量を変化させる方法として測定された血糖値によってインスリンの投与量を変動させるスライディングスケールが用いられることが多い。しかし，インスリンの投与量の決定には現在の血糖値のみならず，前回測定された血糖値からの変化率をインスリン投与量を変更するうえで考慮しなければならない。すなわち現在の血糖値が高値であったとしても，前回測定値に比べ，顕著な低下を示しているときには投与しているインスリンを増量する必要はないと考えられる。このように，持続投与されているインスリンの投与量の決定には，現在の血糖値と血糖値の変化率の変数をもとに決定するのが理にかなっている。このような観点からいくつかインスリン持続投与のプロトコールが作成されている（頻繁血糖モニタリングアルゴリズム）[39) 40)]（**表2**）[52)]。

おわりに

糖尿病は相対的または絶対的インスリン作用の不足を基盤としている疾患である。糖尿病患者の栄養管理を考える場合，投与エネルギーの量と血糖値の管理をいかに折り合いを付けるかということが問題となる。「血糖を管理するためにはインスリンはどこまで増量可能か？」「血糖が低下しない場合投与カロリーを減じるべきか？」最近著者が疑問に思っていることである。この問いに対する明確な答えは今のところない。通常の糖尿病診療においても必要なエネルギーや栄養素はしっかりとるべきと考えられており，糖尿病患者のクリティカルケアにおける栄養管理においても，エネルギーや各栄養素の

表2 血糖コントロールアルゴリズムの1例

血糖 75-99	血糖 100-139	血糖 140-199	血糖 200以上	インスリン注入量の変化率
		>50mg/dLの上昇	上昇	2Δの増量
		1-50mg/dLの上昇または不変	不変または1-25mg/dLの低下	Δの増量
不変	1-25mg/dLの上昇または不変, 1-25mg/dLの低下	1-50mg/dLの低下	26-75mg/dLの低下	変更なし
不変または1-25mg/dLの低下	26-50mg/dLの低下	51-75mg/dLの低下	76-100mg/dLの低下	Δの減量
>25mg/dLの低下→低血糖	>50mg/dLの低下	>75mg/dLの低下	>100mg/dLの低下	30分固定の後 2Δの減量

インスリン注入量の変更

現在量（U/hr）	Δ（U/hr）	2Δ（U/hr）
<3.0	0.5	1
3.0-6.0	1	2
6.5-9.5	1.5	3
10-14.5	2	4
15-19.5	3	6
20.0-24.5	4	8
≥25	≥5	10

このプロトコールでは頻繁の血糖測定をもとにし，インスリン注入量は現在の血糖値と前回測定時からの血糖値の変化と現在のインスリン注入量（単位/hr）から決定されることになる．インスリンの変更量に関しては人種によるインスリン感受性の差を考慮し，日本人での検討が必要．また，ケトアシドーシスや高浸透圧性昏睡の時には使用しない．

(Goldberg PA, Siegel MD, Sherwin RS, et al. Implementation of a safe and effective insulin infusion protocol in a medical intensive care unit. Diabetes Care 2004；27：461-7より改変引用)

投与量としては糖尿病を持たない患者と同じと考えてよいと思われる．しかし，糖尿病患者ではインスリン作用不足に伴うエネルギー代謝障害がすでに存在しており，この点を補う治療が積極的に用いられる必要がある．血糖コントロールの重要性を指摘している最近の報告をみると，糖尿病患者で見られるさまざまな代謝障害へのアプローチは慢性合併症の予防[53]～[55]のみならず，クリティカルケアにおいてもその重要性が明らかになりつつあると感じさせる．

【文献】

1) 厚生労働省．糖尿病実態調査．2002．
2) 厚生労働省．糖尿病実態調査．1997．
3) Chipkin SR, Kelly KL, Ruderman NB. Hormone-fuel interrelationships：fed state, starvation, and diabetes mellitus. In：Kahn CR, Weir GC editors. Joslin's Diabetes mellitus. 13th ed. Philadelphia：Lippincott Wiliams and Wilkins；1994. p.97-115.
4) Stalmans W, Bollen M, Mvumbi L. Control of glycogen synthesis in health and disease. Diabetes Metab Rev 1987；3：127-6.
5) Kraus-Friedmann N. Hormonal regulation of hepatic gluconeogenesis. Physiol Rev 1984；64：170-259.
6) Birnbaum MJ. Identification of a novel gene encoding an insulin-responsive glucose transporter protein. Cell 1989；57：305-15.
7) Charron MJ, Brosius FC 3rd, Alper SL, et al. A glucose transport protein expressed predominately in insulin-

responsive tissues. Proc Natl Acad Sci USA 1989 ; 86 : 2535-9.
8) Nilsson NÖ, Strålfors P, Fredrikson G, et al. Regulation of adipose tissue lipolysis : effects of noradrenaline and insulin on phosphorylation of hormone-sensitive lipase and on lipolysis in intact rat adipocytes. FEBS lett 1980 ; 111 : 125-30.
9) Loten EG, Sneyd JG. An effect of insulin on adipose-tissue adenosine 3':5'-cyclic monophosphate phosphodiesterase. Biochem J 1970 ; 120 : 187-93.
10) Cahill GF Jr. Starvation in man. Clin Endocrinol Metab 1976 ; 5 : 397-415.
11) 葛谷 健, 中川昌一, 佐藤譲ほか. 糖尿病の診断と分類の関する委員会報告. 糖尿病 1999 ; 42 : 385-404.
12) 糖尿病の分類と成因. 日本糖尿病学会編. 第3版糖尿専門医研修ガイドブック. 東京 : 診断と治療社 ; 2006. p.23-58.
13) Wellen KE, Hotamisligil GS. Inflamation, stress, and diabetes. JCI 2005 ; 115 : 1111-9.
14) Adreelli F, Jacquier D, Troy S, et al. Molecular aspects of insulin therapy in critically ill patients. Curr Opin Clin Nutr Metab Care 2006 ; 9 : 124-30.
15) Robertson CM, Coopersmith CM. The systemic inflammatory response syndrome. Microbes infect 2006 ; 8 : 1382-9.
16) Weir GC, Leahy JL. Pathogenesis of non-insulin-dependent (type II) diabetes mellitus. In : Kahn CR, Weir GC editors. Joslin's Diabetes mellitus. 13th ed. Philadelphia : Lippincott Wiliams and Wilkins ; 1994. p.240-64.
17) Lin Y, Berg AH, Iyengar P, et al. The hyperglycemia-induced inflammatory response in adipocytes : the role of reactive oxygen species. J Biol Chem 280 : 4617-26.
18) Brownlee M. Biochemistry and molecular cell biology of diabetic complications. Nature 2001 ; 414 : 813-20.
19) 金藤秀明, 山崎義光. ブドウ糖毒性. 門脇 孝, 小川佳宏, 下村伊一郎編. 別冊医学のあゆみ糖尿病・代謝症候群. 東京 : 医歯薬出版 ; 2004. p.257-9.
20) Matsuoka T, Kajimoto Y, Watada H, et al. Glycation-dependent, reactive oxygen species-mediated suppression of the insulin gene promoter activity in HIT cells. J Clin Invest 1997 ; 99 : 144-50.
21) Kitabchi AE, Fisher JN, Murphy MB, et al. Diabetic ketoacidosis and the hyperglycemic, hyperosmolar nonketotic state. In : Kahn CR, Weir GC editors. Joslin's Diabetes mellitus. 13th ed. Philadelphia : Lippincott Wiliams and Wilkins ; 1994. p.738-70.
22) 急性合併症の病態と治療. 日本糖尿病学会編. 第3版糖尿専門医研修ガイドブック. 東京 : 診断と治療社 ; 2006. p.185-93.
23) American Diabetes Association. Hyperglycemic crises in Diabetes. Diabetes Care 2004 ; 27 : S94-S102.
24) 針井則一, 小林哲郎. 糖尿病の急性合併症 (意識障害). 診断と治療 2006 ; 94 : 39-49.
25) Morris LR, Murphy MB, Kitabchi AE. Bicarbonate therapy in severe diabetic ketoacidosis. Ann Intern Med 1986 ; 105 : 836-40.
26) Alberti KG, Emerson PM, Darley J, et al. 2,3-Diphosphoglycerate and tissue oxygenation in uncontrolled diabetes mellitus. Lancet 1972 ; 2 : 391-5.
27) Wolfrum C, Asilmaz E, Luca E, et al. Foxa2 regulates lipid metabolism and ketogenesis in the liver during fasting and in diabetes. Nature 2004 ; 432 : 1027-32.
28) Haffner SM, Lehto S, Ronnemaa T, et al. Mortality from coronary heart disease in subjects with type 2 diabetes and in nondiabetic subjects with and without prior myocardial infarction. N Engl J Med 1998 ; 339 : 229-34.
29) Fujishima M, Kiyohara Y, Kato I, et al. Diabetes and cardiovascular disease in a prospective population survey in Japan : The Hisayama Study. Diabetes 1996 ; 45 : S14-6.
30) Bolk J, van der Ploeg T, Cornel JH, et al. Impaired glucose metabolism predicts mortality after a myocardial infarction. Int J Cardiol 2001 ; 79 : 207-14.
31) Capes SE, Hunt D, Malmberg K, et al. Stress hyperglycaemia and increased risk of death after myocardial infarction in patients with and without diabetes : a systematic overview. Lancet 2000 ; 355 : 773-8.
32) Malmberg K, Ryden L, Efendic S, et al. Randomized trial of insulin-glucose infusion followed by subcutaneous insulin treatment in diabetic patients with acute myocardial infarction (DIGAMI study) : effects on mortality at 1 year. J Am Coll Cardiol 1995 ; 26 : 57-65.
33) Malmberg K. Prospective randomised study of intensive insulin treatment on long term survival after acute myocardial infarction in patients with diabetes mellitus. DIGAMI (Diabetes Mellitus, Insulin Glucose Infusion in Acute Myocardial Infarction) Study Group. BMJ 1997 ; 314 : 1512-5.
34) Devos P, Chiolero R, Van den Berghe G, et al. Glucose, insulin and myocardial ischaemia. Curr Opin Clin Nutr Metab Care 2006 ; 9 : 131-9.
35) Pomposelli JJ, Baxter JK 3rd, Babineau TJ, et al. Early postoperative glucose control predicts nosocomial infection rate in diabetic patients. J Parenter Enteral Nutr 1998 ; 22 : 77-81.
36) Moitra VK, Meiler SE. The diabetic surgical patient. Curr opin Anaesthesiol 2006 ; 19 : 339-45.
37) Desborough JP. The stress response to trauma and surgery. Br J Anaesth 2000 ; 85 : 109-17.
38) Van den Berghe G, Wouters P, Weekers F, et al. Intensive insulin therapy in the critically ill patients. N Engl J Med 2001 ; 345 : 1359-67.
39) Zerr KJ, Furnary AP, Grunkemeier GL, et al. Glucose control lowers the risk of wound infection in diabetics after open heart operations. Ann Thorac Surg 1997 ;

63 : 356-61.
40) Furnary AP, Zerr KJ, Grunkemeier GL, et al. Continuous intravenous insulin infusion reduces the incidence of deep sternal wound infection in diabetic patients after cardiac surgical procedures. Ann Thorac Surg 1999 ; 67 : 352-62.
41) Furnary AP, Gao G, Grunkemeier GL, et al. Continuous insulin infusion reduces mortality in patients with diabetes undergoing coronary artery bypass grafting. J Thorac Cardiovasc Surg 2003 ; 125 : 1007-21.
42) McCowen KC, Friel C, Sternberg J, et al. Hypocaloric total parenteral nutrition : effectiveness in prevention of hyperglycemia and infectious complications--a randomized clinical trial. Crit Care Med 2000 ; 28 : 3606-11.
43) Rosmarin DK, Wardlaw GM, Mirtallo J. Hyperglycemia associated with high, continuous infusion rates of total parenteral nutrition dextrose. Nutr Clin Pract 1996 ; 11 : 151-6.
44) Chris-Anderson D, Heimburger DC, Morgan SL, et al. Metabolic complications of total parenteral nutrition : effects of a nutrition support service. JPEN J Parenter Enteral Nutr 1996 ; 20 : 206-10.
45) Trujillo EB, Young LS, Chertow GM, et al. Trujillo eb Metabolic and monetary costs of avoidable parenteral nutrition use. JPEN J Parenter Enteral Nutr 1999 ; 23 : 109-13.
46) McMahon MM, Miles JM. Glycemic control and nutrition in the intensive care unit. Curr Opin Clin Nutr Metab Care 2006 ; 9 : 120-3.
47) Patino JF, de Pimiento SE, Vergara A, et al. Hypocaloric support in the critically ill. World J Surg 1999 ; 23 : 553-9.
48) Charney P, Hertzler SR. Management of blood glucose and diabetes in the critically ill patient receiving enteral feeding. Nutr Clin Pract 2004 ; 19 : 129-36.
49) Mesejo A, Acosta JA, Ortega C, et al. Comparison of a high-protein disease-specific enteral formula with a high-protein enteral formula in hyperglycemic critically ill patients. Clin Nutr 2003 ; 22 : 295-305.
50) Van den Berghe G, Wilmer A, Hermans G, et al. Intensive insulin therapy in the medical ICU. N Engl J Med 2006 ; 354 : 449-61.
51) Roberts SR, Hamedani B. Benefits and methods of achieving strict glycemic control in the ICU. Crit Care Nurs Clin N Am 2004 ; 16 : 537-45.
52) Goldberg PA, Siegel MD, Sherwin RS, et al. Implementation of a safe and effective insulin infusion protocol in a medical intensive care unit. Diabetes Care 2004 ; 27 : 461-7.
53) The Diabetes Control and Complications Trial Research Group. The effect of intensive treatment of diabetes on the development and progression of long-term complications in insulin-dependent diabetes mellitus. N Engl J Med 1993 ; 329 : 977-86.
54) UK Prospective Diabetes Study (UKPDS) Group. Intensive blood-glucose control with sulphonylureas or insulin compared with conventional treatment and risk of complications in patients with type 2 diabetes (UKPDS 33). Lancet 1998 ; 352 : 837-53.
55) Shichiri M, Kishikawa H, Ohkubo Y, et al. Long-term results of the Kumamoto Study on optimal diabetes control in type 2 diabetic patients. Diabetes Care 2000 ; 23 : B21-9.

(櫻井　健一，齋藤　康)

4. 中枢神経障害

はじめに

重篤な中枢神経損傷が発生するとエネルギー代謝，蛋白代謝，炭水化物代謝，脂肪代謝や微量元素などに対するさまざまな影響が認められるため，栄養必要量を決定する際には，これらの影響を十分考慮しなければならない。脳や脊髄の損傷に伴い自律神経系の過剰な興奮や視床下部-下垂体-副腎系ホルモンの活動がみられる。これらの生体反応は，多発外傷や広範囲熱傷などの集中治療を要する患者でみられる全身反応に類似しており重症の中枢神経障害患者に特異的な反応ではない。この神経内分泌系の過剰反応は，侵襲後に発生する免疫能低下に関係している。しかも急性期中枢神経障害の患者は，意識障害を伴うことが多く，誤嚥性肺炎や人工呼吸器関連肺炎（ventilator associated pneumonia：VAP）などをしばしば合併し[1]，転帰に影響するため重症中枢神経障害患者に対する治療を計画するうえで栄養療法は重要である。

本稿では，急性期中枢神経障害患者の栄養管理を計画するうえで必要な病態を整理し，急性期栄養療法の実際について解説する。

1 急性期中枢神経障害患者の基本病態と栄養療法

急性期中枢神経障害患者の栄養補充の原則は，栄養評価に基づいて入院後数日以内から始められ，間接熱量計やHarris-Benedict法などにより得られた予測エネルギー消費量などの情報をもとに調節し，栄養投与経路を決定することが望ましい。しかしエネルギー消費量は，個々の症例で異なり，合併する他の外傷や肺炎なの感染症などによっても影響を受ける。重症頭部外傷急性期には，蛋白異化が亢進し，窒素バランスは負となる。受傷後2-3週間は適切と思われるカロリー補給によっても窒素バランスを正とすることは困難であるとされている。過度の蛋白異化作用を抑えエネルギー貯蓄や筋肉量，消化管粘膜の統合性，免疫力を保つために，高窒素・高カロリー栄養投与が計画される。頭部外傷や脳卒中などの急性期中枢神経障害患者の栄養に関する明確な基準はない。ESPENガイドライン（ESPEN Guidelines on Enteral Nutrition：Intensive care）によると集中治療が必要な重症患者では，高血糖を避け，消化機能に問題がなければ積極的に経腸栄養を開始することが望ましい[2]。発症3日以内からの経腸栄養は転帰の早期改善をもたらすとの報告もある。

1）エネルギー必要量

組織損傷修復，急性期蛋白の合成，免疫活性細胞とその関連機能を維持するには，適切な量の蛋白質が不可欠である。過剰な侵襲が加わるとストレスによって代謝変化が起こり窒素排泄が増加する。重症の場合，窒素排泄量は10-30g/day以上にもなる。そのため蛋白質必要量は，1.0-1.5g/kg/day程度[3]であると考えられ，侵襲の程度が重くなるほど増加する。重症感染症患者では，2.0g/kg/day程度までに及ぶため，窒素平衡の値に応じて調節する。カロリー摂取量と蛋白質量の間には密接な関係があり，患者の体重，重症度，ストレス要因，発症前の栄養状態に応じて目標摂取量が設定する。このように症例ごとに栄養療法の目標を設定することにより，適切な蛋白質およびカロリー摂取量を確保することができる。代謝亢進状態にある患者の蛋白質所要量は，エネルギー/窒素比（C/N）を基準とし，kcal（総カロリー摂取量）/N（窒

素含有量g）で算出する〔窒素含有量g＝蛋白質含有量（g）/6.25〕。C/N比の割合については，窒素1gあたり100-200kcalとすることが理想的である。大量の蛋白を投与してもカロリー不足であれば大部分の蛋白質がエネルギーとして利用され，体蛋白質は改善されない。

重症頭部外傷患者の安静時エネルギー消費量（resting energy expenditure：REE）は，通常の基礎代謝量基準値の約140％で，体温1℃の変化で10-13％増減する。鎮静中の患者では100％程度となる。しかし，臨床的にはHarris-Benedictの公式による推定基礎代謝量から求めたエネルギー必要量をブドウ糖主体の栄養で重症頭部外傷や脳卒中などの急性期中枢神経障害患者に投与すると高血糖となることが多い。一般的にHarris-Benedictの公式で得たエネルギー量は，間接熱量計で求めたエネルギー量より過大になることが多く，過剰のエネルギー投与は，転帰を悪化させる要因である。ESPENガイドライン[2]では，集中治療が必要な重症患者の初期エネルギー投与量は，20-25kcal/kg/day以下を目安として開始するとしている。

2）栄養療法の合併症と対策

過剰に栄養補給を行うと，合併症として高血糖が発生する。ストレスや感染に対して，インスリン作用に抵抗するエピネフリン，グルココルチコイド，成長ホルモン，グルカゴンなどのストレスホルモンレベルが上昇するため，糖新生は継続される。糖尿病に罹患していなくとも異化作用亢進状態の患者では，過剰なブドウ糖が投与されると血糖値が過大に上昇する可能性がある。近年，外科侵襲後の集中治療管理において，厳格な血糖値の管理が転帰を改善させると報告されている[4]。この報告では，集中治療中の患者に対して短期間の高血糖に対しても積極的にインスリンを使用し，血糖値を80-110mg/dLにコントロール〔強化インスリン療法（intensive insulin therapy：IIT）〕した群のほうが180-200mg/dLにコントロールする従来の治療より予後が良いことを示した。しかし，IITは低血糖を起こす危険性が高いため，

Finneyら[5]は，低血糖のリスクを下げるため最適目標血糖値として145mg/dL以下にコントロールすることを勧めている。頭部外傷ガイドライン[6]でも高血糖には注意をうながし，血糖値を100-200mg/dLにコントロールすることが望ましいとしている。

経腸栄養を行う際には，消化管病変や機能異常のないことを確認したうえで，feeding tubeが適正に挿入されていることを確認し，嘔吐による誤嚥や下痢を防止するために，Treiz靱帯を超えた空腸起始部にチューブを留置後，注入ポンプなどを利用し，緩徐な速度で投与することが望ましい。

2 急性期中枢神経障害患者の微量元素とビタミン

重症患者では，微量元素やビタミン類が変動することが知られ，この変動が侵襲後の免疫能低下と密接に関係している。ビタミン類や，鉄，銅，亜鉛などの微量元素は，侵襲環境下での免疫機能の増強や活性酸素の還元など重要な役割を果たしている。これらの欠乏症は，集中治療室入院患者の60％以上に認められ，特にMg，リン，亜鉛，Caやビタミン類は敗血症や脳損傷患者の予後と関係があるといわれている。

通常の経口摂取を行っている状態では起こりえないが，経静脈栄養を必要とする状態では，種々の微量元素の欠乏症が発生しやすい。これには，長期の経口摂取不良による微量金属の枯渇に加え，静脈栄養開始による蛋白栄養代謝の正常化に伴い，これら代謝のco-factorとしての微量元素やビタミンの需要が高まる点がその理由として挙げられる。重症頭部外傷患者での低リン血症や低Mg血症も報告[7]されており，静脈栄養開始時にすでに潜在的欠乏状態に陥っていることも少なくない。

侵襲時には，異化の亢進とともに低蛋白血症や消化管粘膜の浮腫による消化吸収障害を伴っていることが多い。微量元素の多くはアルブミンに結合して作用するため，臨床的に低アル

表1　集中治療が必要な急性期中枢神経障害患者の栄養管理

1. 重症患者は個々の患者ごとに頻繁に詳細な栄養評価を行う.
2. 急性期のエネルギー消費量は，予測値と大きく異なることがある.
3. 重症病態患者が5-10日間，経口から栄養を取れないと予測される場合，栄養療法を開始する.
4. 過度の栄養投与に注意する.
5. 栄養療法が必要な重症患者には，可能なかぎり経腸栄養を計画する.
6. 静脈栄養は，栄養療法を必要とする重症病態患者で，経腸栄養の施行が不可能もしくは不十分な場合に施行する.
7. 集中治療が必要な重症患者の初期エネルギー投与量は，20-25kcal/kg/day以下を目安として開始する.
8. 経腸栄養を行う際には，Treitz靱帯を超えた空腸起始部にチューブを留置後，注入ポンプなどを利用し，緩徐な速度で投与することが望ましい.
9. 侵襲時には，潜在的に微量元素が低下している可能性がる.
10. 微量元素の多くはアルブミンに結合して作用するため，臨床的に低アルブミン血症が存在すると微量元素が減少している可能性がある.

ミン血症が存在すると微量元素が減少したと同じ状態が発生する．

表1に集中治療が必要な急性期中枢神経障害患者の栄養管理についてまとめる．

3　中枢神経障害患者の免疫栄養療法 immunonutrition

栄養は免疫能の維持に必要不可欠であり，免疫増強作用を有すると考えられているアルギニン，グルタミン，核酸，n-3系不飽和多価脂肪酸などの特殊栄養素の含有を強化した経腸栄養剤は免疫増強経腸栄養剤（immuno-enhancing diet：IED）と呼ばれている．アルギニンやグルタミンは細胞性免疫増強作用を有するとされ，その作用により重症患者の感染率の低下，集中治療室滞在日数の減少，在院日数の短縮，人工呼吸器使用期間の減少などの効果があることが報告されている[8)～10)]．しかしながら，中枢神経障害患者，特に意識障害を有する患者にIEDを用いた早期経腸栄養の感染症発現率や在院日数短縮などの臨床的効果は依然不明である．著者らは，アルギニンやグルタミンおよびn-3/n-6系脂肪酸比を高くした組成の経腸栄養剤を，脳卒中患者に対して入院早期から投与したところ，リンパ球数，NK細胞活性，CD4数の増加がみられたことを報告した[11)]．アルギニンには，T細胞の分化促進作用や成長ホルモンを介して窒素バランスを改善する作用のあることなどが報告され，またグルタミンは小腸粘膜，大腸粘膜や免疫系細胞のエネルギー基質，分裂細胞の核酸合成の基質として利用され，マクロファージ活性化やリンパ球増加，CD4細胞増加，NK活性増強などの免疫賦活作用の効果が臨床的に示されている．

n-6系脂肪酸の代謝は，アラキドン酸（arachidonic acid：AA）の産生後，その代謝物質として強力な血小板凝集作用や血管収縮作用を有するトロボキサン（thromboxane：TX）A2や，免疫抑制作用を有するロイコトリエン（leukotriene：LT）A4などの2, 4系エイコサノイドが産生される．一方，n-3系脂肪酸の代謝過程で産生されるeicosapentaenoic acid（EPA）は，AA産生を抑制する作用やTXA3，LTA5などの3, 5系エイコサノイドを産生させる．TXA3の血小板凝集作用や血管収縮作用は，n-6系脂肪酸から産生されるTXA2より弱く，過大生体侵襲時の微量循環障害を軽減する．急性中枢神経障害患者でも，下痢などがなく，消化吸収機能に問題がない場合，アルギニンやグルタミン，n-3系脂肪酸が強化されたIEDを用いた早期経腸栄養は，侵襲時の免疫能増強の一助になるものと考えられる．一方，集中治療を必要とするような重症患者での有効性についてはまだ意見が分かれており，重症敗血症患者に対して

は死亡率を悪化させるとの報告[12)13)]もあり、合併する全身状態を加味したうえで詳細に検討することが必要である。

4 脳低温療法中のエネルギー代謝動態と栄養管理

体温が1度低下すると、生体の酸素消費量は約6-9%低下する。しかし偶発性低体温症では、低温に対する初期の適応反応としてのシバリングなどの生体反応を生じるため、エネルギー代謝は一過性に亢進し、酸素消費量は増加する。このエネルギー産生量の増大は主に筋収縮によるものであり、筋以外の各組織では酸素消費量は体温低下に伴い低下する。

著者らは、低温下のエネルギー代謝動態を検索する目的に、脳低温療法を施行した重症頭部外傷患者を対象として間接熱量計を用いてエネルギー動態の検索を行った。体温32℃では、脳低温療法群では、対照患者に比べて、酸素消費量、二酸化炭素産生量およびエネルギー代謝量がいずれも有意に低く、完全静脈栄養施行中にもかかわらず、糖代謝が抑制され、脂質依存型の代謝動態が認められた（図1）。このような糖代謝抑制の脂質依存型代謝動態は、治療で用いられる脳低温療法に特徴的であり、偶発性低体温では、逆に糖代謝は初期に一過性に著しく亢進することが報告されている。偶発性低体温では、治療的脳低温療法と異なり、麻酔薬や筋弛緩薬などは使用されておらず冷却による適応反応としてシバリングなどのストレス反応を生じるため、一過性に糖代謝、エネルギー代謝の亢進が生じるものと考えられる[14)15)]。治療目的に行われた脳低温療法患者では、薬物療法などによりストレス反応は抑制されるため、そのエネルギー代謝動態の変動は比較的純粋に低体温そのものの影響を表すことが推察される。

著者らの検討では、体温32℃に必要なエネルギー摂取量は約83% REEであり、これは15-18cal/kg程度のカロリー摂取量に相当する。復温に伴って、これらの値は漸次上昇し35℃を境にして代謝動態は脂質依存型から糖質依存型

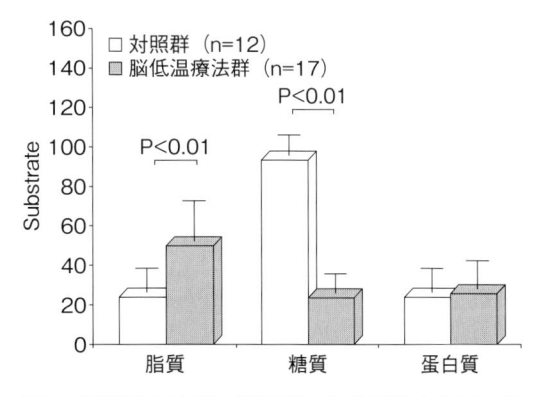

図1 脳低温療法群、対照群の各基質熱産生量の比較（体温32℃）

に変化していくが、体温34-35℃における必要エネルギー量は91% REE程度であった。過度のカロリー投与による高血糖は、免疫機能の抑制作用やサイトカイン産生増加[16)]や脳挫傷の拡大[17)]などを生じることが報告されていることからも、低体温時においては厳重に慎む必要がある。

5 脳低温療法施行患者で問題となる微量元素・ビタミン

低体温は、リンパ球の細胞増殖などの免疫機能や各種代謝に必要な微量元素やビタミン類にも影響を及ぼす。これらは血液中ではアルブミンと結合して存在することが多く、欠乏症の原因としては、消化管からの吸収障害、低蛋白血症や尿中排泄増加が関係している[18)]。

a. 亜鉛（Zu）

亜鉛の60-70%はアルブミンに結合しているため、臨床的に低アルブミン血症で低下し創傷治癒の遅延や免疫力低下が発生する。亜鉛欠乏による免疫不全の本体は、Tリンパ球の増殖分化の抑制が主体である。脳低温療法中は、腸粘膜の浮腫による吸収障害などで亜鉛の減少が進行し、特に肝予備力の著明な低下や耐糖能異常を来すため亜鉛の減少につながる。

b．マグネシウム（Mg）

経口的に摂取されたMgは小腸全般で30-50％吸収される。ビタミンD，副甲状腺ホルモンはMg吸収率を高め，その排泄の多くは腎からである。したがって細胞外液量の増大，糸球体濾過値上昇や利尿薬などで腎排泄が促進される。しかも血清中のMgは，30％が蛋白結合型で存在する。脳低温療法中の低蛋白血症は，潜在的な低Mg血症を招く要因となる。臨床的には，低Mg血症により，致死性の不整脈が出現することがあり，集中治療が必要な患者に合併する低Mg血症は予後に影響する[19]。脳低温療法中のMg低下は，尿量増加（hypothermia-induced diuresis）が原因と考えられている。またMg欠乏では低Ca血症，低リン血症，低K血症などの電解質異常を合併することがあり，低Ca血症や低K血症がみられる場合にはMg欠乏も考慮する。

c．リン（P）

血中リン濃度は細胞内外での移行，非経口的負荷，尿中排泄の増加による除去などによって急激に変動しやすい。血漿中のリンの濃度に影響を与える因子として，副甲状腺ホルモン，血液の酸塩基平衡の障害，尿量，血糖値およびインスリンの投与の有無が影響している。偶発性低体温症の患者の復温中[20]や治療目的とした脳低温療法でも低リン血症が発生する。

その他，脳低温療法中の腸運動の低下にカマなどの緩下剤を用いることもあるが，これらの腸管内リン結合薬や水酸化アルミニウムを含有する制酸剤（アルミゲル，マーロックス，アルサルミン）は，低リン血症を来す一因となり得る。

d．ビタミン欠乏症

水溶性ビタミンは体内での貯蔵量が少ないことから，比較的欠乏症を起こしやすい。一方，脂溶性ビタミンは肝臓や脂肪組織に多く貯蔵され，欠乏症を起こしにくい。脂溶性ビタミンは一部の免疫機能にとって重要な因子である。脳低温療法中でのビタミン欠乏症の原因としては，消化管からの吸収障害（臓器血流の低下，腸粘膜の浮腫など）や長期抗生物質の投与による腸内細菌叢の変化などが挙げられる。

集中治療領域では，肺炎などの感染症，重症外傷や亜鉛欠乏症ではビタミンAの消費が増大することが知られている。ビタミンAの欠乏は，免疫・生体防御機能に大きな影響を与える。特に過大侵襲時には，臓器虚血の進行やbacterial translocationの発生が注目されている。ビタミンAの欠乏ラットでは，消化管感染の感受性が高く粘膜免疫機構へのビタミンAの関与が示唆されていることより，脳低温療法中も厳重な管理が必要である。

ビタミンEの欠乏は，自己酸化防御能や免疫能が全般的に障害される。摂取不足のみによるビタミンE欠乏は起こりにくく，脂肪の吸収，代謝障害に伴って起こる。脳低温療法中は，外来性の脂質の利用能が低下しており[21]，ビタミンEにかかわらず脂溶性ビタミンの吸収利用能が制限される可能性がある。セレニウムの摂取不足，多価不飽和脂肪酸の摂取増加はビタミンEの必要量を増加させる。投与薬物にも影響をうけ重症脳損傷患者に用いられるカルバマゼピン，フェノバルビタール，フェニトインなどの抗痙攣薬でも低下する。

6 脳低温療法中の経腸栄養

脳低温療法中の栄養管理法について確立した報告はない。脳低温療法中の患者の消化管運動の詳細についての報告は少ないが，著者らの経験では，34℃の低体温療法下では，胃の運動は抑制されているももの小腸，大腸の運動は残存していることが確認されている。脳低温療法中の患者の十二指腸内圧を記録した結果では，体温32℃でわずかな十二指腸収縮を認めたのみであったが，34℃に復温することで，明瞭な腸管運動を認めた。この現象は，腸管の運動は内因性調節機構の関与以外に生体内の外来神経および消化管ホルモンによる外因性調整を受けていることに起因すると推察している。この外因性調節機構の変調は，34℃を境として大きく変化

表2 脳低温療法中の栄養管理

1. 治療目的での脳低温療法中の患者では，糖代謝が抑制されている．
2. 偶発性低体温では，逆に糖代謝は初期に一過性に著しく亢進する．
3. 低体温中は，消化管からの吸収障害，低蛋白血症や尿中排泄増加により微量元素やビタミン欠乏の可能性がある．
4. 体温34-35℃における必要エネルギー量は91% REE程度のhypocaloric alimentation (15-22kcal/kg) が適当である．
5. 体温32-34℃の低体温時には外来性の脂質は利用されない．
6. 34℃以上では正常に近い腸管運動が観察され，経腸栄養が可能である．

するものと考えられる。早期経腸栄養は，腸粘膜の保護や萎縮防止から免疫機能を高めることや神経学的予後を改善する。われわれの施設では低体温下で経腸栄養を計画する際には，これらの腸管運動の外因性調節機構に影響を与える薬物（大建中湯，メトクロプラミドなど）の併用を考慮している。また胃の運動が抑制されていることから，逆流や誤嚥性肺炎を防止するために幽門を超えて栄養チューブを留置するpost pyloric feedingが必要で，Treitz靭帯を超えた空腸起始部にチューブを留置し，チューブからの排液が150mL/day以下となった時点を目安としている。また，注入ポンプを用いて15-20mL/hr程度の緩徐な注入速度で行うほうが良好な結果を得ている。表2に脳低温療法中の栄養管理についてまとめる。

おわりに

中枢神経系障害，特に重症の頭部外傷患者や脊髄損傷患者では，代謝分解亢進，著しい窒素消費が認められる。これらの反応は損傷発生後速やかに始まり，身体のエネルギー貯蔵の消耗，筋量の損失，蛋白同化障害を来す結果となり，消化管粘膜の統合性を乱し，免疫力の低下につながる。したがって，急性期2-3週間，窒素消失と栄養状態が悪化する。この結果，感染の可能性の増大や創部治癒遅延，人工呼吸器からの離脱遅延などを来すことから，中枢神経系障害患者では栄養管理が重要となる。

低体温下（32-34℃）では，酸素消費量，二酸化炭素産生量およびエネルギー代謝量が有意に低く，糖代謝が抑制される。この糖代謝に代わるエネルギー源の代償として，主に内因性脂質が利用されており，著明な脂質依存型の代謝動態が認められるが，この時外因性脂肪乳剤を投与してもエネルギー源として十分利用されないのが特徴的である。したがって脳低温療法下の栄養管理法としては，インスリンを必要としない程度のhypocaloric alimentation (15-22kcal/kg) が適当であり，カロリー投与の主体はブドウ糖で行うべきである。特に体温32-34℃の低体温時には脂肪乳剤は投与しないほうがよい。34℃以上では正常に近い腸管運動が観察され，経腸栄養が可能である。

【文献】

1) Dziewas R, Ritter M, Schilling M, et al. Pneumonia in acute stroke patients fed by nasogastric tube. J Neurol Neurosurg Psychiatry 2004 ; 75 : 852-6.
2) Kreymann KG, Berger MM, Deutz NE, et al. DGEM (German Society for Nutritional Medicine) ; Ebner C, Hartl W, Heymann C, Spies C. ESPEN Guidelines on Enteral Nutrition : Intensive care. 1 : Clin Nutr 2006 ; 25 : 210-23.
3) Shaw SN, Elwyn DH, Askanazi J, et al. Effects of increasing nitrogen intake on nitrogen balance and energy expenditure in nutritionally depleted adult patients receiving parenteral nutrition. Am J Clin Nutr 1983 ; 37 : 930-40.
4) von den Berghe G, Wouters P, Weekers F, et al. Intensive insulin therapy in critically ill patients. N Engl J Med 2001 ; 345 : 1359-67.
5) Finney S J, Zekveld C, Elia A, et al. Glucose Control and Mortality in Critically Ill Patients. JAMA 2003 ; 290 : 2041-7.
6) 重症頭部外傷治療・管理のガイドライン．神経外傷 2000 ; 23 : 17-27.

7) Polderman KH, Bloemers FW, Peerdeman SM, et al. Hypomagnesemia and hypophosphatemia at admission in patients with severe head injury. Crit Care Med 2000 ; 28 : 2022-5.

8) Gadek JF, DeMichels SJ, Karlstad MD, et al. Effect of enteral feeding with eicosapentaenoic acid, gamma-linoleic acid, and antioxidants in patients with acute respiratory distress syndrome. Enteral Nutrition in ARDS Study Group. Crit Care Med 1999 ; 27 : 1409-20.

9) Moore FA, Moore EE, Kudsk KA, et al. Clinical benefits of an immune-enhancing diet for early postinjury enteral feeding. J trauma 1994 ; 37 : 607-15.

10) Weimann A, Bastian L, Bischoff WE, et al. Influence of arginine, omega-3 fatty acids and nucleotide-supplemented enteral support on systemic inflammatory response syndrome and multiple organ failure in patients after severe trauma. Nutrition 1998 ; 14 : 165-72.

11) 海老原貴之, 木下浩作, 野田彰浩ほか. 脳卒中患者に対するimmuno-enhancing dietを用いた早期経腸栄養が免疫機能へ及ぼす影響. 日救急医会誌 2006 ; 17 : 83-91.

12) Bertolini G, Iapichino G, Randrizzani D, et al. Early enteral immunonutrition in patients with severe sepsis : results of an interim analysis of a randomized multicenter clinical trial. Intesive Care Med 2003 ; 29 : 834-40.

13) Daren K, Heyland AS. Does immunonutrition in patients with sepsis do more harm than good? Intensive Care Med 2003 ; 29 : 669-71.

14) Vallerand AL, Jacobs I. Energy metabolism during cold exposure. Int J Sports Med 1992 ; 13 : 191-3.

15) Depocas F, Masironi R. Body glucose as fuel for thermogenesis in the white rat exposed to cold. Am J Physiol 1960 ; 199 : 1051-5.

16) Kinoshita K, Furukawa M, Ebihara T, et al. Acceleration of chemokine production from endothelial cells in response to lipopolysaccharide in hyperglycemic condition. Acta Neurochir Suppl 2006 ; 96 : 419-21.

17) Kinoshita K, Kraydieh S, Alonso O, et al. Effect of post-traumatic hyperglycemia on contusion volume and neutrophil accumulation after moderate fluid-percussion brain injury in rats. J Neurotrauma 2002 ; 19 : 681-92.

18) Polderman KH, Peerdeman SM, Girbes ARJ. Hypophoshatemia and hypomagnesemia induced by cooling in patients with severe head injury. J Neurosurg 2001 ; 94 : 679-705.

19) Rubeiz GJ, Thill-Baharozian M, Hardie D, et al. Association of hypomagnesemia and mortality in acutely ill medical patients. Crit Care Med 1993 ; 21 : 203-9.

20) Levy LA. Severe hypophosphatemia as a complication of the treatment of hypothermia Arch Intern Med 1980 ; 140 : 128-9.

21) 丹正勝久, 林 成之. 低温期, 復温期の感染症対策および栄養管理法. 救急医学 1999 ; 23 : 667-77.

（木下　浩作，丹正　勝久）

5. 心不全

はじめに

　本稿では集中治療を必要とするような心不全患者，心臓血管外科術後患者に対する栄養管理について述べる。

　心不全患者や心臓血管外科手術患者において低栄養は術後合併症や死亡率の増加に強く関連しているため，栄養管理は重要な意味を持つ[1]。心不全患者であっても栄養療法を開始する際は，まず血行動態が安定していることは必須の条件である[2]。集中治療室においてはこれらの患者に対して，低心拍出量を改善させるためにしばしば血管作動薬や補助循環を使用しており，これによって腸管運動が抑制されたり，厳密な水分管理が必要とされるために限られた水分摂取量のなかで栄養管理を行わなければならないことが多い。このような特殊性はあるものの，栄養管理の基本的な考え方は一般的なクリティカルケアにおける栄養管理と共通するものである。また，心臓血管外科術後患者では術後急性腎不全を合併する頻度が高く，症例それぞれの病態に即した栄養管理が求められる。

1 必要栄養量の算出方法

　基礎エネルギー消費量（basal energy expenditure：BEE）は，Harris-Benedictの公式を用いて計算する（表1）。BEEに活動因子とストレス係数を乗じて必要エネルギー量を算出する。心臓血管外科術後患者の場合，人工呼吸管理中であれば活動因子は1.0を，ストレス係数は1.2を乗じる。敗血症や多臓器不全に陥った患者ではストレス係数は高くなり，1.5を乗じる。心臓血管外科術後患者における蛋白質の1日必要量は1.2-1.5g/kgである。1日必要エネルギー量の15-30％を脂質で補い，1日必要エネルギー量から蛋白質・脂質由来のエネルギーを差し引いて，残ったエネルギー量を炭水化物で補う。

2 栄養療法の開始時期

　心臓血管外科術後患者が集中治療室に入室した直後は，ドレーンからの出血や末梢血管拡張による循環血液量の不足によって血行動態が安定しないことが多い。この時期は外科手術などのストレスに反応して生体のエネルギー消費量が低下し，ebb phaseと呼ばれる。これは術直後から通常12-24時間続き，持続時間は侵襲の強さに依存する。この時期は内因性のカテコラミン放出によって高血糖になりやすい[3]。高血糖は外科手術後の患者の死亡率を高めるため，厳格な血糖管理が必要である[4]。したがって術直後から12時間位は栄養療法よりも，不足循環

表1　必要エネルギー量の計算

Harris-Benedictの公式
　　basal energy expenditure：BEE
　　男性：BEE（kcal/day）＝66＋（13.7×体重kg）＋（5.0×身長cm）－（6.8×年齢）
　　女性：BEE（kcal/day）＝655＋（9.6×体重kg）＋（1.85×身長cm）－（4.7×年齢）

必要エネルギー量＝BEE×活動因子×ストレス係数

血液量を補い必要なカテコラミンを使用し，安定した血行動態を得ることと，最低限の糖質の投与で血糖コントロールを厳格に行うことが大切である．血行動態が安定し，ebb phaseが終わるとflow phaseに移行し，生体の代謝が亢進する．この時に初めて，栄養療法が適応となる．

3 投与経路の選択

大半の心臓血管外科手術患者は手術翌日には人工呼吸器から離脱し，経口摂取を開始することができる．しかしながら一部には手術中の大量出血や長時間にわたる人工心肺のために術後人工呼吸管理の長期化が見込まれ，経口摂取がすぐに開始できない患者もいる．

心臓血管外科術後患者ではほぼ全例で中心静脈カテーテルが術中から挿入されており，経口摂取が不可能な場合，経静脈栄養を容易に開始することができる．しかしながら，近年の流れでは腸管を使える症例では経静脈栄養よりも経腸栄養を選択することが推奨されている．カテーテルに関連した合併症がなく，腸管免疫を損なわないために感染症に対して有利であり，医療経済の面からも経静脈栄養より低コストであるというのがその理由である．

4 心臓血管外科術後患者における経腸栄養療法をめぐる問題

人工心肺を使用した心臓血管外科術後患者で，いつから経腸栄養療法を開始するかという問題については，いまのところ統一された見解はない．しかし，集中治療における栄養管理では早期（入室後24-48時間）の経腸栄養開始が推奨されており[5]，心臓血管外科術後患者においてもこれは例外ではないと考えられる．腸管吻合，腸管虚血，消化管出血などの禁忌にあてはまらなければ投与方法は経腸栄養療法を第一選択とする．

1）心拍出量と腸管血流

心原性ショックや出血性ショックに陥ったとき，脳や心臓・腎臓といったいわゆる"重要臓器"への血流を保つために，生体は腸管血流を減少させて重要臓器への血流を保とうとする自己調節能を有している．ショック状態では交感神経系やバソプレシンやレニン-アンジオテンシン系などが賦活化され全身の血管収縮が起こるが，腸管とその他の部位では反応性が異なる．腸管に分布する細動脈が他の部位よりもより強く収縮するため，ショック状態では腸管血流は減少しやすい[6]．腸管の血管床は血液のプールとしての役割もあり，循環血液量減少性ショックでは腸管に分布する細動脈・容量血管としての静脈がともに収縮し，これにより血液を体循環に補充する役割を果たす．また，循環血液量が減少してくると心拍出量の減少に先んじて腸管血流が減少することから，腸管は循環動態の影響を受けやすい臓器といえる[7]（図1）．

2）カテコラミンと腸管運動

心不全患者・心臓血管外科術後患者が集中治療室に入室したのち，循環を安定させるためにしばしばカテコラミンを使用する．カテコラミンの使用により心拍出量を保てば腸管血流は改善するが，同時にカテコラミンは腸管運動を抑制することも覚えておかなければならない．ブタの腸管を用いたin vitroの実験では，エピネフリン＞ノルエピネフリン＞ドパミン＞ドブタミンの順に回腸の蠕動運動を抑制することが示されている[8]．また血行動態が不安定な心臓血管外科術後患者に経腸栄養を施行した報告でも[9]，ノルアドレナリンやドパミンの使用によって経腸栄養の投与量は有意に低下したが，ドブタミンの使用では経腸栄養の投与量の有意な低下は認めなかった．したがって長期にカテコラミンを使用せざるを得ない状況にあるのならば，腸管運動抑制の少ないドブタミンを選択するのが栄養管理の観点からは有利と考えられる．

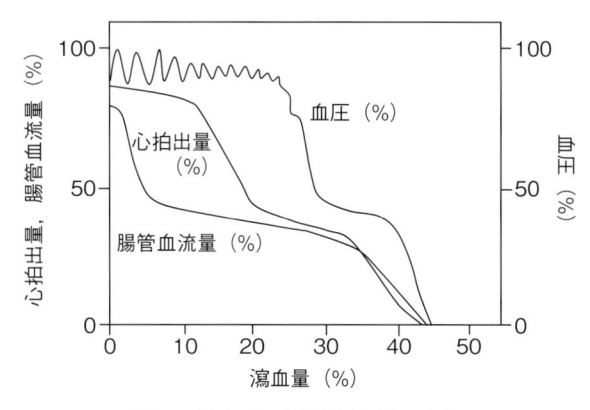

図1 瀉血時の腸管血流量の変化
ショック時，腸管血流量は心拍出量の低下に比例して低下するのではなく，初期の段階から低下する．
（Schmidt H, Martindale RG. Nutrition during low flow states：Influence of critical illness on gut function and microenvironment. In：Cresci G, editor. Nutrition support for the critically ill patient. A guideline to practice. Boca Raton：CRC Press Taylor & Francis Group；2005. p.212より改変引用）

3）心臓血管外科術後の腸管運動

人工心肺を使用した心臓外科術後患者を対象として，アセトアミノフェンを用いた術後早期の胃排出能と小腸の吸収能を調べた研究がある[10]。これによると術後1日目では，麻酔に用いられたオピオイドの影響によって幽門が弛緩せず胃排出能は低下するが，小腸の吸収能は保たれていた。また，カテコラミンや大動脈内バルーンパンピング（intraaortic balloon pumping：IABP）に依存するような血行動態が不安定な症例でも，血行動態の安定している症例と同様に術後早期の小腸粘膜の吸収能が保たれていた（図2）。したがって幽門後にfeeding tubeを留置することで手術翌日から経腸栄養を投与することが可能である。

4）経腸栄養が心機能へ与える影響

心不全に陥った患者で，経腸栄養によるストレスに心機能が順応できるかどうかを調べた報告は少ない。人工心肺を使用した心臓外科手術後患者9名を対象とし，術後1日目に経腸栄養を開始して血行動態の変化を調べた研究がある。全例でドブタミンまたはノルアドレナリンを使用していた。経腸栄養を開始すると心拍出量は増加し，体血管抵抗は低下した[11]（図3）。腸管血流は増加し，経腸栄養が血行動態に悪影響を与えることはなかった。したがってカテコラミンを使用しているような血行動態が不安定な患者であっても，心機能に悪影響を与えることなく術後早期に経腸栄養を導入できるのかもしれない。

5 経腸栄養療法開始後の評価

経腸栄養を開始したら，消化管の許容能に注意しながら目標まで投与量を増やす。カテコラミンや鎮静薬に麻薬を使用している患者では，腸管運動は低下していることが多い。このような場合には積極的に腸管運動促進薬を使用する[12]。プロトコールを作成し，それに則って経腸栄養を投与することで適正な投与量を確保しやすいといわれている[13]（図4）。

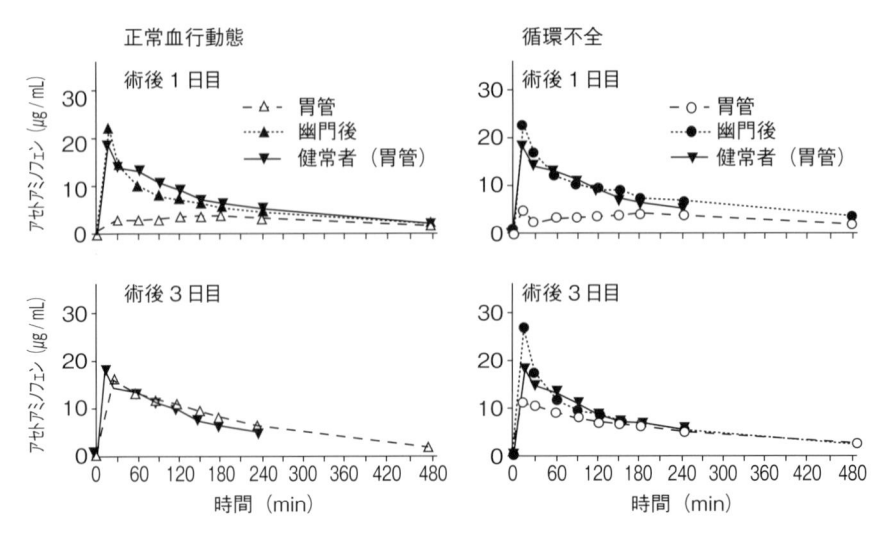

図2　心臓手術後の腸管運動

心臓外科術後患者39人を血行動態によって正常血行動態群と循環不全群とに分けて，術後1日目と3日目にアセトアミノフェンを胃管もしくは幽門後から投与して，血中濃度を測定した（循環不全：輸液とカテコラミンを十分に投与しても，CI≦2.5L/min/m²であるものと定義）．対照として健常者でも同様にテストを行い，術後患者と比較した．術後1日目では，循環動態にかかわらず術後患者では胃管からアセトアミノフェンを投与した群で血中濃度は上昇しなかった．これに対し幽門後に投与した群では健常者群と同様にアセトアミノフェンの血中濃度は上昇した．術後3日目になると投与経路にかかわらず血中濃度は上昇した．以上より小腸の吸収能は術後1日目でも保たれていること，胃排出能は術後1日目では低下しているが術後3日目には改善することが示された．

（Berger MM, Berger-Gryllaki M, Wiesel PH, et al. Intestinal absorption in patients after cardiac surgery. Crit Care Med 2000；28：2220より改変引用）

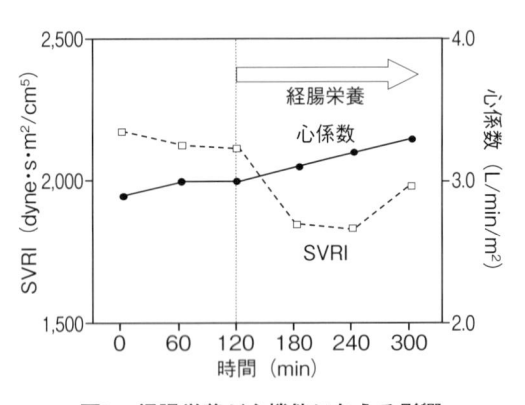

図3　経腸栄養が心機能に与える影響

人工心肺を使用した心臓外科手術後で，カテコラミン投与が必要であった患者9人を対象とし，術後1日目に経腸栄養を開始し，その前後での血行動態の変化を調べた．経腸栄養を開始すると心係数は増加し，体血管抵抗係数（systemic vascular resistance index：SVRI）は低下する．

（Revelly JP, Tappy L, Berger MM, et al. Early metabolic and splanchnic responses to enteral nutrition in postoperative cardiac surgery patients with circulatory compromise. Intensive Care Med 2001；27：540-7より改変引用）

6　心臓血管外科術後患者における経静脈栄養療法

　栄養療法の第一選択は経腸栄養であるが，経腸栄養が禁忌である症例では経静脈栄養を選択する．経腸栄養では，消化管の許容能の問題で目標とする熱量を投与できない場合がある．経腸栄養で十分な熱量を確保できない場合は経静脈栄養を併用する．また，心臓血管外科術後患者では腸管虚血などの消化管合併症が多く[14]，この場合には経腸栄養を中止し，経静脈栄養に切り替えざるを得ないこともある．ただし，経腸栄養と経静脈栄養を同時に開始するのは一般に推奨されない．両者を同時に開始すると，経腸栄養単独で開始した場合に比べ死亡率が高くなるという報告があるためである[4]．経静脈栄養の組成について特殊性はないが，低心機能な

A

ICU入室：栄養療法は必要か？
- NO → ・十分な経口摂取が可能
　　　　・24時間以内に経口摂取が可能
　　　　・緩和ケア
- YES ↓

24時間以内に経腸栄養を開始できるか？
- NO → ・急性膵炎*
　　　　・腸管吻合
　　　　・腸管虚血
　　　　・消化管出血
　　　　・腸切除の予定
　　　　・内視鏡検査の予定
　　　　・腸閉塞
　　　　・大量の胃管排液
　　　　・炎症性腸疾患の急性増悪
　　　　（*成分栄養剤の投与を考慮）
- YES ↓

胃管から投与
経腸栄養剤は原液を投与
腸管運動促進薬を使用
12時間ごとに評価し増量
目標：
72時間後に必要量の80%を投与

↓

72時間後に必要量の80%を投与できるか？
- YES → 必要量まで投与量を増量する → 目標に到達したか？
　　　　　　　　　　　　　　　　　　　　　- YES → 可能なだけ経腸栄養を続ける　経静脈栄養で不足分を補う　12時間ごとに経腸栄養が増量できるか再評価
　　　　　　　　　　　　　　　　　　　　　- NO ↓
- NO → ・腸管運動促進薬を使用
　　　　・幽門後チューブを使用
　　　　↓
経静脈栄養を開始
12時間ごとに経腸栄養が可能か再評価

B

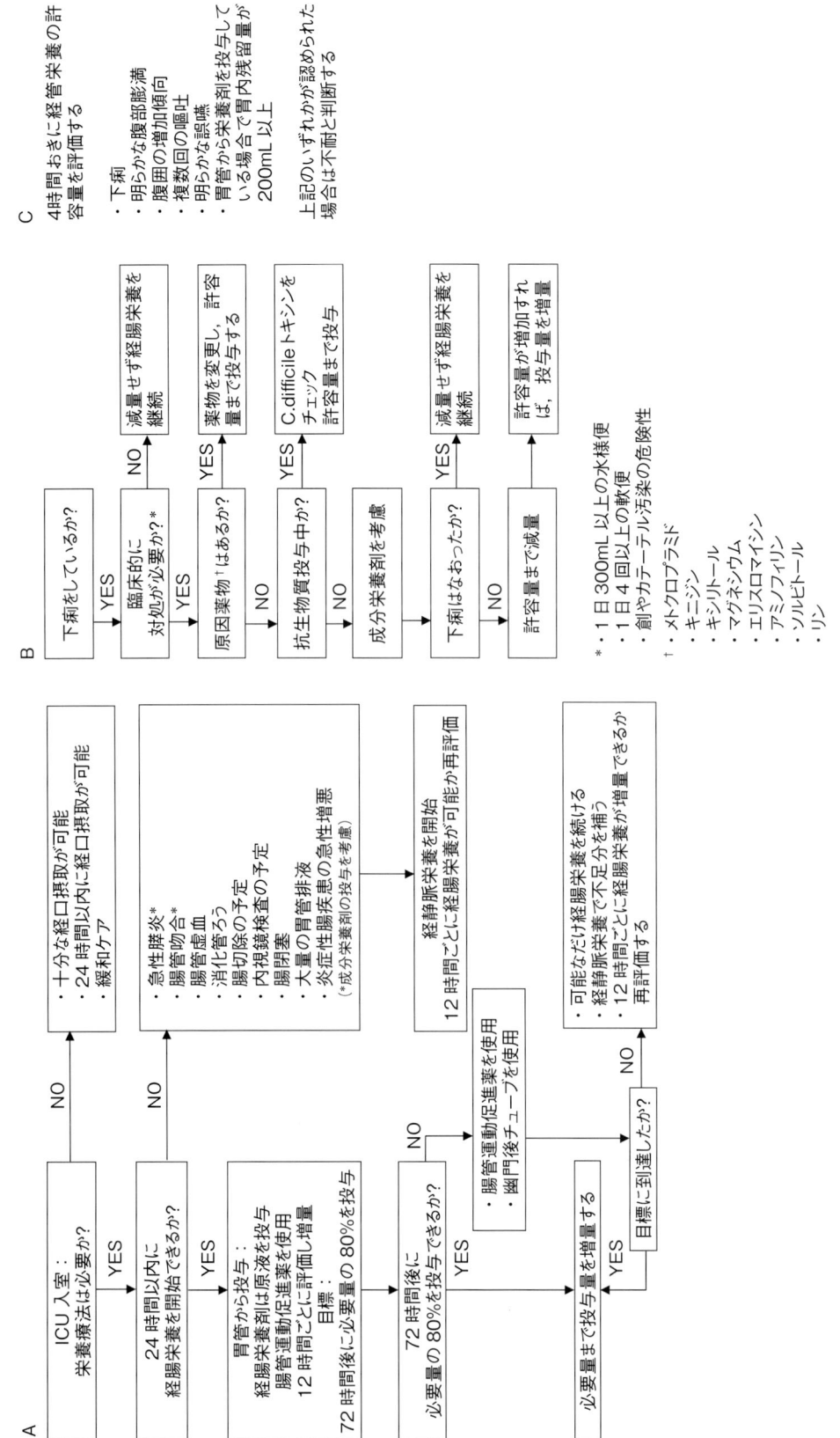

下痢をしているか？
- YES → 臨床的に対処が必要か？*
　　　　- YES → 減量せず経腸栄養を継続
　　　　- NO ↓
- NO ↓

原因薬物†はあるか？
- YES → 薬物を変更し、許容量まで投与する
- NO ↓

抗生物質投与中か？
- YES → C.difficileトキシンをチェック　許容量まで投与
- NO ↓

成分栄養剤を考慮

下痢はおさまったか？
- YES → 減量せず経腸栄養を継続
- NO ↓

許容量まで減量
　↓
許容量が増加すれば、投与量を増量

＊・1日300mL以上の水様便
　・1日4回以上の軟便
　・創やカテーテル汚染の危険性

†・メトクロプラミド
　・セニジン
　・キンドトール
　・マグネシウム
　・エリスロマイシン
　・アミノヒリン
　・ソルビトール
　・リン

C

4時間おきに経管栄養の許容量を評価する
・下痢
・明らかな腹部膨満
・腹囲の増加傾向
・複数回の嘔吐
・明らかな誤嚥
・胃管から栄養剤を投与している場合で胃内残留量が200mL以上

上記のいずれかが認められた場合は不耐と判断する

図4　経腸栄養を進めるためのプロトコールの1例
Canadian Medical Associationによる.

[Martin CM, Doig GS, Heyland DK, et al. Multicentre, cluster-randomized clinical trial of algorithms for critical-care enteral and parenteral therapy (ACCEPT). Can Med Assoc J 2004 ; 170 : 198-9より改変引用]

どで投与水分量に制限が必要な場合は，水分が過量投与にならないよう注意が必要である。

7 補助循環を使用している患者の栄養管理

術後低心拍出量や移植待機のための心補助装置にはいくつかの種類がある。短期的な心補助を目的としてもっとも頻繁に使用されるのがIABPである。IABPを使用していても，人工呼吸管理や高濃度酸素療法を受けていないのであれば経口摂取による栄養管理が好ましい。人工呼吸管理中ですぐに離脱が見込まれない患者については，一般的な栄養管理の原則に従って投与ルートを選択する。IABPを使用しているからといって経腸栄養療法の禁忌にはならない。

心室補助装置（ventricular assist system：VAS）は心移植までの橋渡しとして，移植待機患者に装着されることが多い。VAS装着患者では送脱血管や装置本体を体内に埋め込んでおり，感染のリスクが高い。VAS装着術後でも数日内に経口摂取が開始できることが多く，感染のリスクを低下させるために，可能なかぎり経口または経腸栄養を進めていく。

【文　献】

1) Engelman DT, Adams DH, Byrne JG, et al. Impact of body mass index and albumin on morbidity and mortality after cardiac surgery. J Thorac Cardiovasc Surg 1999；118：866-73.
2) ASPEN Board of Directors and Clinical Guidelines Task Force. Guidelines for the use of parenteral and enteral nutrition in adult and pediatric patients. J Parenter Enteral Nutr 2002；26：1SA-138SA.
3) Correia MITD, Almeida CT. Metabolic response to stress. In：Cresci G, editor. Nutrition support for the critically ill patient. A guideline to practice. Boca Raton：CRC Press Taylor & Francis Group；2005. p.3-14.
4) Van den Berghe G, Wouters P, Weekers F, et al. Intensive insulin therapy in critically ill patients. N Engl J Med 2001；345：1359-67.
5) Heyland DK, Dhaliwal R, Drover JW, et al. Canadian clinical practice guidelines for nutrition support in mechanically ventilated, critically ill adult patients. J Parenter Enteral Nutr 2003；27：355-73.
6) Ceppa EP, Fuh KC, Bulkley GB. Mesenteric hemodynamic response to circulatory shock. Curr Opin Crit Care 2003；9：127-32.
7) Schmidt H, Martindale RG. Nutrition during low flow states：Influence of critical illness on gut function and microenvironment. In：Cresci G, editor. Nutrition support for the critically ill patient. A guideline to practice. Boca Raton：CRC Press Taylor & Francis Group；2005. p.209-17.
8) Fruhwald S, Scheidl S, Toller W, et al. Low potential of dobutamine and dopexamine to block intestinal peristalsis as compared with other catecholamines. Crit Care Med 2000；28：2893-7.
9) Berger MM, Revelly JP, Cayeux MC, et al. Enteral nutrition in critically ill patients with severe hemodynamic failure after cardiopulmonary bypass. Clin Nutr 2005；24：124-32.
10) Berger MM, Berger-Gryllaki M, Wiesel PH, et al. Intestinal absorption in patients after cardiac surgery. Crit Care Med 2000；28：2217-23.
11) Revelly JP, Tappy L, Berger MM, et al. Early metabolic and splanchnic responses to enteral nutrition in postoperative cardiac surgery patients with circulatory compromise. Intensive Care Med 2001；27：540-7.
12) Martin CM, Doig GS, Heyland DK, et al. Multicentre, cluster-randomized clinical trial of algorithms for critical-care enteral and parenteral therapy（ACCEPT）. Can Med Assoc J 2004；170：197-204.
13) Heyland DK, Dhaliwal R, Day A, et al. Validation of the Canadian clinical practice guidelines for nutrition support in mechanically ventilated, critically ill adult patients：Results of a prospective observational study. Crit Care Med 2004；32：2260-6.
14) Mangi AA, Christison-Lagay ER, Torchiana DF, et al. Gastrointestinal complications in patients undergoing heart operation. An analysis of 8709 consecutive cardiac surgical patients. Ann Surg 2005；241：895-904.

（市川　眞紀子，今中　秀光）

6. ARDS・急性呼吸不全

はじめに

　現在では重症患者に対し集学的医療が日常的に行われるようになり，重症呼吸不全に対しては，人工呼吸管理，血行動態モニタリング，投与薬物などが細心の注意を払いつつ行われるが，一方で地味な栄養管理はおろそかにされがちである。しかし重症患者に対する適切な栄養管理を怠ると，呼吸筋の疲労や萎縮，免疫機能低下による感染症の合併，皮膚粘膜の脆弱化などを来し，病態や予後が増悪しうる。

　急性呼吸不全状態にある患者は，その多くが侵襲的陽圧人工呼吸を長期間にわたり受けるために経口摂取が不能なうえ，sepsisや熱傷など代謝量が著増する重症傷病を有する場合が多いため，ますます低栄養状態に陥りやすい。そのため，おのおのの基礎傷病を考慮したうえで，呼吸機能を補助し，さらに正常な免疫機能を維持できるように配慮した栄養管理が必要となる。本稿では，急性呼吸不全，特にARDSに対する栄養管理法の概略を解説する。

1　急性呼吸不全，ARDSとは

　急性呼吸不全（acute respiratory failure：ARF）とは，室内気吸入下でPa_{O_2}が60Torr以下，または酸素投与下で同等以上の低酸素血症を急性に来す病態を指し，二酸化炭素（CO_2）貯留の有無によりさらに，貯留のないⅠ型と貯留を認めるⅡ型に二分される。Ⅰ型の代表として肺炎，心原性肺水腫，急性肺損傷（acute lung injury：ALI）/急性呼吸窮迫症候群（acute respiratory distress syndrome：ARDS）があり，Ⅱ型の代表として気管支喘息発作，COPDなどによる慢性呼吸不全の急性増悪がある。ただし，いずれの病型に含まれる疾患も，他の型の呼吸不全を来しうる。

　クリティカルケア領域において急性呼吸不全の患者に遭遇することは少なくないが，表1に示すような原因を有する患者が，①急性発症，②胸部X線写真で両側の浸潤影，③肺動脈楔入圧が18mmHg以下または左心房圧上昇の臨床所見がない，の3項目を満たす場合にALI，ARDSの診断を考慮する[1]。$Pa_{O_2}/F_{I_{O_2}}$≦300でALI，同≦200mmHgでARDSと診断する[2]。なおBernardらによる原定義では，ARDSの原因や多臓器不全の有無は考慮されていないが，臨床的に診断するうえでは，単独の重症肺炎などと鑑別するために，これらの考慮が必要と思われる。

　現時点でALI/ARDSに対するエビデンスに基づく治療として，lung protective ventilation（1回換気量を低減しプラトー圧を32cm H_2O以下に保持）と輸液制限[3]があり，open lung strategy（PEEP，recruitment maneuvers）やprone positionは有効な可能性があるものの，現時点でのエビデンス・レベルは低い。さらに最近，後期mPSL投与も人工呼吸器離脱は早めるものの，予後は改善しないことが明らかとなっており，ALI/ARDSに対し唯一有効な可能性があるステロイド投与法としてはseptic ARDSに対する少量hydrocortisone補充療法のみとなった[4]。

2　高度侵襲下における栄養管理の基礎

　単位時間当たりのCO_2排泄量をO_2消費量で除した値は呼吸商（RQ）と呼ばれ，三大栄養素である糖，蛋白質，脂質のRQはそれぞれ1.0，0.8，0.7と脂質がもっとも小さい。また，おの

表1 透過性肺水腫の原因

1. 直接的傷害
  1) 吸入, 吸引
     煙, 有毒化学物質, NO_2 (silo-filler's disease, 屋内スケートリンクで製氷車使用中), SO_2, CO, オゾン, NH_3, Cl_2, フォスゲン吸入, コカイン吸入, 催涙物質曝露 (唐辛子スプレー, 催涙ガス, MACE), 胃液吸入, ポリマー蒸気 (ポリテトラフルオロエチレン), 硝酸ミスト吸入, 高濃度酸素, 水 (溺水), その他の環境的・工業的化学性ガス曝露
  2) 薬物・化学物質
     パラコート, ヘロイン・モルヒネ, サリチル酸剤, ブレオマイシン, アミオダロン, エチレングリコール, リチウム, エスクロルビノール, ポリエチレングリコール, メサドン, ケタミン依存症, プロポキシフェン, イブプロフェン (AIDS患者), パクリタキセル (乳癌患者, 静水圧性肺水腫の可能性), 低分子デキストラン, カルバメート・有機リン, H_2O_2, コカイン・アンフェタミン, ゲミシタビン, オレイン酸エタノールアミン, ベラパミル過量, ハイドロクロロサイアザイド, 子宮収縮抑制剤 (リトドリン, テルブタリン), エルゴメトリン (性器出血に対し使用, 静水圧性肺水腫の要素), 三環系抗うつ薬 (静水圧性の要素), トリアゾラム, IL-2 (転移癌に使用, 透過性・静水圧性両者による肺水腫), 舌下ブプレノルフィン, サソリ刺傷, オコゼ刺傷, 紅茶キノコ (kombucha), その他のさまざまな薬物・毒物
  3) 感染症
     ウィルス (ハンタウィルス, など), リケッチア, 細菌性 (腸チフス, など), バベシア症, 真菌性, 結核性, 寄生虫性 (カリニ, マラリア)
  4) その他
     脂肪塞栓, 羊水塞栓, 空気塞栓, 潜函病, 肺挫傷, 造影剤, 胸郭への放射線照射, 慢性好酸球性肺炎
2. 間接的傷害
   sepsis, アナフィラキシー, 多発外傷, 大量輸血, 抗リンパ球免疫グロブリン療法, DIC, 膵炎, 褐色細胞腫, 糖尿病性ケトアシドーシス, 心臓バイパス術後, 高地, 肺再膨張性, 神経原性, 鎌状赤血球症, 高体温, 低体温, 低ナトリウム血症性脳症, 子癇, 骨髄移植, 極端な運動, 腫瘍崩壊症候群 (tumor lysis syndrome: TLS)

ARDSの原因は, 直接的, 間接的の2つに大別でき, それぞれが図のごとく細分される.
(Fraser RS, Pare PD, Colman N, et al. In: Fraser RS, Müller NL, Colman N, et al. Fraser and Pare's diagnosis of diseases of the chest. Vol 4. Philadelphia: WB Saunders Co; 1999より改変引用)

おのの1gから得られるエネルギーはそれぞれ3.7kcal, 4.0kcal, 9.1kcal, すなわち例えば脂質1gと酸素2Lの燃焼によって, CO_2 1.4Lと9.1kcalが生じることとなる。

慢性呼吸不全状態にあるCOPD患者では, そのエネルギー代謝において, 異化は軽度であるが代謝が亢進しているため, 代謝量の増加に見合ったエネルギーの補給が必要となる。肺気腫の患者に安静時エネルギー消費量の1.7倍を2週間投与したところ, 代謝量が15-19%増加し, 呼吸機能の改善が得られたとの報告がある[5]。しかし, 非蛋白熱量を糖質中心で補うと, 代謝量の増加に伴い, 酸素消費量 ($\dot{V}O_2$) の増加以上にCO_2排泄量 ($\dot{V}CO_2$) が増し, RQが高くなる。これはブドウ糖の酸化が優位となるためであるが, $\dot{V}CO_2$の増加は呼吸負荷を増大させ, 呼吸不全の患者には不利益である。これに対し, 非蛋白熱量の一部を脂質で補うと, 脂肪の酸化によりRQが低下し, $\dot{V}CO_2$が抑えられる[6]。よって, CO_2の過剰産生を抑えるために投与カロリーの20-40%を脂質で投与する必要がある。これらのことは, ARDSやsepsis, 外傷などによって急性呼吸不全状態にある患者においても同様に当てはまる。なおsepsisなどの高侵襲時には脂肪酸の酸化が亢進し, エネルギー消費量は安静時の1.5-1.7倍となる。現在わが国では, 上記組成を考慮した経腸栄養剤も発売されている。

上記栄養の観点以外にも, 各種成分の抗炎症作用, 免疫維持作用が明らかとなっている[7]。近年ARDSに対する脂肪酸投与の有用性が報告されている。肺の炎症の改善には, ω-3系脂肪酸であるエイコサペンタエン酸 (eicosapentaenoic acid: EPA) やγ-リノレン酸 (gamma-linolenic acid: GLA) による栄養管理の有用性が

認められている[8]。

さらに，グルタミンやアルギニンなどのアミノ酸は，免疫細胞や腸管粘膜細胞の活性化に有用性があると考えられている[9]。

3 経静脈栄養と経腸栄養

経腸栄養に対し，経静脈栄養では腸管粘膜が著明に萎縮し，これにより腸管のリンパ組織の機能低下，腸内細菌に対する腸管粘膜のバリアーとしての機能の破綻を来すことが知られており，これを防ぐための腸管粘膜の維持には腸管内の食物の通過が重要である。なかでも食物繊維はその効果が高いといわれており，近年食物繊維を含んだ経管栄養が臨床の現場でも投与可能となった。最近の研究では経腸栄養は経静脈栄養に比べ，カテーテル感染の頻度が低い，腸管粘膜を正常状態に保つ，ストレス性胃潰瘍の発症頻度を減らす，さらに長期人工呼吸器管理下にある患者の死亡率を減らすなどが指摘されている[10]。

なお呼吸状態の不良な患者や鎮静下の患者に対する経腸栄養療法は，誤嚥，微少吸引（microaspiration）の誘発が懸念されるが，30°-45°の頭部挙上により発症頻度を減じる可能性が指摘されている[11]。さらに定期的な口腔ケアの実施により，誤嚥した場合でも肺炎の発症頻度を低くできる可能性がある。初期の経管栄養の投与ルートとして，経鼻胃管か経鼻小腸管のどちらを選択するかは施設により分かれるが，小児において経鼻胃管と経鼻小腸管による栄養投与を比較したところ，誤嚥の頻度には有意差がなかったとの報告がある[12]。ただし，長期にわたる場合は，鼻入口部付近の皮膚の潰瘍化，副鼻腔炎のリスクも考慮し，胃瘻・腸瘻経由での投与が望ましい[13]。

4 脂肪酸代謝経路と必須脂肪酸

栄養管理と脂質の投与を実施するうえで，脂肪酸代謝を理解することは重要である。人間が体内で産生できない必須脂肪酸は，構造の違いによってω-3系脂肪酸とω-6系脂肪酸に分けられる。ω-3系脂肪酸には，EPA，α-リノレン酸（alpha-linolenic acid：ALA）やドコサヘキサエン酸などがあり，ω-6系脂肪酸にはリノール酸やアラキドン酸などがある。リン脂質は，ホスホリパーゼA_2によってアラキドン酸と血小板活性化因子（platelet-activating factor：PAF）に分解される。アラキドン酸は，アラキドン酸カスケードを経て，最終的にプロスタグランジンE_2（prostaglandin E_2：PGE_2），トロンボキサンA_2（TXA_2），ロイコトリエンなどの脂質メディエータを産生する。これらは，エイコサノイドと総称され，ARDSのような急性肺障害において炎症反応を引き起こす。ω-6系脂肪酸であるリノール酸は，体内でアラキドン酸を経てエイコサノイドを産生し，炎症反応を促進させる。一方，EPAなどのω-3系脂肪酸はPGE_1，E_3を産生し，エイコサノイドの産生を抑制することで抗炎症作用を呈することが知られている[14]。

5 脂肪製剤

前述したように，脂肪酸は生体機能を維持するうえで必要なさまざまな脂質の合成に必須であり，正常肺機能を維持するうえでも重要な物質である。

製剤としては，経静脈投与，経腸投与それぞれの投与経路に適したものが市販されているが，このうち経静脈投与用の脂肪乳剤に関し，いくつかの問題点が挙げられている。特に大豆を主原料とする長鎖脂肪酸（long-chain triglycerides：LCT）はω-6系脂肪酸であるため，炎症を増悪させる可能性が指摘されており，注意

表2 ARDS患者群とコントロール群での脂肪乳剤投与における，血液ガス，肺機能，肺循環の比較

	ARDS-Lipids Group			ARDS-Placebo Group			Normal Control Group		
	Baseline	After (I)	After (II)	Baseline	After (I)	After (II)	Baseline	After (I)	After (II)
V_T	535±102*	526±102	529±97	551±78*	546±83	550±92	710±10	710±12	715±13
Ppl	23.1±6.1†	24.9±6	25.1±6.2	26.2±6.3†	27.1±7.1	27.5±5.9	16.4±4.7	17±4.2	16.2±4.3
PEEP	9.2±2.7*	9.2±2.7	9.2±2.7	11.1±3.3*	11.1±3.3	11.1±3.3	4±1.5	4±1.5	4±1.5
pH	7.42±0.04	7.39±0.06	7.40±0.06	7.37±0.04	7.37±0.06	7.38±0.05	7.43±0.08	7.43±0.02	7.40±0.02
Pa_{CO_2}	45±9	48.7±11	47.5±10	50.1±8	51.2±9	49.0±11	40±5	37±8	39±8
HCO_3	26.2±3	27.1±3	27.5±4.5	25.9±3.2	27.2±3.1	27.2±3.6	24±3	24±2.5	24±2.5
Crs, mL/cm H_2O	39.2±12*	33.1±9.2‡	35.2±11.2	43.4±12*	41.3±10.3†	42.9±12.9§	58.3±10	55.2±9	58.1±9
Pa_{O_2}/F_{IO_2}	129±37*	95±42‡	108±45	148±43*	155±36§	142±55§	346±37	342±40	351±53
mABP, mmHg	86±2.8	82±3.1	85±2.5	94±12	93±12	99±11	89±2.3	84±4.5	82±6.1
HR, per min	88±11	93±12	95±12	99±17	84±20	81±16	82±8	85±16	95±13
Q L/min	4.9±0.7	5.4±0.9	5.2±0.8	55±0.8	5.6±0.9	5.3±1.1	5.7±1.1	5.6±1.3	5.9±1.4
Ppa, mmHg	26.3±4.1*	29.1±3.8	27±3.5	27.8±6.0*	26.8±5.6	27.1±5.5	19.6±2.3	19.9±3.1	19.2±3.6
SVR, dyne·s·cm^{-5}	1,140±184	1,029±108	1,088±123	1,265±2,453	1,208±123	1,349±228	960±195	908±108	858±108
PVR, dyne·s·cm^{-5}	258±47*	321±58‡	279±69	291±72*	281±63	307±58	131±32	135±39	141±29

略語説明；Crs：respiratory compliance, HCO_3：bicarbonate, HR：heart rate, mABP：mean arterial blood pressure, PEEP：positive end-expiratory pressure, Ppa：mean pulmonary arterial pressure, Ppl：plateau pressure, PVR：pulmonary vascular resistance, Q：cardiac output, SVR：systemic vascular resistance

＊control群と比較して有意差あり（$P<0.01$）
†control群と比較して有意差あり（$P<0.05$）
‡baselineと比較して有意差あり（$P<0.05$）
§ARDS群間で有意差あり（$P<0.05$）

(Lekka ME, Liokatis S, Nathanail C, et al. The impact of intravenous fat emulation administration in acute lung injury. Am J Respir Crit Care Med 2004；169：640より引用)

が必要である．また現在わが国で市販されている脂肪製剤はLCTが主体であるが，ARDS患者に対しLCTと中鎖脂肪酸（medium-chain triglycerides：MCT）の混合乳剤を静脈内投与した群では，生理食塩液投与群に比較して，肺コンプライアンスの低下，Pa_{O_2}/F_{IO_2}の悪化，肺血管抵抗の増加が有意に認められたとの報告がある[15]．その機序として，経静脈的に投与されたLCTが，ARDS患者においてはPAFの産生増加などを介して肺局所炎症の増悪，肺微小血管透過性の亢進，肺サーファクタントの変性などを引き起こし，病態の増悪を来すことが示唆されている（表2）．

一方MCTは，LCTと比較して血中より速やかに吸収されてβ酸化され，かつLCTとは異なりカルニチン非依存性にミトコンドリアに容易に取り込まれるなど，栄養源としてより優れていることが明らかとなってきている．

またMCT，LCT混合の栄養療法はLCT単独の栄養療法に比べ，リノール酸，アラキドン酸の含量が少なく，ARDS患者に投与した場合，肺循環，ガス交換，肺内シャント，RQなどに改善が見られることが知られている．ARDSを伴うsepsisの患者21人にMCT，LCT混合の栄養療法（1：1）とLCT単独の栄養療法を経静脈的に投与し比較したところ，混合栄養ではLCT単独より肺動脈圧上昇，Pa_{O_2}/F_{IO_2}低下がより軽度であったとの報告もある[16]．しかし，現時点でこれらの知見を反映したものはまだ市販されておらず，今後早期の実用化が望まれる．

上記に加え，ω-3系脂肪酸であるEPAとGLA投与の効果が注目されている．EPA＋GLAの豊富な短期経腸栄養をラットに投与した研究では，肺胞マクロファージリン脂質の脂肪酸構造が急速に変化し，リノレン酸のみで栄養された群に比べ，肺胞マクロファージの殺菌作用を損なうことなく，より炎症作用の少ない脂肪酸への構造変化が促進された[17]．また，ARDS患者を対象とした検討では，高脂質（EPA＋GLA），低炭水化物栄養療法と，抗生物質，血管拡張剤を併用したところ，総カロリー，窒素含量を同じくした標準的栄養療法に比べて，毛細血管透過性，酸素化，肺循環動態，

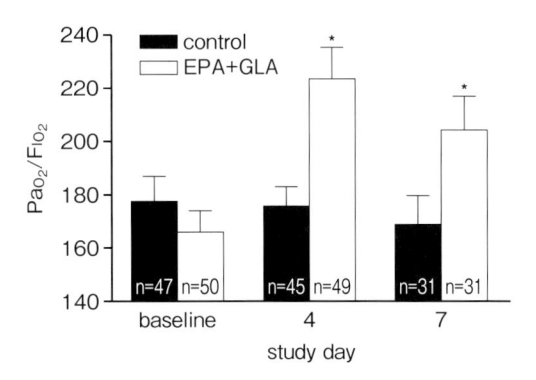

図1 EPA＋GLA投与群と対照群におけるPaO₂/FIO₂比の比較

EPA＋GLA投与群では，4日目および7日目において，対照群に比べPaO₂/FIO₂比の有意な改善を認めた（P＜0.0499）．EPA：エイコサペンタエン酸，GLA：γ-リノレン酸

(Gadek JE, DeMichele SJ, Karlstad MD, et al. Effect of eternal feeding with eicosapantaenoic acid, γ-linolenic acid, and antioxidants in patients with acute respiratory distress syndrome. Crit Care Med 1999；27：1414より引用)

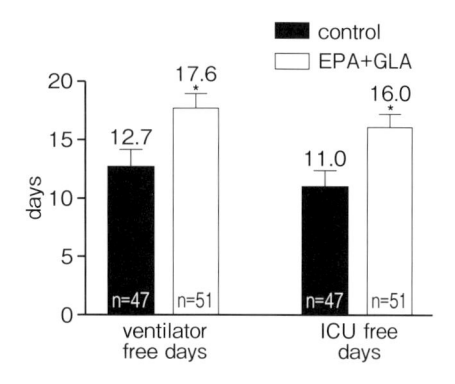

図3 EPA＋GLA投与群と対照群における人工呼吸管理期間，ICU滞在期間

EPA＋GLA投与群では4.9日の人工呼吸管理期間の短縮（P＝0.02）および4日のICU滞在期間の短縮（P＝0.01）を認めた．

(Gadek JE, DeMichele SJ, Karlstad MD, et al. Effect of eternal feeding with eicosapantaenoic acid, γ-linolenic acid, and antioxidants in patients with acute respiratory distress syndrome. Crit Care Med 1999；27：1416より引用)

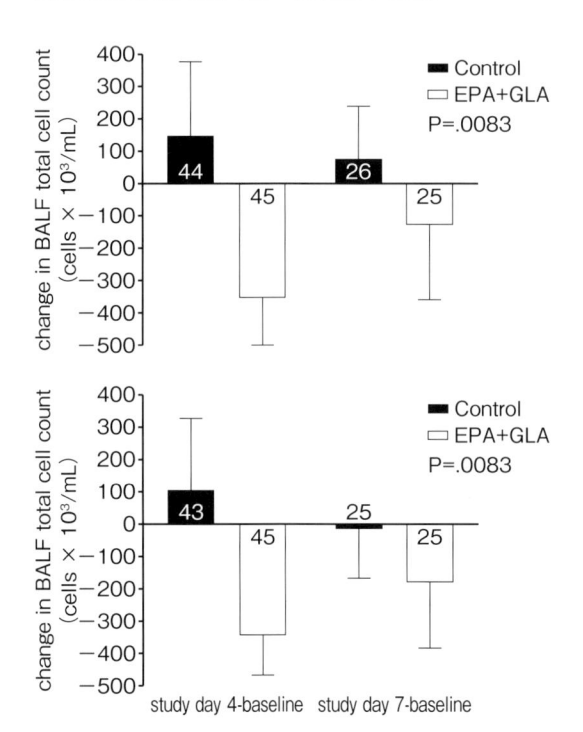

図2 EPA＋GLA投与群と対照群における気管支肺胞洗浄液中の総細胞数，好中球数

EPA＋GLA投与群では気管支肺胞洗浄液中の総細胞数および好中球数が有意に低下していた．

(Gadek JE, DeMichele SJ, Karlstad MD, et al. Effect of eternal feeding with eicosapantaenoic acid, γ-linolenic acid, and antioxidants in patients with acute respiratory distress syndrome. Crit Care Med 1999；27：1414より引用)

炎症性エイコサノイド合成酵素の産生低下，気管支肺胞洗浄（bronchoalveolar lavage：BAL）中の総細胞数および好中球数の減少，人工呼吸器およびICU管理日数の改善を認めた[18]（**図1，2，3**）．EPA＋GLAの経腸投与はまだ前臨床の段階であるが，ARDSの病態を改善しうる今後有望な栄養管理法のひとつであるといえる．

6 アミノ酸

Sepsis，多発外傷，重症熱傷などの重症患者は，治療経過中常にbacterial translocation（BT）が起こりうる状況下にあるといえる．BTとは，腸管細菌に対する腸管粘膜のバリアー機能が破綻し，腸管細菌や同菌由来のエンドトキシンが門脈やリンパ管経由で血液中に侵入する病態である．これを防ぐには，腸管粘膜を正常に保つ必要があり，そのひとつの方法が，前述した経腸的栄養療法である．さらに現在，グルタミンとアルギニンという2種のアミノ酸が，腸管粘膜の機能を保つために必要であることがわかっ

てきている。グルタミンは必須アミノ酸ではなく、またエネルギー源やDNAの前駆体として利用されることもないが、免疫細胞や腸管粘膜に必要な栄養素と考えられており、sepsisなどの高侵襲時には需要の増加から組織内のグルタミンは相対的な欠乏状態にある（条件必須アミノ酸）[13]。これは、腸管で増加した摂取量を十分補うほどのグルタミンが、骨格筋からは放出されないことが原因と考えられている。グルタミンが豊富な経静脈栄養療法により、腸管粘膜の構造が保たれる結果、エンドトキシンの流入などに対する防御能が維持され、また窒素平衡や、骨格筋での蛋白合成が改善する。骨髄移植患者においても、その栄養中にグルタミンを含んだ群においては、含まない群よりも細菌培養陽性率が有意に低く、入院期間も短縮したという報告があるが、その機序の詳細は不明である[19]。

もうひとつのアミノ酸であるアルギニンは必須アミノ酸に加えられる場合もある。動物実験では、創傷治癒を促進することが知られており、sepsis患者および損傷後や術後回復期の患者でもアルギニンは必要不可欠なアミノ酸とされている。またアルギニンは、下垂体からの成長ホルモン、プロラクチン分泌を刺激し、窒素平衡の改善、リンパ球（主にTリンパ球）の機能維持に関与している[20]。

その他、分枝鎖アミノ酸（branched-chain amino acid：BCAA）が豊富なアミノ酸輸液のほうが、蛋白合成を促進し、呼吸負荷を軽減することより、呼吸不全に対する組成としては有利といわれている。

7 栄養管理の実際

対象患者を60歳男性、身長170cm、体重60kgのsepsisおよびARDS患者と仮定した場合の、実際の栄養処方について以下に検討してみる。

まず、Harris-Benedictの公式を用いて基礎エネルギー消費量（basal energy expenditure：BEE）を算出すると、BEEは約1,336kcal/dayとなる。Sepsis、ARDSによるストレス要因を1.5とすると、本患者の必要エネルギー量は、約2,000kcal/dayとなる。このうち、CO_2の過剰産生を防ぐために30％を脂質で補うとすると、脂質の投与エネルギー量は600kcal/dayとなる。また、総カロリーの約20％を蛋白質で補うとすると、蛋白の投与エネルギー量は400kcal/day（約1.7g/kg/day）となり、残りの1,000kcalを糖質で投与することとなる。脂質としては、ω-3系脂肪酸を多く含むものを用い、リノール酸（ω-6系必須脂肪酸）とALA（ω-3系必須脂肪酸）をバランスよく配合したものを選択する。また蛋白質としては植物性蛋白質に大豆蛋白質を使用し、動物性蛋白質と植物性蛋白質の比率が2：1となるようにする。

投与経路は経腸栄養が第一選択であり、かつできるだけ早期から開始する必要がある。また経静脈栄養を選択する場合でも、早期から開始し、可能であれば経腸栄養に移行する。経腸栄養剤としては、これまでに述べた成分組成を考慮した製剤（プルモケア®など）を用い、さらにグルタミンやアルギニン、ω-3系脂肪酸などの含有量にも配慮する必要がある。浸透圧が高い経腸栄養剤では、下痢を起こさないように低濃度から開始し、徐々に高濃度とし、最終的には1kcal/mL程度とする。

おわりに

ARDSに代表される急性呼吸不全の患者は、多くの場合高度侵襲下にあり、重篤な疾患を合併していることも多い。栄養管理は、重要な治療戦略のひとつとして計画的かつ綿密に、また全身管理と並行して行わなければならない。適切な栄養管理を行わないと呼吸筋萎縮・疲労、腸管粘膜萎縮によるBT、さらに全身性免疫機能の低下などを来し、病態の増悪を招くことになる。個々の患者の治療方針決定に際しては、経腸・経静脈各投与経路の長所と短所、基礎傷病による代謝量増加の程度、各栄養素のもたらす呼吸負担、各種栄養成分の役割などを考慮したうえで決定する必要がある。しかし、現時点で不明な点も多く、また使用できる栄養製剤も

限られている。今後，各栄養素の生理的・病理的状態下での作用のさらなる解明とこれらの理論に基づく各種製剤の開発などが期待される。

【文 献】

1) 藤島清太郎, 井上 卓, 余語由里香. The acute respiratory distress syndrome. 呼吸 2002 ; 21 : 515-26.
2) Bernard GR, Artigas A, Brigham KL, et al. The American-European Cousensus Conference on ARDS. Definitions, mechanims, relevant outcomes, and clinical trial coodination. Am J Respir Crit Care Med 1994 ; 149 : 818-24.
3) Rivers EP. Fluid-management strategies in acute lung injury. N Engl J Med 2006 ; 354 : 2598-600.
4) Annane D, Sébille V, Bellissant E, et al. Effect of low doses of corticosteroids in sepsis patients with or without early acute respiratory distress syndrome. Crit Care Med 2006 ; 34.
5) Kvetan V. Nutrition support in ventilatory failure. In : Tanaka T, Okada A, etitors. Nutritional support in organ failure. Amsterdam : Elsevier Science Publ ; 1990. p.131-6.
6) 鈴木宏昌, 肥後 孝, 長谷部正晴ほか. 呼吸管理の基本手技（栄養管理）. 救急医学 1993 ; 17 : 1181-6.
7) Gasperino J. Kvetan V. Acute lung injury and nutrition support. Crit Care Med 2006 ; 34 : 1265-7.
8) Singer P, Theilla M, Fisher H, et al. Benefit of an enternal with eicosapentaenoic acid and gamma-linolenic acid in ventilated patients with acute lung injury. Crit Care Med 2006 ; 34 : 1033-8.
9) Kirk SJ, Barbul A. Role of arginine in trauma, sepsis, and immunity. JPEN 1990 ; 14 : 226-9.
10) Ware LB, Matthay MA. The acute respiratory distress syndrome. N Engl J Med 2000 ; 4 : 1334-49.
11) Goodwin RS. Prevention of aspiration pneumonia : A research-based protocol. Crit Care Nurs 1996 ; 15 : 58-71.
12) Meert KL, Daphtary KM, Metheny NA, et al. Gastric vs small-bowel feeding in critically ill children receiving mechanical ventiration : a randomized controlled trial. CHEST 2004 ; 126 : 872-8.
13) Baudouin SV, Evans WT. Nutrition in the critically ill. In : Hall JB, Schmidt GA, Wood LDH, editors. Principles of critical care. New York : McGraw-Hill ; 1998. p.205-20.
14) Archer SL, Johnson GJ, Gebhard RL, et al. Effect of dietary fish oil on lung lipid profile and hypoxic pulmonary hypertension. J Appl Physiol 1989 ; 66 : 1662-73.
15) Lekka ME, Liokatis S, Nathanail C, et al. The impact of intravenous fat emulation administration in acute lung injury. Am J Respir Crit Care Med 2004 ; 169 : 638-44.
16) Smirnotis V, Kostopanagiotous G, Vassiliou J, et al. Long chain versus medium chain lipids in patients with ARDS : effect on pulmonary haemodynamics and gas exchange. Intensive Care Med 1998 ; 24 : 1029-33.
17) Palombo JD, DeMichele SJ, Boyce PJ, et al. Effect of short-term feeding with eicosapentaenoic and γ-linolenic acids on alveolar macrophage eicosanoid synthesis and bacterial function in rats. Crit Care Med 1999 ; 27 : 1908-15.
18) Gadek JE, DeMichele SJ, Karlstad MD, et al. Effect of eternal feeding with eicosapantaenoic acid, γ-linolenic acid, and antioxidants in patients with acute respiratory distress syndrome. Crit Care Med 1999 ; 27 : 1409-20.
19) Ziegler TR, Young LS, Benfell K, et al. Clinical and metabolic efficacy of bone marrow transplantation ; Ann Intern Med 1992 ; 116 : 821-8.
20) Barbul A, Wasserkrug HL, Seifer E, et al. Immunostimulatory effect of arginine in normal and injured rats. J Surg Res 1980 ; 29 : 228-35.

（林田　敬，藤島　清太郎）

7. 急性肝不全・肝硬変急性増悪

はじめに

　肝臓は代謝，合成，排泄，細網内皮系機能などの生体にとって複雑で重要な機能を果たしている。なかでもエネルギー代謝に関し肝臓は中心的役割をなす臓器であり，糖質，蛋白質，脂質の三大栄養素をはじめ，ビタミン，ミネラル，微量元素すべての栄養素の代謝に深く関与している[1,2]。肝臓が障害されるとこれらの代謝機構は破綻されることになる。したがって肝不全を治療するうえで，栄養管理は重要な位置を占めている。一方，急性・慢性を問わず肝機能障害が重篤化し肝不全に進展すると，肝性脳症，腎不全，消化管出血，感染症などの重篤な合併症を併発し危機的状況に陥る[2]。したがって肝不全における栄養管理においては，肝臓の保護，機能回復のみを目的とするばかりでなく，付随する合併症の対策も十分考慮する必要がある。

　クリティカルケアを要する肝不全には急性肝不全，慢性肝不全の急性増悪が挙げられる。急性肝不全にはさまざまな成因が含まれているが，なかでも劇症肝炎（fulminant hepatitis）はわが国に特有で，急速かつ重篤に進行する代表的な急性肝不全である。一方，慢性肝不全の急性増悪としては，国内外を問わず肝硬変の急性増悪が代表的な病態として挙げられる。われわれの施設においても劇症肝炎，肝硬変の急性増悪の集中治療をしばしば経験している。

　そこで，本稿では急性肝不全の代表として劇症肝炎を，慢性肝不全の急性増悪の代表として肝硬変急性増悪を中心にとりあげ，それぞれの栄養管理上のポイントにつき詳述する。

1 肝不全における栄養代謝の特徴と問題点

1）急性肝不全（劇症肝炎）

　急性肝不全，特に劇症肝炎の栄養代謝についてまとめる（表1）。

　劇症肝炎ではエネルギー代謝は亢進しhypermetabolic stateの状態にあるといわれている[2]。われわれの施設の過去の検討[3]においても，間接熱量計を用いて測定したエネルギー消費量（energy expenditure：EE）はHarris-Benedictの公式で得られる基礎エネルギー消費量（basal energy expenditure：BEE）の約1.2倍であった。このhypermetabolic stateの成因として全身性炎症反応症候群（systemic inflammatory response syndrome：SIRS）の関与が考えられている[4]。一方，代謝異常を調節すべき肝臓が

表1　急性肝不全（劇症肝炎）の栄養代謝

1. エネルギー
   hypermetabolic state
   エネルギー基質の利用障害
2. 糖質
   重症度に応じて糖質利用障害が出現
   インスリン抵抗性の出現
   高インスリン血症
   不安定な血糖（高血糖，低血糖）
3. 脂質
   内因性脂肪の動員
   高インスリン血症→脂肪動員の阻害
   外因性に投与された脂肪は利用されない
4. アミノ酸
   蛋白異化亢進，同化障害→高アミノ酸血症
   血漿アミノ酸のアンバランス
   高アンモニア血症

障害されているため，エネルギーの利用効率は極端に悪くなる（paradoxical state）[2]。

糖質については重症度に応じて利用障害が出現することが特徴である。糖質が利用されにくくなる理由として，①栄養素摂取量の減少，②肝グリコーゲン量の減少，③糖新生の障害，④インスリン抵抗性の出現などが挙げられる[2]。またインスリン抵抗性を示し高血糖になりやすい傾向がある一方で，高インスリン血症により低血糖に陥ることもある。したがって劇症肝炎症例では不安定な血糖値を示す傾向がある[1)2)]。

肝不全が重症化すると糖質が利用されにくくなるが，この場合，内因性脂肪が動員され，ケトン体がエネルギー源として利用される[1)2)]。その結果，血中ケトン体濃度は上昇する。先述した高インスリン血症の存在は内因性脂肪の動員やケトン体利用を阻害し，不利な点である[2]。一方，外因性に投与された脂肪製剤はあまり利用されず，肝網内系を抑制するなど，肝不全の栄養管理にかえって不利となる[5]。

アミノ酸代謝については，高アミノ酸血症，アミノ酸のアンバランス，高アンモニア血症，蛋白合成能の低下などが特徴として挙げられる。劇症肝炎では蛋白異化亢進，蛋白同化障害が著明で，結果として高アミノ酸血症を呈する[6]。この高アミノ酸血症は慢性肝不全（肝硬変）の急性増悪時に比較して劇症肝炎の場合に著明であり[6]，われわれの経験でも同様な傾向を示している（図1）。アミノ酸のアンバランスとして，分枝鎖アミノ酸（branched-chain amino acid：BCAA）が不足し，芳香族アミノ酸（aromatic amino acid：AAA）が増加する，すなわちFischer比が低下することが挙げられる[2]。BCAAは主に脳や筋肉で代謝されるアミノ酸であり，重症患者の蛋白同化促進に重要なアミノ酸である。またBCAAはグルタミン酸を介したアンモニアの処理機構にも重要な役割を担っている（図2）[7]。

一方，AAAは肝臓で代謝されるアミノ酸であり，この蓄積は肝臓への負担となる[6]。これらを踏まえるとFischer比の低下は肝性脳症出現，蛋白同化障害，不全肝への負担などに影響する。また劇症肝炎のみならず重篤化した肝不全では高アンモニア血症が認められる。この理由としてアンモニア処理機構として重要な肝での尿素サイクル機構（図2-A）が破綻していることが挙げられるが，それ以外にもBCAAの不足による脳や筋肉でのグルタミン酸を解したアンモニア処理機構（図2-B）の破綻が考えられる[6]。この高アンモニア血症は肝性昏睡の主因として考えられており[8]，もっとも注意すべき病態である。

以上，三大栄養素について要約すると，劇症肝炎では，全身はかなりのエネルギーを要求しているのに対し，各栄養素の利用が障害されているのが特徴である。過剰な栄養補給は肝への負担や全身での栄養学的不均衡につながり，栄養管理の幅はきわめて狭いものといえる[2]。

2）慢性肝不全（肝硬変）の急性増悪

慢性肝不全，なかでも肝硬変の急性増悪に伴う栄養学的異常は，先述した劇症肝炎（急性肝不全）でのそれと類似しているといえるが，若干異なる点が存在する。急性肝不全との相違点は，急性化に至る以前の栄養状態が不良であることである[9)10)]。肝硬変患者では，肝障害が長い歳月を経て進行した結果，表2に示すことなどが理由で，慢性的な栄養不良状態にあることが多い。この慢性的な栄養不良状態で劇症肝炎と違い特に着眼すべき点は，アミノ酸絶対量が不足していることである[6]。肝硬変患者でも急性増悪した場合には，蛋白異化が亢進し蛋白同化が障害される。しかしながら基礎となるアミノ酸絶対量が低下していることから，劇症肝炎に比較して血中アミノ酸はそれほど増加しないことがいわれており[6]，われわれの経験でも同様な傾向を示した（図1）。BCAAといった肝不全におけるアンモニア処理や蛋白同化促進に有用なアミノ酸も慢性的に不足しがちである[6]。BCAAの不足はFischer比の低下を招き，肝性脳症の悪化に影響する。後述するが慢性肝不全時の肝性脳症の改善にBCAA補充が有効である理由のひとつである。

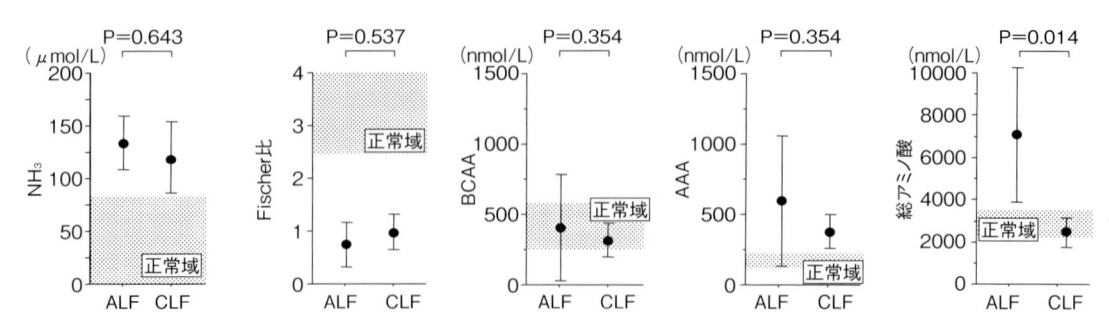

図1 急性肝不全（ALF）と慢性肝不全（CLF）における治療開始前の血中NH₃濃度と血中アミノ酸解析の比較
急性肝不全：劇症肝炎9例，慢性肝不全：劇症化した肝硬変急性増悪4例（自験例の検討）
BCAA：分岐鎖アミノ酸，AAA：芳香族アミノ酸

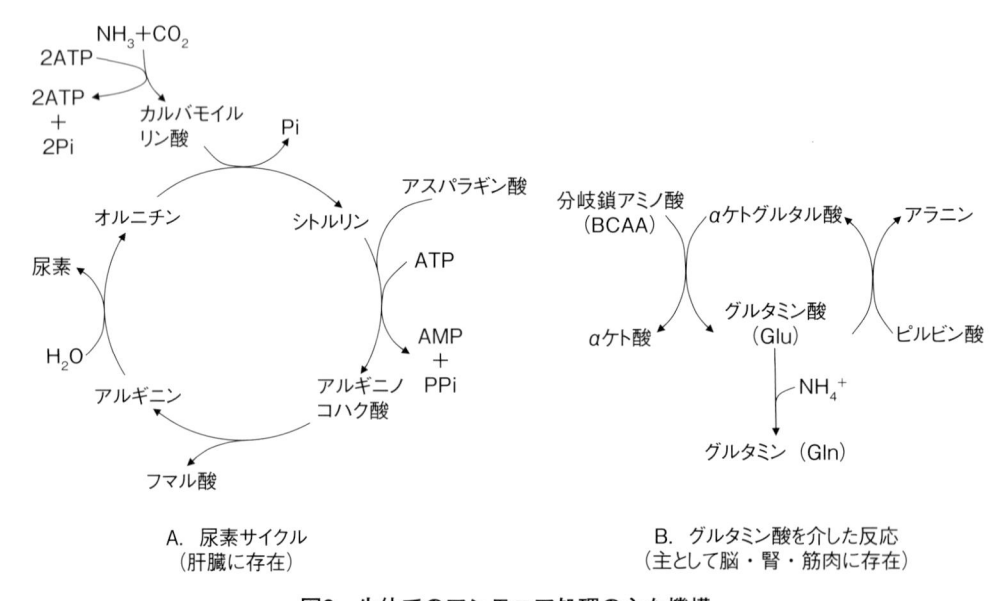

図2 生体でのアンモニア処理の主な機構
A. 尿素サイクル（肝臓に存在）
B. グルタミン酸を介した反応（主として脳・腎・筋肉に存在）

3）肝不全に併発する合併症による栄養学的問題点

急性・慢性を問わず，肝不全時には，さまざまな合併症を来すことが多い。これらの合併症は栄養管理上も重要であり，合併症に応じた対策が必要となる。

a. 肝性脳症（肝性昏睡）

肝不全でもっとも注意すべき病態で，特に劇症肝炎においては，放置すると脳浮腫が急激に進行し，脳ヘルニアに至ることがあり致命的となる。この肝性脳症発症のメカニズムとしては高アンモニア血症，Fischer比の低下，興奮性アミノ酸（グルタミン酸，アスパラギン酸）の脳内濃度の上昇，炎症性サイトカインの脳内増加などが挙げられるが，現時点では高アンモニア血症がもっとも関与していると考えられている[8]。栄養学的にはこの肝性脳症を改善させる，あるいは悪化させないアプローチが重要である。

b. 腎不全

急性・慢性を問わずしばしば合併し肝腎症候

表2 慢性肝不全(肝硬変)における栄養不良

1. 栄養摂取量の低下
   1) 自覚症状によるもの(食欲不振,嘔気)
   2) 合併症によるもの(腹水,消化管出血,感染)
2. 消化吸収機能の低下
   門脈圧亢進・消化管浮腫に伴う消化吸収不全
3. 肝障害に基づくエネルギー利用の制限
   1) 糖質
      グリコーゲン貯蔵能の低下
      インスリン抵抗性
   2) 脂質
      内因性脂肪のβ酸化とケトン体のみの利用
   3) 蛋白質
      アミノ酸絶対量の低下
      蛋白異化の亢進
      蛋白合成の低下
      血漿アミノ酸のアンバランス
4. 基礎代謝量の増加

群といわれる。肝不全に腎不全が加わると血中の老廃物,毒性物質の退路はほとんど遮断される。また水分管理も困難となることから,十分な栄養管理を行うのに支障を来す。

c. 感染症の併発

肝不全状態では細網内皮系が著明に障害されているなど,免疫不全状態にあるといえる[11]。一般的に日和見感染といわれている肺炎,尿路感染,blood stream infectionの併発に注意が必要である[11]。感染症が進展すると栄養学的にはさらにhypermetabolicな状態となり[12],エネルギー利用が障害されている肝不全では栄養管理がより困難となる。また,肝不全患者ではbacterial translocation(BT)を起こしやすく[13],それにより肝障害はさらに増悪する。このBT対策も栄養学的に重要であるといえる。

d. 消化管機能不全

BT以外にも,肝不全患者では消化管に問題を抱えていることが多い[2]。機能的な面では食欲不振,嘔気などを自覚しやすく,経口摂取が困難となる。また慢性に経過した肝硬変では門脈圧亢進に伴う消化管浮腫,食道静脈瘤破裂が問題である。劇症肝炎ではストレスに伴う急性胃粘膜病変や消化性潰瘍を併発していることも少なくない。これらのことが理由で肝不全急性期には最近の各種病態に対してよく施行されている経腸栄養(enteral nutrition:EN)の施行が困難となる。

2 肝不全における栄養管理の実際

1) 急性肝不全(劇症肝炎)

急性肝不全の中でも急激かつ重篤な経過をとる劇症肝炎の超急性期では,経腸栄養の実施は困難である。その理由としてエネルギー代謝動態が不安定である,消化吸収能力が低下し目標とする栄養投与ができない,意識障害(肝性脳症)に伴う誤嚥の危険性を伴っているなどが挙げられる。したがって劇症肝炎超急性期では絶食とし完全静脈栄養(total parenteral nutrition:TPN)を選択するほうが安全で,かつ確実である。現在,急性肝不全,特に劇症肝炎に対する栄養投与基準を示した明確なガイドラインは存在しない。したがって本稿では先述した急性肝不全の栄養学的問題点を考慮した栄養管理につき,われわれの施設での経験を踏まえて詳述する。

a. エネルギー投与量の決定

急性肝不全のエネルギー代謝はhypermetabolic stateであるといわれている[2]反面,エネルギーの利用が障害されていることを考慮すると投与カロリーの決定は困難である。一般にREE×1.2-1.4倍のエネルギー投与量が必要との意見もある[1]が一定の見解を得ているわけではない。過剰なエネルギー投与は肝臓そのものに害をなすことが考えられ[2],劇症肝炎ではエネルギー投与量の許容範囲は狭いと考えられる。特に超急性期には過剰なエネルギー投与を避けるべきである。したがってエネルギー投与量は間接熱量計を用いたうえで,個々の症例に応じ

表3 AKBRからみた肝のエネルギー基質の選択性

AKBR	利用エネルギー基質
0.7<	糖質 外因性・内因性脂肪
0.4-0.7	内因性脂肪
0.25-0.4	糖質
<0.25	代謝機能の停止

表4 肝不全におけるBCAA投与の意義

1. 肝における蛋白合成の促進
2. 筋蛋白崩壊抑制
3. 肝再生促進
4. 血漿芳香族アミノ酸の上昇抑制
5. 末梢組織におけるアンモニア代謝の改善
6. 脳におけるアンモニア代謝の改善
7. 耐糖能の改善

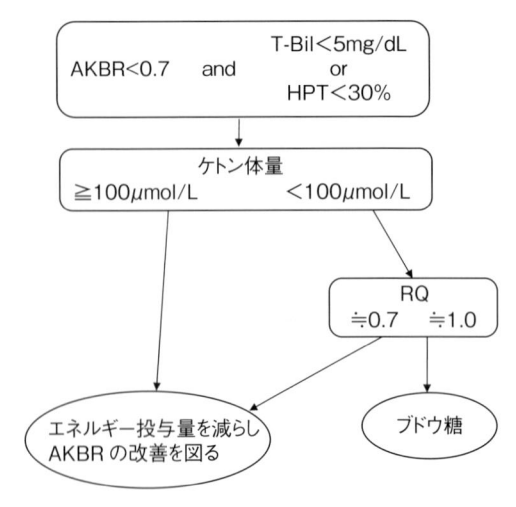

図3 急性肝不全時のエネルギー基質の選択

てエネルギー投与量を決定し，徐々にその目標値に到達することが望ましい．

b. 糖質の投与

糖質の投与については，まず対象患者で，糖が利用されているかどうかを評価する必要がある．これには動脈血中ケトン体比（arterial ketone body natio：AKBR）と総ケトン体量，呼吸商（RQ）などがモニタリングとして役立つ．AKBRは肝ミトコンドリアでのエネルギー代謝動態をよく表し，その程度に応じて利用可能な栄養素が異なることがいわれている（表3）[14]．そこでこのAKBRを基本とし，AKBRが0.7を下回る状態，すなわち肝不全の状態では，図3に則った形で糖質の投与を行う．まず総ケトン体量が100μmol/L以上か，100μmol/L未満であってもRQが1.0近傍でない場合には，糖質の著明な利用障害があると考えられる．この場合，エネルギー供給の主役は内因性脂質・ケトン体である．このような状況で糖質を過剰に投与すると高血糖や，高インスリン血症による脂質利用障害を引き起こすため，糖質投与を減じ

るべきである．総ケトン体量が100μmol/L未満で，RQが1.0に近い状態であれば，糖質の利用は可能と考えられる．この場合にはブドウ糖を積極的に投与し，血糖値に注意しながら，hypermetabolic stateに見合ったエネルギーを投与することを目標とすべきである．

c. 脂肪の投与

急性肝不全では，内因性の脂質は利用されているものの，外因性に投与された脂肪製剤は利用されないといわれている[1)2)]．しかしながら脂肪製剤の中でも中鎖脂肪酸を含む製剤は欧米で広く投与されており，その有用性が期待できる[15]．残念ながらわが国において中鎖脂肪酸を主成分とする静脈投与可能な脂肪製剤は販売されていない．また，脂肪製剤を投与すると肝網内系機能の低下，血小板との反応による血小板減少，投与ルートの感染性汚染など，急性肝不全にとって不利な要素が多い．これらのことから，急性肝不全で脂肪製剤を原則として投与するべきではない[1)2)]．

d. アミノ酸の投与

BCAAは表4に示すような効果が期待できることから[16)17)]，肝不全においては急性・慢性を問わず，BCAAを多く含有し，かつFischer比の高いアミノ酸製剤が広く投与されていた．表5に各種アミノ酸製剤の成分を比較提示する

表5 代表的な各種アミノ酸製剤

	総合アミノ酸製剤 （アミパレン®）	腎不全用アミノ酸製剤 （キドミン®）	肝不全用アミノ酸製剤 （アミノレバン®）
L-トレオニン	2.85g	1.75g	2.25g
L-セリン	1.50g	1.50g	2.50g
L-プロリン	2.50g	1.50g	4.00g
L-システイン	0.50g	0.50g	0.14g
グリシン	2.95g	0.00g	4.5g
L-アラニン	4.00g	1.25g	3.75g
L-バリン	4.00g	5.00g	4.20g
L-メチオニン	1.95g	1.50g	0.50g
L-イソロイシン	4.00g	4.50g	4.50g
L-ロイシン	7.00g	7.00g	5.50g
L-フェニルアラニン	3.50g	2.50g	0.50g
L-トリプトファン	1.00g	1.25g	0.35g
L-リジン	5.25g	2.50g	3.04g
L-ヒスチジン	2.50g	1.75g	1.18g
L-アルギニン	5.25g	2.25g	3.02g
L-チロジン	0.25g	0.25g	0.00g
L-アスパラギン酸	0.50g	0.50g	0.00g
L-グルタミン酸	0.50g	0.50g	0.00g
総遊離アミノ酸含有量	50.00g	36.00g	39.93g
必須アミノ酸/非必須アミノ酸	1.44	2.6	1.09
総窒素含有量	7.85g	5.00g	6.11g
分岐鎖アミノ酸含有率	30.0w/w%	45.8w/w%	35.5w/w%
Fischer比※	4.30	5.76	23.64

※ 各製剤500mLあたりの成分　　※ Fischer比 = $\dfrac{\text{L-バリン+L-ロイシン+L-イソロイシン}}{\text{L-フェニルアラニン+L-チロジン+L-トリプトファン}}$ (mol比)

が，アミノレバン®がその代表的なアミノ酸製剤である。しかしながら急性肝不全，特に劇症肝炎の超急性期においてこのアミノ酸製剤投与は現在では禁忌となっている。この理由として，劇症肝炎ではしばしば高アミノ酸血症を呈している（図1）。いかにBCAAが肝不全の病態に有用なアミノ酸であるといっても，結果的にBCAA製剤の投与は高アミノ酸血症を助長し，高アンモニア血症，肝性昏睡の増悪につながることになる[18]。したがって，高アミノ酸血症が著明な劇症肝炎急性期ではBCAA製剤を投与すべきではない[1)2)]。しかしながらBCAA製剤には利点も存在するので（表4），アミノ酸解析や血中アンモニアを実施し，高アミノ酸血症や高アンモニア血症が改善したことを確認したうえなら，BCAA製剤を投与することを検討してもよいと考えられる。劇症肝炎においては肝性脳症，高アンモニア血症を改善するためには血液浄化法を中心とした人工肝補助療法を実施することが必須である。われわれの施設では，肝性脳症対策に個人用透析装置を用い血液浄化量を強化した持続的血液濾過透析（high-flow dialysate continuous hemodiafiltration：HFCHDF）をslow plasma exchange（SPE）と組み合わせ，人工肝補助療法として施行している（HFCHDF+SPE）（図4）。われわれはこのHFCHDFが劇症肝炎時の昏睡改善に有効で良好な成績を修めていることをすでに報告してい

図4 HFCHDF＋SPE

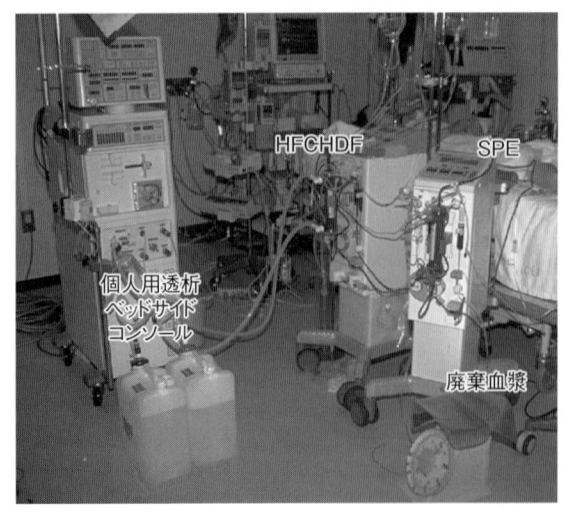

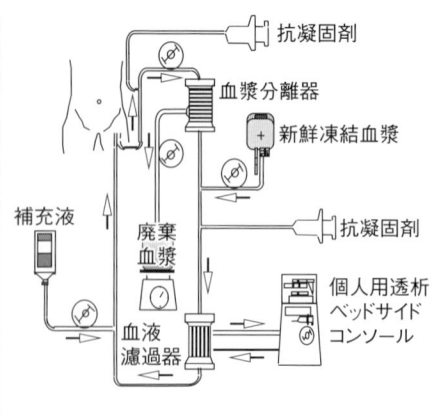

操作条件		
血流量	120-160	mL/min
血漿分離量	500	mL/hr
FFP補充量	500-700	mL/hr
透析液流量	500	mL/min
濾過量	300	mL/hr
補充液量	適宜増減	

mean±SD

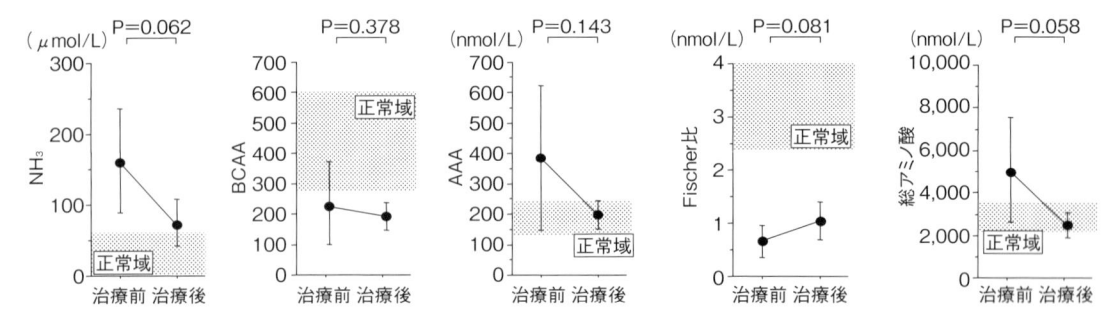

図5 劇症肝炎5例におけるHFCHDF治療施行前後での血中NH₃濃度，血中アミノ酸解析の比較
HFCHDF施行日数：9.7±4.4日

る[19]。また高アンモニア血症や高アミノ酸血症もHFCHDF施行により改善することが判明している（図5）。そこでわれわれは，HFCHDFにより意識レベルばかりでなく，高アンモニア血症や高アミノ酸血症が改善されたのちに，われわれはBCAAがrichでFischer比の高いアミノ酸製剤（アミノレバン®）を投与することとしている。

e．経腸栄養移行のタイミング

急性肝不全，特に劇症肝炎においてはすでに述べたように超急性期の経腸栄養の実施は困難である。急性肝不全で積極的に経腸栄養実施を推奨する報告はみられない。そこで肝予備能，脳症の程度，消化管機能をそれぞれ評価し，病態が落ち着いたうえで経腸栄養に移行するのが賢明であるといえる。

2）慢性肝不全（肝硬変）の急性増悪

急性肝不全に比較し慢性肝不全では栄養管理に関するガイドラインが比較的確立されつつある[20]。慢性肝不全の代表である肝硬変では慢性的な栄養不良，代謝異常を踏まえた栄養管理が基本である。これらの肝硬変は時折急性増悪しクリティカルケアを要することがある。急性増

表6 慢性肝不全に対する栄養治療（ESPEN ガイドライン[20]）

臨床像	非窒素性エネルギー (kcal/kg/day)	蛋白質・アミノ酸 (g/kg/day)
代償性肝硬変	25-35	1.0-1.2
合併症		1.5
栄養障害あり	35-40	一時的に0.5，その後1.0-0.5
脳症（Ⅰ-Ⅱ）	25-35	蛋白不耐症→BCAA補充
脳症（Ⅲ-Ⅳ）	25-35	BCAA高含有アミノ酸液投与

悪するきっかけとなるのは，食道静脈瘤破裂による消化管出血，感染症の合併が主なものである[10]。したがって肝硬変の急性増悪患者では慢性的な栄養不良・代謝異常に加え，消化管出血や感染症の併発などを念頭に置き栄養管理を行う必要がある[10]。これらを踏まえて栄養管理のポイントにつき詳述する。

a. 投与エネルギーの決定

肝硬変では栄養不良にあることから，カロリー摂取量を多くとることを目標とする。急性肝不全同様，脂質投与は控えるべきであり，糖質がエネルギー源の中心となる。表6にESPENガイドライン（ESPEN Guidelines on Enteral Nutrition：Intensive care）[20]に基づいた栄養投与法を掲載する。

b. 糖質の投与

栄養不良であることを前提に目標とするエネルギー量を高めに設定した糖質の投与を決定する。しかし，肝硬変患者では耐糖能障害がすでにみられ，しばしば糖尿病を合併していること[17]，さらに急性増悪時には糖質利用が障害されていることを考慮して血糖管理には十分注意する必要がある。

c. 脂肪の投与

急性肝不全同様，脂肪の投与は原則として行わない。しかし，栄養不良状態を考慮すると，必須脂肪酸の欠乏状態が予想されるので，最低限の投与は必要と考えられる[10]。

d. アミノ酸の投与

肝硬変急性増悪時にも肝性脳症の出現が問題となる。しかし劇症肝炎に比較し，その程度や進行は比較的軽微なものである[10]。一般に慢性肝不全での肝性脳症発症のメカニズムに栄養不良に伴うFischer比の低下に加え，BCAA絶対量の不足に起因するアンモニア処理機構の破綻が挙げられている[11]。われわれの経験（図1）では劇症肝炎に比較し，肝硬変急性増悪時の高アンモニア血症は同程度であったが，高アミノ酸血症は軽微なものであった。これらのことからも劇症肝炎における高アミノ酸血症の場合と異なり，BCAA製剤が投与できるスペースが存在する。肝硬変急性増悪例ではBCAA製剤の投与によりアンモニア代謝が改善し肝性脳症が改善するなど，BCAAのもつ有益性（表4）が期待できる。これらを踏まえESPENガイドラインでも慢性肝不全においてはBCAA製剤投与が推奨されている（表6）[20]。しかし，厳密にはアミノ酸解析を行い，総アミノ酸量，Fischer比を評価したうえで，BCAA製剤を投与することが望ましいと考えられる。

e. 経腸栄養移行のタイミング

肝硬変急性増悪時では，脳症が改善する，消化管出血が解決するなど，全身状態が落ち着き，経腸栄養が可能なら積極的に経腸栄養を行うのが望ましいとESPENの経腸栄養ガイドラインはとりあげている[21]。経腸栄養の実施により，血糖管理が容易となることやBTの発生を防止することが可能となることが，肝硬変患者で有利な点である。しかしながら，肝硬変急性増悪患者においても経腸栄養の実施が困難とな

ることが多く，その開始時期については十分検討する必要がある．

3）肝不全に伴う合併症に対する栄養学的に必要な補助療法

a．肝性脳症対策

肝性脳症に対してはすでに述べたようにアミノ酸投与が栄養管理上重要である．肝性脳症が著明な場合にアミノ酸投与を効果的に行うためには，血液浄化法であるHFCHDFを施行し肝性昏睡，高アミノ酸血症，高アンモニア血症を改善させておくことが必要である．アンモニアは腸管でも産生されるので，高アンモニア血症対策としてのラクツロース経腸投与も推奨される．

b．腎不全対策

腎不全を併発すると，投与可能な水分・エネルギー源はさらに制限される．これを解決するためにはCHDFを行うことが理想的である[21]．

c．感染症対策

全身の感染症対策はもちろん重要であるが，肝不全時には栄養管理法のいかんによってはBTが発生する可能性があるので注意する必要がある[13]．このBT対策として，われわれは表7に示す処方によるselective digestive decontamination（SDD）を実施している．またこのBTを予防するためには経腸栄養を積極的に実施することが望ましいといわれているが[13]，肝不全の急性期にはこの経腸栄養実施が困難であることが多い．

d．消化管出血

肝硬変に伴う食道静脈瘤破裂などの消化管出血は結果として血中アンモニアの上昇を招き，しばしば肝性脳症を悪化させる[10]．また消化管出血は経腸栄養実施困難な理由のひとつである．消化管出血は食道静脈瘤破裂のように大量出血を来せば，診断は容易であるものの，それ以外にも消化性潰瘍からの出血，小腸出血など，診断が困難なこともある．経過中にヘマト

表7　当施設におけるSDD処方

Polymyxin B	250万単位/day
Amphotericin B	300 mg/day
Arbekacin	150 mg/day
便培養でMRSA検出時はarbekacinに代えて	
Vancomycin	1,500 mg/day
L-glutamine （Marzulen-S）	1,980 mg/day
Polydextrose （Dietary fiber）	6 g/day

クリットの低下，血中アンモニアの高値を認めたら消化管出血の存在を疑うべきである．

3 症例提示

これまでに述べてきた方針に則り，栄養管理を実施した急性肝不全（劇症肝炎症例），肝硬変急性増悪の自験例をそれぞれ1例ずつ提示する．

1）劇症肝炎症例（図6）

症例は50歳代，女性，急性型劇症肝炎．発熱，全身倦怠感を自覚し，近医で肝機能異常，HBs抗原陽性を指摘された．発症から7日目には肝性昏睡Ⅱ度が出現したため，当院ICUに緊急入院となった．当ICU入院時，肝性昏睡はⅡ度，プロトロンビン時間18%であること，発症から昏睡までの期間が7日間であり，HBs抗原陽性であることなどから，B型肝炎ウイルスによる急性型劇症肝炎と診断した．トランスアミナーゼ値は著明に上昇しており，総ビルリビン値は6.7mg/dLであった．血中アンモニア値は157μmol/L（正常値：67μmol/L未満），血中総アミノ酸は7,565nmol/L（正常値：2,100-3,500nmol/L）と著明に上昇していた．B型劇症肝炎の原疾患に対する治療としてラミブジンとステロイドが投与された．本症例の臨床経過を図6に提示する．肝性昏睡対策としてHFCHDFが

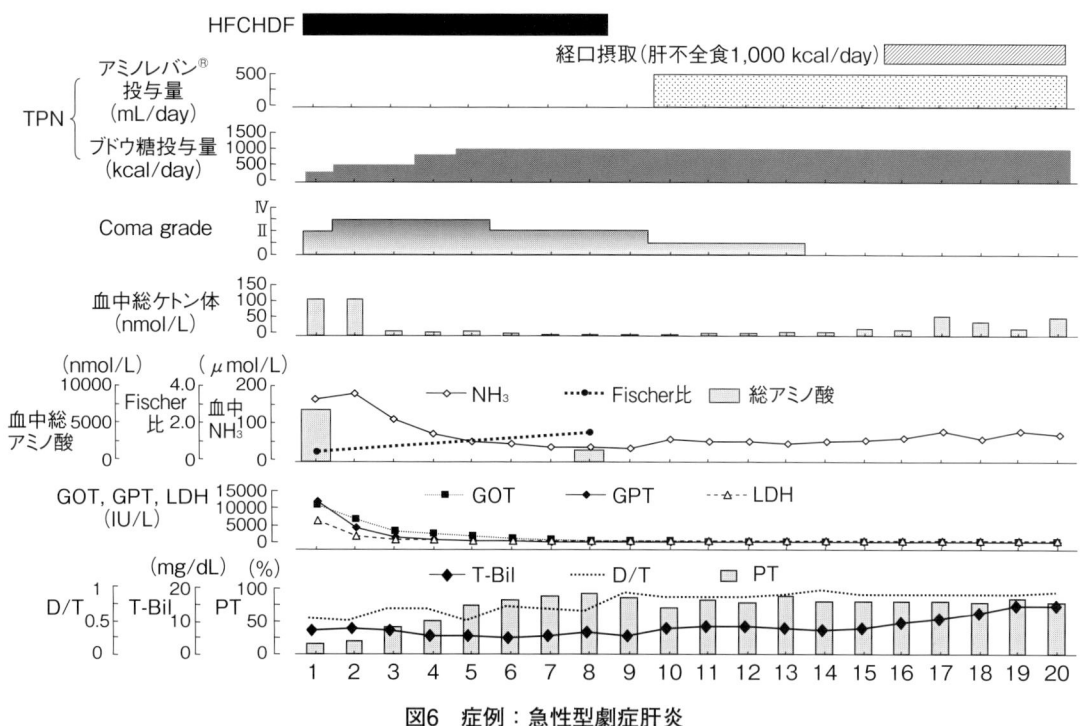

図6 症例：急性型劇症肝炎
50歳代，女性．身長156cm，体重50kg．

ICU入室当初から施行された．栄養管理としては，まず血中総ケトン体が114 nmol/Lと高かったため，利用されている主な基質はケトン体であると考えられた．したがってブドウ糖を少ない量（350kcal/day）から開始した．経日的に総ケトン体が低下するのを確認してブドウ糖投与量を増量した．脂肪製剤は全経過をとおして使用しなかった．また高アミノ酸血症，高アンモニア血症が意識障害に悪影響する可能性があることから，アミノ酸製剤も当初は投与しなかった．しかしながらHFCHDFなどの施行により，高アミノ酸血症，高アンモニア血症が改善したのを確認したのちにアミノレバン®投与を開始した．その後，消化管機能が回復してから，経口摂取を開始した．なお，一般的な肝機能検査に加え，総ケトン体量やアンモニア血中濃度は連日測定し，栄養管理が適切であるかどうか常に評価した．最終的には肝機能が回復し第20ICU病日に一般病棟へ転棟した．

2）肝硬変急性増悪例（図7）

症例は40歳代，男性．20年来の大酒家で2年前よりアルコール性肝硬変と診断されていた．某日，腸炎の診断で近医に入院したが，肝機能が増悪し，さらに意識障害が出現したため，第12病日に当院ICU入院となった．ICU入室時，総ビリルビン値は17.2mg/dLであり，トランスアミナーゼ値の軽度上昇を認めた．肝性脳症はⅡ度であり，血中アンモニア値は112μmol/L（正常値：67μmol/L未満），血中総アミノ酸は2,674nmol/L（正常値：2,100-3,500nmol/L）であった．また著明な炎症反応（白血球増多，CRP値の上昇）を認め，便培養・血液培養からそれぞれメチシリン耐性黄色ブドウ球菌（methicillin-resistant Staphylococcus aureus：MRSA）が検出された．MRSA腸炎からBTを介して菌血症に進展し，それに伴い肝硬変の急性増悪を認めたと考えられた．抗MRSA薬の静脈投与に加え，BTがさらに進行しないことを目的としてSDD（表7）を開始した．また，肝性脳症，高アンモニア血症に対しHFCHDF

図7 症例：アルコール性肝硬変急性増悪
40歳代．男性．身長165cm．体重50kg．

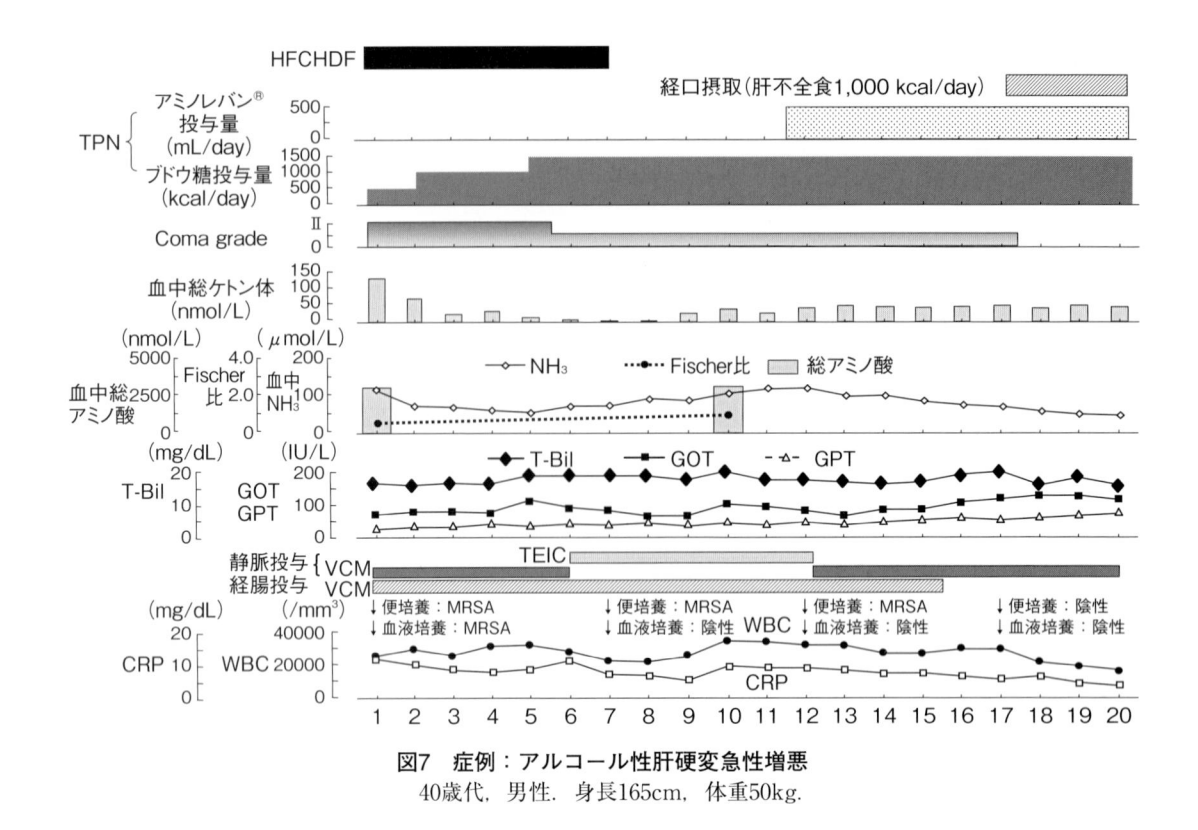

表8 急性肝不全・肝硬変急性増悪における栄養管理のまとめ

1. エネルギー代謝は亢進しているが，エネルギー利用効率は低下している．
2. 重症度に応じて利用可能なエネルギー基質が変化する（ケトン体，糖質）．
3. 耐糖能障害や高インスリン血症が認められる（高血糖，低血糖）．
4. 劇症肝炎では高アミノ酸血症，高アンモニア血症を呈しやすい．
5. 高アミノ酸血症が存在する場合にはアミノ酸製剤の投与は危険である．
6. HFCHDFを施行することにより，高アミノ酸血症，高アンモニア血症が改善し，アミノ酸の投与が行いやすくなる．
7. アミノ酸製剤を投与する場合はBCAAを多く含み，Fischer比の低いものを選択する．
8. 脂肪製剤の投与は原則として禁忌である．
9. 急性期は経腸栄養よりも完全静脈栄養を選択する．
10. 肝臓のサポートのみでなく，脳，腎，消化管などの他臓器のことも配慮する．
11. 感染症，特にBTの発生に注意する．
12. 経腸栄養を行う場合には，全身状態を十分評価する．

を計7日間施行した．栄養管理としては，血中総ケトン体などを参考にブドウ糖を少ない量から投与開始し徐々に増量した．最終的には30 kcal/dayのエネルギーを静脈栄養で投与した．アミノ酸は当初は投与しなかった．しかしHFCHDFを離脱したころから，改善していた高アンモニア血症が再度悪化した．血中総アミノ酸値を測定し，それほど高値ではなくFischer比も0.90と依然として低い（正常値：2.40-4.50）のを確認したうえで，アミノレバン®を投与開始した．アミノレバンの投与により高アンモニア血症，意識レベルは徐々に改善した．BCAAの補充によりグルタミン酸を介したアンモニア処理機構（**図2-B**）が正常化したと考えられた．

菌血症，腸炎が沈静化したのを確認し経口摂取を開始した．その後の経過は順調であった．

おわりに

急性肝不全，肝硬変急性増悪における栄養管理についてまとめた．冒頭で述べたように肝臓はエネルギー代謝の中心的臓器であることから，栄養管理は肝不全治療の重要な位置を占めていると考えられる．また，肝不全時の栄養管理はクリティカルケアで経験するさまざまな重症病態における栄養管理の中でももっとも複雑で難しいものと考えられる．最後に肝不全における栄養管理のポイントを**表8**に列挙したので参照してほしい．

【文献】

1) 鈴木一幸，遠藤龍人．（急性・慢性）肝不全における栄養治療ガイドライン．医学のあゆみ 2006；218：449-52．
2) 渡邊明治．急性肝不全．渡邊明治編．臨床肝不全学．大阪：永井書店；1994. p.163-244．
3) 大竹喜雄，平澤博之，菅井桂雄ほか．Indirect calorimetryよりみた急性肝不全時のエネルギー代謝について．外科と代謝・栄養 1990；24：508-14．
4) Rolando N, Wade J, Davalos M, et al. The systemic inflammatory response syndrome in acute liver failure. Hepatology 2000；32：734-9.
5) Hamawy KJ, Moldawer LL, Georgieff M, et al. The effect of lipid emulsions on reticuloendotherial system function in the injured animal. JPEN 1985；9：559-65.
6) 渡邊明治．アミノ酸代謝．渡邊明治編．臨床肝不全学．大阪：永井書店；1994. p.41-61．
7) Rose C. Effect of ammonia on astrocytic glutamate uptake/release mechanisms. J Neurochem 2006；1：11-5.
8) Dbouk N, McGuire BM. Hepatic encephalopathy：a review of its pathophysiology and treatment. Curr Treat Options Gastroenterol 2006；9：464-74.
9) Kondrup J. Nutrition in end stage liver disease. Best Prac Res Clin Gastroenterol 2006；20：547-60.
10) 渡邊明治．慢性肝不全．渡邊明治編．臨床肝不全学．大阪：永井書店；1994. p.245-350．
11) Cheruvattath R, Balan V. Infections in Patients With End-stage Liver Disease. J Clin Gastroenterol 2007；41：403-11.
12) Chiolero R, Revelly JP, Tappy L. Energy metabolism in sepsis and injury. Nutrition 1997；13：45S-51S.
13) Balzan S, de Almeida Quadros C, de Cleva R, et al. Bacterial translocation：overview of mechanisms and clinical impact. J Gastroenterol Hepatol 2007；22：464-71.
14) 山本雄造，猪飼伊和夫，尾崎信弘ほか．肝性昏睡と輸液．外科治療 1996；74：911-16．
15) Shutz T, Bechstein WO, Neuhaus P, et al. Clinical practice of nutrition in acute liver failure—a European survey. Clin Nutr 2004；23：975-82.
16) 桂巻 正，平田公一，向谷充宏．肝不全時の輸液・栄養管理．外科治療 2003；88：295-301．
17) 渡邊明治．分岐鎖アミノ酸は肝硬変患者でみられる耐糖能低下を改善する．Modern Physician 2003；23：1429-34．
18) 藤原研司ほか．急性肝不全患者における特殊組成アミノ酸の投与．肝臓 1995；36：397-400．
19) 平澤博之，織田成人，貞広智仁ほか．浄化量を強化した血液浄化法による人工肝補助療法―HFCDF―．ICUとCCU 2007；31：361-9．
20) Plauth M, Merli M, Kondrup J, et al. ESPEN guidelines for nutrition in liver disease and transplantation. Clin Nutr 1997；16：43-55.
21) 志賀英敏，平澤博之，織田成人ほか．肝不全，腎不全同時発症症例に対する栄養管理．ICUとCCU 2006；30：633-9．

（仲村　将高，織田　成人，貞広　智仁，安部　隆三，中田　孝明，平澤　博之）

8. 重症急性膵炎

はじめに

　近年，重症患者に対する栄養投与法はbacterial translocation（BT）の予防や安全性，経済性の観点から経腸栄養（enteral nutrition：EN）法が望ましいとする意見がある[1)2)]。そして重症急性膵炎（severe acute pancreatitis：SAP）に対しても，わが国の急性膵炎の診療ガイドラインにおいて欧米で行われた無作為化比較試験（randomized controlled trial：RCT）の結果に基づきENが推奨されている[3)]。

　しかし，SAPの急性期の治療には厳密な水分管理に加え，感染症対策として十分なエネルギー投与と，緻密な血糖管理が必要となる。かかる管理には完全静脈栄養（total parenteral nutrition：TPN）のほうがより適していると考えられ，著者らのICUではSAP症例全例にTPNを施行している。さらに，TPNで問題となるBTによる感染性膵合併症を予防する目的で，selective digestive decontamination（SDD）を併用している。著者らはSAPに対し，TPNにSDDを併用する栄養管理を1996年から施行し，これまできわめて良好な成績をあげている[4)5)]。

　そこで本稿ではSAPの病態生理と栄養投与についての最新の知見に立脚した栄養管理法について，自験例を踏まえて解説する。

1　重症急性膵炎の病態生理と栄養管理

　SAPの病態の本態は急性膵炎によって引き起こされた全身性炎症反応症候群（systemic inflammatory response syndrome：SIRS）が遷延化・重症化し，全身のhumoral mediator networkが活性化されることである[4)6)7)]。これによって，全身の血管の透過性（permeability）の亢進や，蛋白漏出に伴う膠質浸透圧（colloid osmotic pressure：COP）の低下による間質の浮腫と循環血漿量の低下が同時に起こる。循環血漿量を維持するために大量輸液を行った場合，投与した輸液はextravascular spaceへ移行し，腹腔内圧の上昇によるabdominal compartment syndromeや組織酸素代謝失調を引き起こす可能性が高い（図1）[6)8)]。したがってSAP症例の急性期の輸液は厳密な水分バランスの管理のもとに施行される必要があり，栄養法もこの考えに従い，水分出納の厳密な管理を行えることが条件と考えられる。

　また，SAPの発症早期では侵襲に対する反応としてhypermetabolic stateを呈する。この時期の安静時エネルギー消費量（resting energy expenditure：REE）はHarris-Benedictの公式に基づいた基礎エネルギー消費量（basal energy expenditure：BEE）の1.5倍から2倍程度となる。また，同時に蛋白異化も亢進し，分枝鎖アミノ酸（branched-chain amino acids：BCAA）も不足した状態となることが知られている。さらに，近年重症患者の感染症予防対策として十分な栄養投与と，その際に血糖を厳密に管理することの重要性が指摘されている[7)9)]。すなわち，必要十分量の栄養投与を行いながらも血糖コントロールが可能であることも求められる条件のひとつと考えられる。

2　完全静脈栄養（total parenteral nutrition：TPN）と経腸栄養（enteral nutrition：EN）

　TPNおよびENには表1に示すような長所・短所があり，栄養投与法を選択する際には病態を踏まえたうえでそれらを十分に検討する必要がある。まずTPNは厳密な水分管理のもとに目標とするエネルギー量を確実に投与すること

図1 SAPの病態と水分管理

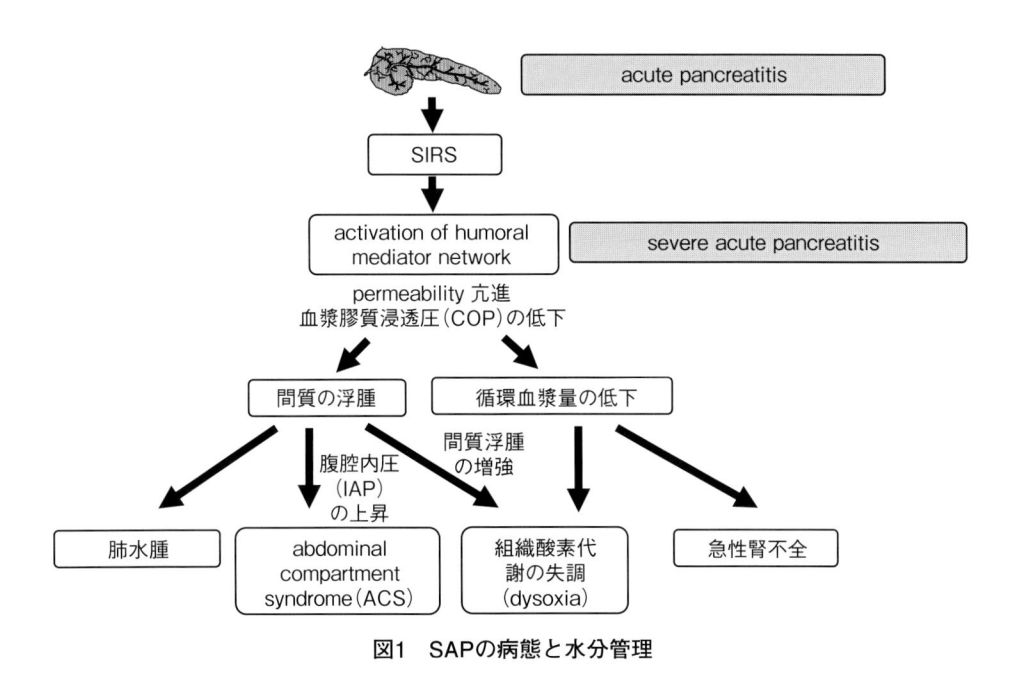

表1 SAPに対するTPNとENの長所と短所

	TPN	EN
長所	厳密な水分出納管理が可能 十分なエネルギー投与が可能 膵外分泌抑制効果	腸管機能の維持 BT予防 比較的安価
短所	高血糖 BT発症の危険性 比較的高価	膵外分泌刺激 厳密な水分出納管理が不可能 十分なエネルギー投与が困難 腸管合併症の危険性

が可能であるが，高血糖を来しやすく，腸管を使用しないためEN法よりもBTを発症する危険性が高くなる。

一方，ENは腸管を使用するためBT発症のリスクを軽減でき，肝臓を介した血糖調整を受けやすいため高血糖を来しにくいとされている[10]。しかし，腸管粘膜からの吸収に頼るため投与した栄養が十分に吸収されない可能性があり，水分出納も正確に把握しにくいことが短所として挙げられる[11]。さらに，SAPでは後腹膜から波及した炎症により麻痺性イレウスを呈する症例が多く，図2に示すように重症例ほど腸管蠕動が出現しにくい傾向もあり，ENそのものが施行できない場合が多い。

そこでわれわれはTPNの長所を生かしつつ，インスリンを持続投与することで血糖値をコントロールし，BT対策としてはSDDを併用する栄養管理を行ってきた。

3 TPNの実際

著者らがSAP症例に対して投与したTPNの投与エネルギー量と，その際に血糖コントロールのために投与したインスリン量を図3に示

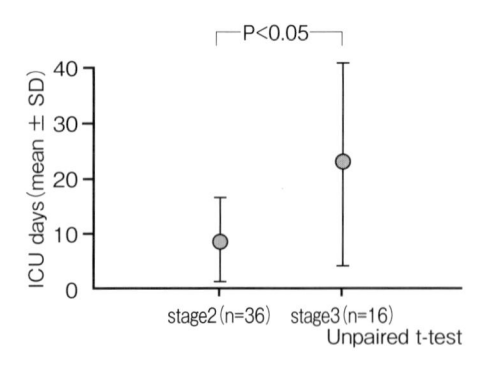

図2 SAPのstage別にみた腸蠕動出現までの期間

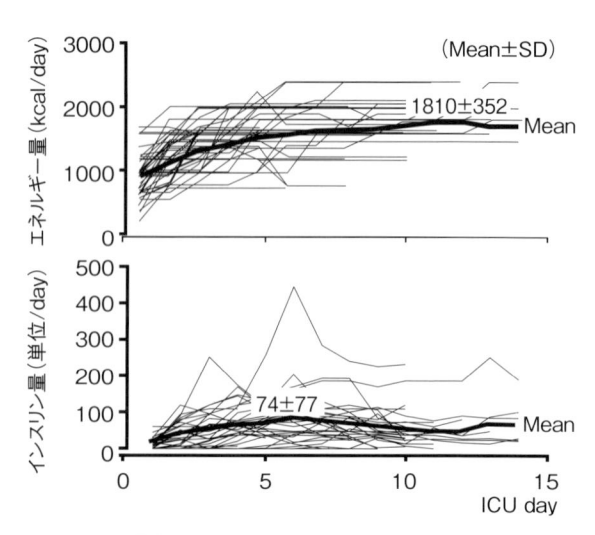

図3 SAP症例における投与エネルギー量とインスリン量

す。投与初日は基礎代謝量に基づいて決定した目標投与エネルギー量の約1/2量から開始し，5日程度で目標量（full strength）まで増量した。また，投与エネルギー量は1,810±352（mean±SD）kcal/dayとなり，おおむね間接熱量測定などから算出された消費カロリーに見合ったエネルギー投与が達成できた。

また，血糖値が150mg/dLを超えないように速効型インスリンを持続投与しているが，1日の投与量は70±77単位であり，ほとんどの症例を1日100単位以下で管理し得た。

4 感染性膵合併症について

SAPの診療においてもっとも深刻な合併症は感染性膵合併症であることはもはや論を待たない。2003年の全国調査でも感染を伴う症例の致死率は高く[12]，この傾向は10年以上も変わっていないところから，膵炎における感染性膵合併症がいかに重篤な病態であり治療困難な病態であるかが理解できる。感染性膵合併症の最大の原因はBTと考えられており[13]，いかにしてこれを予防するかが重症急性膵炎治療における重要な課題といえる。

5 bacterial translocation (BT) とselective digestive decontamination (SDD)

1972年にBergらがBTの概念を提唱して以来，この病態について数多くの研究がなされた[14)15)]。現在では彼らの提唱した細菌やエンドトキシンが直接腸管内から生体内に移行するメカニズムに加え，菌体や菌体成分を捕捉した免疫担当細胞から炎症性サイトカインが産生され，これが全身に広がり多臓器不全を引き起こすことがBTの新しい概念として提唱されている[15)]。

BTの発症要因としては腸管粘膜の防御力の破綻，全身および局所の免疫能の低下，腸管運動の低下およびそれに伴う腸内細菌の異常増殖が挙げられるが[16)]，SAPはこれらすべての要素を満たす病態である[17)]。BTの発症は感染性膵合併症の発症だけでなく，SAPの転帰にかかわっていることはほぼ明らかである。そこで細菌の異常増殖を介したBTを予防する試みとしてSDDや経腸栄養法についての研究がなされてきた[17)18)]。

6 SDDの必要性

感染性膵合併症対策として抗菌薬の予防的全身投与は全世界的に推奨されているが，SDDに関しては一定の見解は得られていない[19)20)]。抗菌薬の予防的全身投与についてmeta analysisにより感染性膵合併症および死亡率の低下につながることが報告され[21)]，わが国の診療ガイドラインでも強く推奨された[3)]。しかしこの結果には疑問を唱える声もある。すなわちSainioらは抗生物質の全身投与が感染症の発症率を有意に減少させ死亡率を低下せしめたものの，その発症率の低下は主にextrapancreatic infectionである尿路感染症の減少によるものであったと報告している[22)]。またIsenmannらは抗菌薬を予防投与した群と必要時に投与した群で感染性合併症の発症率や死亡率を比較したところ，予防投与群においてextrapancreatic infectionの発症率は抑えられたものの，感染性膵壊死の発症率や死亡率に差はなかったと報告している[23)]。このように，抗菌薬の予防的全身投与ではextrapancreatic infectionを減少させることはできるものの，死亡率については明確な効果は証明されなかった。その原因として，全身投与のみでは消化管内の異常細菌増殖を抑えられず，さらには耐性菌の出現を招いている可能性が考えられる。すなわち，抗菌薬の全身的予防投与だけではBT対策となり得ず，SDDを併用しなければ腸管内の異常細菌叢を制御できないばかりか，かえって耐性菌の増殖を助長してしまう可能性がある。

また，ENも積極的な感染性膵合併症対策として考えられるようになりつつある。ENは消化管運動を促進し消化管内容の停滞を防ぐことにより，異常細菌叢の増殖を抑え，さらに消化管粘膜のintegrityを保つことによりBTの発症を抑え，感染性膵合併症の発症率を減少させる効果があると考えられている[17)]。2006年に相次いで発表された2件のmeta analysis[24)25)]においても，TPNを施行する代わりにENによる栄養管理を施行することで感染性膵合併症の発症率を減少させ，平均在院日数を短縮し，臓器不全発症率を減少させる効果があると報告している。しかし，いずれの文献にもSDDの施行の有無については記載がなく，さらに両群で救命率には差を認めなかったことも報告されている。すなわち，TPNにSDDを併用することによって感染性膵合併症を予防することが可能であれば，SAPの急性期の栄養法としてはENよりも優れた栄養法になりうる可能性がある。

7 重症急性膵炎に対するSDDの効果

これまでにSAPに対して施行されたSDDのRCTはLuitenらの1件のみである。彼らは102例の重症急性膵炎症例を対象とし，SDD群では抗菌薬の腸管内投与，全身投与，口腔内塗布，注腸を組み合わせて施行することで，92％の症例でグラム陰性菌のcolonizationを抑えることに成功し，さらに感染性合併症も有意に減少せしめた（SDD群18％ vs コントロール群38％）ことを報告した[26)]。

わが国でもSDDを施行する施設は依然として少ないが，著者らは感染性膵合併症の治療に難渋した経験から，1995年よりSAP全例にSDDを施行している[5)]。SDDに使用する抗菌薬はICUで治療に難渋するメチシリン耐性黄色ブドウ球菌（methicillin-resistant *Staphylococcus aureus*：MRSA）や緑膿菌感染に対応すべく，ポリミキシンB，アムホテリシンBおよびバンコマイシンまたはアルベカシンの3剤を用いている。さらにBT対策の一環として，腸管粘膜のintegrityを維持する目的でグルタミンおよび食物繊維をSDDと一緒に投与している。口腔内除菌に関しては，著者らの施設ではブラッシングを主体とした口腔ケアによる感染性合併症予防対策にも力を入れているため，抗菌薬は用いていない[27)]（表2）。それでもSDDの施行以前はSAPの56％に見られた感染性膵合併症が，SDD施行後は11％と有意に減少した（図4）。

表2　SDDを用いたBT対策

	Luiten		当施設	
口腔内	2% 硫酸コリスチン 2% ノルフロキサシン 2% アムホテリシンB 6時間ごとに塗布		ブラッシングを主体とした口腔ケアのみ	
腸管内	硫酸コリスチン ノルフロキサシン アムホテリシンB 6時間ごとに経口投与	200 mg 50 mg 500 mg	アルベカシン （またはバンコマイシン ポリミキシンB アムホテリシンB グルタミン 食物繊維 8時間ごとに3分割投与	200 mg/day 1,500 mg/day） 250 万単位/day 300 mg/day 3,000 mg/day 5 g/ day
注腸	硫酸コリスチン ノルフロキサシン アムホテリシンB 1日1回	800 mg/day 200 mg/day 2,000 mg/day		
静脈投与	セフォタキシム 8時間ごと	500 mg	イミペネム 12時間ごと	500 mg

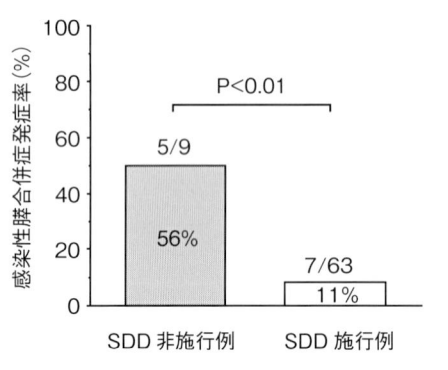

図4　SDD非施行例および施行例における感染性膵合併症発症率の比較

8　栄養管理の実際

　以上を踏まえ，当科ではSAP患者に対してTPNとENを組み合わせて両者の利点を効果的に取り入れた栄養管理を施行している。まず急性期は輸液管理が治療の主体となり，腸蠕動を認めない症例が多いことからTPNにSDDを組み合わせた栄養管理を開始する。循環動態が安定し，腸蠕動が確認できた段階で，nasojejunal tubeを内視鏡を用いて先端がTreitz靱帯を超えるように留置し，ENを開始する。ENのみで十分な栄養投与が可能な場合もあるが，多くの場合は補助的に経静脈栄養を組み合わせている。

9　栄養製剤の選択

　TPN製剤については一般的な糖・アミノ酸・ビタミン・微量元素・電解質などをバランスよく配合したものが好ましく，特に侵襲時用製剤としてBCAAを多く含んだものが望ましい。当科ではそれぞれを組み合わせて独自に作成する場合が多く，カロリー/窒素比が200-300前後となるように調整している。急性腎不全の合併により腎機能が低下している場合などにはカロリー・窒素比を適宜調整している。
　経腸栄養剤については膵の外分泌刺激を回避するために完全消化態栄養剤がより適している

との意見や[28]，感染症対策として免疫賦活栄養剤が有用とする意見もあるが[29]，一般的な製剤との厳密な比較による優位性は示されていない[19)25]。よってENを施行する際に積極的に推奨されるものは現在のところなく，一般的な製剤から開始し病状に合わせて特殊な製剤への変更を検討するといった方法が実際的と考えられる。

10 栄養評価

SAPではエネルギーや蛋白代謝の状態がダイナミックに変遷するため，随時栄養状態について評価を行う必要がある。エネルギー代謝の評価としては間接熱量測定など，蛋白代謝の評価としては窒素バランス算定やrapid turnover proteinなどが有用と考えられ，これらを総合的に評価し栄養投与量や内容を調整することが望ましい。

11 人工栄養法からの離脱

SAPの栄養管理においてTPNやENから通常の経口摂取に切り替えるタイミングはもっとも苦慮するところである。当科では身体所見・血液検査所見などから膵および周囲の炎症が鎮静化していることや，腸管蠕動があり便通異常がないことを確認したうえで経口摂取を開始している。経口摂取は水分から徐々に食事へと移行させていくが，その間は腹部所見や血液検査結果をもとに膵炎の再燃について十分に注意を払っている。

最近になり経口摂取開始後の膵炎の再燃を予知する指標として血清リパーゼの有用性が報告されており[30]，今後経口摂取の開始時期を決定する指標として期待される。

おわりに

SAPの栄養管理法は今後もますます議論の多くなるところと考えられる。SAPにかぎらず，重症患者に対するENはBT対策のみならず，安全性，経済性の面でもメリットは多い。しかし，SAPの急性期には厳密な水分管理のもとに感染症予防対策として十分な栄養投与が必須であり，かかる管理にはTPNのほうがより適していると考えられる。また，膵の炎症が腸管や腸間膜に波及することにより麻痺性イレウスを呈している症例も多く見られ，ENそのものが施行困難であることも事実である。こうした症例に対してはTPNにSDDを組み合わせた栄養管理がより実際的であり，有用であると考えられる。

SAP症例の栄養管理は，TPN＋SDDまたはENを個々の病態に対する有効性に加え安全性や経済性の観点からもより有益と考えられる方法を随時検討し，施行することが望ましい。

【文　献】

1) Simpson F, Doig GS. Parenteral vs. enteral nutrition in the critically ill patient : a meta-analysis of trials using the intention to treat principle. Intensive Care Med 2005 ; 31 : 12-23.

2) Gramlich L, Kichian K, Pinilla J, et al. Does enteral nutrition compared to parenteral nutrition result in better outcomes in critically ill patients? A systematic review of literature. Nutrition 2004 ; 20 : 843-8.

3) 急性膵炎の診療ガイドライン作成委員会. 急性膵炎の治療 5. 栄養療法. 急性膵炎の診療ガイドライン作成委員会編. エビデンスに基づいた急性膵炎の診療ガイドライン（第2版）. 東京：金原出版；2007. p.99-101.

4) 平澤博之，織田成人，志賀英敏ほか. 急性膵炎治療法の進歩 特殊療法 持続的血液濾過透析（CHDF）の適応と臨床的有用性. 日本臨床 2004 ; 62 : 2094-100.

5) 北村伸哉，平野　剛，森口武史ほか. 急性膵炎治療法の進歩 薬物療法 Selective digestive decontamination（SDD）とその有効性. 日本臨床 2004 ; 62 : 2065-73.

6) Oda S, Hirasawa H, Shiga H, et al. Management of intra-abdominal hypertension in patients with severe acute pancreatitis with continuous hemodiafiltration using a polymethyl methacrylate membrane hemofilter. Ther Apher Dial 2005 ; 9 : 355-61.

7) Van den Berghe G, Wouters PJ, Bouillon R, et al. Outcome benefit of intensive insulin therapy in the critically ill : Insulin dose versus glycemic control. Crit Care

Med 2003 ; 31 : 359-66.
8) 平澤博之, 織田成人, 志賀英敏ほか. 重症急性膵炎の病態・診断・治療 重症急性膵炎におけるabdominal compartment syndrome—病態・診断・治療—. 胆と膵 2006 ; 27 : 23-30.
9) Van den Berghe G, Wilmer A, Hermans G, et al. Intensive Insulin Therapy in the Medical ICU. N Engl J Med 2006 ; 354 : 449-60.
10) Cheng SS, Torres-Sanchez CJ, Hosein N, et al. Route-dependent effect of nutritional support on liver glucose uptake. Am J Physiol Regul Integr Comp Physiol 2005 ; 289 : 1319-27.
11) Zaloga G. Parenteral nutrition in adult inpatients with functioning gastrointestinal tracts : assessment of outcomes. Lancet 2006 ; 367 : 1101-11.
12) 木原康之, 大槻 眞. 全国疫学調査および特定疾患医療費受給者証の新規受給者を対象とした実態調査からの解析. 肝胆膵 2005 ; 51 : 1029-32.
13) Luiten EJ, Hop WC, Endtz HP, et al. Prognostic importance of gram-negative intestinal colonization preceding pancreatic infection in severe acute pancreatitis. Results of a controlled clinical trial of selective decontamination. Intensive Care Med 1998 ; 24 : 438-45.
14) Berg RD, Garlington AW. Translocation of certain indigenous bacteria from gastrointestinal tract to the mesenteric lymph nodes and other organs in a gnotobiotic mouse model. Infect Immun 1979 ; 23 : 403-11.
15) Alverdy JC, Laughlin RS, Wu L. Influence of the critically ill state on host-pathogen interactions within the intestine : gut-derived sepsis redefined. Crit Care Med 2003 ; 31 : 598-607.
16) 織田成人, 平澤博之. 侵襲下におけるmicrobial translocationのup-to-date 腸内細菌コントロール（1）SDD. 外科と代謝・栄養 2005 ; 39 : 197-209.
17) Dervenis C, Smailis D, Hatzitheoklitos E. Bacterial translocation and its prevention in acute pancreatitis. J Hepatobiliary Pancreat Surg 2003 ; 10 : 415-8.
18) Luiten EJ, Bruining HA. Antimicrobial prophylaxis in acute pancreatitis : selective decontamination versus antibiotics. Baillieres Clin Gastroenterol 1999 ; 13 : 317-30.
19) Nathens AB, Curtis JR, Beale RJ, et al. Management of the critically ill patient with severe acute pancreatitis. Crit Care Med 2004 ; 32 : 2524-36.
20) Whitcomb DC. Clinical practice ; Acute pancreatitis. N Engl J Med 2006 ; 354 : 2142-50.
21) Sharma VK, Howden CW. Prophyalactic antibiotic administration reduces sepsis and mortality in acute necrotizing pancreatitis : a meta-analysis. Pancreas 2001 ; 22 : 28-31.
22) Sainio V, Kemppainen E, Puolakkainen P, et al. Early antibiotic treatment in acute necrotizing pancreatitis. Lancet 1995 ; 346 : 663-7.
23) Isenmann R, Runzi M, Kron M, et al. Prophylactic antibiotic treatment in patients with predicted severe acute pancreatitis : a placebo-controlled, double-blind trial. Gastroenterology 2004 ; 126 : 997-1004.
24) Heinrich S, Shafer M, Rousson V, et al. Evidence-based treatment of acute pancreatitis : a look at established paradigms. Ann Surg 2006 ; 243 : 154-68.
25) McClave SA, Chang WK, Dhaliwal R, et al. Nutrition support in acute pancreatitis : a systematic review of the literature. JPEN 2006 ; 30 : 143-56.
26) Luiten EJ, Hop WC, Lange JF, et al. Controlled clinical trial of selective digestive decontamination for the treatment of severe acute pancreatitis. Ann Surg 1995 ; 222 : 57-65.
27) Mori H, Hirasawa H, Oda S, et al. Oral care reduces incidence of ventilator-associated pneumonia in ICU populations. Intensive Care Med 2006 ; 32 : 230-6.
28) Meier R, Ockenga J, Pertkiewicz M, et al. ESPEN Guidelines on Enteral Nutrition : Pancreas. Clin Nutr 2006 ; 25 : 275-84.
29) Hallay J, Kovacs G, Szatmari K, et al. Early jejunal nutrition and changes in the immunological parameters of patients with acute pancreatitis. Hepatogastroenterology 2001 ; 48 : 1488-92.
30) Chebli JM, Gaburri PD, De Souza AF, et al. Oral refeeding in patients with mild acute pancreatitis : prevalence and risk factors of relapsing abdominal pain. J Gastroenterol Hepatol 2005 ; 20 : 1385-9.

（大島　拓, 織田　成人, 平澤　博之）

9. 急性腎不全・慢性腎障害急性増悪

はじめに

　急性腎不全は造影剤など腎毒性薬物の使用後，あるいはhypovolemiaの際などに単一臓器不全として発症する場合と，多臓器不全の一環として発症する場合とに大別される。前者の場合は腎単一臓器の機能不全といった色彩が強いが，後者の場合は多臓器不全の一部分症として把握される必要がある。いずれにせよいったん発生すると腎不全は単一臓器の機能不全にとどまらず，種々の代謝異常を包含する全身性の疾患である。また腎不全患者には種々の代謝異常に加えて，体蛋白異化が亢進した状態にあり，この状態は併存疾患の存在，手術侵襲などによりさらに増悪する。これらの代謝異常ならびに異化亢進を可及的に是正することは，腎不全患者の管理上きわめて重要であり，近年腎不全患者における栄養管理の重要性が再認識されつつある。したがって腎不全患者に栄養管理を行う際，その病態と代謝異常を熟知し，これに即した管理を行う必要があることはいうまでもない。本稿では急性腎不全および慢性腎不全保存療法期の急性増悪時における栄養管理の原則と実際について概説する。

1 腎不全患者の病態と侵襲時の代謝変動

1）腎不全患者における代謝異常

　腎不全においては腎における水・溶質の排泄障害，再吸収障害，および腎局所における代謝障害が存在するが，これによって惹起される内部環境（milieu interior）の異常がさらに全身性の広範な代謝異常を引き起こす。これらは水・電解質代謝異常，酸塩基平衡の異常，蛋白・アミノ酸代謝異常，糖代謝異常，脂質代謝異常，さらにビタミン，ミネラルおよびホルモン代謝異常に分類される（表1）[1]。これらの代謝異常は投与される薬物の排泄・代謝障害によりさらに修飾される。その結果，水分の貯留，高K血症，高P血症，高Mg血症，代謝性アシドーシス，尿毒素の蓄積，蛋白異化の亢進と蛋白合成能の低下，貧血，骨病変，出血傾向，耐糖能の低下，高脂血症，創傷治癒の遅延，免疫能の低下，易感染性，血管病変の形成など多彩な病態が出現する。

2）腎不全における蛋白・アミノ酸代謝異常

　腎不全においては蛋白・アミノ酸代謝異常が存在し，窒素化合物の蓄積，蛋白異化の亢進と蛋白合成能の低下，血漿および細胞内アミノ酸分画の異常などが認められる。蛋白・アミノ酸代謝異常の原因としては，排泄障害，アミノ酸代謝酵素活性の低下，吸収障害，多数の因子が挙げられるが（表2），以下にこれらを要約する。

a. 蛋白・熱量摂取不足

　蛋白・熱量摂取の不足は腎不全による体蛋白異化をさらに亢進させ，ひいては蛋白合成能を低下させ，腎不全に特有なwasting syndromeを引き起こす。上記の摂取不足に加えて，血液浄化による蛋白・アミノ酸の喪失も窒素出納を負に傾ける要因となっている。

b. 蛋白異化の亢進

　腎不全における蛋白異化の亢進には表3に示す多くの因子が関与している。近年この中でもアシドーシス，内分泌異常の影響が特に注目されている。また蛋白・熱量摂取の不足が大きく

表1 腎不全患者の代謝異常

1. 水・電解質代謝異常
   水分貯留, Na↑/↓, K↑, Ca↓, Mg↑, P↑, Al↑
2. 酸・塩基平衡異常
   HCO_3^-↓, base excess↓
3. 糖代謝異常
   インスリン抵抗性↑, 耐糖能↓
4. 脂質代謝異常
   TG↑, HDL-chol↓, VLDL↑, IDL↑, MDA rich, LDL↑, Lp (a) ↑, LPL↓, HTGL↓, LCAT↓, カルニチン↓
5. 蛋白・アミノ酸代謝異常
   窒素化合物蓄積, 蛋白異化↑, 蛋白合成能↓, EAA↓, E/N↓, Tyr/Phe↓, Val/Gly↓, Val/A-la↓, Ser/Gly↓, 筋細胞内BCAA↓
6. 内分泌代謝異常
   コンチゾール↑, グルカゴン↑, 上皮小体ホルモン↑
7. ビタミン代謝異常
   水溶性ビタミン↓, 活性型VD↓, VA↑
8. ミネラル代謝異常
   Zn↓, Se↓, Fe↑, Al↑, V↑, F↑

IDL：中間型リポ蛋白, LDL：低比重リポ蛋白, MDA：マロンデアルデヒド Lp (a)：リポ蛋白 (a), LPL：リポ蛋白リパーゼ, HTGL：肝性リパーゼ, LCAT：レシチンコレステロールアシルトランスフェラーゼ, EAA：必須アミノ酸, E/N：必須アミノ酸/非必須アミノ酸比, BCAA：分枝鎖アミノ酸, V：バナジウム, F：フッ素

（寺岡 慧, 中川芳彦, 阿岸鉄三ほか. 腎不全時の静脈栄養：慢性腎不全. 医薬ジャーナル 1996；32：101-14より引用）

表2 腎不全における蛋白・アミノ酸代謝異常

・蛋白およびエネルギー摂取の不足
・蛋白異化の亢進と蛋白合成能の低下
・窒素化合物の蓄積
・腸管よりのアミノ酸吸収障害
　トリプトファン
・腎よりのアミノ酸排泄障害
　メチルヒスチジン
・アミノ酸代謝障害
　1) アミノ酸代謝関連酵素の低下
　　フェニルアラニン・ヒドロキシラーゼ
　　ハイドロキシプロリン・オキシダーゼ
　2) 腎における代謝障害
　　グリシン・セリン
・透析療法による蛋白・アミノ酸の喪失
・コルチゾール, グルカゴン, PTHの増加, インスリン抵抗性の増大

（寺岡 慧, 中川芳彦, 阿岸鉄三ほか. 腎不全時の静脈栄養：慢性腎不全. 医薬ジャーナル 1996；32：101-14より引用）

表3 腎不全における異化亢進の機序・原因物質

・栄養摂取の不足
・透析時の蛋白・アミノ酸の喪失
・血液喪失（透析時, 採血時）
・基礎疾患, 合併症
・尿毒素の蓄積
・アシドーシス
・ホルモン異常
　カテコールアミン, グルカゴン, コルチゾール, 上皮小体ホルモン
・蛋白分解酵素
　カテプシンB_1/D, アルカリ性プロテアーゼ, その他のプロテアーゼ
・IL-1, TNF-α, IL-6, PGE_2
・白血球由来パイロジェン
・その他

（寺岡 慧, 中川芳彦, 阿岸鉄三ほか. 腎不全時の静脈栄養：慢性腎不全. 医薬ジャーナル 1996；32：101-14より引用）

関与していることは明白である。

筋蛋白異化により3-メチルヒスチジン，アラニンなどが血漿中に遊離してくる。また骨吸収の亢進により，コラーゲンからヒドロキシプロリンが遊離する。

c. 蛋白合成能の低下

腎不全では肝細胞や筋細胞においてRNA量が低下しているとされ，増加したRNaseによるm-RNAの傷害がその一因と推定されている[2]。また蛋白合成の場であるポリゾーム（ポリリボゾーム）の集合異常が認められており[3]，これらが蛋白合成能の低下の原因と考えられている。さらに腎不全ではコルチゾール，グルカゴンなどの蛋白異化ホルモンの増加，インスリン抵抗性の増大，上皮小体ホルモンの増加が認められ，これらも蛋白合成の低下に関与しているとされている。尿毒素として知られるメチルグアニジン，グアニジノコハク酸などのグアニジノ化合物も蛋白合成を抑制するとされている。

d. アミノ酸排泄障害

腎不全においては3-メチルヒスチジン，シスチン，ヒドロキシプロリンなどの腎からの排泄が低下する。3-メチルヒスチジンは筋蛋白分解により血中に遊離してくるため，蛋白異化の亢進と排泄障害があいまって，その血中濃度は増加する。

e. 腸管からのアミノ酸吸収の低下

腎不全においては腸管からのトリプトファンなどのアミノ酸の吸収が低下する。さらにトリプトファンは一部アルブミンと結合しているが，腎不全では結合型が低下し，相対的に遊離型が増加する。腎不全では遊離型の脳内への取り込みが増加し，脳内のセロトニン代謝異常を引き起こすとされている。

f. アミノ酸代謝酵素活性の異常

グリシンは腎臓でセリンへと変換されるが，腎不全ではこれが障害され，グリシン濃度が上昇し，セリン濃度が減少する（セリン／グリシン比の低下）。

またフェニルアラニンは肝および腎に存在するフェニルアラニン・ヒドロキシラーゼによりチロシンに変換されるが，腎不全ではこの酵素活性が低下するためフェニルアラニンが増加し，チロシンが減少する（チロシン／フェニルアラニン比の低下）。肝のフェニルアラニン・ヒドロキシラーゼがこれを代償すると考えられるが，腎不全では肝の酵素活性も低下し，さらにフェニルアラニン代謝経路にシャント経路が形成されると推定されている[4]。

さらにシトルリンをアルギニンに変換する腎アルギニン・シンセターゼ活性の低下，およびシトルリンを合成する肝オルニチン・トランスカルバモイラーゼ活性の亢進により，血漿シトルリン濃度は増加する。

上記の蛋白・アミノ酸代謝障害の結果，血漿および細胞内アミノ酸分画の異常を来たす。すなわち血漿中ではフェニルアラニン，メチオニン以外の必須アミノ酸（EAA）濃度は減少し，非必須アミノ酸（NEAA）としてはヒスチジン，セリン，チロシン濃度は低下し，その他のNEAAは増加ないし増加傾向を示す。その結果，EAA/NEAA比は低下する。

3）腎不全患者における侵襲時の生体反応と代謝変動

a. 侵襲と生体反応

侵襲に対する生体反応としては，神経−内分泌系の変動とサイトカインネットワークを介した反応が惹起され（図1）[5]，さらにこの結果種々の代謝変動が起こる（図2）[6)7)]。この反応の程度は，基本的には侵襲の程度と患者の全身状態と予備能によって規定されるが，さらに患者の年齢，性別，基礎疾患，併存疾患，合併症などによって修飾される。

侵襲時の代謝変動は古典的には，直後の循環動態が不安定で末梢循環が障害され代謝が低下しているebb phaseと，それに引き続き代謝が亢進したflow phaseに大別される[8]。ebb phaseは深部体温低下，血管収縮，酸素消費量減少，心拍出量減少，代謝低下で特徴づけられ（hypometabolic state），重症度と治療によって異な

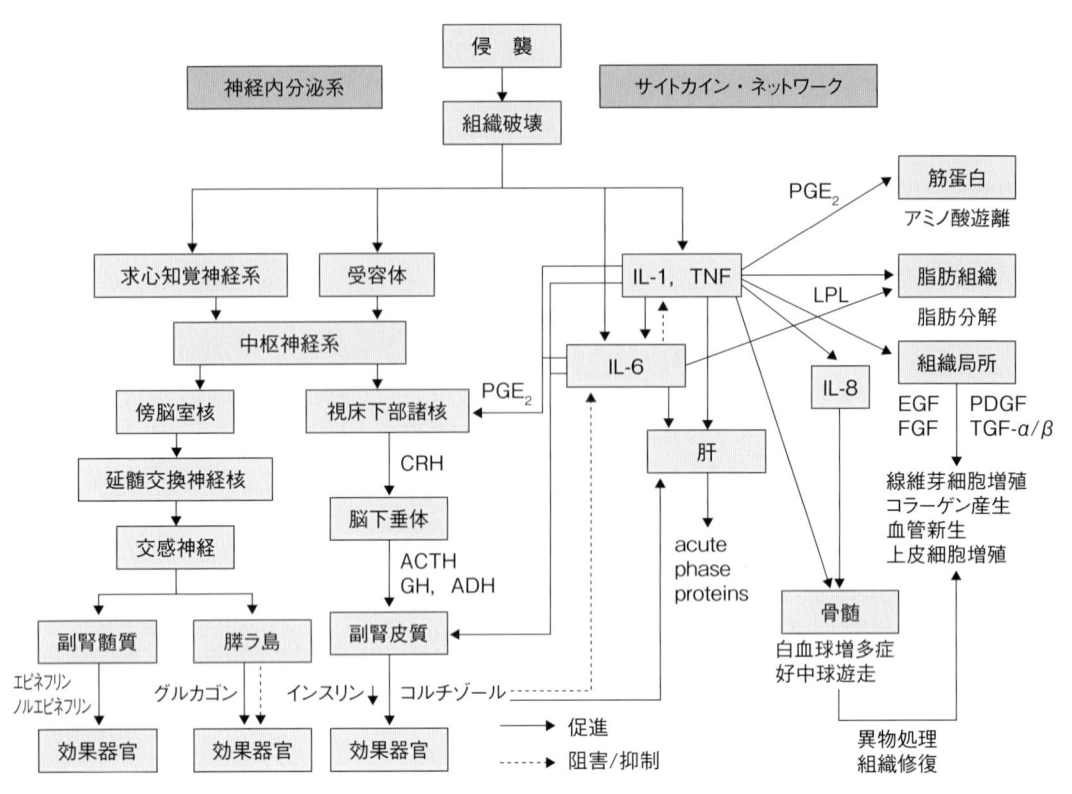

図1 侵襲と生体反応

(寺岡 慧, 中川芳彦, 阿岸鉄三ほか. 腎不全時の静脈栄養：慢性腎不全. 医薬ジャーナル 1996; 32：101-14より引用)

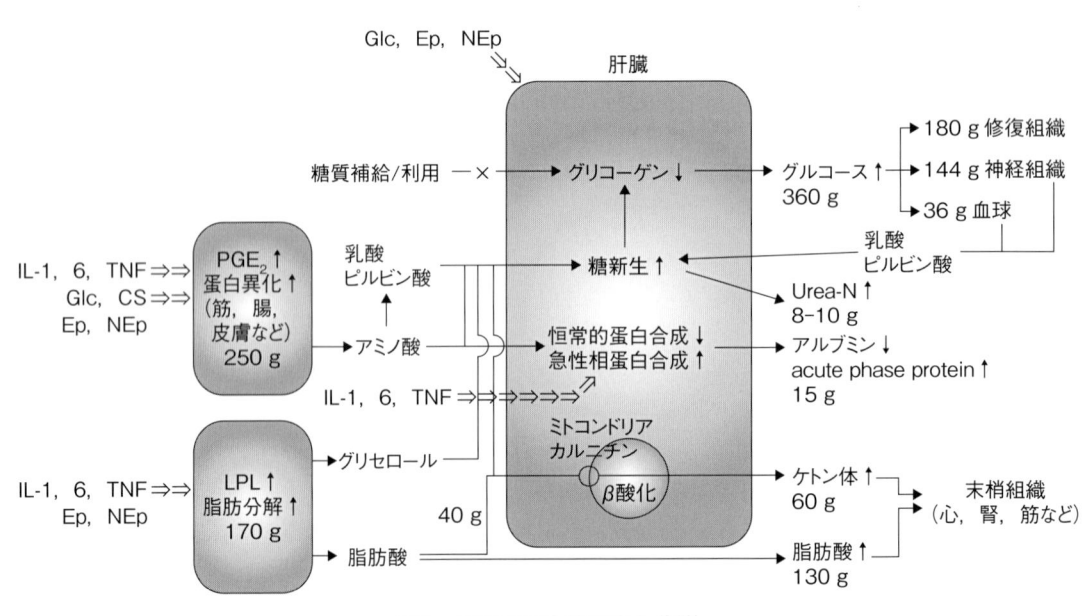

図2 侵襲下の生体反応と代謝

(Cahill GF. Body fluid replacement in the surgical patients. In：Fox CL, Nahas GG, editors. New York：Grune & Stratton；1970. p.286より改変引用)

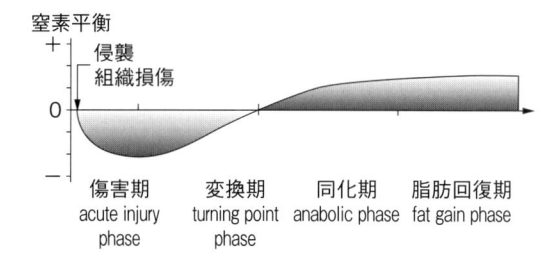

図3 組織損傷後の代謝回復過程（窒素平衡）

るが数時間から72時間継続する。flow phaseではエネルギー消費が亢進し，体温上昇，糖新生増加，蛋白異化亢進で特徴づけられ，hypercatabolic/hypermetabolic stateと呼ばれる。

Moore[9]は手術後の生体反応と代謝変動の回復過程を4相に分類した。第1相（acute injury phase）は組織異化と細胞外液保持の時期であり，蛋白異化が亢進し，窒素平衡は負となる。その後第2相（turning point phase：変換期）を経て，第3相（anabolic phase：同化期）に移行し，窒素平衡は正に転換する。この時期には体蛋白の喪失が回復し始め，創傷治癒が進行し，最後に体脂肪の蓄積により体重が増加する第4相（脂肪回復期：fat gain phase）へと移行する（図3）。

これらは概念的な分類であり，実際には治療内容，合併症の有無によって大きく修飾される。第2相は水利尿と溶質利尿の時期として知られているが，腎不全患者ではこの時期においても体液貯留の傾向が継続する。また腎不全患者では蛋白異化が高度であるため，第3相への移行は遅れ，創傷治癒も遷延する。したがって腎不全患者における栄養管理の原則は，異化亢進を抑制し，できるだけ早く同化期（第3相）に移行させることであろう。

b. 神経-内分泌系反応と代謝変動[10)11)]

一般的に侵襲下では神経-内分泌系の生体反応が下垂体-副腎系の作動をとおして惹起され，カテコラミン，ACTH，コルチゾール，成長ホルモン，グルカゴンなどのインスリン拮抗ホルモンの分泌亢進が起こり，さらにインスリン分泌が低下する。その結果，肝グリコーゲンの分解によって血糖が動員され脳，赤血球，免疫担当細胞に供給されるが，肝グリコーゲンは速やかに消費され筋グリコーゲンの利用，筋蛋白異化，脂肪分解などが亢進する。筋蛋白異化によってアミノ酸が放出され，一方で肝におけるアラニンを介した糖新生に利用され，他方で損傷組織の修復，免疫系，凝固系蛋白の合成に利用され，その結果筋蛋白の崩壊，消耗が進行する。脂肪分解により放出された脂肪酸は種々の臓器においてエネルギー源として利用されるが，ミトコンドリア内におけるTCAサイクルの代謝回転の抑制がある場合，あるいは脂肪酸の過負荷がある場合はケトン体に変換され，ケトアシドーシスを促進させる（図2）[6)7)]。このように侵襲下での生体反応は，前項で述べた腎不全の代謝異常，すなわち耐糖能異常，窒素化合物の蓄積，アシドーシスなどをさらに増悪させる。

c. サイトカインと代謝変動

侵襲時には，上記の神経-内分泌系に加えてサイトカインネットワークを介した反応系が代謝変動に関与する。まずインターロイキン（interleukin：IL）-1，TNF-α，IL-6が産生され，IL-1は発熱をはじめとする急性期の反応，血液前駆細胞の増殖，プロスタノイドの産生を誘導し，TNF-αは凝血促進，急性期生体反応，プロスタノイド産生の誘導などIL-1の作用と重複しつつ，好中球の活性化と動員を誘導する[12)]。これらの結果，蛋白異化，特に筋蛋白異化とアミノ酸遊離，脂肪の分解と動員，さらに局所における線維芽細胞の増殖，コラーゲン合成などを促進する[6)7)]。IL-1とTNF-αはさらにIL-6，IL-8，IL-10，IL-12，IL-18などの炎症性および抗炎症性サイトカインの産生を誘導する[13)]。産生されたIL-6は肝細胞における補体，CRP，fibrinogen，PSTIなどのさらに広範な急性相蛋白を誘導し，B細胞の増殖を促進する。また引き続き産生されたIL-8は好中球を局所へ遊走，集積させ，異物処理あるいは組織修復などを促進させる（図1）。

種々のサイトカインの連鎖的な産生と放出は全身性炎症反応症候群（systemic inflammatory response syndrome：SIRS）を引き起こす

が，その始動には自然免疫系が関与し，toll-like receptor（TLR）とその下流の転写因子NFκBが重要な役割を演じている[13)14)]。引き続いて獲得免疫系が作動し，主としてT細胞由来の炎症性サイトカインの過剰産生が誘導される（SIRS）。さらに上記の過程に引き続いて，抗炎症性サイトカインが過剰産生される場合は代償性抗炎症反応症候群（compensatory anti-inflammatory response syndrome：CARS）という病態が惹起される[12)]。

上記の自然免疫系，獲得免疫系の作動による種々のサイトカイン産生は，病原微生物など外来性抗原のみでなく，虚血再環流傷害，熱傷，重度外傷，組織損傷など内因性の刺激によっても起こりうる。事実，HSP-60はTLR-4のリガンドとして知られ，また壊死細胞/組織などの内因性刺激によってもTLR下流のシグナル伝達が活性化され，サイトカイン産生が起こりうる（アポトーシスでは惹起されない）。また最近各種サイトカインのゲノム解析により，single nucleotide polymorphisms（SNPs），variable number of tandem repeats（VNTRs）などの遺伝子多型が確認されており，この多型が患者の予後を大きく左右することが報告されている[13)]。TNF，IL-1，IL-1ra，IL-10，IL-6，NFκB，CD14，TLR-4などについて上記の遺伝子多型と予後との関連が解明されつつある[5)]。これらの反応により産生されたサイトカインは図2に示すような代謝変動を促進する。

2 腎不全患者の栄養管理上の原則と問題点

腎不全患者の栄養管理の原則は，十分な熱源と適正な窒素源の投与により，異化亢進による体蛋白の崩壊を抑制すると同時に尿毒素の蓄積を防止することである。そのためには栄養学的な見地からのみではなく，上記の代謝異常を可能なかぎり是正するよう努めるべきである。以下に腎不全における栄養管理の原則と問題点について高カロリー輸液（IVH）を中心に述べる。

1）投与水分量

腎不全は一般に急性腎不全（acute renal failure：ARF）と慢性腎不全（chronic renal failure：CRF）に大別され，前者はさらにoliguric ARFと尿量自体は維持されているnon-oliguric ARFに分類される。CRFはすでに血液透析（hemodialysis：HD）あるいは連続携行式腹膜灌流（continuous ambulatory peritoneal dialysis：CAPD）などに導入されている維持透析患者と，導入されていない保存療法期のCRFとに分類される。保存療法期のCRFになんらかの侵襲が加わって，腎不全が急性増悪することもある（acute-on-chronic）。この場合もoliguricとnon-oliguricのパターンがありうるが，acute-on-chronicの場合は急速にoliguric ARFへと進展することが多い。これらの腎不全患者の栄養管理に際しては水分出納の厳密な管理が必要であり，バランスシートを作成しその出納を厳重にチェックする。

non-oliguric ARFの場合は，尿量を維持するため可能なかぎり利尿を図ることに努めるべきであるが，腎の調整能が低下しているため溢水からうっ血性心不全に進展することがあり注意を要する。oliguric ARFでは厳重な水分出納に基づいた水分管理が必要である。週3回HDを行う場合，除水量は約7.5-9kg/week（1,000-1,300mL/day）となり，これに不感蒸泄，ドレーンからの排液量その他の喪失量などを加え，代謝水を差し引いた値が1日の総水分投与量（約1,200-1,500mL/day）となる。持続的血液浄化法を行う場合は，水分制限は緩和される。腎不全患者では発汗量は少なく，また人工呼吸器を装着している場合は呼気よりの水分の蒸散はほとんど無視しうるので，不感蒸泄量の算定には注意する必要がある。

循環動態が不安定な場合には，循環動態に影響を与えず緩徐に大量の除水を行いうる持続的血液濾過（continuous hemofiltration：CHF）あるいは持続的濾過透析（continuous hemodiafiltration：CHDF）が有用である。CHF/CHDFの普及により安全に持続的かつ大量の除水が可能となり，oliguric ARFにおいてもIVH施行時

に水分制限が緩和されるようになった。また Feinsteinら[16]はグルコース（5g/dL）およびアミノ酸（0.5g/dL）を添加した透析液を用いて緩徐にHDを行い，HDとグルコースおよびアミノ酸補給を同時に行う方法（continuous slow hemodialysis, CSHD）を提唱している。この方法では毎時50gのブドウ糖と4gのアミノ酸が血中に移行するとされ，血液浄化と栄養補給を同時に達成することが可能とされているが一般的な方法とはいえない。

2）熱源投与量

腎不全における熱源の至適投与量については，基礎疾患の種類，合併症の有無などにより異なるが，腎不全に特有な体蛋白の異化を抑制するために十分な熱源投与が必要である。一般にエネルギー必要量（total daily requirement：TDR）は基礎代謝率（basal metabolic rate：BMR）と活動によるエネルギー消費量（energy expenditure of activity：EEA），食物の特異動的作用（specific dynamic action of food：SDA）の総和で計算されるが，術後におけるTDRの算定にはEEAおよびSDAを無視し，BMRに病態ごとに一定の係数を乗じた値が用いられる。BMRは基礎エネルギー必要量（basal energy requirement：BER）あるいは基礎エネルギー消費量（basal energy expenditure：BEE）と同義語であり，安静時エネルギー消費量（resting energy expenditure：REE）を意味しており，一般的には下記のHarris-Benedictの公式で計算されるが，成人ではおおむね25-30kcal/kg/dayと考えて実用上は問題ないとされている。

BEE=66.5＋(13.7×BW[kg])＋(5×H[cm])－(6.8×Age[years])…男性

BEE=655＋(9.6×BW[kg])＋(1.7×H[cm])－(4.7×Age[years])…女性

さらに日本人のための簡易式として以下の計算式がある。

BEE=14.1×BW（kg）＋620…男性

BEE=10.8×BW（kg）＋620…女性

BMRは体温が1℃上昇すると13％増加する

表4 各種病態下におけるstress factor

	BMR Bessey[18]	Wesson[17]
腹膜炎	1.05-1.25	1.05-1.25
感染症	1.05-1.25	1.30-1.55
悪性腫瘍		1.15-1.30
熱傷（10％）	1.25	1.50-2.00
（20％）	1.50	
（30％）	1.70	
（40％）	1.85	
（50％）	2.00	

が，種々の病態下において侵襲の程度によって，軽度侵襲下では10％，中等度，高度侵襲下でそれぞれ25％，50-100％増加するとされている。Wesson[17]は basal metabolic requirement（23-26kcal/kg/day）に定数（1.25）と病態別の stress factor（腹膜炎：1.05-1.25，重症感染症：1.30-1.55，熱傷：1.50-2.00，悪性腫瘍：1.15-1.30）を乗じた値を推定1日必要量とすることを提唱している。表4に各種病態下および各種手術後の係数（stress factor）を示す[17) 18)]。

間接熱量測定法（indirect calorimetry）によりエネルギー消費量を算出し，これにより熱源投与量を決定する方法も用いられている[19]。間接熱量測定法によるREEおよび呼吸商（RQ）は下記のWeirの公式により求められる。

REE=$[3.941×\dot{V}_{O_2}+1.106\dot{V}_{CO_2}]×1.44-2.17×uN$

RQ=$\dot{V}_{CO_2}/\dot{V}_{O_2}$

腎不全患者の場合次の簡易式で実用上は十分である。

REE=$[3.9×\dot{V}_{O_2}+1.1×\dot{V}_{CO_2}]×1.44$

$\dot{V}_{O_2}$：酸素消費量，$\dot{V}_{CO_2}$：二酸化炭素排出量，uN：尿中窒素量

これらのエネルギー消費量の何％の熱源を投与すべきかについてはいまだ定説はないが，現時点ではこれに相当する熱源を投与するのが一般的であろう。

Koppleら[20]はARFでは40-50kcal/kg/day，CRFでは35kcal/kg/dayを提唱し，Spreiter[21]は50kcal/kg/day以上の熱源投与ではじめて窒

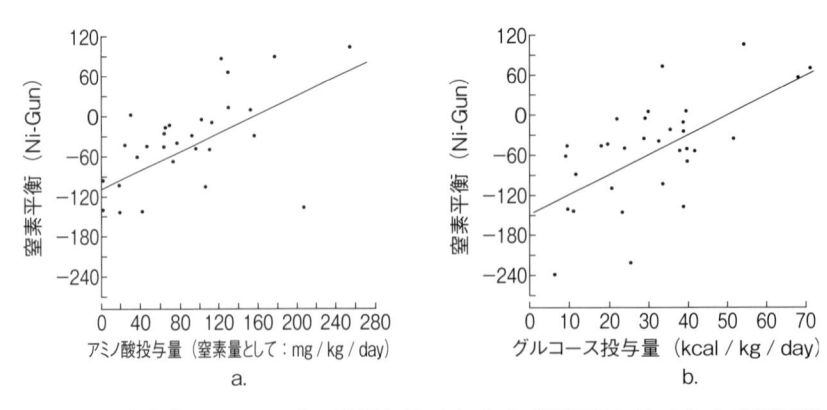

図4 腎不全患者におけるアミノ酸投与量（a）および熱源投与量（b）と窒素平衡
Ni：窒素投与量，Gun：urea generation rate
(Spreiter SC, Myers BD, Swenson RS. Prostein-energy requirements in subjects with acute renal failure receiving intermittent hemodialysis. Am J Clin Nutr 1980；33：1433-7より引用)

表5　腎不全患者（成人）に対する高カロリー輸液の試み

HG	Merrill[22]	(1960's)
HG（1,500-2,500 kcal/day）＋EAA（6.35 g/day）	Dudrick[23]	(1970)
HG（1,400-1,600 kcal/day）＋EAA（13 g/day）	Abel[24]	(1973)
HG（1,144-2,248 kcal/day）＋EAA（6.9-12.5 g/day）	Leonard[25]	(1975)
HG（1,275 kcal/day ＋ 1.2% EAA2.1% /EAA/NEAA	Blackburn[26]	(1978)
HG（6-71 kcal/kg/day）＋EAA/NEAA（0.1-1.6 g/kg/day）	Spreiter[21]	(1980)
HG（3,000 kcal/day）＋EAA/NEAA（56.3 g/day）	Rainford[27]	(1980)
HG（3,000 kcal/day）＋EAA/NEAA（93.75 g/day）	Lopez-Martinez[28]	(1980)
HG（2,300 kcal/day）＋EAA（21.2g/day）/NEAA（20.9 g/day）	Kopple[20]	(1983)

HG：高張グルコース液，EAA：必須アミノ酸，NEAA：非必須アミノ酸

素平衡を維持しうるとしている（図4）。一般的には侵襲の程度に応じて35-50kcal/kg/dayの熱源が投与されるが（表5）[20]〜[28]，異化亢進が著しいと考えられる場合にはさらに多量の熱源投与が行われる場合もある。これらの熱源投与量の70％以上はprotein-sparing effectに優れた糖質で投与すべきとされている。

3）アミノ酸投与量とその組成

a. 腎不全患者に対するアミノ酸投与の問題点

腎不全では蛋白・アミノ酸代謝異常が存在

し，多量の窒素源の投与は窒素代謝産物の蓄積を来し，これを予防するためにその投与を制限すると窒素平衡を維持しえず，蛋白異化はさらに進行するという二律背反に直面する（図5）。したがってアミノ酸の至適組成と至適投与量については，腎不全患者に対する栄養管理において従来からもっとも議論の多い問題であったといえよう。

b. 必須アミノ酸療法とIVHへの適用

Giordano[29]は少量の必須アミノ酸（EAA）と十分な熱源投与により尿毒症状態の改善が得られることを実験的に示し，ついでGiovanetti[30]は高熱量低蛋白食と少量のEAAを腎不全患

図5 窒素源投与における二律背反と必須アミノ酸療法

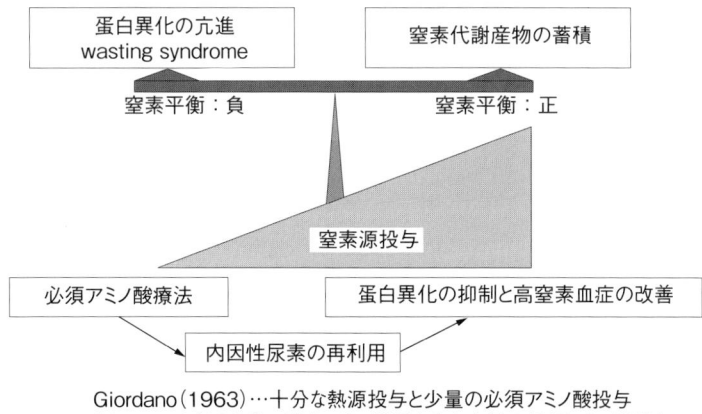

Giordano(1963)…十分な熱源投与と少量の必須アミノ酸投与
Giovanetti(1964)…高カロリー低蛋白食と少量の必須アミノ酸投与

表6 腎不全用高カロリー輸液処方

アミノ酸液組成		栄養液組成
アミノ酸	含有量	
L-isoleucine	0.70	(750-1,000 mL, 50-70% glucose)
L-leucine	1.10	
L-lysine	0.80	100 mL, essential L-aminoacids (6.35 g)
L-methionine	1.10	
L-phenylalanine	1.10	volume 850-1,000 mL
L-threonine	0.50	calorie 1,500-2,500 kcal
L-tryptophan	0.25	glucose 375-500 g
L-valine	0.80	nitrogen 1.0 g
合　計	6.35g	

(Dudrick SJ, Steiger E, Long JM. Renal failure in surgical patients. Treatment with intravenous essential amino acids and hypertonic glucose. Surgery 1970；68：180-6より引用)

者に投与することにより，異化が抑制され高窒素血症と尿毒症症状の改善が得られることを報告した（図5）。その機序として，腸管内で尿素の分解により生じたアンモニアが再吸収されてNEAAに合成され，さらにこれが投与された少量のEAAとともに蛋白合成に利用されるという仮説を提唱した（内因性尿素再利用説）。

Dudrick[23]，Abelら[24]は腎不全のIVHにこの概念を導入した。すなわち高張糖液と1gN/dayのEAA（Rose[31]の処方に準じた8種のEAA）を用いてARF患者にIVHを行い，次いでBergströmら[32]は上記にさらにarginine, histidineを加えた処方を提唱し，以来この処方（表6）が腎不全患者のIVHの基本処方と考えられるに至った。

従来から，「いかにして窒素代謝産物の蓄積を回避しつつ窒素平衡を維持しうるか」ということが，腎不全患者に対する窒素源投与における基本的命題となっていたわけであるが，当初EAA療法はこれを克服するものとして注目を浴びた（図5）。わが国においても腎不全用のEAA輸液剤として，上記のRoseの処方に腎不

表7 各種腎不全用アミノ酸輸液製剤のアミノ酸組成

アミノ酸（g/dL）	AMI-U®	Nephramine®	Aminosyn-RF®	Ren Amin®	Kidmin®	Neoamiyu®
Leu	1.125	0.880	0.727	0.600	1.400	1.000
Iso	0.720	0.560	0.453	0.500	0.900	0.750
Val	0.820	0.640	0.527	0.820	1.000	0.750
Met	1.125	0.880	0.727	0.500	0.300	0.500
Lys	0.820	0.640	0.533	0.450	0.500	0.500
Thr	0.515	0.400	0.330	0.380	0.350	0.250
Trp	0.255	0.200	0.167	0.160	0.250	0.250
Phe	1.125	0.880	0.727	0.490	0.500	0.500
His	0.560	0.248	0.427	0.420	0.350	0.250
Arg	—	—	0.600	0.630	0.450	0.300
Gly	—	—	—	0.300	—	0.150
Ser	—	—	—	0.300	0.300	0.100
Ala	—	—	—	0.560	0.250	0.300
Pro	—	—	—	0.350	0.300	0.200
Glu	—	—	—	—	0.100	0.025
Asp	—	—	—	—	0.100	0.025
Cys	—	—	—	—	0.100	—
Tyr	—	—	—	0.040	0.050	0.050
W/V%	7.06	5.328	5.227	6.5	7.2	5.9
N (g/dL)	0.90			1.0	1.0	0.81

（寺岡 慧，中川芳彦，阿岸鉄三ほか．腎不全時の静脈栄養：慢性腎不全．医薬ジャーナル 1996；32：101-14より引用）

全ではEAAとされるヒスチジンを添加したAMI-U®が開発され（表7），以来保存療法期CRF患者のEAA療法，透析患者のEAA補充，さらに腎不全患者のIVHなどに広く用いられてきた。

c．必須アミノ酸療法の問題点
高アンモニア血症と意識障害

しかし，このEAA輸液剤を用いたIVHの施行中に高アンモニア血症を伴った意識障害が発生すること[33)〜35)]，さらにEAA投与の中止，あるいはアルギニンの投与によりこれが改善することが報告され[34) 35)]，アルギニンを含有しないEAAの投与によりアルギニンの相対的欠乏を生じ，その結果肝細胞内の尿素回路（図6）の機能不全を来しアンモニアが蓄積すると考えられた。

その後著者ら[1) 36) 37)]が尿毒症ラットにAMI-U®を用いてIVHを行った実験的検討では，肝組織内アルギニンは健常ラットのそれと比較して低下していないこと，アルギニンおよびアルギナーゼに強力に拮抗するリジンの肝組織内濃度が著明に上昇していることなどが明らかとなった。これらの事実は尿素回路の機能不全の原因として肝組織内リジン濃度の上昇，あるいはアルギニン/リジン比の低下を示唆するものと考えられる（図7）[1) 36) 37)]。同時に，尿素回路の代謝回転には重炭酸イオンが必要であるため（図6），AMI-U®により発生する代謝性アシドーシスも尿素回路の機能不全の一因となっていると考えられる（図7）[1) 36) 37)]。またグルタミンシンセターゼによる代償性のアンモニア処理が肝外で亢進しており，グルタミンシンセターゼは肝では小葉中心性に分布していることから，後述するAMI-U®による小葉中心性の脂肪変性も肝内における代償性のアンモニア処理能

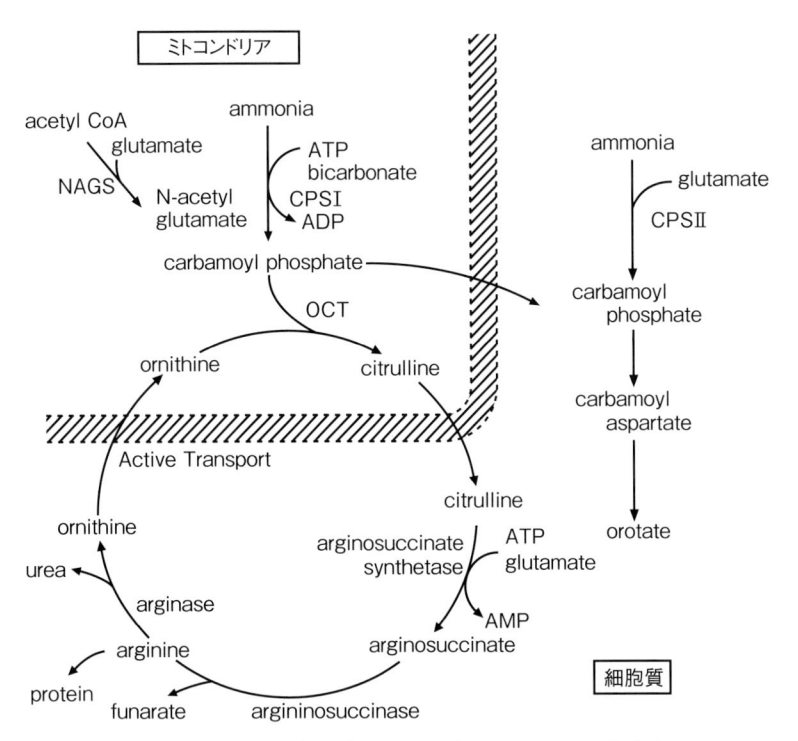

図6 肝細胞内尿素回路とその阻害によるオロト酸産生

OCT：ornitine carbamoyltransferase, CPS：carbamoyl phosphate synthetase, NAGS：N-acetylglutamate synthetase

肝細胞内の尿素回路の機能不全により尿素産生は低下し，アンモニアは蓄積する．一方，ミトコンドリア内に蓄積したカルバモイルリン酸は細胞質内へと逸脱し，オロト酸が産生される．
（寺岡　慧，中川芳彦，阿岸鉄三ほか．腎不全時の静脈栄養：慢性腎不全．医薬ジャーナル 1996；32：101-14より引用）

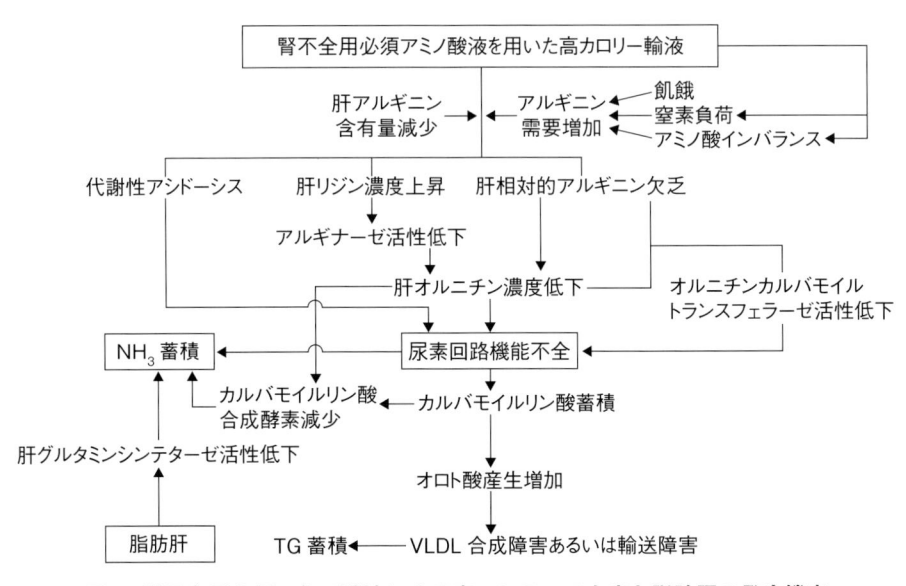

図7　腎不全用必須アミノ酸液による高アンモニア血症と脂肪肝の発生機序

アルギニンの相対的欠乏，あるいはリジンの増加により尿素回路の機能不全を来し，アンモニアが蓄積しオロト酸が産生される．その結果として，VLDLの合成阻害，あるいは輸送障害が生じ，脂肪肝が発生する．
（寺岡　慧，中川芳彦，阿岸鉄三ほか．腎不全時の静脈栄養：慢性腎不全．医薬ジャーナル 1996；32：101-14より引用）

a. TO-70群　　　　　　　　　　　　　　　b. AMI-U®群

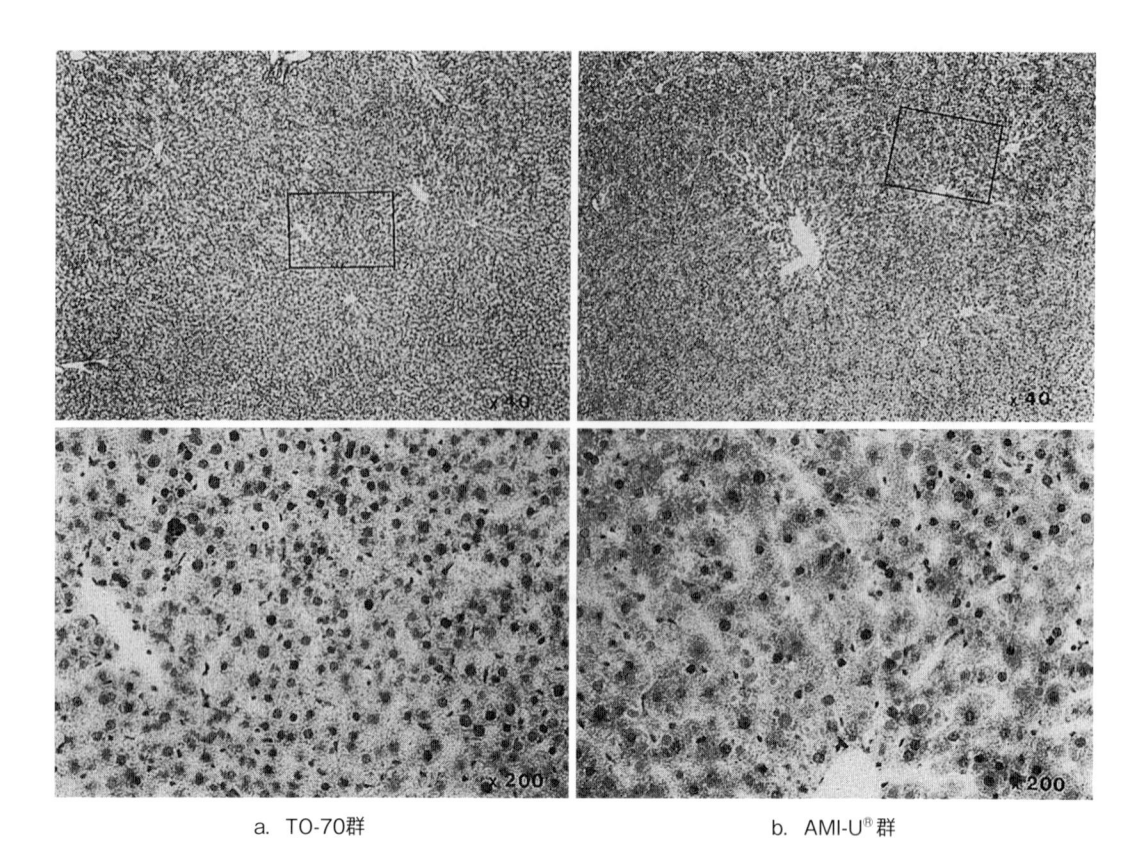

図8　小葉中心性微細顆粒状肝脂肪沈着の光顕像
SudanⅢ, Oil red Oなどの脂肪特殊染色のみで認められる．
（Oil red O染色，上段：×40，下段：×200）

を低下させ，その結果高アンモニア血症を助長していると推測される[1) 36) 37)]．

小葉中心性微細顆粒状脂肪肝

AMI-U®を用いたIVHでは脂肪肝の発生が認められ，血清中性脂肪（TG）およびvery low-density lipoprotein（VLDL）が減少する．この脂肪肝の特徴は，通常のhematoxyline-eosin染色では認められず，Sudan Ⅲ, Oil red O などの脂肪染色のみで認められる小葉中心性の微細顆粒状の脂肪沈着である（図8）[36) 37)]．電顕では限界膜を有する直径1μm前後の電子密度の低い空胞が多数認められ（図9），これらは脂質が沈着し拡張した小胞体であり，光顕でみられた微細顆粒状の脂肪沈着と一致するものと考えられる[36) 37)]．またGolgi体内にリポ蛋白様粒子が認められず（図9），なんらかのリポ蛋白の輸送障害の存在が示唆された[36) 37)]．

肝の組織化学的検討では肝可溶性分画中にTGが著増し，血液生化学ではTGの激減，リン脂質および遊離脂肪酸の低下が認められ，VLDLは検出されず[36) 37)]．VLDLはTGの内因性キャリアであることから，なんらかの機転によるTGの肝外への輸送障害を伴った高度の脂質代謝異常の存在が示唆された．

さらにAMI-U®を用いたIVHでは尿中，血中のオロトン酸が著増しており，尿素回路の機能不全により肝ミトコンドリア内に蓄積したカルバモイルリン酸がサイトソルへ逸脱し，これが代謝されてオロトン酸が生成されたものと考えられた（図6）[1) 36) 37)]．滑面小胞体で産成されたTGと粗面小胞体で産成されたアポ蛋白Bから合成されたVLDLは，Golgi体内で糖添加を受けつつ細胞外へと転送されるが，オロトン酸はVLDLの合成，VLDLのGolgi体への取り込み，さらに糖添加を抑制することから，オロトン酸によりTGのVLDLへの転化とその細胞外への

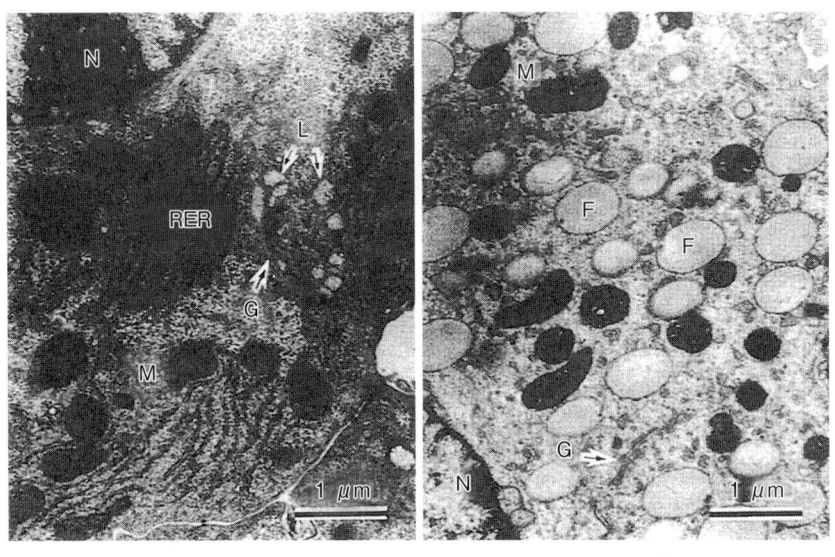

a. TO-70群 b. AMI-U®群

図9 小葉中心性微細顆粒状肝脂肪沈着（図8）の電顕図

AMI-U®群では限界膜を有する直径1μm前後の電子密度の低い空胞（F）が多数認められ，小胞体およびミトコンドリアが減少している．

N：核，M：ミトコンドリア，RER：粗面小胞体，G：Golgi体，L：Golgi体内のリン脂質様粒子

（Teraoka S, Kawai T, Ota K, et al. Adverse effects of arginine-free amino acid solution and new composition of amino acid solution for uremic subjects. In：Tanaka T, Okada A, editors. Nutritional Support in Organ Failure. Amsterdam：Elsevier；1988. p.450-22より引用）

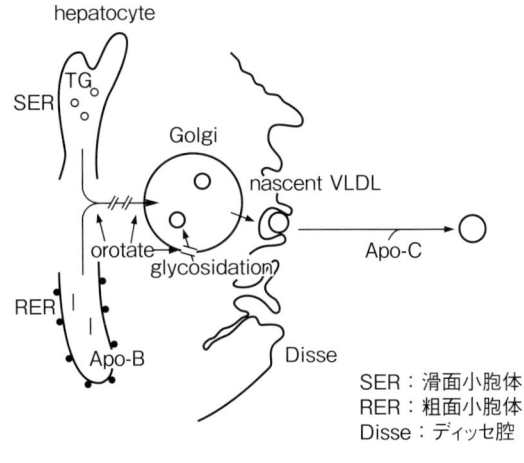

図10 VLDL合成と細胞外輸送およびオロト酸によるその阻害

SERで合成されたTGと，RERで合成されたApo-βからVLDLが合成され，Golgi体に取り込まれ，糖添加を受け，細胞外へと輸送される．オロト酸はこれを各段階で阻害するとされている．

（寺岡 慧，中川芳彦，阿岸鉄三ほか．腎不全時の静脈栄養：慢性腎不全．医薬ジャーナル 1996；32：101-14より引用）

輸送障害を来し，その結果として肝細胞内のTGの蓄積と血清TGおよびVLDLの減少を招来したと考えられた（**図7，10**）[1)36)37)]．

■その他の問題点

このほかAMI-U®を用いた実験では，代謝性アシドーシス，高Cl血症，高浸透圧血症，血漿および組織内遊離アミノ酸分画の異常[36)37)]，フェノールカルボン酸の蓄積[38)]などが報告されており，これらはAMI-U®の組成自体に由来するものと考えられる（**表7**）．これらのAMI-U®の組成上の問題点は，アルギニンの欠如，リジン，メチオニン，フェニルアラニンを多量に含有すること，分枝鎖アミノ酸（branched-chain amino acid：BCAA）含有量が少ないことなどに要約される（**表7**）[1)]．

元来Rose[31)]の処方は，若年健常者におけるEAAの最低1日必要量として提唱されたものであり，種々の蛋白・アミノ酸代謝障害を有する腎不全患者にこの処方を適用すること自体に無理があることは明白であろう．さらにEAA投

与の理論的根拠であった「内因性尿素再利用説」の臨床的意義については今日では否定的である[39]。現在では腎不全のIVHにEAAを単独で用いることについては批判も多く，腎不全のIVHにおいてもNEAAを積極的に投与していく方向にある。このような経緯からNEAAを含む腎不全用アミノ酸液製剤が開発された（表7）[1]。

これらに加えて，尿素の低下をEAA療法の有効性評価の指標のひとつとしたことにも問題があったと考えられる。すなわちEAA投与による血清尿素窒素の低下は，尿素回路の機能不全の結果としてのアンモニアから尿素への転換障害によるものであり，必ずしも尿素の体蛋白への合成を意味するものではないからである。したがって腎不全における栄養評価および病態評価において，urea generation rate（Gu）あるいはurea nitrogen appearance（UNA）などの尿素を用いた指標には限界があり，今後その評価に際しては他の窒素代謝産物も含めた新たな総合的指標が必要であろう。

d. 至適アミノ酸組成の検討

著者らは7/8腎摘により作成した尿毒症ラットを用いてIVHを行い，至適アミノ酸組成の検討を行ってきた。アルギニンの添加，リジン，メチオニンおよびフェニルアラニンの減量，BCAA の増量，さらに臨床および実験で得られた結果をもとにスレオニン，ヒスチジンの減量，チロシンの添加を行って基本組成を決定し，さらに実験結果より補正を繰り返して最後にNEAAを加えたものを最終処方とした（TO-70（Kidmin®），表7）[1) 36) 37)]。

このTO-70を用いて尿毒症ラットにIVHを行い，AMI-U®投与群，自由摂食下においた尿毒症ラットおよび健常ラットの4群で比較を行った。TO-70投与群ではAMI-U®群で認められた高アンモニア血症，脂肪肝，代謝性アシドーシス，高Cl血症などの副作用は認められず，血漿，筋組織中および肝組織中のアミノ酸分画パターンもより正常化され，さらに窒素出納，N-グリシンの血清蛋白への取り込み率などにおいても良好な成績が得られた[1) 36) 37)]。

e. 至適アミノ酸投与量

腎不全におけるアミノ酸の投与量については種々の報告がなされているが，いずれも経験的なもので，腎不全におけるアミノ酸の至適投与量，およびその根拠についての確証はあまり見当たらない。

Blackburnら[26]は4-5gN/dayのEAA/NEAA投与で窒素平衡を維持しえたとしているが，Feinsteinらは21.2g/dayのEAAおよび20.9g/dayのNEAAの投与によっても窒素平衡の維持は得られなかったと報告している。Spreiterら[21]は50kcal/kg/dayの熱源投与と1g/kg/day以上のEAA/NEAA投与により正の窒素平衡が得られたと報告している（図4）。これらの報告については症例数も少なく，原疾患，合併症およびその重症度などの背景因子も均一でないため，さらに今後の検討が必要と考えられる。

non-protein kcal/N（cal/N）比については，著者らの予備実験ではCRFで300前後，異化がより亢進したARFでは400-500程度が妥当と考えられ，熱源投与量を35-50kcal/kg/dayとすると，成人ではアミノ酸として35-45g/day程度が妥当ではないかと考えられる（表8）[1]。

4) 電解質

腎不全患者では電解質の排泄障害が存在するため，K，P，Mgなどの体内保有量は増加する。したがって従来から腎不全においてはこれらの投与を制限し，NaおよびClのみを投与するという方法が行われてきた。またCaについては，透析時における透析液中のCaイオンの血中への移行で補充されうると考えられてきた。しかし最近では腎不全患者のIVHにおいても，特に長期にわたる場合は少量の細胞内電解質を補給すべきであると考えられている。事実，低Mg血症，低P血症などもIVHの経過中にしばしば遭遇することもあり，特に長期間飢餓状態にあった症例では大量のKおよびPの補充が必要となることもある。

NaおよびCl投与量は透析患者では60-90mEq/dayとし，非乏尿性のARFおよびacute-on-chronicでは尿中排泄量などより算出したバランスシ

表8　腎不全用高カロリー輸液処方例

1．糖　質	
50％グルコース1,000mL/day，70％グルコース700mL/dayあるいはハイカリックRF® 1,000mL/day	
2．電解質（ハイカリックRF®を用いる場合は除く）	
10％ NaC	40-60 mL/day
アスパラギン酸K液	適宜（1 mEq/mL）
8.5％グルコン酸Ca液	3-6 mEq (8-16/mL)/day
補正用硫酸Mg液	6 mEq（6 mL）/day
補正用リン酸二カリウム液	適宜（1 mEq/mL）
3．アミノ酸液	
キドミン®	400-600 mL/day
4．脂肪乳剤	
20％脂肪乳剤	200 mL×2-3/W
5．ビタミン	
水溶性	
ソービタ1号®・2号®	各1 V/day
または	
オーツカMV注1号®	1 V/day
脂溶性	
ソービタ3号®	1 V/day
または	
オーツカMV注2号®	1 V/day
6．微量元素	
エレメンミック®またはミネラリン®	0.7-1 mL/day

（東京女子医科大学腎臓病総合医療センター第3外科）
（寺岡　慧，中川芳彦，阿岸鉄三ほか．腎不全時の静脈栄養：慢性腎不全．医薬ジャーナル 1996；32：101-14より引用）

ートに基づいて決定する。

5）微量元素

　腎不全における微量元素の体内動態については，排泄経路，貯蔵部位，結合蛋白とその親和性，透析性などを考慮する必要がある。ほとんどの微量元素は血中では蛋白と結合しているが，その親和性は金属によって異なり，また腎不全の程度によっても影響される。したがってその透析性についての知見は少なく，腎不全における至適投与量については今後の検討を待たねばならない。

　微量元素のうち，その欠乏により臨床症状を来す亜鉛，銅，クロム，ヨウ素，コバルト，セレン，マンガン，モリブデンを必須微量元素と総称するが[40]，腎不全ではこれらのうち亜鉛，セレンは低下する傾向にあるとされている。他方，必須微量金属ではないが鉄，アルミニウム，バナジウム，フッ素は蓄積する傾向にある。

　これらのうち臨床上特に問題となるのは亜鉛および銅である。亜鉛は血中では蛋白と結合しているためその透析性は低く，またその大部分は糞便中に排泄されるため[41,42]，通常の投与量に準じて投与する。銅も血漿中では蛋白と結合しているため透析性はないと考えられること，一部は糞便中に排泄されるが大部分は尿中に排泄されることなどより[40,42]，通常量の1/3から半量程度を投与するのが妥当と考えられる。長期にわたるIVHの場合，特に大量の腸液の喪失がある場合などは，これらの微量元素の欠乏症状に注意し必要に応じて血清濃度を測定する。場合によっては毛髪，爪などの組織内濃度を測定することもある。

6）ビタミン

　表9，10に腎不全における各種ビタミンの体内代謝，排泄経路，結合蛋白，投与量について示した。ほとんどの水溶性ビタミンは透析性であるため，透析による喪失分を考慮して補充する必要がある。特にビタミンB_1欠乏は乳酸の蓄積により高度の代謝性アシドーシスを来す可能性があるため十分に補充する。ビタミンCは透析性も高く，細胞内ビタミンCの欠乏を来しやすいためその補充が必要であるが，過剰投与は組織沈着の原因となることもあるので注意を要する。同様の観点からビタミンB_6および葉酸の補給も必要である。ビタミンB_{12}は血中でトランスコバラミンと結合しているため透析性は低く，またほとんどが細胞内に存在し，その体内プールは非常に多いため短期間では欠乏することはまずないと考えられるが，その欠乏は種々の代謝障害を来すため補充しておくのが無

表9 体内ビタミン動態を規定する因子

増 減	ビタミン	合成/代謝	結合蛋白	排泄経路
↑	VA	肝	レチノール結合蛋白/プレアルブミン	腎
↓	VD	腎/肝		
→	VK	腸内細菌叢		
↓/→	VE		リポ蛋白	
↓	チアミン（VB1）			腎
→	リボフラビン（VB2）	（腸内細菌叢）		腎
↑	パントテン酸（VB3）		蛋白	腎
→	ナイアシン（VB5）			腎
↓/→	ピリドキシン（VB6）	（腸内細菌叢）		腎
↑	ビオチン（VB7）		蛋白/グロブリン	腎
↓/→	葉酸（VB9）		アルブミン/α²MG	腎
↑/→	コバラミン（VB12）	（腸内細菌叢）	トランスコバラミン	腎
↓/→	アスコルビン酸（VC）	（腸内細菌叢）		腎

表10 腎不全患者におけるビタミン投与量

増 減	ビタミン（単位）		急性腎不全	慢性腎不全
↑	VA		—	—
↓	VD		—	—
→	VK	(ng/day)	7.5	7.5
↓/→	VE	(IU/day)	10	10-15
↓	チアミン（VB1）	(mg/day)	2	1.5-16
→	リボフラビン（VB2）	(mg/day)	2	1.8-16
↑	パントテン酸（VB3）	(mg/day)	10	5-20
→	ナイアシン（VB5）	(mg/day)	20	20-100
↓/→	ピリドキシン（VB6）	(mg/day)	10	5-20
↑	ビオチン（VB7）	(mg/day)	200	200
↓/→	葉酸（VB9）	(mg/day)	2	1-4
↑/→	コバラミン（VB12）	(μg/day)	3	3
↓/→	アスコルビン酸（VC）	(mg/day)	60-100	60-200

（寺岡　慧，中川芳彦，阿岸鉄三ほか．腎不全時の静脈栄養：慢性腎不全．医薬ジャーナル 1996；32：101-14より引用）

難と考えられる．

脂溶性ビタミンのうちビタミンAについては，腎不全患者では排泄障害のためその血中レベルは高く，通常の投与量で毒性を示すことがあるので注意を要する．特にhypervitaminosis Aによる高Ca血症は治療に抵抗性であるので注意を要する．ビタミンDについては活性型を投与する必要があるが，静注用の活性型ビタミンD製剤は保険適応上の制約から栄養管理における補充目的には使用できない．その他ビタミンKおよびビタミンEについては適宜補充が必要である．

7）脂肪乳剤

a. 必須脂肪酸とその必要量

リノール酸（C18：2ω3），リノレン酸（C18：3ω6），アラキドン酸（C20：4ω3）は体内で合成されないため必須脂肪酸と呼ばれる。これらの必須脂肪酸は熱源としては利用されないが，細胞膜の構成成分として各種細胞の機能上重要な役割を果たしている。体内での脂肪貯蔵量は多く，その12-15％（約700g）はリノール酸として貯蔵されているため，短期間のIVHでは投与の必要はないとする指摘もあるが[43]，その欠乏症状は成人で3-4週で顕在化し，小児ではさらに早期に発現するとされ[44]，しかも必須脂肪酸は細胞機能に密接に関連していることから投与することが望ましい。

必須脂肪酸欠乏の指標としてtriene（C20：3ω9）/tetraene（C20：4ω5）比を用いることの有用性が報告されており[45]，脂質を投与しないIVHにおいて，必須脂肪酸欠乏の臨床症状の出現に先立ってIVH開始後10日目より，triene/tetraene比の上昇が認められるとされている[46]。

必須脂肪酸の1日必要量については，リノール酸として熱源必要量の2-4％（2,000kcal/dayとして4.4-8.8g/day），あるいは成人で7.5g/day前後とされている。リノレン酸の必要量については特に基準は存在しない。アラキドン酸はリノール酸から合成されるため，リノール酸が十分に投与されていれば投与の必要はない。

b. 腎不全における脂肪酸代謝

脂肪分解により放出されたTGはLPLあるいはHTGLにより加水分解され脂肪酸となって，種々の臓器においてエネルギー源として利用される。腎不全ではLPLおよびHTGL活性の低下のため脂肪クリアランスは低下しており，高TG血症を呈することが多い[47]。細胞質内に取り込まれた長鎖脂肪酸はacyl-CoAとなって一方では再エステル化され，他方ではカルニチンと結合してミトコンドリア内に取り込まれる。中鎖脂肪酸のミトコンドリアへの取り込みにはカルニチンを必要としない。ミトコンドリア内に取り込まれたこれらの脂肪酸acyl-CoAはβ酸化によりacetyl-CoAとなりTCAサイクルでさらに酸化されるが，その代謝回転が抑制されるとケトン体を生じる[48]。

腎不全患者ではHDによるカルニチンの除去のため長鎖脂肪酸の利用障害が存在し[49]，さらに長鎖脂肪酸は網内系（RES）で補足・処理されるため重症感染症などではRES機能を低下させる可能性があり，重症の透析患者ではその投与を控えたほうがよいとする見解もある。またLCAT活性の低下のため再エステル化が抑制され，これが長鎖脂肪酸の過負荷となってケトン体の産生を促進する。

中鎖脂肪酸（C6-12）はカルニチンを必要とせずミトコンドリア内で容易にβ酸化されることから，重症期の効率的な熱源補充には適しているが[48]，必須脂肪酸の補充には無効である。

c. 腎不全における脂肪投与の基本原則

腎不全においては，脂肪乳剤は主として必須脂肪酸の補充の目的で投与する。脂肪乳剤の脂肪酸構成はリノール酸52.6％，リノレン酸7.4％であり，20％脂肪乳剤200mLの週2-3回投与によって，リノール酸5.7-8.6g/day，リノレン酸0.85g/dayの補充が可能となる。熱源投与の目的で脂肪乳剤を投与する場合は，カルニチン欠乏による利用障害，RES機能の低下，肺機能の低下などに十分に注意する。この点では中鎖脂肪酸の投与のほうがより適していると考えられるが，TCAサイクルの代謝回転が十分でないときはケトン体生成を促進する。熱源投与の目的で脂質を投与する際，総熱源投与量の30％を超えてはならない。腎不全の脂肪酸代謝に与える影響の詳細についてはあまり検討がなされておらず，腎不全患者に対する必須脂肪酸の至適投与量，脂肪酸の至適組成などについては未だ確立した処方は存在しない。これらについてはさらに検討が必要であろう。

3 腎不全患者に対する経静脈栄養の実際

前項では腎不全患者に対する栄養管理の原則と問題点について述べた。ここでは腎不全における経静脈栄養の実際について簡単に述べたい。

1) 基本液（水分, 熱源, 電解質）

著者らは経験的に熱源投与量を35-50cal/kg/dayに設定しており、腎不全では水分投与量を制限されることが多いので、50-70%の高張糖液をインスリンとともに投与している（**表8**）[1]。腎不全では末梢組織のインスリン抵抗性が増大しているため、通常より多量のインスリンが必要であり、低血糖に注意しつつ導入期には血糖値を150-200mg/dL、維持期は100-150mg/dL前後に維持する。また導入の際、通常は熱源投与量を漸増するが、術後などで高K血症の予防が必要な場合、当初よりfull strengthで導入することもある。電解質については、10%生理食塩液を40-60mL、さらに適宜K, Ca, Mg, Pを追加する。著者らは腎不全の経静脈栄養用の基本液（TRN-50RF）[50]を開発したが、この基本液は50%ブドウ糖液に電解質（Na, Ca, Mg, P）、および微量元素（亜鉛）を添加したものである（**表11**）。

2) アミノ酸

アミノ酸液については最近腎不全用アミノ酸液として開発されたKidmin®（**表7**）[1]を、成人で35-45g/day程度（400-600mL/day）を投与している（**表8**）。Kidmin®に続いて開発されたNeoamiyu®については、BCAA含有量が少ないこと、NEAA量、総アミノ酸量が少ないこと、腎不全では代謝が低下しているグリシンを含有していること、腎不全ではグリシンからの転換が低下しているセリン含有量が少ないこと、さらにメチオニンを多量に含有するため（**表7**）、その代謝産物であるホモシスチン（動

表11 腎不全用高カロリー輸液の基本液の組成

成　分		ハイカリックRF®
グルコース	(g)	500
塩化ナトリウム	(mg)	1,168.8
50％L-乳酸ナトリウム	(mg)	6,723.6
グルコン酸カルシウム	(mg)	1,345.2
塩化マグネシウム	(mg)	610
硫酸亜鉛	(mg)	5.8
希塩酸	(mL)	1.46
ナトリウム (Na)	(mEq)	50
カルシウム (K)	(mEq)	6
マグネシウム (Mg)	(mEq)	6
亜鉛 (Zn)	(μmol)	20
クロール (Cl)	(mEq)	30
L-ラクテート	(mEq)	30
グルコネート	(mEq)	6
pH		4.5
浸透圧比		11.5
エネルギー量	(kcal)	2,000

（1,000mL中）

（太田和夫, 越川昭三, 寺岡 慧ほか. 腎疾患用高カロリー輸液TPN-50RFの他施設臨床試験. JJPEN 1993；15：908-25より引用）

脈硬化促進）, 尿毒素とされているシスタチオニン（貧血, 神経障害促進）濃度が上昇することなどから、腎不全の病態に適しているとは言い難い。

3) ビタミン

ビタミンについては水溶性ビタミンを中心に通常量を投与し、その他にビタミンK、ビタミンEも適宜追加する。通常ビタミンAは投与しないが、長期にわたるIVHの際には血中濃度を測定しつつ適宜必要に応じて投与する。ビタミンDについては静脈内投与用の活性型ビタミンDを投与すべきであるが、保険適応上の制約からこれをIVHに応用することは現時点では困難である。腎不全における各種ビタミンの至適投与量を**表10**に示したが、著者らはこれを参考にしつつ各種の市販の静脈内投与用ビタミン製剤を組み合わせて投与している（**表8**）。

4）脂肪乳剤

脂肪乳剤については必須脂肪酸補充の目的で投与するが，その意味では20％脂肪乳剤200mLの週2-3回程度の投与で十分と考えられる（**表8**）。熱源投与の目的で脂肪乳剤を投与する場合は，総熱源投与量の30％を超えてはならない。

5）腎不全における高カロリー輸液処方例

表12に腎不全におけるIVHの代表的な処方例としてKopple[51]の提唱した処方を，**表8**に著者らの処方[1]を示す。

6）その他の注意点

投与ルートとして動静脈内シャントを用いることは，血栓性静脈炎を併発する危険があるので避けるべきである。中心静脈を用いる場合，腎不全患者ではカテーテル周囲および先端に血栓を形成しやすく，中心静脈狭窄ないし閉塞の原因となることがある。とくに穿刺部位として大腿静脈，鎖骨下静脈を用いた場合にその頻度が高く，septic thrombusなどを合併すると治療に難渋することがあるので注意を要する。

4　腎不全患者に対する経腸栄養

1）腎不全患者における経腸栄養の現況

先に述べたように腎不全患者に対する経静脈栄養については種々の進展がみられ，急速に普及しつつあるといえるが，経腸栄養についてはあまり検討されていない。保存期腎不全患者および透析患者に対し必須アミノ酸顆粒製剤が投与されてきたが，前者においては栄養補給というよりは腎不全進展の防止の目的と位置づけられており，後者における栄養学的な意義については異論もある。また種々の腎不全用食品が市販ないし試用されているが，これらは保存期腎不全患者に対する蛋白制限を前提とした，あるいは透析患者用のKおよびPの制限を目的とした食品であり，経腸栄養製剤とは別の観点から開発された食品といえよう。

表12　腎不全用高カロリー輸液処方例

水分量	（mg/day）	1,000-1,500
グルコース	（g/day）	500-600
アミノ酸	（g/day）	35-45
熱源投与量	（kcal/kg・day）	35-50
kcal/N比	300（CRF）	500（ARF）
電解質		
ナトリウム（Na）	（mEq/day）	50-60
カリウム（K）	（mEq/day）	＊
カルシウム（Ca）	（mEq/day）	6
マグネシウム（Mg）	（mEq/day）	6
亜鉛（Zn）	（μmol/day）	20
銅（Cu）	（mg/day）	1.5-2.0
鉄（Fe）	（mg/day）	2
クロール（Cl）	（mEq/day）	30
リン（P）	（mEq/day）	＊
L-ラクテート	（mEq/day）	30
グルコネート	（mEq/day）	6
ビタミン		
ビタミンA	（USP単位/day）	＊
1.25(OH)$_2$VD$_3$	（USP単位/day）	＊＊
ビタミンK	（mg/W）	7.5
ビタミンE	（IU/day）	10
ビタミンB$_1$	（mg/day）	2-16
ビタミンB$_2$	（mg/day）	2-16
ビタミンB$_6$	（mg/day）	10-20
ビタミンB$_{12}$	（μg/day）	3
ビタミンC	（mg/day）	100-200
パントテン酸	（mg/day）	10-20
ナイアシン	（mg/day）	20-100
葉酸	（mg/day）	2-4
ビオチン	（mg/day）	200
脂肪乳剤	（g/day）	10-40

＊適宜補充する，＊＊静脈内投与が望ましい

（Kopple JD. Nutrition, diet and kidney. In： Shils ME, Young VR, editors. Modern nutrition in health and disease. Philadelphia：Lea and Febiger；1988. p.1230-68より引用）

2）腎不全用経腸栄養製剤の開発

腎不全患者に対する経腸栄養剤の条件としては，消化・吸収が良好であり，低残渣であること，下痢をしないこと，溶解性が高く少量の水分で十分量の熱源投与が可能であること，KおよびPの含有量が少ないこと，アミノ酸組成が腎不全の病態に適していること，安価であることなどが挙げられる．著者らは腎不全用経腸栄養剤を試作して，透析患者の術後に投与してその有用性を検討したが，栄養状態は良好に維持され，重篤な副作用は認められなかった[52]．

この経腸栄養製剤は，蛋白成分として特別処理した低ミネラルの乳清蛋白，糖質としてデキストリン，脂肪成分として中鎖脂肪酸トリグリセリド（MCT），パーム核油および精製大豆油を用い，これに各種ビタミン，Caを添加したものである（表13）[52]．基本製剤として作成したためNa，K，Ca，Pの含有量は少量で，必要に応じて適宜増減できるようにした．cal/N比は300とし，溶解性を高めて2kcal/mLとして使用可能で少量の水分負荷で十分な熱源の投与が可能なものとした．経済的理由のため蛋白源として自然界に存在するPの含有量の少ない蛋白を利用したため，アミノ酸組成については著者らが腎不全において至適と考える組成との若干の解離が存在し，この点については今後改善が必要である．いずれにせよ腎不全における経腸栄養の研究についてはその端緒についたばかりであり，さらに今後の検討が必要であろう．

3）補助的経腸栄養

著者らはIVH実施の際にも，可能なかぎり経腸栄養を併用する事を原則としている．その理由としては，腸管-門脈系を介した生理的ルートの確保，肝内胆汁鬱滞などの合併症の予防，bacterial translocationの予防，腸管関連リンパ組織（gut-associated lymphoid tissue：GALT）の賦活化を通じたhost defense mechanismの活性化，IVHで投与し得ない物質の補給などが挙げられる．熱源投与自体は基本的にIVHに委ね，これに少量（200-300mL）の経腸栄養を補助的に追加するだけでも，その効果は期待しうると考えている（adjuvant enteral feeding）．したがって著者らはIVH施行例において，経腸栄養が可能な症例に対しては少量の一般用経腸栄養製剤を併用し，可能なかぎり腸管を利用した生理的栄養管理を追求するよう努めている．

5 栄養管理における最近の進歩と課題

1）Pharmaconutrition, Immunonutrition

各臓器におけるアミノ酸代謝，特殊病態下におけるアミノ酸代謝の検討，さらにはアミノ酸の新しい薬理作用の解明から，従来の伝統的な必須，非必須アミノ酸という概念は，indispensable（生体内で合成できないアミノ酸：従来の必須アミノ酸），conditionally indispensable（ある病態下で需要が増加するか，あるいは十分に合成できないアミノ酸：アルギニン，シスチン，システイン，グルタミン，ヒスチジン，セリン，チロシン），dispensable（上記以外の非必須アミノ酸）という分類に変更された[53)54)]．腎不全，肝疾患，免疫不全，担癌患者，hypercatabolic stateに対して，conditionally indispensableであるアミノ酸を投与して，これらの病態の改善を図る試みがなされている（pharmaconutrition）[54)55)]．特に重症患者，腹部手術後の患者に，グルタミンを増量した経静脈および経腸栄養の有用性が注目されている[56)57)]．

また担癌患者にアルギニン，NO，ω-3脂肪酸，ヌクレオチドを投与して，免疫能を高めるimmunonutritionも試みられている[57]．さらに蛋白同化ホルモン，リコンビナント成長ホルモン（rhGH），insulin-like growth hormone（IGF）/IGF-binding protein-3（IGFBP-3），testosteroneあるいはそのanalogueであるoxandroloneなどの併用により，窒素平衡を改善して蛋白異化を抑制し，創傷治癒を促進させる試みも行われている（pharmaconutrition）[58]．rhGHはTH1

表13　腎不全用経腸栄養剤の組成

成　　分		100g 粉末中	100mL中 （43.0％調整時）
蛋白質	(g)	9.80	4.22
脂肪	(g)	15.40	6.62
糖質	(g)	71.80	30.88
灰分	(g)	0.50	0.22
水分	(g)	2.50	
エネルギー	(kcal)	465.0	200.0
ビタミンA	(IU)	260	111.83
ビタミンB_1	(mg)	0.70	0.30
ビタミンB_2	(mg)	0.80	0.34
ビタミンB_6	(mg)	0.90	0.39
ビタミンB_{12}	(μg)	1.2	0.52
ビタミンC	(mg)	30	12.90
ビタミンD	(mg)		
ビタミンE （α-トコフェロールとして）	(mg)	2.3	0.99
ナイアシン	(mg)	9.2	3.96
パントテン酸	(mg)	3.5	1.51
葉酸	(μg)	92	39.57
リノール酸	(g)	2.5	1.08
ナトリウム（Na）	(mg)	40以下	17.20以下
カリウム（K）	(mg)	175以下	32.26以下
カルシウム（Ca）	(mg)	140	60.22
リン（P）	(mg)	50以下	21.51以下
鉄（Fe）	(mg)	6.0	2.58

（菅　英育，寺岡　慧，太田和夫．透析患者の術後の食事療法―腎不全用経腸栄養剤の開発とその使用経験．日透誌 1992；25：752-5より引用）

サイトカインを増加させ，TH2サイトカインの産生を減少させることから，CARSの状態におけるimmunonutritionとして有用と考えられる[58]。重症熱傷の患児にrhGHを投与することにより，血清アルブミン維持を目的としたアルブミン投与量を50％減量できたとされている。またIGF-1/IGFBP-3は蛋白異化を抑制し，IL-1β，TNF-α，急性相蛋白の産生を抑制するとされ，栄養状態の改善と同時にSIRSに対するimmunomodulationとしても期待しうる[58]。重症熱傷患者にtestosteroneを1週間投与して，蛋白合成が2倍に増加し，蛋白異化が50％抑制されたとする報告もある[58]。さらにβ遮断薬投与によりREEの減少，脂肪分解および蛋白異化の低下がえられるとされている[58]。

2）神経-内分泌-免疫系ネットワーク

手術や合併症による侵襲は，視床下部－下垂体－副腎系の作動を介して神経－内分泌系の生体反応を惹起するとともに，サイトカインネットワークを活性化し，これらは相互に賦活あるいは制御する複雑な反応系を構成することはすでに述べた。最近では胸腺が視床下部-下垂体

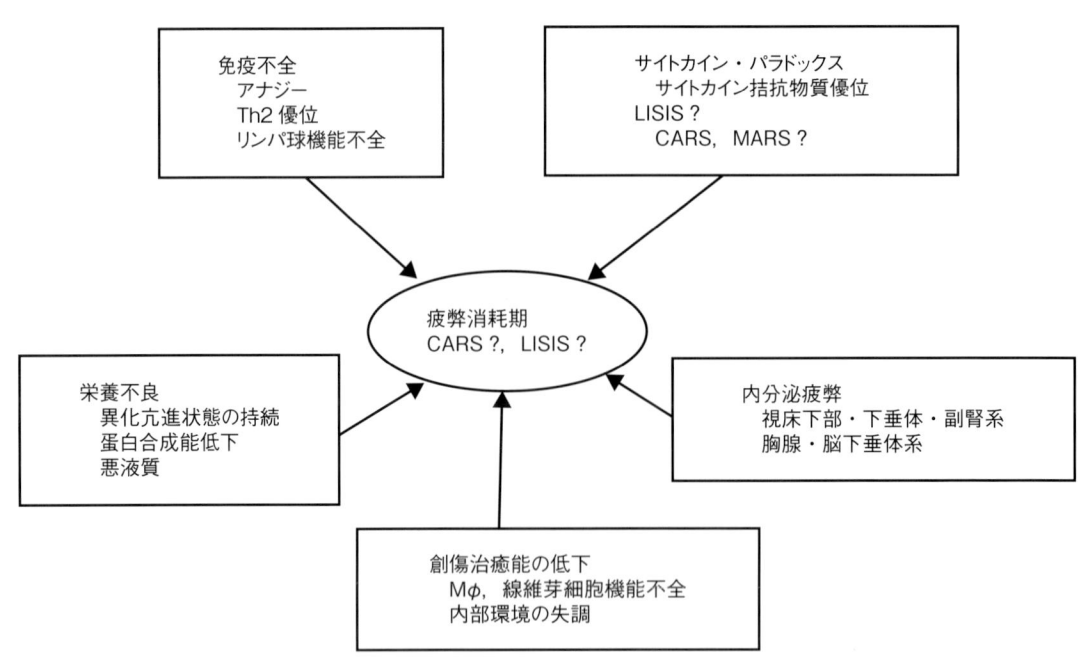

図11 CARSにおける免疫不全：神経-内分泌-免疫系への栄養の影響
CARS：compensatory anti-inflammatory response syndrome, MARS：mixed antagonistic response syndrome, LISIS：local inflammation-induced immunosuppression syndrome

が産生するホルモンを産生し，さらにそのレセプターを有しており，従来想定されていた以上に有機的な反応系を形成していることが明らかとなった（hypothalamic-pituitary-thymus axis）。さらに成長ホルモン，プロラクチン，上皮小体ホルモン，βエンドルフィンなどの免疫系への関与も明らかにされており，神経-内分泌-免疫反応系をより高次に有機的な生体反応系として把握すべきことを示唆している[59)～63)]。

侵襲時においてこれらの反応系が単に蛋白異化を亢進させるのみでなく，生体防御，創傷治癒などに深くかかわっている。これらの反応系が高度に抑制された例として，CARSにおけるimmunoparalysisが挙げられよう（図11）。侵襲時の栄養管理においては，単に水分出納の管理，窒素平衡，エネルギー平衡などの維持のみでなく，サイトカイン血症，その他の炎症性メディエータの制御，さらには合併症治療など，患者の病態の改善のための治療総体のなかに栄養管理を位置づける必要があろう。

3）窒素平衡の評価における問題点

腎不全患者の窒素平衡を正確に評価することはきわめて困難である。その理由は，第1に血液浄化法により除去される総窒素量を測定すること，すなわち正確な窒素出納を算定することが困難であること，第2に透析患者では体液中に蛋白合成に利用されない窒素化合物の非機能的プールが存在することである。健常者では血液中の非蛋白性窒素化合物の約50％を尿素が占め，約25％をアミノ酸が，その他の25％を尿酸，クレアチニン，クレアチン，アンモニア，インジカンその他が占めているとされるが，腎不全患者においては非蛋白性窒素，なかでも尿素，クレアチニン，グアニジノ化合物などが増加する。これらは蛋白合成に利用されない窒素化合物として，体液中の非機能的プールを形成していると想定される（図12）。従来urea nitrogen appearance（UNA），urea generation rate（Gu）などの概念が用いられてきたが，尿素で総窒素の動態を代表させることには限界がある。今後，腎不全患者における適正かつ簡便

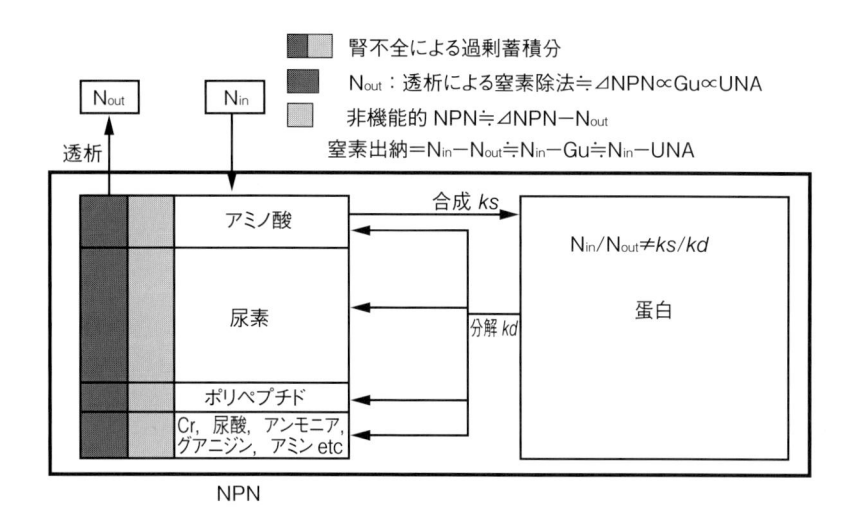

図12 腎不全における動的窒素平衡

透析により除去される総窒素量の測定が困難であること，体液中に非機能的非蛋白性窒素化合物（NPN）のプールが存在することから，腎不全患者における真の窒素平衡を算定することは困難である．そのため従来よりGu，UNAなどで代用されてきた．

な窒素平衡の評価法の確立が必要であろう．

おわりに

腎不全における栄養管理について，その原則と問題点，さらに経静脈栄養および経腸栄養の実際について概説した．この分野については未解決の問題も多く，今後ますますの研究の発展が期待される．

【文献】

1) 寺岡 慧，中川芳彦，阿岸鉄三ほか．腎不全時の静脈栄養：慢性腎不全．医薬ジャーナル 1996；32：101-14.
2) Zern MA, Yap SH, Shatritz DA, et al. Effects of chronic renal failure on protein synthesis and albumin messenger ribonucleic acid in rat liver. J Clin Invest 1984；73：1167-74.
3) Ando A, Mikami H, Natori Y, et al. Influence of chronic renal failure on protein synthesis in rat liver and muscle. Kidney Int 1983；24：S23-S6.
4) Jones MR, Kopple JD, Swendseid ME. Phenylalanine metabolism in uremia and normal man. Kidney Int 1978；14：169-79.
5) 寺岡 慧，君川正昭，村上 徹．腎不全患者の術前・術後管理．阿岸鉄三，東間 紘，寺岡 慧編．腎不全の外科——病態とマネジメント．東京：南江堂；2000. p.22-37.
6) Cahill GF. Body fluid replacement in the surgical patients. In：Fox CL, Nahas GG, editors. New York：Grune & Stratton；1970. p.286.
7) Siegel JH. Eicosanoids, cytokines and altered metabolic control in the evolution of the posttraumatic host defense failure syndrome：adult respiratory distress syndrome nad multiple organ failoure syndrome. In：Faist E, Meakins J, Schildberg FW, editors. Host defense dysfunction in trauma, shock and sepsis. Berlin：Springer；1993. p.199-219.
8) Hill AG, Wilmore DW. The history of the metabolic response to injury. In：Revhaug A, editor. Acute catabolic state. Berlin：Springer；1996. p.5-14.
9) Moore DH. Homeostasis：Bodily changes in trauma and Surgery. The responses to injury in man as the abasis for clinical management. Davis-Christopher Textbook of Surgery. In：Sabiston Jr DC, editor. The biological basis of modern surgical practice. 10th ed. Philadelphia：Saunders；1972. p.26-64.
10) Abumrad NN, Molina PE. The role of the nervous system in modulating the catabolic state. In：Revhaug A, editor. Acute catabolic state. Berlin：Springer；1996. p.23-33.
11) Foster AH. The early endocrine response to injury. In：Revhaug A editor. Acute catabolic state. Berlin：Springer；1996. p.35-77.
12) Sljelid R, Plytycz B. Immunity in the acute catabolic state. In：Revhaug A, editor. Acute catabolic state. Berlin：Springer；1996. p.79-87.
13) Feezor RJ, Moldawer LL. Genetic polymorphisms, functional genomics and host inflammatory response to injury and inflammation. In：Cynober. L, Moore FA, edi-

tor. Nutrition and critical care. Switzerland: Karger; 2003. p.15-37.
14) Knapp S, van der Poll T. Update on CD14, LBP and Toll-like receptors in acute infections. In: Vincent J-L, editor. 2004 Yearbook of intensive care and emergency medicine. Berlin: Springer; 2004. p.3-14.
15) Wiersinga WJ, van der Poll T. The role of toll-like receptors in sepsis. In: J-L Vincent, editor. Intensive care medicine-annual update 2006. Berlin: Springer; 2006. p.3-13.
16) Feinstein EI, Wolfson M, Kopple JD. Parenteral nutrition in the treatment of acute renal failure. In: Gonick FC, editor. Current nephrology 7, New York: Wiley Med; 1984. p.175-195.
17) Wesson DE, Mitch WE, Wilmore DW. Nutritional considerations in the treatment of acute renal failure. In: Brenner BM, Lazarus JM, editors. Acute renal failure. Philadelphia: Saunders; 1983. p.618-42.
18) Bessey PQ. Parenteral Nutrition and Trauma. In: Rombeau JL, Caldwell MD, editors. Parenteral nutrition. Philadelphia: Saunders; 1986. p.473.
19) 平澤博之, 佐藤二郎, 稲葉英夫ほか. 多臓器不全の輸液. 臨外 1986; 41: 1151-7.
20) Kopple JD, Feinstein EI. Nutritional therapy for patients with acute renal failure. In: Johnson IDA, editors. Advances in clinical nutrition. Lancaster: MTP Press; 1983. p.113-21.
21) Spreiter SC, Myers BD, Swenson RS. Prostein-energy requirements in subjects with acute renal failure receiving intermittent hemodialysis. Am J Clin Nutr 1980; 33: 1433-7.
22) Merrill JP. Diagnosis and treatment of acute renal failure: Provision of calories. In: Merrill JP, editor. The treatment of renal failure. New York: Grune and Stratton; 1965. p.150-6.
23) Dudrick SJ, Steiger E, Long JM. Renal failure in surgical patients. Treatment with intravenous essential amino acids and hypertonic glucose. Surgery 1970; 68: 180-6.
24) Abel RM, Beck CH Jr, Abbot WM, et al. Improved survival from acute renal failure after treatment with intravenous essential L-amino acids and glucose. Result of prospective double-blind study. N Engl J Med 1973; 288: 695-9.
25) Leonard CD, Luke RG, Siegel RR. Parenteral essential amino acids in acute renal failure. Urology 1976; 6: 154-7.
26) Blackburn GL, Etter F, Mackenzie T. Criteria for choosing amino acid therapy in acute renal failure. Am J Clin Nutr 1978; 31: 1841-53.
27) Rainford DJ. Nutritional management of acute renal failure. Acute Chem Scand 1980; 507: 327-30.
28) Lopez-Martinez J, Caparros T, Perez-Picouto F, et al. Nutricion parenteral en enfermos septicos con fracaso renal agudo en fase poliurica. Rev Clin Exp 1980; 157: 171-7.
29) Giordano C. Use of exogenous and endogenous urea for protein synthesis in normal and uremic subjects. J Lab Clin Med 1963; 62: 231-46.
30) Giovanetti S, Maggiore Q. A low-nitoregn diet with protein of high biological value for severe chronic uremia. Lancet 1964; 1: 1000-2.
31) Rose WC. The amino acid requirements of adult man. Nutrition Abstracts and Reviews 1957; 27: 631-47.
32) Bergström J, Bucht H, Josephson B, et al. Intravenous nutrition with amino acid solutions in patients with chronic uraemia. Acta Med Scand 1972; 191: 359-67.
33) Heird WC, Nicholson JF, Prescall JM, et al. Hyperammonemia resulting from intravenous alimentation using a mixture of synthetic L-amino acids: a preliminary report. J Pedtatr 1972; 81: 162-5.
34) Motil KJ, Harmon WE, Grupe WI. Complications of essential amino acid hyperalimentation in children with acute renal failure. J Parent Enter Nutr 1980; 4: 32-5.
35) Rapp RP, Bivins BA, McRoberts JW. Hyperammonia encephalopathy in patient receiving essential amino acid/dextrose parenteral nutrition. Clin Pharm 1982; 1: 276-80.
36) 寺岡 慧, 河合達郎, 太田和夫ほか. 腎不全アミノ酸輸液製剤の問題点. JJPEN 1987; 9: 195-202.
37) Teraoka S, Kawai T, Ota K, et al. Adverse effects of arginine-free amino acid solution and new composition of amino acid solution for uremic subjects. In: Tanaka T, Okada A, editors. Nutritional support in organ failure. Amsterdam: Elsevier; 1988. p.450-22.
38) 前田憲志, 丹羽利充, 柴田昌雄ほか. 腎不全用アミノ酸製剤投与時の血中有機酸のgaschromatography-mass spectrometry分析. 日腎会誌 1983; 25: 1003-9.
39) Varcoe R, Holliday D, Carson ER. Efficiency of utilization of urea nitrogen for albumin synthesis by chronically uremic and normal man. Clin Sci Mol Med 1975; 48: 379-90.
40) 村井誠三, 東條克能, 酒井聡一ほか. 亜鉛, 鉄, 銅と腎不全. 腎と透析 1988; 25: 843-8.
41) 本郷鉄郎. 亜鉛, 鈴木継美, 和田 巧編. ミネラル・微量元素の栄養学. 東京: 第一出版; 1944. p.377-95.
42) 長橋 捷. 銅. 鈴木継美, 和田 巧編. ミネラル・微量元素の栄養学. 東京: 第一出版; 1944. p.397-411.
43) 谷村 弘, 佐藤友信, 日笠頼則. 脂肪代謝からみたElemental dietの問題点. 外科治療 1981; 44: 413-20.
44) Friedman Z, Danon A, Oates JD, et al. Rapid onset of essential fatty acid deficiency in the newborn. Pediatrics 1976; 58: 640-9.
45) Holman RT. The ration of trienoic: teraenoic acids in tissue lipids as a measure of essential fatty acid requirement. J Nutr 1960; 70: 405.

46) 齋藤英昭, 黒岩厚二郎, 武藤轍一郎ほか. 外科的侵襲下における必須脂肪酸の役割. JJPEN 1992；14：143-7.
47) 大谷晴久, 湯川 進. 腎不全における脂質代謝. 腎と透析 1992；33：146-9.
48) Bach AC, Babayan VK. Medium-chain triglycerides：an update. Am J Clin Nutr 1982；36：950-62.
49) Bohmer T, Bergrem H, Eiklid K. Carnitine deficiency induced during intermittent hemodialysis for renal failure. Lancet 1978；1：126-8.
50) 太田和夫, 越川昭三, 寺岡 慧ほか. 腎疾患用高カロリー輸液TPN-50RFの他施設臨床試験. JJPEN 1993；15：908-25.
51) Kopple JD. Nutrition, diet and kidney. In：Shils ME, Young VR, editors. Modern nutrition in health and disease. Philadelphia：Lea and Febiger；1988. p.1230-68.
52) 菅 英育, 寺岡 慧, 太田和夫. 透析患者の術後の食事療法―腎不全用経腸栄養剤の開発とその使用経験. 日透誌 1992；25：752-5.
53) Stehle P, Kuhn KS, Furst P. From structure to function：what should be known about building blocks of protein. In：Pichard C, Kudsk KA, editors. From nutrition support to pharmacologic nutrition in the ICU. Berlin：Springer；2000. p.26-37.
54) Stehle P. Nutrition support in critical illness：amino acids. In：Cynober L, Moore FA, editors. Nutrition and critical care. Switzerland：Kager；2003. p.57-73.
55) Cano N. Perioperative nutrition. In：Pichard C, Kudsk KA, editors. From nutrition support to pharmacologic nutrition in the ICU. Berlin：Springer；2000. p.220-31.
56) Nitenberg G, Antoun S, Raynard B. Enteral immunonutrition in the intensive care unit：a critical approach. In：Pichard C, Kudsk KA, editors. From nutrition support to pharmacologic nutrition in the ICU. Berlin：Springer；2000. p.384-408.
57) Schmidt H, Martindale R. Nutriceuticals in critical care nutrition. In：Cynober L, Moore FA, editors. Nutrition and critical care. Switzerland：Kager；2003. p.245-64.
58) Lee JO, Herndon DN. Modulation of the post-burn hypermetabolic state. In：Cynober L, Moore FA, editors. Nutrition and critical care. Switzerland：Kager；2003. p.39-56.
59) Redl H, Schlag G, Adolf G, et al. The cytokine network in trauma and sepsis 1：TNF and IL-8. In：Schlag G, Redl H, editors. Pthophysiology of shock, sepsis, and organ failure. Springer；Berlin；1993. p.468-90.
60) Waage A, Redl H, Schade U, et al. The cytokine network in trauma and sepsis 2：IL-1 and IL-6. In：Schlag G, Redl H, editors. Pthophysiology of shock, sepsis, and organ failure. Berlin：Springer；1993. p.491-501.
61) Holaday JW, Kennet JR, Bernton EW, et al. Neuroendocline regulation of immune function. In：Faist E, Meakins J, Schildberg FW, editors. Host defense dysfunction in trauma, shock and sepsis. Berlin：Springer；1993. p.59-65.
62) Cavaillon J-M, Adib-Conquy M. The pro-inflammatory cytokine cascade. In：Marshall JC, Cohen J, editors. Immune response in the critically ill. Berlin：Springer；2000. p.37-66.
63) Glynne P, Singer M, Lord G. The role of leptin in sepsis. In：Vincent J-L, editor. 2004 Yearbook of intensive care and emergency medicine. Berlin：Springer；2004. p.41-57.

（寺岡　慧）

10. 肝・腎同時不全

はじめに

　クリティカルケアを要する重症患者に対して行われる各種の治療法の中で，栄養管理はすべての重症患者に共通して行われる治療法のひとつである。そしてその適切な栄養管理の成否が臨床経過や予後に大きな影響を与えうるため，その重要性は広く認識されている。しかし実際に各種の重症病態下にある患者に対して栄養管理を行う際にはさまざまな困難や問題が生じる。各種の重症病態のなかでも特に肝不全と腎不全は栄養管理を実際に行ううえで困難や問題が生じる代表的な重症病態といえる[1)2)]。その困難や問題が生じる理由としては，まず肝臓は生体最大の代謝器官であり，肝不全時の栄養障害の病態生理は複雑であり，正確に理解，把握を要することが挙げられる。そしてその栄養障害の程度や特徴は症例ごとに異なるため，症例ごとに代謝動態を把握する必要もある[1)]。一方，クリティカルケアを要する腎不全患者の栄養管理では尿量減少に伴う輸液スペースの制限，特殊な代謝動態などが実際に栄養管理を行ううえで問題となる[2)]。

　このように肝不全または腎不全患者に対する適切な栄養管理の施行に際してはそれぞれに困難や問題を伴うが，肝不全，腎不全が同時に発症した場合には適切な栄養管理を行うことは困難を極める。そこで本稿ではこの肝・腎同時不全症例に対する栄養管理の実際について概説する。特に栄養管理を行ううえで必要であろう，肝・腎同時不全症例の臨床データなどの一般的特徴，代謝動態の把握の方法，代謝動態の特徴，そして栄養管理の実際血液浄化法などを項目別に解説する。

1 肝・腎同時不全症例の特徴

　クリティカルケアを要する肝・腎同時不全症例に栄養管理を適切に施行するうえで，まずこの肝・腎同時不全症例とは一体どんな特徴をもった患者群であるか十分な理解が必要である。そこで，以下に，肝・腎同時不全症例に関する特徴に関して，実際の臨床データなども交え解説する。

　多臓器不全（multiple organ failure：MOF）とは生体に加わった各種の侵襲を契機に心，肺，肝，腎，消化管，凝固系などの重要臓器やシステムが同時にまたはお互い関連性をもって短期間に連続的に，機能不全に陥った病態である[3)]。そしてクリティカルケアを要する肝・腎同時不全症例はまさにこの多臓器不全のひとつの形である。この多臓器不全症例の中で肝・腎同時不全症例とはいったいどんな特徴をもつのであろうか。その疑問に答えるべく多臓器不全症例における各不全臓器の発症頻度を図1に示した。図1は1999年より2005年まで千葉大学医学部附属病院の集中治療室に入室した多臓器不全症例の各不全臓器の発症頻度であるが，もっとも頻度の高い不全臓器は腎（86.7％）であり，そして心，肺が続き，肝不全は29.2％と他の臓器に比べ頻度が低い。次に肝・腎同時不全症例にかぎって検討してみると，表1に示すように肝・腎同時不全症例はICU入室症例の約2％（2,951例中56例），多臓器不全症例の約16％（360例中56例）と比較的少ないことが分かる。そしてその背景となる原疾患も内科系，外科系を問わず多種多様という特徴をもっている。なおここで示す肝不全の診断基準は動脈血中ケトン体比（arterial blood ketone body ratio：AKBR）<0.7かつ血清ビリルビン値>5mg/dL，または

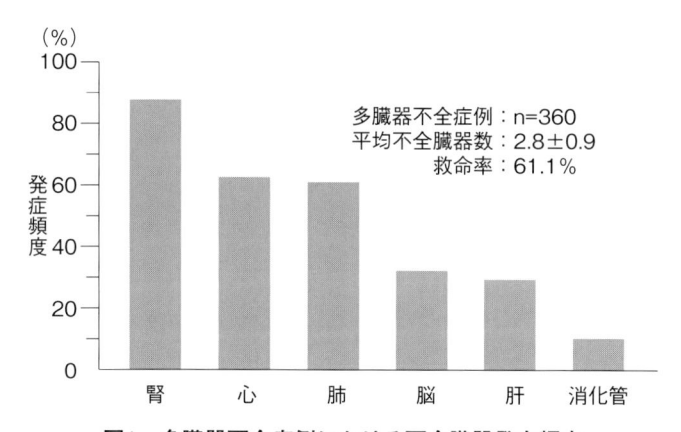

図1　多臓器不全症例における不全臓器発症頻度
（千葉大学救急集中治療医学：1999-2005）

多臓器不全症例：n=360
平均不全臓器数：2.8±0.9
救命率：61.1%

表1　肝・腎同時不全症例のICU入室症例，多臓器不全症例に占める割合および原疾患

ICU入室症例	2,951例		
多臓器不全症例	360例	（ICU入室症例中 12.2%）	
肝・腎同時不全症例	56例	（ICU入室症例中 1.90%） （多臓器不全症例中 15.6%）	
原疾患			
内科系	37例	外科系	19例
劇症肝炎	15例	肝癌術後	4例
重症肝炎	5例	生体肝移植術後*	2例
血液関連疾患	8例	消化器外科術後	6例
循環器関連疾患	7例	その他の術後	2例
免疫・アレルギー疾患	2例	その他	5例

*劇症肝炎に対する場合を除く

診断基準
　肝不全：AKBR<0.7かつT-Bil>5 mg/dL，またはhepaplastin test（HPT）<30%，腎不全：Water challengeに反応しないもの，またはCre>3 mg/dL
AKBR：Arterial blood ketone body ratio
（千葉大学救急集中治療医学：1999-2005）

hepaplastin test<30%であり，腎不全の診断基準はWater challengeに反応しないもの，または血清クレアチニン値>3mg/dLである[4]。次に表2に示すように，これら肝・腎同時不全の平均年齢は48.0歳と比較的若く，男性36例，女性20例であった。そして平均臓器不全数は3.41，すなわち肝・腎同時不全症例の多くが肝・腎不全に加えさらにもうひとつ以上の臓器不全を伴っていることとなる。このように肝・腎同時不全症例はクリティカルケアを要する重症患者のなかでもきわめて重症度の高い最重症患者群であることが分かる。さてこのような適切な栄養管理がまさに求められる最重症患者群である肝・腎同時不全症例に対する栄養管理を

表2 肝・腎同時不全症例

肝・腎同時不全症例	56例
年齢	48.0 ± 19.5歳
男：女	36：20
臓器不全数	3.41 ± 1.25
救命例（救命率）	24例（42.9％）

(mean ± SD)

行うにはどのようなことを理解する必要があるのだろうか，次にその第一歩である代謝動態の把握の仕方について示す．

2 肝・腎同時不全症例の代謝動態の把握

まず肝・腎同時不全症例に栄養管理を開始するにあたっては，どのような代謝動態であるかを把握することが必要である．なぜなら肝腎同時不全症例は前述のごとく背景疾患は多様であり，代謝動態は一様とは言い難い．また同様な疾患でさえその代謝動態は異なることもしばしばである．さらには同一症例においても時期によって異なることもある．そのため実際に栄養管理を行ううえではその都度，個々の肝腎機能や代謝動態を正確に評価することが重要である．

代謝動態を評価する指標は多数あるが，ここでは特に有用な指標としてAKBR，間接熱量測定（indirect calorimetory）法を用いて測定した呼吸商（RQ），エネルギー消費量（energy expenditure：EE）について述べる．

動脈血液中のアセト酢酸とβ-ヒドロキシ酪酸の比であるAKBR，そしてこの2種類のケトン体の和（ケトン体量）は肝細胞のミトコンドリア機能を反映する指標である．一般的にAKBRは0.7以上であればグルコースの酸化がほぼ正常に行われていると考えられエネルギー基質として糖が利用されていると考えることができる．そしてAKBRが0.7-0.4に低下している場合にはクエン酸（TCA）回路でのピルビン酸の酸化に障害が生じており，肝では内因性の脂肪を分解して脂肪酸よりNADHを供給しようとしていると考えられる[5]．

間接熱量測定法によるRQ，EE，エネルギー代謝活性（EE/basal EE）はICU内のベッドサイドで代謝モニターを用いて容易に測定することが可能な栄養管理を行ううえで有用な指標である[6]．間接熱量測定とは消費されたエネルギーを直接測定する代わりに，そのエネルギーを産生するために消費された酸素とエネルギー基質酸化により産生された二酸化炭素を測定することにより消費熱量を測定する方法である．この方法は一定量の糖，脂質，蛋白質の燃焼時の酸素消費量，二酸化炭素産生量，発生エネルギー量は決まっているため，蛋白質の最終代謝産物である尿素窒素量より蛋白質の燃焼量が求められるという理論に基づいている．RQが1.0のときは糖がエネルギー基質として消費されており，0.7に近づくと脂質が消費されていることを示している．

そのほかには血糖，血中尿素窒素やアンモニア濃度などの基本的な検査に加え，アミノ酸分画などの検査が肝・腎同時不全症例に対する栄養管理には有用である．そしてこれらの各種の検査結果を総合的に判断し，栄養管理の方針を計画することが必要である．

3 肝・腎同時不全症例の代謝動態の特徴

肝・腎同時不全症例は症例ごとに各種検査結果，代謝動態に差異はあるものの，ある一定の共通した特徴をもっている．まず肝・腎同時不全発症時の肝・腎機能を表す検査結果について表3に示す．表3に示すように肝・腎同時不全発症時の肝機能にかかわる検査値の平均はAKBR 0.40，ケトン体量62.8μmol/L，T-Bil 11.2 mg/dL，hepaplastin test（HPT）31.4％であり，腎機能にかかわるデータとしては尿量756mL/day，UN 45.5mg/dL，Cre 3.26mg/dLであった．また肝・腎同時不全症例の間接熱量測定法を用いたデータの平均はRQ 0.8，EE 1,970kcal/day，EE/basal EE 1.46であった（表4）．これらの結

表3 肝・腎同時不全発症時の肝腎機能

肝	AKBR	0.40	±	0.16	
	ケトン体量	62.8	±	68.3	μmol/L
	T-Bil	11.2	±	7.8	mg/dL
	HPT	31.4	±	16.4	%
腎	尿量	756	±	1,140	mL/day
	UN	45.5	±	21.6	mg/dL
	Cre	3.26	±	1.73	mg/dL

(mean ±SD)

AKBR：arterial blood ketone body ratio
HPT：hepaplastin test

表4 肝・腎同時不全症例における間接熱量測定

呼吸商（RQ）	0.80 ± 0.10	
エネルギー消費量（EE）	1,970 ± 425	kcal/day
エネルギー代謝活性（EE/BEE）	1.46 ± 0.40	

表5 肝・腎同時不全症例の代謝動態の特徴

1. Hypermetabolicである
   エネルギー代謝活性EE/BEE= 1.46
2. エネルギー基質として内因性の脂肪を利用している
   AKBR= 0.40, ケトン体量= 62.8, 呼吸商= 0.80
3. 窒素代謝が円滑に行われず，かつ代謝産物が体内に蓄積する
   尿量= 756 mL/day, UN= 45.5 mg/dL

果より肝・腎同時不全症例の代謝動態の特徴は以下のようにまとめることができる（表5）。①エネルギー代謝活性（EE/BEE）は1.46であり，hypermetabolicである。②AKBR0.40，ケトン体量62.8，RQ0.80であることより，エネルギー基質として内因性の脂肪を利用している。③尿量756mL/day，UN45.5mg/dLであり窒素代謝が円滑に行われず，かつ代謝産物が体内に蓄積している。

以上のような特徴を踏まえ，次項より肝・腎同時不全症例に対する栄養管理の実際について解説する。

4 肝・腎同時不全症例に対する栄養管理の実際

栄養管理を実際に施行する際には，投与経路の選択，エネルギー基質の選択，投与エネルギー量およびアミノ酸量を決定する必要がある。以下にそれぞれについて説明する。

1）投与経路

栄養管理を行う投与経路として静脈栄養法（parenteral nutrition：PN）を選択するか経腸栄養（enteral nutrition：EN）を選択するのかということが問題として挙げられる。近年，bacterial translocation（BT）の予防，安全性，

経済性などから侵襲時の栄養管理の第一選択はENとすべきであるという意見が，一般的となりつつある[7]。そしてEN開始の時期もより早期より開始するが推奨されつつある[8]。しかし一方で2002年のASPENガイドライン（Guidelines for the Use of Parenteral and Enteral Nutrition in Adult and Pediatric Patients）の"救急医療：重症病態"では"投与経路としてENが望ましい"としている一方で，"ENの施行が不可能な場合にはPNを適応する"とも記されている[9]。またこのガイドラインの肝不全，腎不全の項では，ここで論じている肝・腎同時不全症例のような重症例は対象としていない[9]。このように，ここで栄養管理の対象としている肝・腎同時不全症例に対する栄養の投与ルートとしてENでなければならないと結論付けるにはまだ至っていないとも考えられる。

実際にわれわれは肝・腎同時不全症例に対する栄養の投与経路としては完全静脈栄養（total parenteral nutrition：TPN）を第一選択としている。その理由としてはENでは投与された水分やエネルギーの体内への吸収率や吸収速度の把握が困難で重症患者に必要な厳密な水分や投与エネルギー量の管理が行い難いことが挙げられる。他方，TPNは投与水分量，エネルギー量，アミノ酸濃度，電解質などを自由に調整可能であり，そして投与・吸収速度も正確であり，正確な水分・栄養管理が可能である。また実際に肝・腎同時不全症例の中にはイレウスや消化管出血など合併症を有しているため消化管を投与経路として用いることができない症例も多く存在する。さらに肝・腎同時不全症の代謝異常に適切な経腸栄養製剤がないことも挙げられる。しかしながらTPNのみではENの利点であるBTの予防という点に関しては期待することが全くできない。このためわれわれはTPNのみで栄養管理を行っている症例に対してはBT予防を目的にselective digestive decontamination（SDD）を積極的に併用している[10]。そして臓器不全よりの離脱などENを行うことが可能となった場合には，腸管絨毛上皮の萎縮予防や正常な腸管細菌叢の維持によるBT予防などを目的に少量のENをTPNに併用して施行す

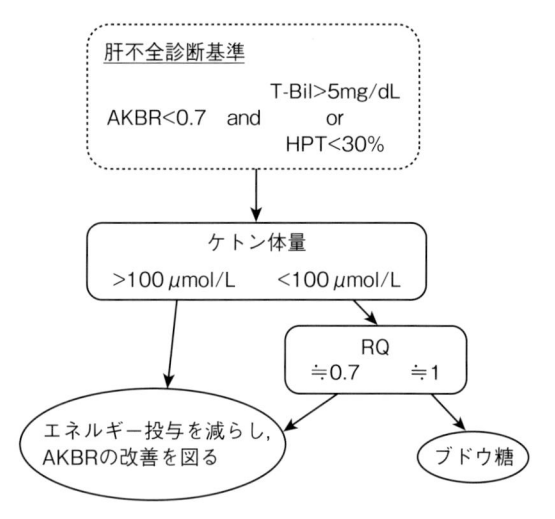

図2　肝不全におけるエネルギー基質の選択について

るparenteral enteral nutrition（PEN）に移行し，両者の長所を十分に生かすことがよいのではと考えている[11]。

2）エネルギー基質，エネルギー量および厳密な血糖管理

まずエネルギー基質の選択についてであるが，腎不全の有無はエネルギー基質の選択には影響を与えないことより，肝・腎同時不全症例でのエネルギー基質の選択は肝不全に対するエネルギー基質の選択方法と同様に行っており，そのフローチャートを図2に示す。

図2に示すように，前述したアセト酢酸とβ-ヒドロキシ酪酸の和であるケトン体量が100μmol/L以下であるならば，RQを測定し，その値が1に近ければ糖を投与する。そしてRQが0.7に近いか，またはケトン体量100μmol/L以上なら，糖の利用が困難で脂肪を利用していると考える。しかし投与した脂肪がエネルギー基質として用いられるために必要なアポ蛋白とカルニチンがこうした重症症例では不足しているため，投与した外因性の脂肪は利用されず，内因性の脂肪が利用されている。また脂質は過酸化脂質の形成や肝網内系機能の抑制，各種humoral mediatorの産生促進，呼吸障害，凝

固障害などの問題点が指摘されている[12]。このため脂質はこれらの作用が問題となる重症患者に投与する主たるエネルギー基質としては不向きな点をもっている。そこで実際には、投与するエネルギー基質として主に糖を用いるが、その投与量をいったん減らし、糖が利用できるような状態まで改善させる努力が必要である。

次にエネルギー投与量についてであるが、その投与量の決定に際しては体重、身長、年齢をもとにHarris-Benedictの公式により計算される基礎エネルギー消費量（basal energy expenditure：BEE）に各種の病態別に応じたストレスホルモンを乗じて推定量を算出する方法などが一般的に用いられている[13]。しかしこれらの推定量は実際の消費エネルギー量と異なる場合も多く、特に肝・腎同時不全症例のような精密な栄養管理を必要とする症例に対しては、その計算式で求められる推定量程度の精度では適切な栄養管理は行い難い。このためEEをより正確に把握するためには、前述の間接熱量測定法を用いたEEの測定が必要である[6]。

近年、クリティカルケアを要する重症患者の血糖管理に関してはインスリンを用い厳密に管理することが臨床経過や予後に影響を与えることが数多く報告されている[14)15]。そして厳密な血糖管理は重症患者における肝細胞のミトコンドリア機能の維持や回復に寄与する可能性も示唆されている[16]。そのため重症患者である肝・腎同時不全症例に対しても当然のことながら厳密な血糖コントロールは必要と考えられる。

3）アミノ酸

一般的に、腎不全時には血中の必須アミノ酸（essential amino acid：EAA）の低下、なかでも分枝鎖アミノ酸（branched-chain amino acid：BCAA）の著明な低下、非必須アミノ酸（non-essential amino acid：NEAA）の増加といった特殊なアミノ酸動態を呈するといわれている[2]。また劇症肝不全などの肝不全時にはほとんどすべての血中アミノ酸は増加し、BCAAと芳香族アミノ酸（aromatic amino acid：AAA）の比であるFischer比の著明な低下が特徴的で

表6　肝・腎同時不全症例に対する血液浄化法

血液浄化法	
Continuous hemodiafiltration（CHDF）	56例
High flow dialysate CHDF（HFCHDF）	17例
Slow plasma exchange（SPE）	23例

ある[17]。肝・腎同時不全症例のアミノ酸動態は症例ごとに異なるため、尿素窒素、アンモニア、アミノ酸分画などのアミノ酸動態の評価を行い、投与量やアミノ酸輸液製剤を決定する必要がある。具体的にはケトン体量が$100\mu mol/L$以下の場合、尿素窒素が10mg/dL以上あり、アンモニアが正常であれば、肝臓の尿素回路は機能していると考え、BCAA richのアミノ酸製剤を投与する。一方、劇症肝不全などの肝障害が高度の症例などではケトン体量が$100\mu mol/L$以下で尿素窒素が10mg/dL未満でアンモニアが上昇する。この場合にはアミノ酸の投与は肝への窒素負荷となるためアミノ酸は投与を控える必要がある。

5　肝・腎同時不全に対する血液浄化法

肝・腎同時不全症例に対しては持続的血液濾過透析（continuous hemodiafiltration：CHDF）を中心とした各種の血液浄化法が施行されている（表6）。そのため栄養管理においてもこれらの血液浄化法の影響を十分に考慮すべきである。各種の血液浄化法のなかでもCHDFは肝・腎同時不全症例の輸液・栄養管理を行ううえで欠かせないものとなっている。その理由としては、まずCHDFを施行することにより投与する水分量の制限がなくなり、そのため必要と考えられる栄養を制限することなく十分に投与することが可能となる。さらに尿素窒素をはじめとする代謝産物の除去も可能となり、代謝産物の蓄積に伴う栄養の制限を防ぐことが可能となる。またpolymethyl methacrylate（PMMA）膜hemofilterを用いたCHDFは重症患者の病態生

理に大きく関与するサイトカインをはじめとするhumoral mediatorを除去することが可能であり，単なる腎補助（renal indication）としてのみならず，non-renal indicationとして病態自体の改善効果も期待しうる[18)19)]。また劇症肝不全などに代表される急性肝不全の極期には人工肝補助療法（artificial liver support：ALS）としてhigh flow dialysate CHDFやslow plasma exchange（SPE）などの血液浄化法もいまや欠かせぬ治療法となっている[20)]。

おわりに

本稿では，肝・腎同時不全症例に対する栄養管理について解説した．特に肝・腎同時不全症例の一般的な特徴，代謝動態の特徴を示すとともに，実際の代謝動態の把握の仕方や栄養管理の仕方などを中心に説明した．最後に肝・腎同時不全症例に対し実際に栄養管理を行う際には栄養管理に関連する各種の検査結果を総合的に分析し，代謝動態を十分に理解・把握し，それに立脚した栄養管理の方針を決定することが重要であることを強調しておきたい．

【文献】

1) 志賀英敏，平澤博之，磯野可一．肝不全合併重症患者における肝細胞および全身エネルギー代謝動態の検討．日集中医誌 1995；2：207-15.
2) 平山 陽，平澤博之，織田成人ほか．腎不全時の栄養管理．外科治療 2003；3：302-9.
3) Baue AE. Multiple organ failure, multiple organ dysfunction syndrome, and the systemic inflammatory response syndrome—where do we stand? Shock 1994；2：385-97.
4) 平澤博之．多臓器不全．日本集中治療医学会編．集中治療医学．東京：秀潤社；2001. p.365-78.
5) 中谷寿男．AKBR．救急医学 1994；18：425.
6) 平澤博之，大竹喜雄．代謝に関するモニター：栄養，エネルギー消費，間接熱量測定．診断と治療 1997；83：1063-7.
7) Zaloga GP. Parenteral nutrition in adult inpatients with functioning gastrointestinal tracts：assessment of outcomes. Lancet 2006；367：1101-11.
8) Kreymann KG, Berger MM, Deutz NE, et al. ESPEN Guidelines on Enteral Nutrition：Intensive care. Clin Nutr 2006；25：210-23.
9) ASPEN Board of Directors and the Clinical Guidelines Task Force. Guidelines for the use of parenteral and enteral nutrition in adult and pediatric patients. JPEN 2002；26：1SA-138SA.
10) 北村伸哉，平澤博之，織田成人ほか．選択的消化管除菌．肝胆膵 2001；42：732-44.
11) Bauer P, Charpentier C, Bouchet C, et al. Parenteral with enteral nutrition in the critically ill. Intensive Care Med 2000；26：893-900.
12) Garnacho-Montero J, Ortiz-Leyba C, Jimenez-Jimenez FJ, et al. Clinical and metabolic effects of two lipid emulsions on the parenteral nutrition of septic patients. Nutrition 2002；18：134-8.
13) 小林国男．栄養管理．日本集中治療医学会編．集中治療医学．東京：秀潤社；2001. p.45-8.
14) van den Berghe G, Wouters P, Weekers F, et al. Intensive insulin therapy in the critically ill patients. N Engl J Med 2001；345：1359-67.
15) Van den Berghe G, Wilmer A, Hermans G, et al. Intensive insulin therapy in the medical ICU. N Engl J Med 2006；354：449-61.
16) Vanhorebeek I, De Vos R, Mesotten D, et al. Protection of hepatocyte mitochondrial ultrastructure and function by strict blood glucose control with insulin in critically ill patients. Lancet 2005；365：53-9.
17) Fischer JE, Baldessarini RJ. False neurotransmitters and hepatic failure. Lancet 1971；2：75-80.
18) Matsuda K, Hirasawa H, Oda S, et al. Current topics on cytokine removal technologies. Ther Apher 2001；5：306-14.
19) Oda S, Hirasawa H, Shiga H, et al. Continuous hemofiltration/hemodiafiltration in critical care. Ther Apher 2002；6：193-8.
20) Nakanishi K, Hirasawa H, Oda S, et al. Intracranial pressure monitoring in patients with fulminant hepatic failure treated with plasma exchange and continuous hemodiafiltration. Blood Purif 2005；23：113-8.

（中田　孝明，志賀　英敏，平澤　博之）

11. 敗血症性多臓器不全

はじめに

　重症患者に対する適切な栄養管理は侵襲に対する自己防御機構の維持・賦活，組織の修復，さらに臓器機能回復につながる要素であり，患者の予後を大いに左右する可能性がある。近年，bacterial translocation（BT）の予防や安全性，経済性の観点から重症患者の栄養投与法の第一選択は経腸栄養（enteral nutrition：EN）法とする意見がある[1)2)]。また，immune-modulating nutritionといわれる新たな栄養管理概念も登場し，免疫過剰状態あるいは不全状態を栄養面から是正し，病態の改善につなげる手法として注目を集めている[3)4)]。栄養投与に伴う血糖値の管理についても，さまざまな病態において厳密なコントロールが有用であるとの報告がある[5)6)]。

　本稿ではクリティカルケア領域でしばしば遭遇する病態のひとつである敗血症性多臓器不全に対する栄養管理法の実際について解説する。

1　敗血症性多臓器不全の病態生理

　多臓器不全とは生体になんらかの侵襲が加わったことを契機に，心，肺，肝，腎，消化管，凝固系などの重要臓器あるいは系が同時または連鎖的に機能不全に陥る病態であり，敗血症はその原因のひとつである。敗血症とはなんらかの感染を契機に引き起こされた全身性炎症反応症候群であり，この病態には活性化された免疫担当細胞から多量に放出されたサイトカインをはじめとするhumoral mediatorが関与している[7)8)]。この高メディエータ血症が遷延・重症化することにより，血管内皮障害や微小循環障害を引き起こし，あるいは各種メディエータによる直接的な細胞障害が起こることにより，重要臓器が機能不全に陥ると考えられている[7)8)]。

　当施設における多臓器不全患者の不全臓器の発症頻度について分析した結果を示す（図1）。各臓器不全の診断基準にもよるが，多臓器不全患者でもっとも多いのは腎不全であり，ついで肺，心と続く。代謝動態や栄養管理に大きな影響を与える臓器は主に腎と肝であるが，腎不全の発症頻度と比較すると肝不全は比較的まれな病態といえる。すなわち，敗血症性多臓器不全症例に対する栄養管理の方針を決定する際には，敗血症による代謝動態の変化に加え，ほとんどの場合に腎不全の合併を考慮する必要が生じる。

　敗血症患者のエネルギー代謝動態は侵襲に対する反応としてhypermetabolic stateとなる。この時期の安静時エネルギー消費量（resting energy expenditure：REE）はHarris-Benedictの公式に基づいた基礎代謝量（basal energy expenditure：BEE）の1.5倍程度に亢進している[9)]。また，同時に蛋白異化も亢進し，分枝鎖アミノ酸（branched-chain amino acid：BCAA）も不足した状態となることが知られている[10)]（表1）。

　以下の項ではこうした病態の特徴を踏まえ，実際の栄養管理の方法につき当施設での方法を中心に解説する。

2　栄養管理の実際

　栄養管理を実際に行うにあたっては，その投与経路や投与する製剤について病態から考察し，より適切なものを選択する必要がある。この項ではこうした選択における最近のトピックに焦点を当てつつ，実際に当科で施行している

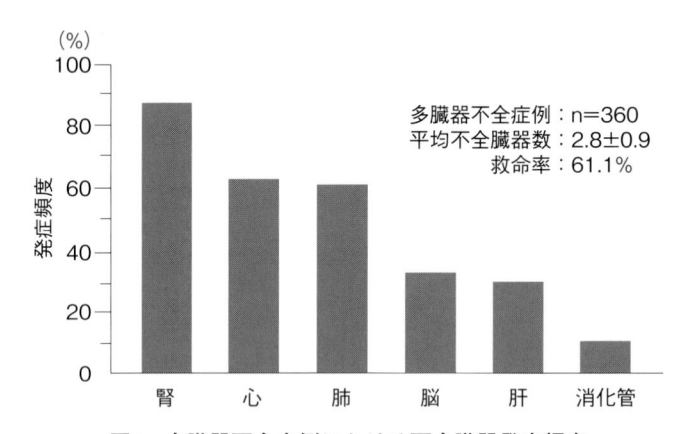

図1 多臓器不全症例における不全臓器発症頻度
(千葉大学救急集中治療医学：1999-2005)

多臓器不全症例：n=360
平均不全臓器数：2.8±0.9
救命率：61.1%

表1 敗血症性多臓器不全症例における栄養代謝の特徴

1. Hypermetabolic state であり，消費エネルギー量はBEEの1.5倍程度に亢進している．
2. 蛋白異化が亢進しており，BCAAが不足した状態となる．
3. 腎不全，肝不全症例では窒素代謝に注意が必要である．

敗血症性多臓器不全症例に対する栄養管理について解説する．

1）栄養投与経路

完全静脈栄養法（total parenteral nutrition：TPN）およびENにはそれぞれ長所・短所があり，栄養投与法を選択する際には病態を踏まえたうえでそれらを十分に検討し，より適切な方法を選択する必要がある（表2）。近年，重症患者に対する栄養投与法はBTの予防や安全性，経済性の観点からTPNよりもENが望ましいとする意見がある[1)2)]。ENは腸管を使用するため，BT発症のリスクを軽減でき，肝臓を介した血糖調整を受けやすいため高血糖を来しにくいとされている[11)]。実際われわれの施設でEN施行群と非施行群でBTの発症頻度を比較したところ，非施行群のほうがBTの発症率が高かった（図2）。また，高価なカテーテルや点滴用製剤を必要としないため，経済性の面でも優れている。しかし，腸管粘膜からの吸収に頼るため投与した栄養が十分に吸収されない可能性があり，水分出納も正確に把握しにくいことが短所として挙げられる。また，消化管の機能障害時，手術直後の急性期には施行困難となる。

これに対しTPNは高血糖を来しやすく，腸管を使用しないためEN法よりもBTを発症する危険性が高くなるが，厳密な水分管理のもとに目標とするエネルギー量を確実に投与することが可能である。

これらの特徴から，消化管の機能障害などENが施行困難な症例ではTPNを選択することになる。敗血症性多臓器不全症例ではこうした症例も少なくなく，われわれの施設ではTPNを第一選択として多くの症例に施行してきた。TPN施行における問題点であるBTの予防対策としては，selective digestive decontamination（SDD）を併用している。また，速効型インスリンを持続投与することにより厳密な血糖管理を心がけている（表3）。

2）栄養評価

敗血症性多臓器不全症例ではエネルギーや蛋白代謝の状態がダイナミックに変遷するため，日々栄養状態について評価を行い，その結果に

表2 TPNとENの長所と短所

	TPN	EN
長所	厳密な水分出納管理が可能 十分なエネルギー投与が可能	腸管機能の維持，BT予防 血糖管理が比較的容易 比較的安価
短所	BT発症の危険性 高血糖 比較的高価	厳密な水分出納管理が不可能 十分なエネルギー投与が困難 腸管合併症の危険性

表3 各栄養投与法におけるポイント

1. TPN
   1) ブドウ糖とアミノ酸による栄養投与
   2) BT予防対策としてのSDD
   3) 血糖管理
2. EN
   1) 早期経腸栄養の導入
   2) immuno-modulating formulaの使用

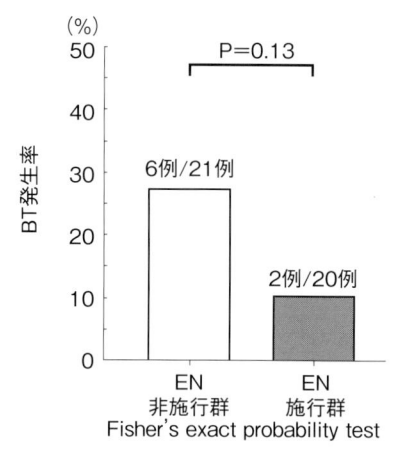

図2 敗血症性多臓器不全症例に対するEN施行の有無別にみたBT発生率の比較
BT：血液培養で腸管由来の細菌，あるいは便培養と同様の細菌が検出された場合．

基づいて管理目標を変更していく．エネルギー代謝の評価としては間接熱量測定や動脈血中ケトン対比（arterial ketone body ratio：AKBR），蛋白代謝の指標としては窒素バランス算定やrapid turnover protein，生化学データなどが有用とされ，これらを総合的に評価する必要がある．

3 完全静脈栄養法（total parenteral nutrition：TPN）の実際

1）投与製剤の調整

TPNを用いる場合，投与すべきエネルギーの量および基質，アミノ酸量およびその組成を決定する必要がある．現在，市販されているアミノ酸製剤にはさまざまなものがあり，病態に応じて投与するこれら栄養素の組成を容易に変更できることもTPNの特徴のひとつと考えられる．

投与エネルギー量を決定するにあたっては，体重，身長，年齢をもとにHarris-Benedictの公式により計算されるBEEに各種の病態別に応じたstress factorを乗じて，推定エネルギー消費量を算出する方法が一般的に用いられている．しかしこれはあくまでも推定量であり，実際の消費エネルギー量と異なる場合も多い[12]．敗血症性多臓器不全のような重症患者に対しては，消費エネルギー量をより正確に把握するために間接熱量測定法を用いた消費エネルギー量の測定を行い，参考とすることが望ましい[9, 12]．

投与する基質については一般的に糖質が適し

表4 当施設で用いているTPNの処方例

腎不全用のTPNの処方例	50％ブドウ糖	500mL
	キドミン®	200mL
	マルタミン®	1V
	ミネラリン®	1A
	カロリー（1,000kcal）／窒素量（2g）＝ 500	
肝不全用のTPNの処方例	50％ブドウ糖	500 mL
	マルタミン®	1V
	ミネラリン®	1A

上記組成で体重約50kgの患者に対し，20mL/hr程度から開始する．
5日間以内に目標投与エネルギー量に到達するよう徐々に増量する．

ており，脂質を経静脈的に投与するメリットは少ない。これはたとえ患者の呼吸商が0.7に近く糖質よりも内因性脂肪を利用していると考えられる状態であったとしても，こうした重症患者では多くの場合外因性脂肪を利用するためのカルニチンやアポ蛋白が欠乏しているため，投与した脂質は利用されないためである。また，経静脈的に投与された脂質により呼吸障害，humoral mediatorの産生促進，凝固障害など敗血症性多臓器不全症例では決して好まれない合併症の報告もある[13]。

アミノ酸については，一般的にhypermetabolic stateではBCAAが欠乏することが報告されている。BCAAは蛋白同化に必要なアミノ酸であり，BCAAを積極的に投与し補うことが推奨されている[10]。一方，敗血症性多臓器不全症例のうち，アミノ酸投与を制限する必要性があるのは腎不全および肝不全合併症例であり，個々の症例に合わせ尿素窒素やアンモニア，アミノ酸分画などのデータをもとに投与量を調整し投与する。

腎不全症例については総窒素量を抑えた腎不全用の製剤が市販されており，カロリー/窒素比が500前後となるように調整している。われわれの施設では腎不全用アミノ酸製剤としてキドミン®を用いており，これを50％ブドウ糖液と混合しビタミン製剤（マルタミン®）や微量元素剤（ミネラリン®）を加えTPNとして投与している（表4）。目標投与エネルギー量の約半量から開始し，おおむね5日以内にfull strengthとなるように耐糖能に注意しながら増量していく。

肝不全症例でアンモニアが高値を示す症例では窒素投与が肝への負担を増大させてしまうため，窒素利用が可能となるまでアミノ酸投与を控える場合もある。

2）Selective digestive decontamination（SDD）

TPNを施行する際に危惧する合併症がBTを介した感染性合併症である。BTの発症要因としては腸管粘膜の防御機構の破綻，全身および局所の免疫能の低下，腸管運動の低下およびそれに伴う腸内細菌の異常増殖が挙げられるが[14]，TPNでは腸管を全く使用しないことからこれらを防ぐ手段が全くない。抗菌薬を全身投与することでは抗菌力が不十分であり消化管内の細菌増殖を抑えられず，微量に消化管内に分泌されることで耐性菌の出現を招いている可能性が考えられる。すなわち，SDDを併用しなければ腸管内の異常細菌叢を制御できないばかりか，かえって耐性菌の増殖を助長してしまう可能性がある。

SDDに使用する抗菌薬はICUで治療に難渋するメチシリン耐性黄色ブドウ球菌（methicillin-resistant Staphylococcus aureus：MRSA）や緑膿菌感染に対応すべく，ポリミキシンB，ア

表5 当施設で施行しているBT対策としてのSDD

口腔内	看護師によるブラッシングを中心とした口腔ケア		
腸管内	Arbekacine	200	mg/day
(胃内に経管投与)	(or Vancomycin	1,500	mg/day)
	Polymyxin B	250	万単位/day
	Amphotericin B	300	mg/day
	L-glutamine	1,980	mg/day
	Dietary Fiber	6	g/day

ムホテリシンBおよびバンコマイシンまたはアルベカシンの3剤を用いている（表5）。さらにBT対策の一環として，腸管粘膜のintegrityを維持する目的でグルタミンおよび食物繊維をSDDと一緒に投与している。

3）血糖管理

近年，クリティカルケアを要する重症患者の血糖管理に関してはインスリンを用い厳密に管理することが臨床経過や転帰に影響を与えることが数多く報告されている[5)6)]。そして厳密な血糖管理は重症患者における肝細胞のミトコンドリア機能の維持や回復に寄与する可能性も示唆されている[15)]。また，インスリン投与そのものが免疫機能の向上に貢献するとの報告もある[16)]。感染症が病態の根源である敗血症性多臓器不全症例に対しては，厳密な血糖管理が必須であると考えられる。

4 経腸栄養（enteral nutrition: EN）の実際

1）早期経腸栄養と経静脈栄養の併用

ENについては安全性や経済性についてもさることながら，より早期に開始することが推奨される傾向にある[17)]。しかしながら実際には腸管機能障害などの理由でENが早期には施行困難な症例が少なくなく，こうした症例ではTPNを先行させることになる。2002年のAS-PENガイドライン（Guidelines for the Use of Parenteral and Enteral Nutrition in Adult and Pediatric Patients）や2006年ESPENガイドライン（ESPEN Guidelines on Enteral Nutrition: Intensive care）でもENで十分な栄養管理ができない症例については，ENに固執することなく静脈栄養法（parenteral nutrition: PN）を用いて十分な栄養投与を行うことが推奨されている[17)18)]。

前述のとおり，著者らの施設における敗血症性多臓器不全患者に対する栄養投与法の第一選択はTPNであるが，腸管機能を十分生かすことが可能となった段階で積極的にENの併用，移行を行っている。投与方法は主にnasojejunal tubeを内視鏡を用いて空腸内に留置し，微量を持続投与する方法をとっている。これは誤嚥を防ぐ方法であると同時に，より厳密な水分出納管理ならびに血糖管理を可能にする方法でもある。多くの場合はTPNと併用するparenteral enteral nutrition（PEN）の形式で開始し，両者の利点をうまく利用して栄養管理を行うことが望ましいと考えている。臓器不全が解消され，より全身状態が安定化した段階では栄養投与をENに集約し，経胃管栄養とするなど経口摂取へのスムーズな移行も心がけている。

2）投与製剤の検討

投与する製剤は市販されている製剤を用いることが一般的である。多臓器不全症例での投与を検討する際，制限が加わるのはやはり腎不全，肝不全患者である。腎不全患者に対しては専用に開発された低蛋白・高カロリー製剤（リーナレン® Pro1.0または3.5）が投与できる反面，

表6 敗血症性多臓器不全症例におけるEN非施行群・施行群間の患者背景の比較

	EN非施行群	EN施行群	P-value
総数（M：F）	21（13：8）	20（15：5）	
年齢（yrs）	63.6±17.2	62.0±14.7	NS
ICU入室時			
APACHE II	26.9±9.3	20.8±7.8	P<0.05
IL-6血中濃度（pg/mL）	30,200±6,590	18,200±4,660	
対数値	0	0	NS
血中乳酸値（mg/dL）	3.58±0.58	3.01±1.31	P<0.05
	55.4±32.3	35.9±26.3	

※EN非施行群における　・消化器術後の
　EN非施行理由　　　　　消化管合併症　8例
　　　　　　　　　　　・他の消化器疾患　4例
　　　　　　　　　　　・Shockの遷延　　4例
　　　　　　　　　　　・5臓器不全　　　5例

(mean ±SD)

重症肝不全患者に投与できる適切な製剤は存在せず，ほとんどの場合ENが施行できず静脈栄養法に頼ることになる。

また，こうした経腸栄養製剤の中に，近年ではアミノ酸や脂質の配合により免疫能を高めたり，抑制したりする効果を期待して開発されたimmune-modulating formulaと呼ばれるものがある。重症患者においても免疫能を制御することにより病態の改善を促進することを期待された時期もあったが，しかしながら最近の検討においてはその効果については疑問視されている[17]。特に免疫賦活成分として位置づけされるアルギニン含有製剤については，敗血症の急性期に用いることでむしろ有害とする報告もあり[19]，早期ENを施行する際にはimmune-modulating formulaを使用すべきでないとの意見もある[17]。一方でアルギニンを含まず，エイコサペンタエン酸（eicosapentaenoic acid：EPA）やγリノレン酸（GLA）を多く含んだ製剤がimmuno-modulating diet（Oxepa®）として発売された。EPAやGLAはそれぞれn-3系，n-6系脂肪酸と分類され，これらに抗酸化作用のあるビタミンを配合することで製剤としては主に抗炎症作用を企図している。この製剤については急性肺損傷（acute lung injury：ALI）や急性呼吸窮迫症候群（acute respiratory distress syndrome：ARDS）の病態を改善させる効果があったとする報告があり[20) 21)]，今後敗血症や他の炎症性病態への応用が期待される。

3）経腸栄養と免疫機能

われわれの施設でもENを施行する症例が増えており，ENが免疫機能に及ぼす影響についても注目してきた。敗血症の後期では免疫能はしだいに低下し，代償性抗炎症反応症候群（compensatory anti-inflammatory response syndrome：CARS）からimmunoparalysisに陥ると考えられている。この場合の免疫機能を評価する際に末梢血単球中のHLA-DR発現単球数の割合（単球HLA-DR）を測定することが有用であり，その値が30％未満を呈する場合immunoparalysisの状態であると考えられている。そこで敗血症症例において単球HLA-DRを測定し，EN投与の有無による免疫能の変化について検証した（表6）。なお，この検証では投与しているENの製剤については特に制限を設けていない。前述の如く当施設における栄養投与の第一選択はTPNであるため，必然的にEN非施行群のほうが重症度は高くなり単純に比較す

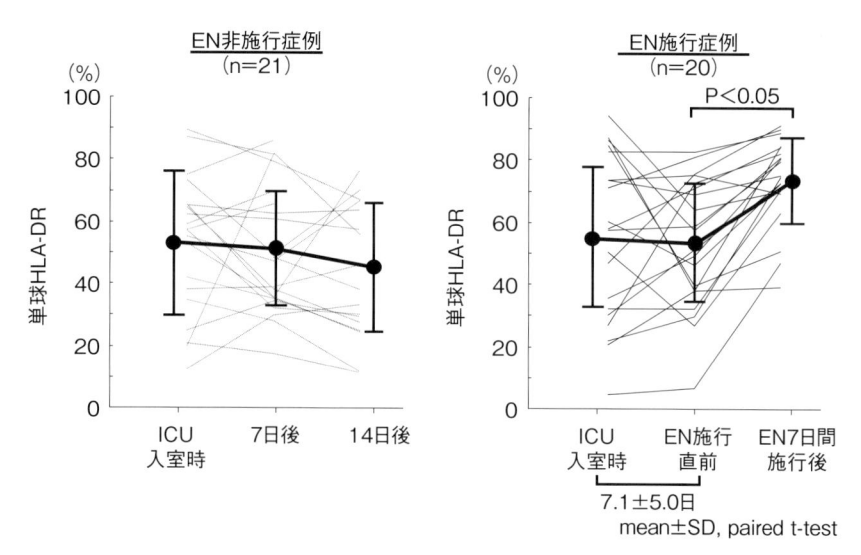

図3 EN施行群・非施行群全症例における単球HLA-DRの推移

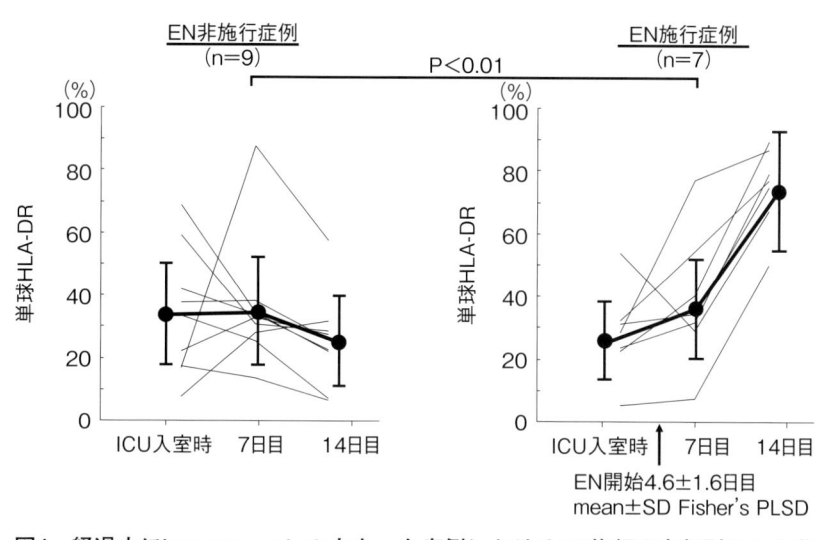

図4 経過中にimmunoparalysisとなった症例におけるEN施行の有無別にみた単球HLA-DRの推移

ることはできないが，ENを施行することにより単球HLA-DRが上昇することが判明した（**図3**）。また，ICUでの治療経過中にimmunoparalysisに陥った症例のみを対象とした検証では，EN非施行群ではHLA-DRの回復は見られなかったのに対し，EN施行群ではHLA-DRの著明な回復が見られた。各群のHLA-DRの変化の間には有意差を認め，ENを施行することによりimmunoparalysisを改善させる効果があることが示唆された（**図4**）。このように投与時期を考慮すればimmmune-modulating formulaを投与することによってこのimmunoparalysisの病態がさらに改善することが期待できたが，現時点では強く推奨されるものではなく今後さらなる検討が必要と考えられる。

5 血液浄化法の併用

著者らの施設では敗血症性多臓器不全症例のほとんどにおいて持続的血液濾過透析（continuous hemodiafiltration：CHDF）を中心とした血液浄化法が施行されている。敗血症の病態にはサイトカインをはじめとするhumoral mediatorが大きく関与しており[22]，これらを制御することで病態の改善を図ることが期待される[23]。Polymethyl methacrylate（PMMA）膜ヘモフィルタを用いたCHDF（PMMA-CHDF）はこれらhumoral mediatorを除去することが可能であり，腎補助のみならず病態全体を改善しうる手法（non-renal indication）として用いられている[23]。

もちろん腎補助としての役割も担っており，CHDFを施行することにより投与する水分量の制限がなくなり，必要と考えられる栄養を制限することなく十分に投与することが可能となる。また，尿素窒素をはじめとする代謝産物の除去も可能となることから，代謝産物の蓄積に伴う栄養投与の制限がほぼなくなる。すなわち，CHDFにより病態の改善を図りつつより効果的な栄養投与が可能となることから，積極的に導入することが望ましいと考えられる。

おわりに

重症患者におけるENはBT対策のみならず，安全性，経済性の面でもメリットは多い。しかし，敗血症性多臓器不全症例では循環動態が不安定な場合や腸管機能が万全でなく，ENが施行困難な症例も多い。腎不全症例や，循環動態が不安定な状態では厳密な水分出納管理が不可欠であり，そのうえで確実に栄養を投与するためにはTPNが第一選択と考えられる。TPNの短所である消化管を使用しないがゆえのBT対策としては，SDDを併用することで十分対処できると考えられる。より全身状態が安定した段階でENを開始することで，TPNとEN双方の長所が生かされるものと考えられる。実際には個々の症例の病状に合わせ，その時期のもっとも適切と考えられる栄養管理の方針を決定していくことが重要である。

【文献】

1) Simpson F, Doig GS. Parenteral vs. enteral nutrition in the critically ill patient：a meta-analysis of trials using the intention to treat principle. Intensive Care Med 2005；31：12-23.
2) Gramlich L, Kichian K, Pinilla J, et al. Does enteral nutrition compared to parenteral nutrition result in better outcomes in critically ill patients? A systematic review of literature. Nutrition 2004；20：843-8.
3) Heller AR, Rossler S, Litz RJ, et al. Omega-3 fattyacids improve the diagnosis-related clinical outcome. Crit Care Med 2006；34：972-9.
4) Heyland DK, Novak F, Drover JW, et al. Should immunonutrition become routine in critically ill patients? A systematic review of evidence. JAMA 2001；286：344-53.
5) Van den Berghe G, Wouters PJ, Bouillon R, et al. Outcome benefit of intensive insulin therapy in the critically ill：Insulin dose versus glycemic control. Crit Care Med 2003；31：359-66.
6) Van den Berghe G, Wilmer A, Hermans G, et al. Intensive Insulin Therapy in the Medical ICU. N Engl J Med 2006；354：449-60.
7) Cohen J. Immunopathogenesis of sepsis. Nature 2002；420：885-91.
8) Abraham E, Singer M. Mechanisms of sepsis-induced organ dysfunction. Crit Care Med 2007；35：2408-16.
9) 大竹善雄, 平澤博之, 菅井桂雄ほか. Indirect calorimetryよりみた急性肝不全時のエネルギー代謝について. 外科と代謝・栄養 1990；4：508-14.
10) Jimenez-Jimenez FJ, Ortiz-Leyba C, Morales-Menedez S, et al. Prospective study on the efficacy of branched-chain amino acids in septic patients. JPEN 1991；15：252-61.
11) Cheng SS, Torres-Sanchez CJ, Hosein N, et al. Route-dependent effect of nutritional support on liver glucose uptake. Am J Physiol Regul Integr Comp Physiol 2005；289：1319-27.
12) Boullata J, Williams J, Cottrell F, et al. Accurate determination of energy needs in hospitalized patients. J Am Diet Assoc 2007；107：393-401.
13) Garnacho-Montero J, Ortiz-Leyba C, Jimenez-Jimenez FJ, et al. Clinical and metabolic effects of two lipid emulsions on the parenteral nutrition of septic patients. Nutrition 2002；18：134-8.
14) 織田成人, 平澤博之. 侵襲下におけるmicrobial translocationのup-to-date腸内細菌コントロール（1）SDD. 外科と代謝・栄養 2005；39：197-209.
15) Vanhorebeek I, De Vos R, Mesotten D, et al. Protection of hepatocyte mitochondrial ultrastructure and function by strict blood glucose control with insulin in critically ill patients. Lancet 2005；365：53-9.
16) Marik PE, Raghavan M. Stress hyperglycemia, insulin, and immunomodulation in sepsis. Intensive Care Med 2004；30：748-56.

17) Kreymann KG, Berger MM, Deutz NE, et al. ESPEN Guidelines on Enteral Nutrition: Intensive care. Clin Nutr 2006; 25: 210-23.
18) ASPEN Board of Directors and the Clinical Guidelines Task Force. Guidelines for the use of parenteral and enteral nutrition in adult and pediatric patients. JPEN 2002; 26: 1SA-138SA.
19) Stechmiller JK, Childress B, Porter T. Arginine immunonutrition in critically ill patients: a clinical dilemma. Am J Crit Care 2004; 13: 17-23.
20) Gadek JE, DeMichele SJ, Karlstad MD, et al. Effect of enteral feeding with eicosapentaenoic acid, γ-linolenic acid, and antioxidants in patients with acute respiratory distress syndrome. Crit Care Med 1999; 27: 1409-20.
21) Singer P, Thiella M, Fischer H, et al. Benefit of diet enriched with eicosapentaenoic acid, gamma-linolenic acid in ventilated patients with acute lung injury. Crit Care Med 2006; 34: 1033-8.
22) Hotchkiss RS, Karl IE. Pathophysiology and treatment of sepsis. N Engl J Med 2003; 348: 138-50.
23) 織田成人, 平澤博之, 北村伸哉. Critical CareにおけるCHDFのnon-renal indication. 医薬の門 1999; 52: 262-7.

（貞広　智仁, 大島　拓, 平澤　博之）

索　引

和　文

あ
亜鉛 137, 179, 229
アセト酢酸 167
アセトン 167
アミノ酸製剤 113, 114, 115
アミノ酸動態 245
アミノレバン® 86, 201
アミノレバンEN 86
アミユー® 87
アラキドン酸 231
アラニル-グルタミン 83, 134
アラニン 78
アルギニン 22, 132, 154, 162, 191
アルブミン 22, 52
安静時エネルギー消費量 3

い
維持液 110
イソロイシン 78
一酸化窒素 20, 82, 84
遺伝子多型 220
医薬品 124, 125
インスリン 18
インスリン拮抗ホルモン 219
インスリン耐性 21
インスリン抵抗性 18
インターフェロンγ 20

う
ウェルニッケ・コルサコフ
　症候群 98

え
エイコサノイド 20, 191
エイコサペンタエン酸 138
栄養アセスメント 160
栄養管理 41, 215
栄養管理手順 63
栄養管理法 61

栄養管理方法 105
エネルギー/窒素比 176
エネルギー基質 244
エネルギー消費量 49, 242
エネルギー必要量 221
エピネフリン 18, 184
炎症性メディエータ 18, 20
エンドトキシン 37

お
オルニチン 84

か
核酸 136
活性酸素種 20, 22
カテーテル関連血流感染症 62
カテコラミン 3, 4, 184, 219
カルニチン 231
肝オルニチン・トランスカルバモ
　イラーゼ活性 217
肝硬変 27, 196
肝性昏睡 198
肝性脳症 86, 198
間接熱量計 68, 176
間接熱量測定 49, 50
間接熱量測定法 161, 221, 242
完全消化態栄養剤 212
感染性ショック 12
完全静脈栄養 37, 160, 244
肝不全 240
肝不全用アミノ酸製剤 109

き
偽性神経伝達物質 86
基礎エネルギー消費量 68, 161
基礎エネルギー必要量 221
基礎代謝率 221
基礎代謝量 177
キット製剤 122, 123
キドミン 87
急性肝不全 24, 196
急性呼吸窮迫症候群 189
急性呼吸不全 189

急性腎不全 215
急性尿細管壊死 29
急性肺損傷 189
強化インスリン療法 163
巨大赤芽球性貧血 98, 99

く
グアニジノ化合物 217
クエン酸回路 21
グラミン 83
グリシルグルタミン 83
グルカゴン 217, 219
グルタチオン 22
グルタミン 10, 22, 41, 78, 82, 83,
　153, 132, 162, 191
グルミン 83

け
経静脈栄養開始液 110
経静脈栄養用製剤 108
経静脈栄養用製剤キット製剤 .. 111
経腸栄養 37, 61, 160, 233, 243
経腸栄養剤 234
経腸栄養用製剤 111, 124, 125, 126
外科的糖尿病状態 5
劇症肝炎 24, 196
血糖管理が有効な病態 103, 104
血糖管理指標 105
血糖管理専任チーム 105
血糖管理に伴う問題点 101
血糖管理に伴う労力 103
血糖管理に伴う労力の増加 104
血糖管理の課題と展望 101, 105
血糖管理の評価方法 105
血糖管理の有効性 101
血糖管理の予後改善機序 101
血糖管理評価方法 105
血糖管理プロトコール 104
血糖管理方法 103, 105
血糖コントロール 101, 105, 209
血糖コントロールに伴う問題点
　... 103
血糖コントロールの有効性 102

血糖コントロールの予後改善機序 101
血糖測定 104
血糖測定方法 105
血糖値 54
血流感染 41

こ
高K血症 31
高Mg血症 32
高アンモニア血症 197, 224
高カロリー輸液 220
高血糖 3
高血糖高浸透圧昏睡 170
高血糖状態 3
抗酸化物質 138
高脂肪 3
高侵襲用 109
高乳酸血症 6
高濃度（30-36％）BCAAを含む総合アミノ酸製剤 79
高濃度（45-50％）BCAAを含む総合アミノ酸製剤 81
広範囲熱傷 3
高リン血症 31
呼吸鎖 22
呼吸商 24, 53, 71, 200, 242
骨格筋 76
骨格筋蛋白分解量 78
骨格筋骨格筋分解速度 79
骨格筋骨髄移植後患者 83
コルチゾール 217, 219

さ
細菌DNA 40
採血量 105
最低副作用発現量 93
サイトカイン 20, 37, 157
サイトカインストーム 15
細胞変性低酸素症 21
酸化的リン酸化 21
酸素消費量 179

し
糸球体濾過率 29
視床下部－下垂体－副腎系 235
持続的血液濾過 220
持続的血液濾過透析 88, 245, 253
持続的濾過透析 220
ジペプタミン 83
脂肪肝 226
脂肪代謝 22
脂肪乳剤 110, 119, 162, 233
重症感染症 157
重症急性膵炎 44, 208
重症セプシス 12
重症熱傷 3
重症敗血症 44
消化態栄養剤 111
脂溶性ビタミン 230
静脈栄養 61
静脈栄養法 243
静脈経腸栄養ガイドライン 61
食餌推奨量 90
食品 127, 128, 129
食物繊維 41
神経－内分泌－免疫反応系 236
神経内分泌反応 14, 18
腎血流 29
人工肝補助療法 201
人工呼吸器関連肺炎 38, 176
人工心肺 185
人工膵臓 101, 103, 104, 105, 172
心室補助装置 188
侵襲 68
侵襲の大きさ 79
腎前性急性腎不全 29
心臓血管外科術後患者 183
心不全 183
腎不全 240
腎不全呼吸不全用製剤 126
腎不全用アミノ酸製剤 109

す
推定平均必要量 91
水溶性ビタミン 229
スライディングスケール 172

せ
生体防御反応 13
成長ホルモン 219
成分栄養剤 111
セプシス 12
セレン 137
全身性炎症反応症候群 37, 157, 196, 208, 219, 247
全身蛋白合成速度 77
全身蛋白分解速度 79

そ
総ケトン体量 54
総合ビタミン製剤 116, 117
総コレステロール 52

た
代謝亢進 18
代償性抗炎症反応症候群 38, 220, 252
体蛋白異化 215
耐糖能 104
耐糖能障害 101, 105
多臓器不全 37, 215, 240
単球HLA-DR 252
蛋白・アミノ酸代謝 22
蛋白異化 22, 68
蛋白異化ホルモン 217
蛋白代謝回転 76
蛋白崩壊 22

ち
窒素出納 215
窒素バランス 3, 22, 176
窒素平衡 53, 221
中鎖脂肪酸 192, 200, 231
中性脂肪 226
腸管虚血再灌流 134
腸管血流 184
腸管粘膜 41
腸管粘膜細胞 41
腸管粘膜透過性 41
腸間膜リンパ節 37
腸管免疫 132
長鎖脂肪酸 191
長鎖脂肪乳剤 110
直接熱量測定 49
チロシン 78

て
低Ca血症 32
低Na血症 31
低アルブミン血症 179
低血糖 103, 104
適切摂取量 90
電子伝達系 22

と

銅 229
糖・電解質・アミノ酸 122
糖・電解質液 120, 121
糖新生 21
糖代謝 21
糖毒性 168
糖尿病性ケトアシドーシス 168
糖尿病性昏睡 168
動脈血中ケトン体比 24, 53, 200, 240
動脈血遊離アミノ酸濃度 78
特殊病態用経腸栄養用製剤 112
ドパミン 20, 184
ドブタミン 184
トランスフェリン 52
トリグリセライド 52

な

内因性尿素再利用説 223

に

乳酸 21
乳酸アシドーシス 98
尿素回路 224
尿中3-methylhistidine排泄量 78
尿中総カテコラミン排泄量 77
尿毒症 33

ね

ネオアミユー 87
熱傷 189
粘膜下リンパ組織 37

の

脳低温療法 179
脳浮腫 198
ノルエピネフリン 20, 184

は

敗血症 37, 137, 157, 247
敗血症性多臓器不全 247
バリアー機能 37
バリン 78
半消化態栄養剤 111

ひ

ビタミン 23
ビタミンC 10
ビタミンE 137
ビタミン欠乏症 180
必須アミノ酸 217, 222
必須脂肪酸 231
非必須アミノ酸 217
微量元素 177, 229
微量元素製剤 109, 118
頻繁血糖モニタリングアルゴリズム 172

ふ

フェニルアラニン 78
副作用非発現量 92
フリーラジカル 20, 22
プレアルブミン 52
プロスタグランジンE_2 20
分解速度 77
分枝鎖アミノ酸 26, 78, 162, 197, 227

へ

平均血糖値 103
ヘパンED 86

ほ

芳香族アミノ酸 86, 197
乏尿 31
補助的経腸栄養 234
補正Ca値 32
ポリアミン 84
ポリデキストロース 41
ホルモン感受性リパーゼ 167

ま

マーズレン 83
マグネシウム 180
慢性肝不全 196
慢性腎臓病 30

み

ミトコンドリア 21

む

無作為化比較試験 42

無尿 31

め

メタロチオネイン 16
メディエータ 158
免疫増強 112
免疫増強経腸栄養剤 ... 134, 162, 178
免疫調整栄養剤 162
免疫調節 112
免疫能 3
免疫賦活栄養剤 213
免疫賦活経腸栄養剤 128, 129
免疫賦活経腸栄養用製剤 ... 112, 127
免疫麻痺 38, 55

も

目標血糖 104
目標血糖値 103, 104
目標とした血糖管理の実現 103
目標とした血糖管理の実現率 104
目標とすべき血糖値 103
モリヘパミン 86

ゆ

遊離アミノ酸大腿動静脈較差 78
遊離脂肪酸 22
ユビキチン/プロテオゾーム経路 74

よ

予後栄養指数 53

ら

ラクツロース 204

り

リーバクト顆粒 86
リノール酸 231
リノレン酸 231
リン 180

れ

レチノール結合蛋白 52
レプチン 23

ろ

ロイシン 78

欧文

数

¹⁵Nグリシン 76
¹⁵Nグリシン定速静注法 78
3ヒドロキシ酪酸 167
3-メチルヒスチジン 217

A

AAA 86, 197
acetyl-CoA 231
ACTH 219
acute injury phase 219
acute lung injury 189
acute respiratory distress syndrome 189
acute tubular necrosis 29
acyl-CoA 231
AKBR 24, 53, 200, 240
ALI 189
AMA基準 109
anabolic phase 219
antioxidants 22
APACHE IIスコア 137
ARDS 189
ARG 162
aromatic amino acid 86, 197
arterial blood ketone body ratio 240
arterial ketone body natio 24, 53, 200
ASPENガイドライン 61, 160
ATN 29
ATP 21

B

βカロチン 137
β酸化 22
bacterial translocation 8, 22, 37, 61, 82, 152, 193, 199, 210
basal energy expenditure 68, 161, 196
basal energy requirement 221
basal metabolic rate 221
BCAA 26, 78, 197, 227
BCAAs 162
BCAAを30％含むTEO基準準拠アミノ酸製剤 80
BEE 68, 161, 196
BER 221
BMR 221
body cell mass 76
branched chain amino acid 26, 78
branched-chain amino acid 162, 197, 227
BT 8, 37, 61, 82, 193, 199, 210

C

cal/N比 7
CARS 15, 38, 220, 252
CHDF 88, 220, 245, 253
CHF 220
chronic kidney disease 30
CKD 30
Cochran review 42
colonization resistance 38
compensated anti-inflammatory response syndrome ... 38, 220, 252
conditionally essential amino acid 84
continuous hemofiltration 220
continuous hemodiafiltration ... 88, 220, 245, 253
Curreriの公式 6, 150
cytopathic hypoxia 21

D

DIC 158
DIGAMI study 171

E

EAA 87, 217, 222
EE 196, 242
EN 37, 61, 160, 243
endotoxic translocation 37
energy expenditure 196, 242
enteral nutrition 37, 61, 160, 243
enterocyte 41
ESPENガイドライン 203
essential amino acid 87

F

FAO 108
FAO/WHO基準 108
FAO/WHO準拠アミノ酸製剤 80
FAO基準 108
FENa 29
Fischer 86
Fischer液 86
Fischer比 86, 197
Food and Agriculture Organization of United Nations 108
fulminant hepatitis 196

G

γ-リノレン酸 138
GALT 37
GFR 29
Giordano-Giovanetti 87
Giordano-GiovanettiのEAA療法 .. 87
glomerular filtration rate 29
glucose toxicity 168
Gu 228, 236
gut-associated lymphoid tissue 37

H

H₂遮断薬 38
Harris-Benedictの公式 6, 51, 68, 150
Harris-Benedict法 176
HFCHDF 201
high-flow dialysate continuous hemodiafiltration 201
HLA 55
HLA-DR 55
HLA-DR抗原 15
human leukocyte antigen 55
humoral mediator 247, 254
hypermetabolism 18
hypothalamic-pituitary-thymus axis 236

I

IABP 188
IED 162, 178
IFN γ 20
IIT 102, 103, 104, 163
IL-1 .... 20, 219

IL-1β	22
IL-6	20, 40, 219
IL-8	20
IMD	162
immune-modulating formula	252
immunobooster	112
immuno-enhancig diet	178
immunomodulator	112
immunonutrients	162
immunonutrition	131, 234
immunoparalysis	38, 55
indirect calorimetor	242
indirect calorimetry	221
intensive insulin therapy	163
IVH	220

L
LCT	191
L-NMMA	82
LOAEL	93
long-chain triglycerides	191
lung protective ventilation	189

M
MCT	191
medium-chain triglycerides	191
Mg	180
MODS	13
MOF	37, 240
multiple organ failure	37, 240

N
n-3/n-6系脂肪酸比	178
n-3系	8
n-3系脂肪酸	178
n-6系脂肪酸	178
NADPH産生系	82
Na排泄率	29
NEAA	217
NFκB活性	84
NO	20, 22, 82, 84
NOAEL	92
NO合成酵素阻害薬NG-monomethyl-L-arginine	82
NST	140
nutritional support team	140

O
ω3FA	162
ω-3系脂肪酸	154, 162, 190
ω-3脂肪酸	132
objective data assessment	141
ODA	141
open lung strategy	189
overfeeding	71

P
P	180
paradoxical acidosis	169
parenteral enteral nutrition	244
parenteral nutrition	243
PCR	40
PEN	244
permeability	41
permissive underfeeding	68
PGE$_2$	20
pharmaconutrition	131, 234
PMMA-CHDF	254
PN	243
PNI	53
polymerase chain reaction	40
potluc party method	143
probiotics	41
prognostic nutritional index	53
prostaglandin E$_2$	20
pyroglutamic acid	83

R
randomized controlled trial	42
rapid turnover protein	7, 22, 155, 160
RBF	29
RCT	42
REE	3, 177
renal blood flow	29
resting energy expenditure	3, 177
RQ	24, 53, 71, 200, 242
RTP	160

S
SAP	208
SDD	41, 204, 211, 244, 250
second attack theory	14
selective digestive decomtamination	204, 244
selective digestive decontamination	250
sepsis	37, 157, 189
septic autocannibalism	22
severe acute pancreatitis	208
SGA	141
SIRS	37, 157, 196, 208, 219
slow plasma exchange	201
SPE	201
stress-induced hyperglycemia	101
subjective global assessment	141
surgical diabetes	5, 171
Surviving Sepsis Campaign Guidelines	44
systemic inflammatory response syndrome	37, 157, 196, 208, 219

T
TDR	221
TEO基準	109
TEO基準準拠アミノ酸製剤	80
TG	226
TH1サイトカイン	234
TH2サイトカイン	235
the Lowest Observed Adverse Effect Level	93
the No Observed Adverse Effect Level	92
TLR	220
TNF	22
TNFα	20, 22, 167, 219
toll-like receptor	220
total daily requirement	221
total ketone body	54
total parenteral nutrition	37, 160, 244
TPN	37, 160, 244
turning point phase	219

U
UNA	228, 236
urea generation rate	228, 236
urea nitrogen appearance	228, 236

V

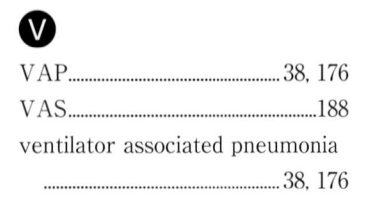

VAP 38, 176
VAS 188
ventilator associated pneumonia
 .... 38, 176
ventricular assist system 188
VLDL 226
Vuj-N基準 108
Vuj基準 108

W

Windmueller 82

Z

Zu 179

クリティカルケアにおける栄養管理 　　　　　　＜検印省略＞

2009年3月1日　第1版第1刷発行
2010年3月1日　第1版第2刷発行

定価（本体7600円＋税）

　　　　　　　編集者　平　澤　博　之
　　　　　　　発行者　今　井　　　良
　　　　　　　発行所　克誠堂出版株式会社
　　　　　　　〒113-0033　東京都文京区本郷3-23-5-202
　　　　　　　電話(03)3811-0995　振替00180-0-196804
　　　　　　　URL　http://www.kokuseido.co.jp

ISBN 978-4-7719-0349-4　C3047　¥7600E　　　印刷　三美印刷株式会社
Printed in Japan ©Hiroyuki Hirasawa, 2009

・本書の複製権・翻訳権・上映権・譲渡権・公衆送信権（送信可能化権を含む）は克誠堂出版株式会社が保有します。

・JCOPY ＜(社)出版者著作権管理機構　委託出版物＞
本書の無断複写は著作権法上での例外を除き禁じられています。複写される場合は，そのつど事前に(社)出版者著作権管理機構（電話03-3513-6969，Fax 03-3513-6979，e-mail : info@jcopy.or.jp）の許諾を得てください。